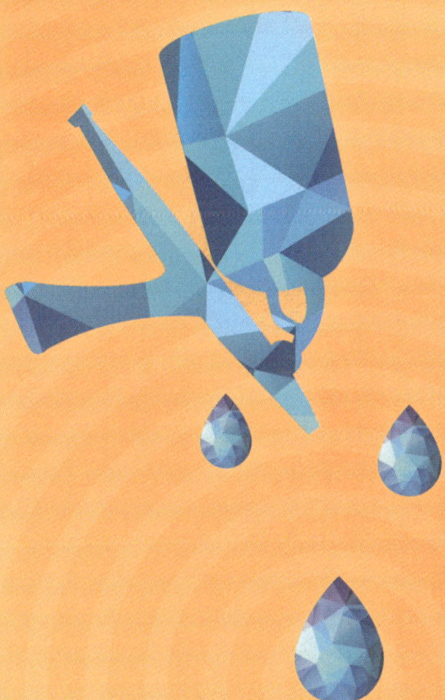

피부호흡을 위한

워터테라피

피부호흡을 통해 작은얼굴 동안 피부가 만들어진다

김여진 지음

피부호흡을 위한

워터테라피

피부호흡을 통해 작은얼굴 동안피부가 만들어진다

초판 1쇄 인쇄_2017년 03월 10일
초판 1쇄 발행_2017년 03월 15일
지은이_김여진
편　집_디자인하울
디자인_디자인하울
펴낸이_엄승진
펴낸곳_도서출판 지성인
주　소_서울 영등포구 여의도동 11-11 한서빌딩 1209호
메　일_Jsin2011@naver.com
연락주실 곳_T) 02-761-5915 F) 02-6747-1612
ISBN 978-89-97631-76-6 03590
정가 22,000원

「이 도서의 국립중앙도서관 출판예정도서목록(CIP)은
서지정보유통지원시스템 홈페이지(http://seoji.nl.go.kr)와
국가자료공동목록시스템(http://www.nl.go.kr/kolisnet)에서
이용하실 수 있습니다.(CIP제어번호: CIP2017006379)」

피부호흡을 위한

워터테라피

피부호흡을 통해 작은얼굴 동안피부가 만들어진다

{ 머리말 }

'피부호흡을 통해 작은 얼굴 동안 피부가 만들어진다'

중국에는 삼황의 전설이 있습니다. 농사법을 창시한 신농씨, 선천팔괘를 창시한 복희씨, 의료법을 창시한 황제를 삼황으로 부르지요. 이 중에서 역학의 경전인 주역을 공부할 때 '주역' 8괘와 64괘의 우주론적 철학에 공감했고, 의학의 경전으로 불리는 '황제내경' 을 통해 천문(天文)과 지리(地理)와 인체가 한 몸으로 함께 호흡하고, 하늘의 28수가 독맥 28수와 서로 소통하는 이치를 알았습니다. 훈민정음 28자 역시 글과 소리를 통해 몸을 이해 할 수 있게 하셨고, 동의보감(보물 제 1085호)에도 약으로 쓰이는 많은 재료 중에 물 33가지를 첫 자리에 놓으셨습니다.
유네스코에 등재된 193점의 기록 유산 중 동의보감이 유일하게 의학서적으로 인정받게 된 이유는 병을 고치는 것에 앞서 미리 병으로부터 몸을 방어하는 양생을 첫자리에 둔 점이 높이 평가되었다고 합니다. 피부호흡을 위한 피부진동 역시 같은 의미를 담고 있습니다.

'피부 호흡을 위한 워터테라피' 는 1998년 '손으로 미인을 만들 수 있다.' 를 출간한 이 후 여섯 번째 책입니다. 1999년도에 유명 연예인과 '얼굴이 작아졌어요' 라는 동영상을 만들어 경락마사지가 유명해지기 시작했고, 덕분에 유명 연예인과 아나운서, 모델, 예비신부들에게 인기가 대단했습니다. 이 책은 작은 얼굴에 수분과 산소를 채워서 동안피부까지 선물 받을 수 있는 방법들을 소개하고 있습니다. 따라서 이 책의 이론적 배경은 황제내경과 동의보감, 해부생리학 이론을 뿌리로 하고, 다양한 이름의 두피 열과 피부 문제는 피부진동을 통해 실제 고객으로부터 얻은 경험들을 줄기로 하여, 피부미용에 기본이 되는 수기진동과 워터진동으로 나누어 새로운 매뉴얼 테크닉을 개발하게 되었습니다.

이 책의 전체적인 특징은 뇌가 호흡하는 통로인 눈과 코를 포함한 피부 속에 수분과 산소를 공급하는 것입니다. 눈을 뜨고 눈동자를 좌우 아래위로 움직이면서 눈 속에 뿌려주면 눈에 적체된 미세먼지를 씻어주고, 숨을 들이쉬면서 뿌려주면 코 속의 건조함이 사라지면서 기분이 상쾌해지고, 코 주변에 번들거리는 피지와 커지는 땀구멍수축 효과를 경험한 내용을 위주로 실기편을 만들었습니다.

첫째, '피부의 모체인 물 이야기편' 입니다. 특징은 마시는 물이 피부까지 도달하는 과정과 시간, 코를 통해 몸속으로 들어간 공기가 뇌까지 가는 순서, 물의 기억력, 나의 가치관은 물에서부터 만들어지므로, 물의 주요 특성을 논문과 함께 소개하고 있습니다.

둘째, 저자가 얼음물 속에서 체험한 물 이야기를 시작으로, 서양인 피부와 동양인 피부가 왜 다르고, 대기권과 땅과 피부가 어떻게 호흡하고 있는지, 그리고 피부를 제 2의 뇌라고 부르는 이유를 외배엽으로 설명하고 있지만, 피부의 일생 이야기도 흥미롭습니다.

셋째, 얼굴의 이마, 눈, 양미간주름, 팔자주름, 목주름 매뉴얼 테크닉을 요약하였고, 미세먼지와 피부건조로 인한 트러블피부를 위한 팩 만드는 방법을 소개 합니다.

넷째, 한글 오행에서 수(水)에 속하는 몸, 피부, 피, 모발, 복부, 목, 팔, 발, 발목의 단어가 고객 진단과 케어로 연결된다는 이야기와, 워터진동의 종류와 방법을 설명하고 있습니다.

다섯째, 워터테라피 3단계 36코스의 실기편은 실제 고객관리 매뉴얼을 체계화시켰습니다.

여섯째, 두피워터테라피를 개발하게 된 동기와 선천적 호흡을 담당하는 4천문 이야기와, 뇌와 얼굴 피부 안정을 위한 두피 타입별 실기 방법을 소개하고 있습니다.

일곱째, 물과 몸은 정말 정직합니다. 물은 마셔주는 양만큼 사용할 수 있는 에너지를 만들어 주고, 음식은 먹어주는 양만큼 늘어나거나 줄어들기도 합니다.
물과 음식을 조절하면 비만을 대물림하지 않아도 되는 이유를 설명하고, 비만은 어머니로부터 유전되므로 미혼 여성들이 건강한 다이어트를 해 주길 바라는 마음에, '물' 다이어트와 미역국 다이어트를 추천합니다.

인연이란 참으로 감사한 선물입니다.
새 학기 초라 초를 다투어도 모자라는 시간에도 불구하고 겸손한 내용으로 흔쾌히 추천서를 써 주신 오은수 원장님, 김기연 교수님, 장혜진 교수님, 조세현 교수님께 머리 숙여 감사드립니다. 모델 김도희씨와 진여수 황미녀 부원장을 비롯해 클린워터로 고객을 관리하면서 많은 임상을 만들어주신 원장님들과 고객님들 덕분에 저의 경험이 풍부해질 수 있었습니다. 이 분들 모두가 저의 스승이십니다. 정말 고맙습니다.

17년 전 '김여진의 핸드경락 마사지' 책을 시작으로 '발경락마사지' '코리안 경락마사지' '피부호흡을 위한 워터테라피' 까지 편집을 맡아주신 이승재 대표님은 모든 그림을 직접 한 땀 한 땀 그려서 저자의 부족한 글을 이해하기 쉽도록 편집해주셨습니다. 17년 전 중앙일보에 재직하시면서 제 책의 교정을 봐주셨던 인문학 작가 김임천 선생님은 바쁜 일정 속에서도 밤을 새워가면서 교정을 봐주셨습니다. 중국 소주점을 인연 맺어주신 문정주 대표님도 늦은 밤까지 톡 대화를 마다하지 않으시며 밤샘을 여러 번 하셨습니다. 그리고 첫 만남에 선뜻 출판을 허락해 주신 도서출판 지성인 엄승진 대표님께 진심으로 감사드립니다.

끝으로 이 책을 선택해 주신 독자 한 분 한 분이 보다 더 건강하시고, 아름다워지고, 행복해지시길 기원합니다. 그리고 지구라는 몸 안에서 저와 함께 존재하는 당신을 사랑합니다. 고맙습니다.

2017년 3월 아름다운 봄날에
지은이 김 여진

{추천의 글}

'인간의 모태가 자연임을 일깨워 주는 책'

오 은 수 _ 정화예술대학교 평생교육원 원장

우리는 세상의 빛을 만나기 전, 어머니의 자궁 속에서 수태되어 10개월 동안 신비로운 성장 과정을 거쳐 이 세상에 태어난다. 자궁 속의 양수는 각종 세균이나 질병으로부터 태아를 보호해 주고, 체온을 유지시켜 주며, 탯줄을 통해 엄마와 끊임없이 교감할 수 있게 해 준다. 이렇듯 우리 인간은 자연의 가장 원초적인 물질인 물에서부터 생명이 시작되고, 성장하는 것이라 볼 수 있다.

인간의 몸이 70% 이상의 물로 구성되어 있다는 사실만 보아도, 물과 생명이 절대적인 관계에 있음을 알 수 있다. 그래서 예로부터 '물은 만물의 근원' 이라고 하지 않았는가? 이렇듯 소중한 물과 이것의 파동원리를 기본으로 하고, 자연의 순리에 맞게 동양의학인 경락을 잘 조화시켜서 탄생한 '피부호흡을 위한 워터테라피(Water therapy)' 에 진심어린 박수를 보낸다.

많은 사람들이 자연 친화적인 관리를 통해 건강을 되찾고 유지하며, 아름다움을 추구해 나가고자 하는 시점에서, '피부호흡을 위한 워터테라피' 는 피부미용 분야에 혜성처럼 등장한 새로운 기법이어서 놀라게 되고, 새로운 분야를 개척하기 위해 그간 흘렸을 땀과 열정에 감동을 갖기에 충분하다. 우선, 이 책의 목차만 보더라도 그간 세상에 없었던 새로운 분야에 대해 얼마나 세밀하게 접근하고 있는지 감지하고도 남음이 있다.

우리나라 속언에 '이에는 이, 잇몸에는 잇몸' 이라는 말이 있다. 우리 몸의 70%이상을 차지하는 물의 구성원을 보면, 결국 인간의 모든 질병의 치유는 물로써 해결이 가능하다는 답을 얻을 수 있을 것이다.
또한 기(氣,에너지)라는 단어가 있다. 예를 들면, '기(에너지)가 있다, 없다' 라든가, '기분이 좋다, 혹은 기분이 나쁘다' 등의 언어를 보면, 기(에너지)의 흐름은 우리 몸이 활동함에 있어 매우 중요한 부분임을 알 수 있다. 따라서 피부호흡은 기의 호흡으로 이해할 수 있다.

이 책은 기(에너지)의 흐름이 원활하게 이루어 질 수 있도록, 물을 이용하여 경락의 흐름에 따라 파동을 느끼게 하는, 쉽고도 체계적인 이론과 테크닉을 정리한 것이기 때문에 이를 필요로 하는 많은 분들에게 큰 길잡이가 되고 도움이 되리라 믿는다.

건강이나 미용 분야에 종사하는 전문가와 일반 독자 여러분들이 이 책을 통해 순수하면서도 오묘한 자연의 섭리에 감사하며, 아름답고 건강한 미인을 만드는 전도사가 되시기를 기원한다. 그리고, 김여진 대표님의 마음으로부터 전하는 따스함을 보다 많은 분들이 느낄 수 있도록 이 책이 널리 읽혀지고 활용되어지길 바란다.

'건강한 아름다움을 실천' 하기 위해 새로운 지평을 여시고, 실천적인 방법을 제시하여 관련 분야에 쉽게 접근할 수 있도록 애써 주신 김여진 대표님께 감사 인사드리며 추천서에 대신하고자 한다.

'물을 가까이 하려는 본능을 발휘'

장 혜 진 _ 동남보건대학교 피부미용과 겸임교수
건국대학교 산업대학원 향장학과 외래교수

김여진 원장님은 처음 뵈었을 때나 지금이나 늘 한결같이 온화하시고, 따뜻한 봄날과도 같이 따스한 분이십니다. 그러나 그리도 온화하시던 분이 워터테라피 이야기를 하실 때는 또 다른 분을 보는 듯 너무나 강렬한 열정을 불태우셔서 그 에너지에 감탄하곤 했습니다.

워터테라피와 사랑에 빠지셔서 수많은 고객들께 테라피를 통한 희열을 나누시고 무척이나 바쁜 스케줄을 보내고 계시는 것으로 알고 있는데 그럼에도 불구하고 이렇게 멋진 책을 출간하게 된 것을 진심으로 축하드립니다.

우리나라는 1960년대 이후 근대화 정책 및 경제개발에 따라 근대화, 산업화, 도시화 사회로 발달하면서 환경의 많은 변화가 있었습니다. 편리함으로 의식주의 효율성은 높아졌지만 그 편리함으로 잃는 것도 많아지게 되었는데, 그 중에 하나가 냉난방 시설 및 이상 기온으로 인한 황사나 미세먼지로 호흡기와 피부에 비상이 걸린 것입니다.

환경이 달라지면 사는 모습도 달라지게 되어있습니다. 날씨가 추우면 사람은 옷을 껴입듯이 다른 생물도 마찬가지입니다. 사막의 낙타는 등에 혹이 나 있고, 동굴에 사는 박쥐는 눈이 어두운 대신 귀가 발달했습니다. 또한 움직이지 못하는 양지 식물은 광합성을 위해 해만 바라보며 살기도 합니다. 추위를 피하기 위해 집을 짓는 사람처럼, 생물도 환경에 적응하려고 노력하고 있는 것입니다.

우리 피부는 미세한 먼지를 씻거나 고갈된 수분을 보충하여 변화된 환경에 적응하기 위해 물을 더욱 필요로 하게 되었고, 물을 가까이 하려는 본능을 발휘하게 되었습니다.
이러한 현대 환경에서 워터테라피의 등장은 피부미용 업계에 센세이션(Sensation)을 불러 일으켰으며 앞으로도 무궁무진한 발전을 하리라 확신합니다.

이번에 출간되는 「피부 호흡을 위한 워터테라피」는 피부의 모체인 물 이야기편, 피부의 부모인 물의 순환이야기 등 물의 이론을 체계적으로 정리하시고, 피부타입별 매뉴얼 테크닉, 여진식 워터테라피 3단계 36코스 실기편, 두피 워터테라피와 다이어트를 위한 워터테라피까지 어느 것 하나 빼놓고 싶지 않는 워터테라피에 대한 김여진 원장님의 열정이 고스란히 느껴지는 유일무이(唯一無二)한 책입니다. 또한 뷰티 업계의 에스테티션 뿐만 아니라 워터테라피를 아끼고 즐기시는 많은 고객들께도 큰 도움이 될 것이라 생각하며, 피부미용 및 보건계열과 대체의학을 전공하는 학생들에게도 좋은 교재로 추천하고자 합니다.

끝으로 바쁜 스케줄 중에서 이렇게 워터테라피의 이론 정립과 발전을 위하여 저서를 집필하신 김여진 원장님께 깊은 감사의 마음과 귀한 시간을 투여하신 노고에 무한한 존경을 표합니다.
더불어 본 교재가 탄탄한 밑거름이 되어 앞으로 워터테라피로 에스테틱 산업에서 빛나는 존재감으로 활약하시며 더욱 성장하시기를 기원합니다.

{추천의 글}

'피부의 메카니즘을 전문적으로 체험하고 결과를 입증'

김 기 연 _ 국제기능올림픽 뷰티테라피종목 국제지도/심사위원
전국기능경기대회 미예분과장
아모레퍼시픽 자문위원
이학박사/ 충청대학교 의료미용과 교수

'피부호흡을 위한 워터테라피' 의 책이 출간된다하니 참으로 기쁩니다. 피부미용이 대학과 학회에 개설이 된지가 어연 27년이 되어갑니다. 그사이에 많은 전문 서적과 전문가들의 의한 단행본이 출간되어 많은 학생과 독자들에게 지침서가 되기도 하고 큰 도움을 주었던 것도 사실입니다.

'피부호흡을 위한 워터테라피' 는 피부의 메카니즘을 전문적으로 체험하고 결과를 입증한 김여진대표의 정성이 듬뿍 담긴 저서입니다. 한 장씩 읽어가면서 참으로 유용하고 재미있고, 어느 한 곳이라고 놓칠 수가 없는 부분이라 생각했습니다.

피부호흡은 우리의 삶에 매우 중요한 요소입니다. 사람의 피부호흡에 대한 이치는 아직 완벽하게 밝혀지지는 않았으나 피부의 호흡이 방해될 때에 건강에 큰 이상이 온다는 것은 알고 있는 사실이지요.

워터테라피는 수(水)요법이라 하여 이미 오래 전부터 사람들의 건강에 많이 활용되어 왔습니다. 주로 지역에 따라 물의 함유성분, 온도차이, 압력차이는 다양한 효과를 가지고 있어 많은 연구가 되었습니다. 치료효과가 큰 물(온천, 폭포, 샘물, 하천)을 찾아서 이동하여 건강의 문제를 해결하고자 했습니다. 근래에 들어 목욕 문화의 개선으로 개인 접근이 쉬워졌으며 좀 더 전문성을 첨가한 경우에는 의료계와 미용계에 응용되고 있습니다. 물론 음용의 경우에는 물의 중요성이 더욱 부각되는 것은 당연합니다.

그런데 본 저서에서는 장비의 물 분사를 이용하여 원하는 피부 부위에 응용했다는 점에서 물의 활용을 세분화 및 전문화했다는 점이 괄목할만 합니다. 물의 성분, 압력과 온도로써 피부의 문제점을 겨냥하여 개선시키는 것이 우리 미용계로서는 매우 고마운 영역의 확대라고 생각합니다.

"피부호흡을 위한 워터테라피" 의 저서는 물의 중요성을 다시 한번 상기시켜 주었으며 김여진 대표가 개발한 특수 장비와 물을 이용하여 피부의 호흡을 건강하게 만들어주며 더불어 경락전문가로 저명한 김여진 대표의 테크닉이 추가되어 피부의 문제점을 개선시켜 주는 활용방안까지 안내되어있습니다. 많은 분들이 책의 내용을 깊게 접하기를 추천합니다. 더불어 미용관련 학과 학생들에서 새로운 매뉴얼 테크닉의 교재로 접목될 수 있길 바랍니다.

다시 한번 '피부호흡을 위한 워터테라피' 의 출간을 축하드리며 김여진 대표의 수고하심에 경의를 표합니다.

'가장 좋은 테라피는 몸이 원하는 워터테라피'

조 세 현 _ 경영학박사/(사)대한민국브랜드협회 이사장

김여진 원장의 '피부호흡을 위한 워터테라피' 는 단순히 피부관리를 위한 책이 아니다. 이 책에는 저자가 지난 33년 동안 치열하게 경험하고 그 경험을 이론으로 만들기 위해 사투에 가까운 연구를 한 모든 세월이 압축되어 녹아 있다.

지난 몇 년간 저자를 보아 오면서 느낀 점 중에 가장 강한 느낌은 늘 한결같이 연구하고 그 경험을 담아내려 애쓰는 모습이다.

또 몸이 편치 않을 때 저자의 테라피를 받기 위해 방문하면 몸을 케어하기 전에 먼저 따뜻한 차 한잔과 부드러운 미소로 마음부터 편안히 해주는 것을 잊지 않는 그 모습에서 진정한 쉼을 느끼게 된다.

워터케어에 대해 문외한인 내가 어느 정도 워터테라피의 상식을 알고 있는 것은 순전히 저자의 친절한 설명 덕분이다.

처음에는 반신반의했던 마음은 몸이 힘들고 고된 해외 출장길을 마치고 오면 오로지 김여진 원장과 머리를 식혀줄 워터테라피에 대한 생각만이 간절하다.

가장 좋은 음식은 몸이 원하는 음식이라고 했던가?
마찬가지로 가장 좋은 테라피는 몸이 원하는 워터테라피가 아닌가 싶다.

이제는 피부 워터진동의 파동이 어떠한 효과를 주는지 누구보다 잘 알고 있고, 나의 몸과 마음을 바꿔준 이런 놀라운 효과를 많은 분들이 체험을 통해 느껴 보셨으면 한다.

늘 삶에서 제대로 관리하지 못해 독소 배출이 쉽지 않은 나와 같은 40대 남성들에게도 한번 쯤 체험해 보실 것을 추천 드린다.

지금 이 추천사를 쓰고 있는 동안에도 한가지 궁금증이 떠나지 않는다. 과연 저자의 왕성한 호기심과 연구는 언제나 멈추게 될까?

그녀의 말을 빌어 굳이 답을 하자면 고객을 스승으로 생각하는 그 겸손한 마음이 떠나지 않는 이상 사람을 향하는 그 따뜻한 마음의 워터테라피는 결코 멈춰지지 않는다라고 단언하고 싶다. 피부호흡은 뇌의 호흡이니까.

{추천의 글}

'사막에서 오아시스를 만나는 행운'

김 도 희 _ 모델

말주변이 없어서 조금 부끄럽지만, 클린워터에 대해서 직접 사용해보고 느낀 후기를 생생하게 알려드리고, 한번 쯤은 꼭 사용해보시길 바라는 마음으로 이렇게 글을 쓰게 되었어요. 일단 저는 하얀 편에 속하구요. 속 당김이 심한 건성에다, 홍조가 심한 피부에요. 한번 피부에 열이 오르면 좀처럼 내려가지 않고 볼 쪽에 벌겋게 홍조가 올라오는 피부 였답니다. 저는 20대 초중반에 모델을 했는데, 일주일에 2일 사계절 아침 10시부터 저녁 5시까지 야외 촬영을 해서 하루 종일 자외선을 받기에 항상 피부에 자극을 많이 받고 관리할 시간이 없어 늘 피부가 건조하고 홍조가 심해습니다.

어느 날 괌으로 촬영을 가게 되었는데 한국보다 자외선지수가 굉장히 세고 살갗이 따가울 정도로 하루 종일 해가 내리쬐었으며 4일 내내 10시간 정도를 야외에서 촬영을 하고 한국에 돌아와 보니 피부가 너무 많이 망가졌고, 가뜩이나 홍조가 심한데 모공은 세로로 늘어져있고, 기미도 많이 올라오고 피부는 까맣게 그을렸습니다. 저희 엄마께서 피부 관리 샵을 하고 계시는데 클린워터를 권하셨어요. 아무래도 엄마는 연령대가 높으신 분들이 주 고객이라, 엄마가 권해주시는 화장품에 별 기대 없이 절박한 심정에 클린워터를 사용해보기 시작했고 클린워터를 칙칙~ 뿌리기만 했는데 사용한 다음날 샤워를 하고 나오니 홍조가 올라와 있지 않더라구요. 그때부터 너무 신기해서 사용 방법 대로 클린워터를 솜에 적셔서 팩으로 사용해 보았는데 정말 신기하게도 늘어져있던 모공이 조여져 있었고, 15분 만에 홍조가 가라앉아 있었습니다. 제 인생에서 홍조가 없어진다는 건 상상도 못했던 일이었는데 너무 즐거웠습니다.

괌에 다녀와서 망가진 피부 때문에 지푸라기라도 잡는 심정으로 클린워터를 사용 하게 되었는데 인생 화장품을 만나게 된 기회가 되었고, 홍조와 나비존에 있는 모공 때문에 화장이 깨끗하게 되지 않았는데 클린워터를 사용하고나서 피부도 예전보다 더 하얘지고, 피부가 너무나 부드러워졌습니다. 추운 곳에 있다가 따뜻한 곳으로 들어오면 홍조가 올라오는데 그럴 때 클린워터를 솜에 적셔서 팩으로 사용하면 바로 열이 내려갑니다. 저는 이제 클린워터 없이는 어떤 관리도 하지 못할 만큼 기초 케어 베이스가 된 제품이고 클린워터가 없으면 불안하여 집에 항상 구비하여 사용한답니다.

클린워터를 나만 사용해서는 안되겠다 싶어서 블로그로 판매를 시작하게 되었으며, 감사하게도 원장님께서 흔쾌히 허락해주셨고 이해하기 쉽게 사용 방법과 클린워터가 피부에 작용하는 원리에 대해서 설명해주셨어요. 보내 주신 내용을 바탕으로 블로그 마켓 포스팅을 하게 되었고, 블로그에서 베스트셀러가 되었습니다. 한번 사용하신 고객님은 계속해서 구매하셨고 저의 인생 화장품을 탄생시켜주신 원장님께 너무나 감사드립니다.

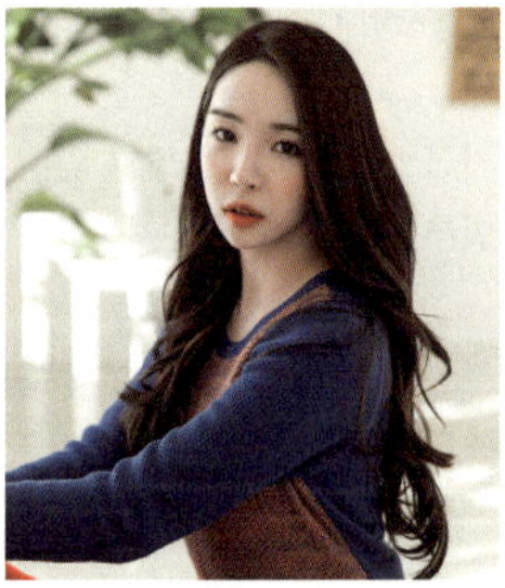

'피부호흡을 위한 워터테라피' 책은 홍조 피부를 가진 사람이면 사막에서 오아시스를 만나는 행운아입니다.
늘 아낌없이 지원해주시고, 좋은 제품 개발해주시는 원장님 감사합니다.

'워터테라피 프로그램 개발을 체계화'

황 미 녀 _ 김여진의 진여수 부원장

저는 12년 전에 '김여진 핸드경락 성형마사지' 를 전수받아 샵을 운영 했습니다. 명색이 에스테티션 임에도 불구하고 손님 얼굴에 트러블(열꽃) 진정이 안되고, 화장품으로 인해 악조건으로 변하는 고객도 가끔 보면서 내 직업에 회의가 느껴질 때가 많았습니다. 그리고 저도 여성인지라 1년에 한 번 씩 강한 해초 필링을 하는데, 필링을 하고나면 얼굴에서 벌레가 살을 갉아 먹는 것처럼 통증이 심해서, 가려움을 진정시키는 약을 한 달 정도 복용해야 되는 고통을 겪는 피부입니다.

김여진 대표님께서 클린워터를 개발하시고, 워터테라피 프로그램에 사용할 기초화장품도 만드셨지만 화장품에 의심이 많은 저는 처음에는 클린워터만 사용하다가, 마침 강 필링을 한 후라 건조해지는 피부에 수분을 채워주려고 샵을 방문했는데 대표님께서 프로폴리스를 추천해주셨습니다. 프로폴리스를 바르고 10분쯤 지나면서 피부에서 기적이 일어났고, 벌레가 살을 갉아 먹는 통증이 사라진 겁니다.

그리고 대표님께서 개발하신 화장품을 신뢰하였고, 샵을 정리하고 진여수의 기술을 배우고자 진여수 부원장으로 입사했습니다. 대표님께서 직접 고객 관리를 하면서 고객과 나누는 대화도 공부가 되고, 제가 궁금해 하는 부분을 조목조목 이해 할 수 있도록 설명해 주셨습니다. 중요한 건 아무리 심한 트러블 피부도 6개월만 지나면 트러블 자국조차 남지 않을 정도로 환하고 깨끗한 피부로 변신하고, 모공이 작아지므로 인해 작고 갸름한 동안얼굴로 변하는 모습들을 보면서, 이제는 제가 에스테티션이 된 것에 보람을 느끼고 자랑스럽기까지 합니다.

피부관리실 원장님들은 여드름 관리에 좋은 제품이라면 한 번쯤 안 써본 게 없으면서도, 여드름에 좋은 제품을 계속 찾고 있는 걸 보면 안타깝기 짝이 없습니다. 사실 여드름이 생기는 이유는 호르몬의 순환 장애인데 호르몬 순환 장애도 혈액순환 장애처럼 물 부족에서부터 시작된다는 걸 경험하고 있습니다.

워터테라피를 개발해서 피부관리실에서 사용할 수 있는 프로그램을 체계화시켜, 연구소 소장님을 통해 박사논문도 만들었고, 피부관리실을 찾는 고객이 건강한 피부를 갖는 것이 대표님의 목표라면서 작년 봄에는 피부관리실 원장님들과 함께 피부미용 대회에 직접 선수로 출전 하셨습니다. 낮에는 직접 고객을 케어하고, 밤새워 책을 쓰시는 모습을 지켜보면서, 경험을 나누고자 애쓰시는 진여수 대표님이 존경스럽고 자랑스럽습니다.

제가 이 추천의 글을 쓰게 된 이유는 피부 관리실을 운영하는 원장님들이 화장품 이전에 수산화이온클린워터로 모공을 열어 피지를 깨끗이 씻어서 피부 속을 깨끗이 한 후에, 피부타입에 맞는 영양을 주고, 다시 수소이온클린워터로 모공을 닫아 건강하고 깨끗한 피부 탄력을 만드시길 적극 추천하고 싶어 부족한 글을 적어봅니다.

목차

피부의 모체인 물 이야기편 / 017

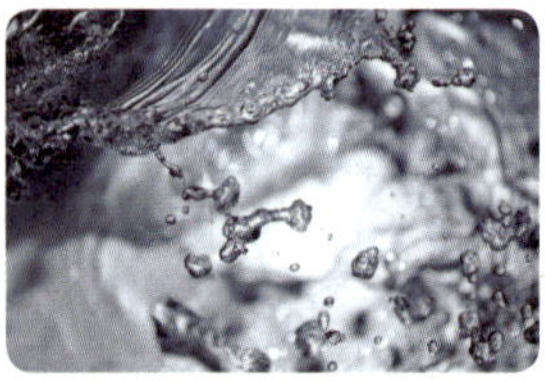

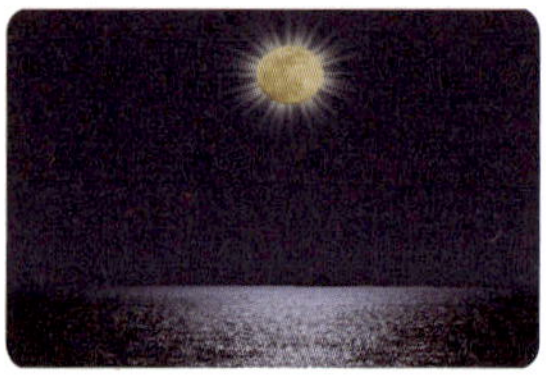

피부의 부모인 물의 순환이야기 / 039

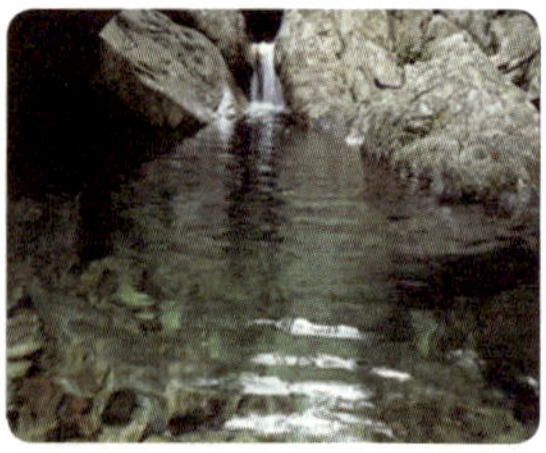

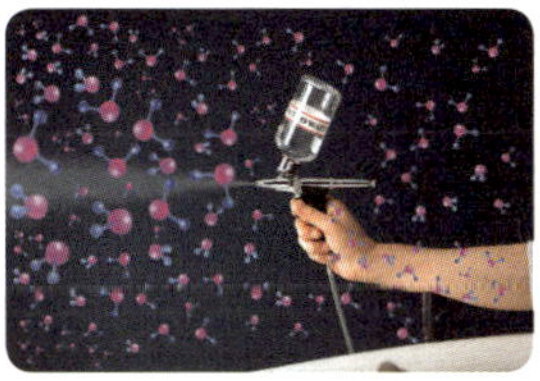

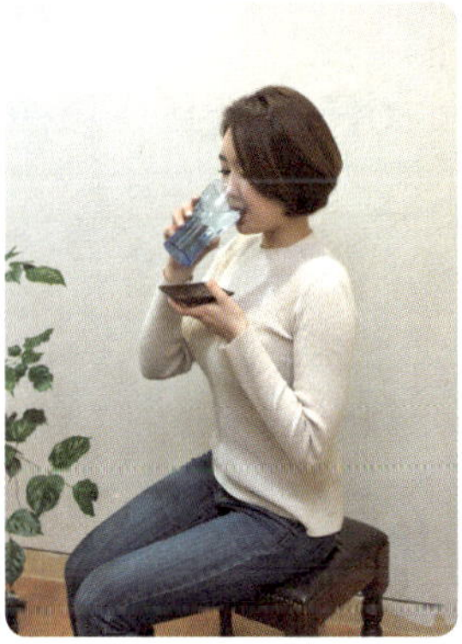

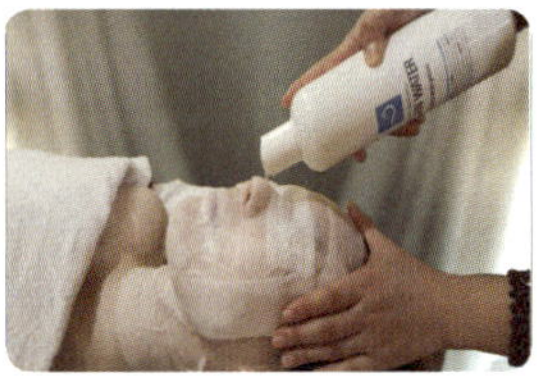

목차

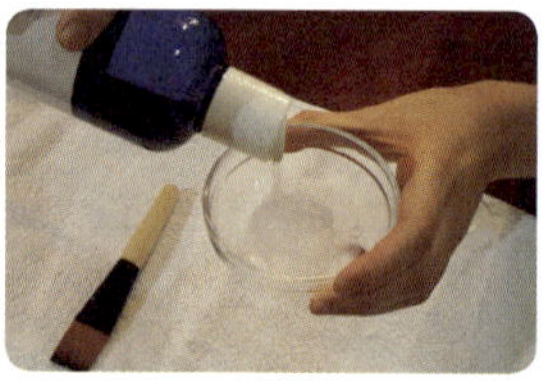

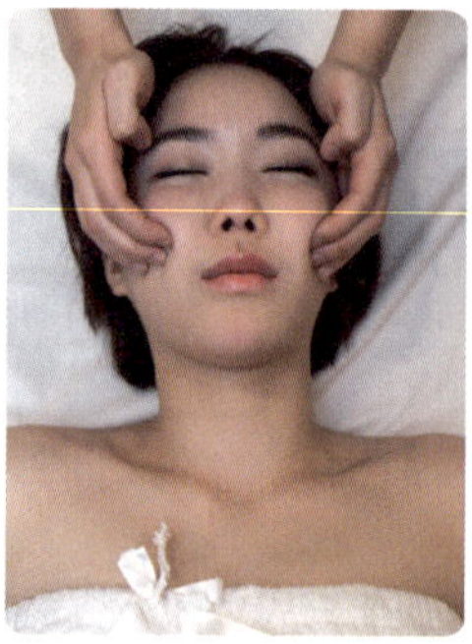

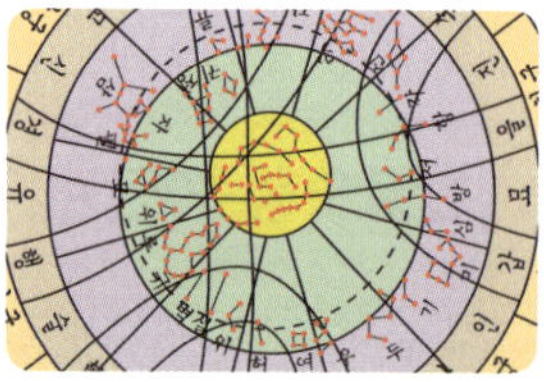

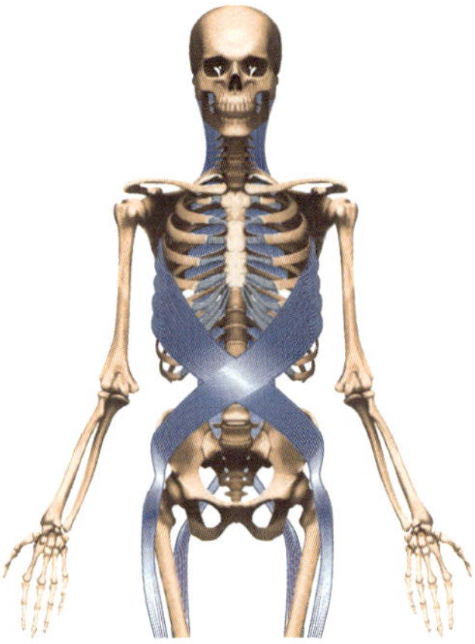

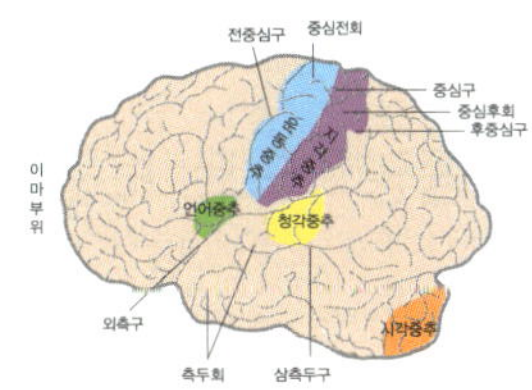

전중심구
중심전회
중심구
중심후회
후중심구
운동중추
지각중추
이마부위
언어중추
청각중추
외측구
측두회
상측두구
시각중추

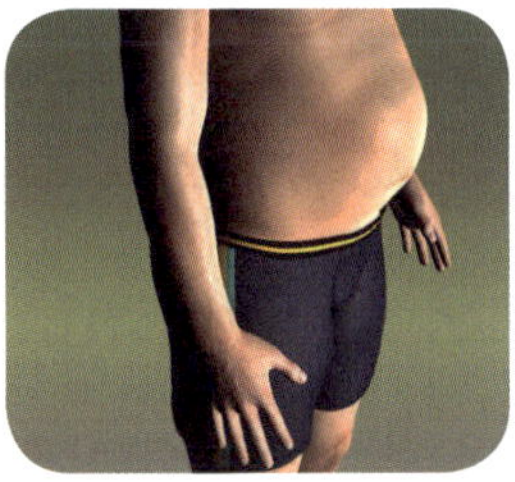

목차

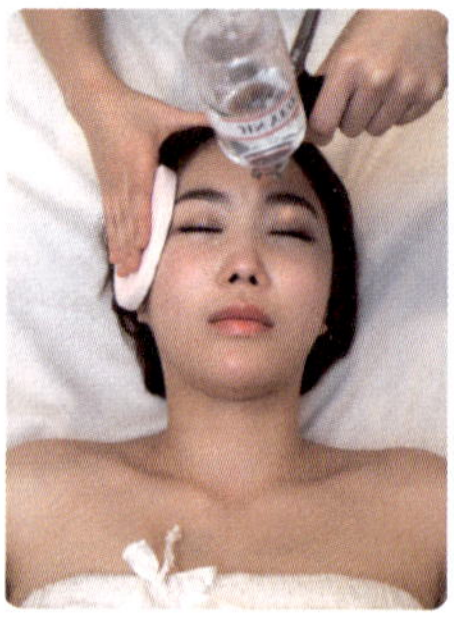

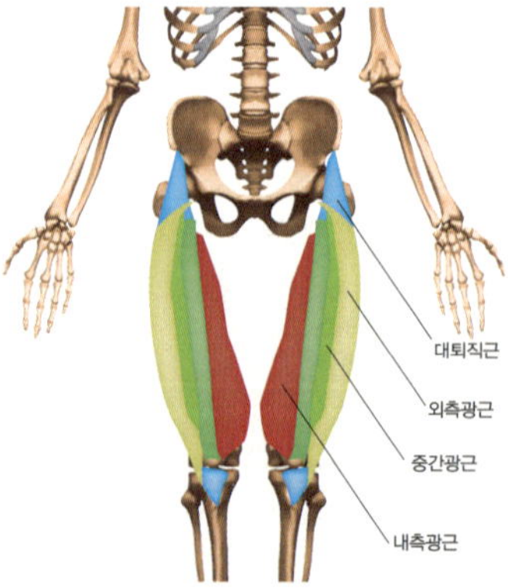

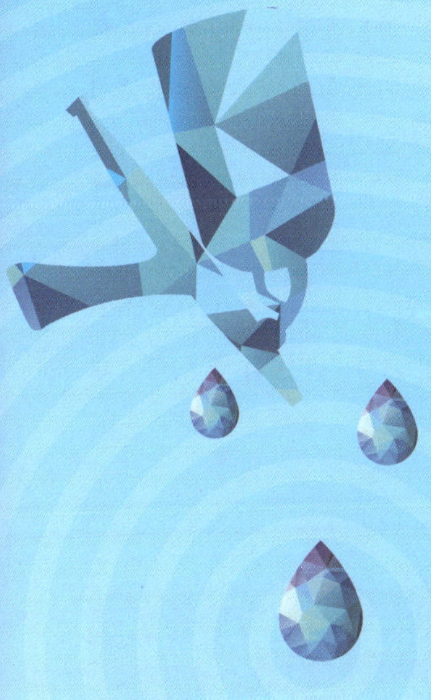

피부의 모체인 물 이야기

- 물의 기원과 피부의 역사
- 물의 행성 지구와 물의 화신인 몸 이야기
- 민물과 음료수의 구분
- 달의 인력으로 발생하는 조석과 피부세포 주기
- 바다 속에도 몸속에도 산소가 줄어들고 있다.
- 물이 문명에 미치는 효과와 영향
- 내가 마신 물이 피부까지 도달하는 물의 여행
- 코로 들어온 공기가 뇌에 이르는 공기의 여행
- 참나의 인생 나는 누구인가?
- 나는 생물역사의 기록물이다.
- 나의 가치관은 물에서부터 만들어진다.
- 물의 기억력을 아시나요?
- 과학이 찾은 물의 수소와 산소
- 물의 조성과 정제
- 환경을 살려주는 전해수
- 피부워터진동은 파동을 타고 정보를 전달한다.
- 피부진동 매뉴얼 개발로 피부미용에 새로운 패러다임을 제안하다.
- 얼굴성형디자인을 위한 워터테라피 서론
- 물의 주요 특성

| 물의 기원과 피부의 역사 |

물의 기원(起源)을 통해 건강한 피부환경을 기원(冀願)하면서 물의 역사와 피부의 역사를 살펴본다. 물의 기원은 약 45~ 46억 년 전의 지구 탄생과 맞물린다. 지구 내부에서 발생한 가스 방출, 즉 화산활동에 의해 물이 생겨났다. 지구 탄생 이후 지구 내부의 물질들 속에 포함되어 있던 물은 화산 활동에 의해 용암과 함께 지구 표면으로 빠져나와 일부는 낮은 곳으로 흘러가 모였고, 나머지의 많은 양은 수증기 상태로 하늘로 올라가 다른 기체와 함께 대기권을 형성하였다. 그러다 약 38억 년 전부터 운석의 충돌 횟수가 줄어들면서 지구 표면이 서서히 식기 시작했다. 이때부터 대기 중의 수증기가 응결하여 지표면에 비로 내리고, 표면의 낮은 곳에 모여 바다를 형성했다.

물의 기원이 지구 탄생설과 맞물리듯이, 피부의 기원은 정자의 핵과 난자의 핵이 합쳐진 수정란이 되어, 체세포 분열 과정에서 미래의 특정 조직과 기관들을 만들어 낼 줄기세포에서 시작된다고 볼 수 있다. 체세포의 배엽 중 외배엽에서 피부와 신경이 만들어진다. 따라서 피부의 기원은 외배엽이고, 피부와 신경은 외배엽을 부모로 한 딸과 아들 즉, 음과 양이 되어 몸의 외피와 내피를 형성한다. 발을 제2의 심장이라고 하는 이유를 해부학으로 설명할 수 있듯이, 피부가 제 2의 뇌라는 것도 수정란과 배엽을 기초로 설명할 수 있다. 이런 이유로 피부의 역사는 부모의 역사이고, 내가 지금까지 살아온 역사이며, 나의 영혼이 깃든 원초적인 생명체이다.

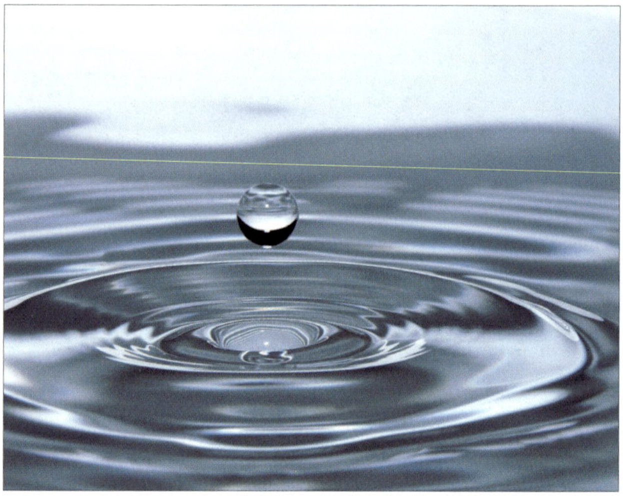

| 물의 행성 지구와 물의 화신인 몸 이야기 |

물은 지구 표면의 약 71 %를 덮고 있으며 이를 수권(水圈)이라고 한다. '물의 순환' 이라 함은 수권 안의 물이 지속적으로 이동하는 것을 뜻한다. 이를테면 물은 끊임없이 대기, 토양, 지표, 지하, 식물 사이를 이동한다. 이 중에 바다는 전체의 97.2%를 차지한다. 지구상의 물 분포를 보면 지표의 약 3분의 2 이상을 차지하는 바다에 가장 많고, 육지에 존재하는 물은 3% 정도에 불과하다. 그 중에서 극지역과 고산 지대에 분포하는 빙하가 약 2%이고, 그 외 지하수와 강, 호수 등이 약 1%를 차지한다.

물의 순환은 근본적으로 태양열에 의해 이루어지는데 해양과 육상에서 증발산 된 물이 구름이 되어 바람을 따라 이동하다가 비나 눈의 형태로 되돌아온다. 그리고 눈의 일부는 빙하가 되어 수 십 년 또는 수 천 년을 묶이기도 하지만, 결국 녹아서 다시 바다로 되돌아간다. 이러한 순환 과정을 통해 물은 해양, 대륙, 대기에 분배된다. 수권은 태양열을 저장하거나 분산시키는 역할을 하며, 해양과 대기 및 대륙 간 물 교환을 통해서 이루어진다. 지구 전체로 보면 태양열을 얻은 양과 잃은 양은 평행을 이룬다.

지구의 대기층은 몸을 감싸고 있는 피부에 비유하고, 지구의 오대양 육대주는 몸속의 오장육부에 비유한다. 12달은 오장육부와 연결된 12경락과 여성의 12질구에 비유하고, 365일은 몸의 이상 변화를 진단하고 주치하는 문(門)인 365개의 정경혈에 비유한다. 24절기는 물을 다스리는 임맥 24혈과 소통하고, 하늘의 28수는 인체의 기(氣)를 관장하는 독맥 28혈과 소통한다. 또 하늘의 9성은 몸에서 9개의 경혈을 거느리고 있는 심장과 심포와 소통한다. 물 분자도 원자를 둘러싼 전자가 8(원자까지 9개)개가 될 때 가장 안정하다. 물을 연구하는 학문에 수로학이 있고, 풍수를 연구하는 학문에 수맥이 있듯이, 인체도 혈관과 근막, 경맥과 수로가 지구에 물이 순환하는 것처럼 몸의 평형을 유지한다.

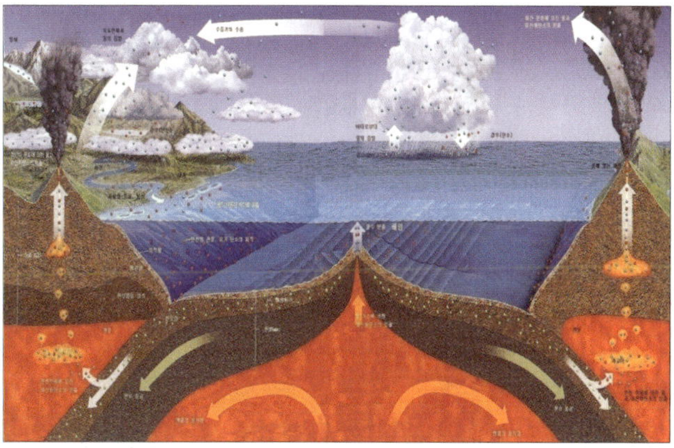

| 민물과 음료수의 구분 |

민물은 염분 농도가 낮아 짜지 않기에 사람과 동물이 마실 수 있고, 농업에도 사용할 수 있다. 민물은 육지 동식물의 생장에 없어서는 안 되는 생명수이다. 세계적으로 민물이 점점 줄어들면서 물 부족 현상을 겪고 있다. 따라서 인간의 피부도 수분 부족에 의해 건조함이 점점 심해지는데, 마신 물이 피부까지 전달되는 시간은 대략 10분정도이다. 평소에 마시는 물의 양이 적게 되면 피부까지 도달할 물의 양 역시 부족해진다.

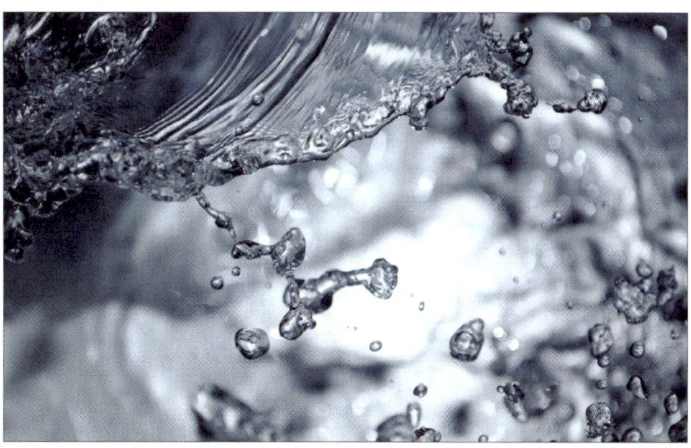

사람이 마실 수 있는 물을 음료수라고 한다. 지하수가 풍부했던 시절에는 수돗물이 먼 나라 이야기였는데 지금은 오히려 지하

수가 먼 나라 이야기가 되었다. 이제는 일반 하천 물을 거르고 정제하는 다양한 물 처리 장치를 통해 얻은 수돗물의 시대에 살지만 이마저도 머지않아 고갈될 것이라는 예측이 나와 불안하다. 아직은 우리나라의 물 사정이 썩 나쁘지 않은 편이니, 체내의 수분을 몸 밖으로 끌고 나가는 카페인 음료보다는 순수한 물을 더 많이 마시길 권장한다.

| 달의 인력으로 발생하는 조석과 피부 세포 주기 |

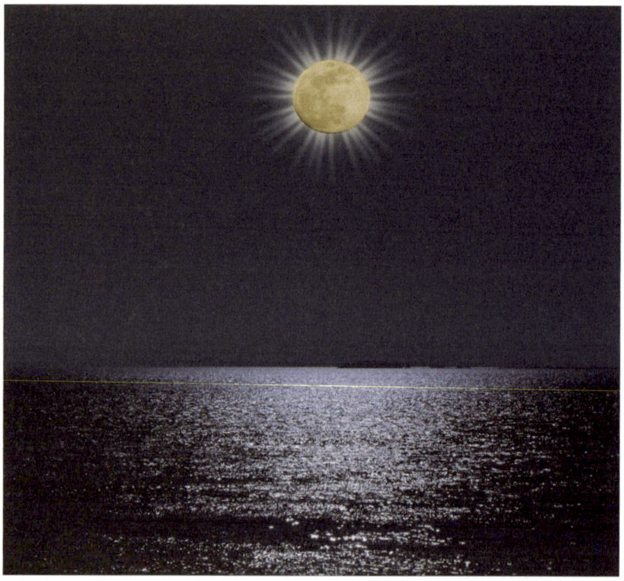

조석(潮汐)은 지구와 달과 태양이 대양에 미치는 인력에 의해 발생하는 해수면의 규칙적인 승강운동이다. 즉 밀물과 썰물이 지구의 자전과 달의 공전에 의할 경우 대체로 12시간 25분을 기준으로 하루에 두 번 기조 현상이 일어난다. 지구와 태양과 달이 일직선상에 놓이는 그믐과 보름 직후 즉 음력 2~4일과 17~19일에는 조차가 가장 큰 사리 또는 대조(大潮)가 나타나고, 태양과 달이 지구에 대하여 직각으로 놓이는 상현과 하현 직후, 즉 음력 8~10일과 23~25일에는 조차가 가장 작은 조금 또는 소조(小潮)가 나타난다. 달의 인력은 바다 속의 생태계뿐만 아니라 여성의 월경 주기와 혈액과 호르몬에도 작용한다. 달의 공전 주기(29.5일)가 여성의 월경 주기와 피부 세포 및 생명 주기와 맞아 떨어지는 까닭은 달의 인력에 영향 받아 임신과 출산을 하기 때문이다.

| 바다 속에도 몸속에도 산소가 줄어들고 있다. |

최초의 생물은 바다에서 발생하였다. 태초부터 플랑크톤이 바다의 먹이사슬 토대가 되어 진화해 오고 있다. 바다 속 척추동물들의 산소 흡수 방법은 제각기 다르다. 일반 물고기는 아가미를 가졌지만 폐어(肺魚)와 같은 물고기는 아가미와 허파 둘 다 지니고 있다. 또 돌고래와 고래, 수달, 물개와 같은 척추동물들은 공기를 마시기 위해 주기적으로 수면에 올라와 폐와 피부를 통해 산소를 마신다. 하지만 바다에도 이미 산소부족 현상이 시작되었다.

지표의 약 71%를 차지하는 바다에서 호흡에 필요한 산소의 50%가 생성된다. 바다의 산소가 점점 줄어들면 아름다운 산호초가 하얀색으로 변하고, 물고기들도 크기가 점점 작아지게 된다. 이러한 현상이 피부에서도 나타난다. 아토피나 백반증, 흑반증, 색소침착 등의 증상이 그것이다. 피부 면역력이 점점 약해지기 때문이다.

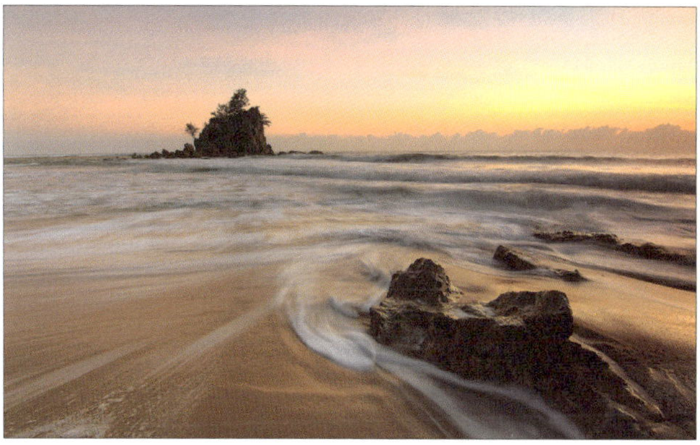

| 물이 문명에 미치는 효과와 영향 |

문명의 역사는 바다와 강과 개울 등 주로 물길을 중심으로 번성했다. 고대 이집트인들은 나일강에 온전히 의지하였고, 문명의 요람이라 불리는 매소포타이미아는 티크리스와 유프라테스 강을 끼고 있었으며, 로테르담, 런던, 몬트리올, 파리, 뉴욕, 부에노스아이레스, 상하이, 도쿄, 상가포르와 같은 현대도시도 모두 강과 바다와 접해있기에 무역과 문화 교류가 활발하다. 인간의 삶에서 물은 가장 긴요하면서도 존귀한 존재임이 증명되는 셈이다. 삼면이 바다로 에워싸인 우리나라의 물은 세계 여느 나라보다 뛰어나다. 또 백두대간을 따라 내려오는 아름다운 산세가 품고 있는 물은 풍부한 미네랄 외에 우주의 정기가 고스란히 담겨있다. 우리 민족의 명석한 두뇌와 뛰어난 솜씨는 우수한 물 덕분이다. 우리나라의 음료수와 식품, 그리고 약품과 화장품이 세계 시장에서 최고의 제품으로 자리매김한 것은 아름다운 산수를 배경으로 한 좋은 물로 만들어지기 때문이다. 저자가 워터테라피를 개발하게 된 이유 중의 하나도 우리나라의 좋은 물 덕분이다.

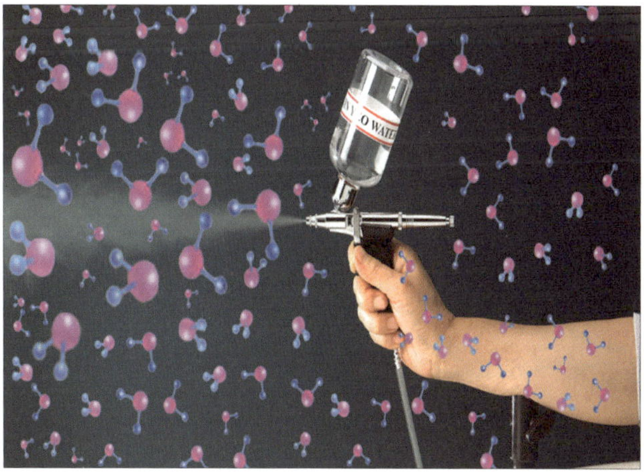

| 마신 물이 피부까지 도달하는 물의 여행 |

혹자는 사람의 몸은 체형에 따라 최저 55%에서 최고 95%의 물을 지녔다고 한다. 그러나 저자의 경험으로는 인체활동의 약 99%가 물에 의존하고 있어 물길이 막히거나 물이 부족하게 되면 열을 식히지 못해서 모발과 피부노화가 촉진된다고 본다.

물속에 사는 물고기가 물의 존재를 의식하지 않듯이, 증기 형태의 물속에 있는 우리도 공기의 존재를 크게 의식하지 않는다. 그런데 입으로 마신 물이 피부에 도달하기까지의 시간은 얼마나 걸릴까? 인체에서 물의 여행을 오행의 원리로 풀어보면 다음과 같다. 물(水)이 나무(木)를 기르기 위해 신장(水)에서 간(木)으로 간다. 나무(木)는 꽃(火)을 피우기 위해 간(木)에서 심장(火)으로 간다. 심장(火)은 피(水)를 만들기 위해 비장(土)으로 들어가서 영양을 얻고 산소를 만들기 위해 폐(金)로 들어간다. 물은 폐에서 피가 되어 산소와 영양을 싣고서 모세혈관을 타고 피부에 도달하는 데 걸리는 시간은 대략 8분 정도다. 평소에 마신 물이 부족하거나 물이 여행하는 동안 막힌 곳이 많으면 피부까지 도달할 물은 중간에서 길을 잃기도 한다. 이런 이유에서 진여수 관리 프로그램으로 관리 들어가기 전에 마시는 물과 관리 후에 마시는 물은 다르다.

| 코로 들어온 공기가 뇌에 이르는 공기의 여행 |

코를 통해 들어온 공기는 근막을 타고 내려가다가 임맥의 용문으로 내려가서는 신장으로 들어간다. 신장에서는 산소로 융화되어 선골근막을 통해 미골에 모여 척추를 타고 뇌로 올라간다. 이어서 척추를 타고 오르다가 흉추 7번을 통해 간과 심장으로 연결되는 근막과 소통한다. 그리고는 흉추 3번으로 올라가서 폐의 문인 신주를 통해 폐와 소통하고, 다시 올라가 좌우 귀 유양돌기 위의 연수와 교뇌 반사구로 들어간다. 입으로 들어간 물은 의식적으로 마셨을 때 오장을 타고 피부에 전달되면서 시간이 걸리지만, 코를 통해 들어온 공기는 의식적이 아니라 무의식적이기 때문에 시간이 걸리지 않는다. 불가사의하게도 코로 들어온 공기가 뇌까지 가는 여행은 찰나의 순간에 이루어진다. 물론 공기도 코에서 뇌에 이르는 근막의 길목에 막힌 곳이 있으면 뇌에 정보전달을 못하여 이명이나 어지럼증을 만

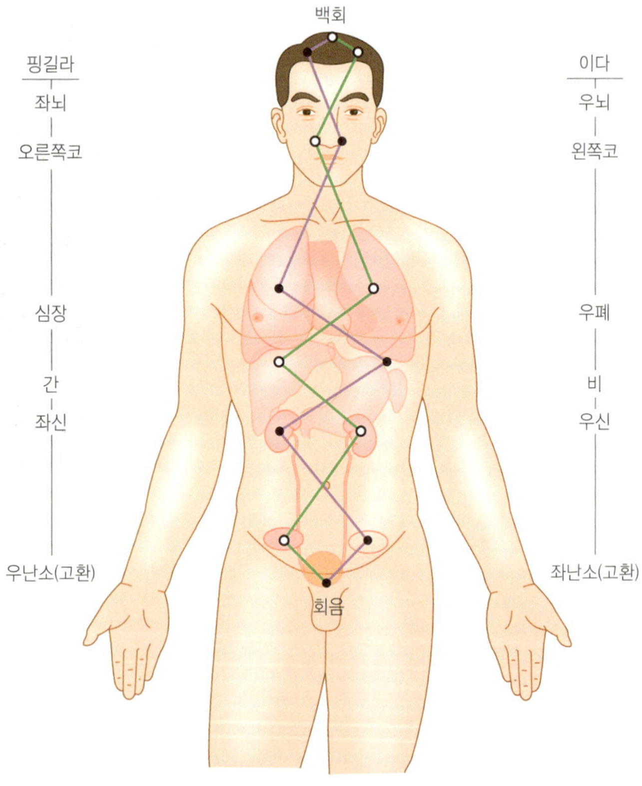

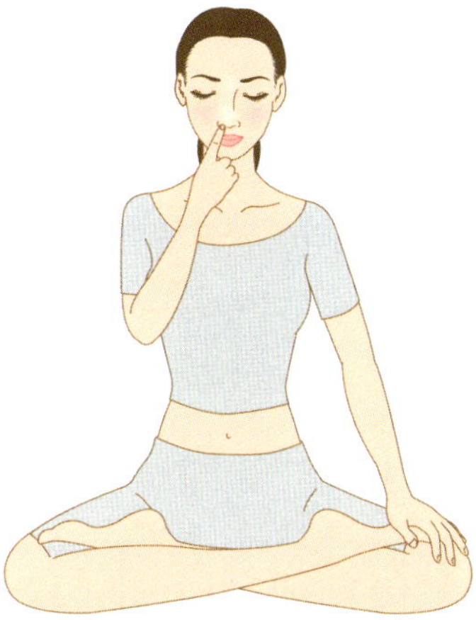

든다. 부정과 긍정에너지 중 부정에너지는 뇌의 산소를 고갈시킨다. 따라서 클린워터로 얼굴피부진동을 시킬 때 공간에 음이온이 퍼지기 때문에 이를 들이쉬는 고객과 관리사가 함께 건강해질 수 있다.

| 찰나의 인생! 나는 누구인가? |

생명이 유지되는 나의 현재는 과거의 결과이자 삶의 기록이다. 눈앞의 현상은 억겁의 세월동안 누적된 원인과 인연의 연출이다. 이 장면은 빙산의 일각이다. 현재의 나를 알기위해 과거(부모)를 더듬어보면 '아~ 그렇구나!' 하게 된다. 물속에서 수정란이라는 작은 생명체(정보와 에너지)로 결합되어서는 오래도록 진화하고 변화하여 지금의 모습으로 존재하는 것이다. 그런 측면에서 자신의 과거는 얼굴 피부에서 확인할 수 있다. 평소에 깨끗하던 피부에 갑자기 트러블이 일어났다면 어제 먹은 음식에 문제가 있거나 그 음식이 나에게 맞지 않아서 알레르기로 나타난 것이다. 그러나 턱 주변이나 볼에 나타나는 지속적인 트러블은 먼 과거 즉 부모와 조상으로부터의 유전일 수도 있고, 현재의 여러 가지 순환장애일 수도 있으며, 음식의 문제일 수도 있다. 가까운 과거의 문제는 비교적 단순해서 해결이 쉽지만 시간이 멀수록 원인이 복잡해지면서 해결이 힘들어진다. 예를 들어 일종의 저축 기관으로 알려진 머리카락 한 올을 채취하여 검사를 해 보자. 머리카락 길이만큼이나 되는 건강 정보가 고스란히 저장되어 있음을 알게 된다. 머리카락이 한 달에 1cm가 자라므로 길이가 30cm면 3년이 경과한 셈이다. 이처럼 가까운 과거는 쉽게 확인할 수 있고 이해할 수 있다지만 먼 과거인 아기였을 때의 일들은 자세하게 기억하지 못한다. 마치 수면 아래에 있는 빙산의 덩치가 물의 깊이(기억력)에 따라 달라지는 것처럼 말이다.

| 나는 생물 역사의 기록물이다. |

빅뱅에서 우주 기본 물질을 생성한 시기가 약 138억 년 전이고, 태양계가 복잡 물질을 융합하기 시작한 시기는 대략 46억 년 전으로 추정된다. 유기질이 유기분자로 화합물을 만들기 시작한 시기는 40억 년 전이고, 생물이 DNA를 만들기 시작한 시기는 38억 년 전으로 본다. 동물의 신경이 진화되기 시작한 시기는 25억 년 전이고, 인간에게 의식의 진화가 일어나기 시작한 시기는 6만년이라고 한다. 5억 년 전에 어류로, 4억 년 전에 양서류로, 3억 년 전에 파충류로, 2억 년 전에 포유류로, 8천500백 만 년 전에 영장류로, 천만 년 전 원인류로, 6만 년 전에야 비로소 신인류로 진화하면서 현재의 나가 있는 것이다. 따라서 유전자(gene, 遺傳子)는 부모로부터 몇 대를 이어 받았는지, 어느 대에서 어떻게 잘되고 잘못되었는지의 정보를 지닌 나는 생물역사의 기록물이다. 나라와 민족은 역사가 있는데 개인은 왜 역사(족보 말고)가 없는가 하고 의아해 할 필요가 없다. 과학이 발달하면서 DNA 검사를 통해 자신의 과거를 알 수 있기 때문이다. 클린워터로 피부진동을 시켜 주면 같은 외배엽에서 형성된 신경과 피부가 행복해지는 이유이다.

개인의 속성은 자연이 만든 '인간의 결' 로 '가치' 를 창출한다. '자연의 결' 은 인연과(과거에서 현재까지)의 축적된 정보가 존속을 추구하는 유전자로서 생명의 결을 만든다. 이것을 물질적 기억이라고 하는데 이는 자연적 · 물리적인 전자기력과 중력, 강력, 약력과 생화학적인 생체 물질의 합성으로 이루어지는 물리적 기억의 법칙이다.

'동물의 결' 은 신경이 발달하면서 존속을 위한 본능적 욕구가 자연 선택의 능동적 행동으로 이루어지는 유전적 기억을 활용하는 것이다. '인간의 결' 은 욕망이 발달되면서 이익 추구를 위해, 지식과 경험에 기인한 문화적 학습과 욕망을 조절하는 학습, 행복을 추구하는 학습적 기억 등을 통해 각자의 현실 속에서 그 가치관을 만들어 가는 것이다.

기억력과 집중력은 뇌의 영역이다. 뇌는 신장에 의해 길러지고, 신장은 물에 의해 발전되고, 물은 뇌와 뼈를 만들고, 뼈는 조혈 작용으로 피를 만들고 피는 피부를 만드니 나는 생물 역사의 기록물이다.

| 나의 가치관은 물에서부터 만들어진다. |

수정란의 세포 분열인 난할의 분열 방식에 의해 낭배후기가 되면 배엽이 형성되는데 내배엽, 중배엽, 외배엽으로 분류된다. 배엽이란 다세포 동물의 발생 초기의 배체에 형성되는 장래 특정 조직(기관)을 만들어내는 세포층이다. 내배엽에서는 소화기관과 폐 등의 기관이 분화되고, 중배엽에서는 뼈, 근육, 혈관계, 비뇨생식기 등의 기관을 형성하고, 외배엽에서는 표피, 신경계, 감각기관(눈, 코, 귀, 입, 혀), 피부의 표피, 피부샘, 피모, 손발톱, 입이나 항문의 점막 등으로 분화한다. 외배엽에서 만들어지는 피부와 신경, 그리고 감각 기관은 외적으로 나타나는 사람의 과거와 현재의 심리상태 및 건강상태의 거울이다. 따라서 사람의 사회적 · 예술적 · 심리적 가치관에는 건강한 정신과 육체가 따라야 하므로 머리와 얼굴미용을 위한 방법은 피부생명의 근원이 되는 물에서 답을 찾아야 한다. 마신 물이 자동감지 조절장치와 자동분배 조절장치에 의해 오장으로 배급될 때, 신장 〉 간 〉 심장 〉 비장〉 폐〉 관절〉

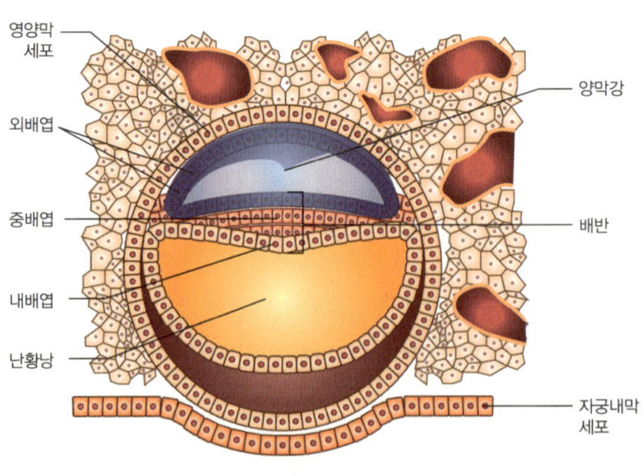

피부의 순서로 이루어진다. 그러나 과거의 몸(부모)이 현재의 몸(자신)을 잉태하기 전부터 수분 부족 현상이 없어야 건강한 정자와 난자를 만들 수 있으며 건강한 배엽이 유전될 수 있는 것이다.

피부가 제 2의 뇌에 비유되는 것은 발을 제2의 심장에 비유하는 것과 일맥상통한다. 이런 이유로 피부의 역사는 부모로부터의 유전이고, 개인이 지금까지 살아온 흔적이며 그의 가치관을 담고 있는 예술체이다.

| 물의 기억력을 아시나요? |

물은 생명의 어머니이다. 물을 담고 있는 생명체를 길러내는 바다와 땅을 어머니에 비유하는 것은 세계 공통적인 인식이다. 어머니가 되기 전에는 어머니를 알 수 없지만, 나의 존재는 물체이므로 물에 대한 기억과 경험을 말할 수 있다. 저자는 물을 사랑하고 물 덕분에 건강한 피부환경을 만드는 일을 할 수 있어서 참으로 행복하다. 하지만 물을 잘 모른다. '물이 부족해서 생긴 질병의 유일한 치료법은 물 이외에는 없다.' 라고 하는 벳맨겔리지의 저서 '자연이 주는 최상의 약 물' 과 '물 치료의 핵심이다.' 와 '물은 답을 알고 있다(1~2권)' 를 통해 물의 치유력에 대하여 지대한 관심을 갖게 되었다. 또한 김현원 교수의 '생명의 물 기적의 물' 등 물에 관한 많은 책을 읽으면서 물이 우리의 생명과 건강, 미용에 아주 밀접한 관계가 있음을 깨우치게 되었다. 그런데 수돗물을 전해수기로 전기분해하여 이온수 클린워터 화장품을 생산하면서 물을 실험할 때 불안정한 이온 상태의 물이 천의 얼굴로 변신하는 것을 보았다. 같은 환경 같은 조건에서도 변화가 많은 물에 대해 말하기가 점점 조심스러워지는 이유다. 많은 사람들이 물로 병을 고쳤다고 해도, 또한 많은 사람들이 동종요법에 대한 효과를 발표해도, 과학자들이 사이비로 보는 이유는 물에 대한 과학적 설명이 빙산의 일각이라는 사실을 스스로 알기 때문일 것이다. 물은 우주 빅뱅으로부터 지금의 나에게 이르기까지 모든 비밀을 기억해서 미래의 나를 만들어 준다.

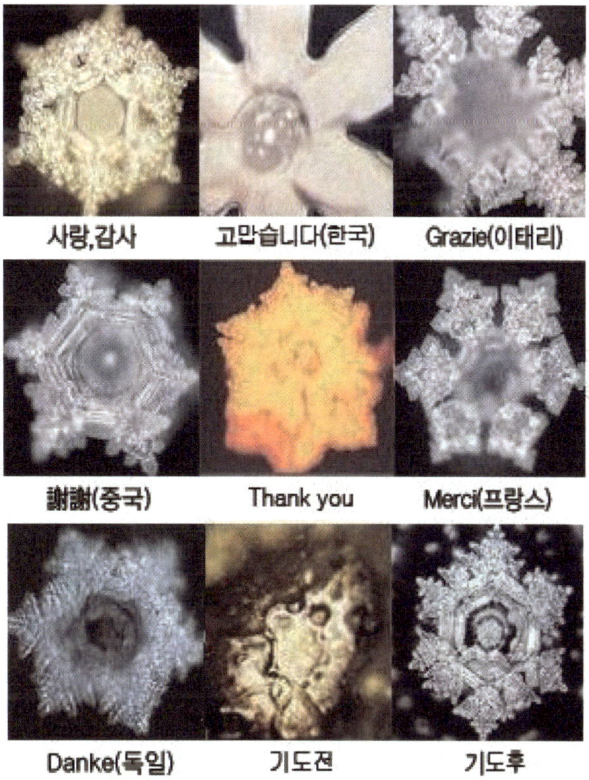

'물은 답을 알고 있다' 사진발췌

| 과학이 찾은 물의 수소와 산소 |

물에 의해 진화된 인간은 물이 없으면 생존이 불가능하다. 인간의 물에 대한 관심이 지대할 수밖에 없다. BC 6세기경 그리스의 철학자 탈레스는 우주의 기본적인 원소가 물에 의해 형태를 달리한다는 일원론을 제창했다. BC 5세기경에 이르러 엠페도클레스가 흙, 공기, 불, 물이라고 하는 4원소 설을 제창하여 17세기경까지 유지되었다. 물의 물리적 조성을 처음으로 발견한 사람은 J.프리스틀리이다. 그는 1771년에 수소와 산소를 혼합하고서 전기 스파크를 일으키면 물이 생긴다는 것을 발견하였다. 또 H.캐번디시는 1771년부터 1784년에 걸쳐 정확한 실험을 되풀이 하여 수소 2부피와 산소 1부피에서 물이 생성됨을 확인하였다. 라부아지에도 물 분해와 합성 실험을 하였다.

W.니콜슨 등은 볼타전지로 전기분해를 하여 양극에 산소가 1부피, 음극에 수소가 2부피 발생하는 것을 알았는데 이것은 J.L게이-뤼삭에 의해서 보다 더 정밀하게 실증되었다. 여기서 물은 수소와 산소의 결합으로 생기고, 조성 비율이 수소 2, 산소 1이라는 사실이 명백하게 밝혀졌다.

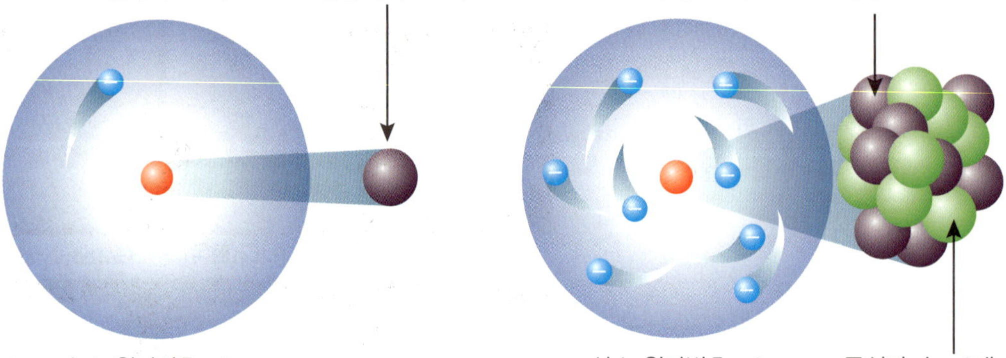

| 물의 조성과 정제 |

세계보건기구가 정한 마시는 물의 기준을 엄밀하게 따져 보면 pH 6.5~7.0은 산성 영역이고, pH 7.0~8.5는 알칼리성 영역이다. 물은 생명 유지에 필수적인 물질로서 생체의 구성 성분이 되고, 신체 기능을 조절한다. 물의 조성은 수소 2, 산소 1로 되어 있으며, 화학식은 H_2O이다. 또 순수한 물을 얻기 위해 정제할 때 보통 증류하거나 이온 교환 수지를 사용하여 양이온 및 음이온을 제조하는 등 여러 가지 방법을 취할 수 있다. 물은 기체인 수증기 상태에서는 독립된 분자인 H_2O로 존재하고, 그 고조는 이등변 삼각형이다. 액체 상태에서는 온도가 낮을수록 수소 결합에 의한 분자의 회합 밀도가 촘촘해지고, 고온이 되면 회합의 밀도가 낮아진다. 정제한 물 중에서 중성이 좋다고 해서 pH 7.0인 증류수를 많이 마시면 설사가 나며, 피부에 많이 사용하면 피부 면역력이 약해진다. 이온을 띠고 있지 않아서 위장의 이온 균형이 깨지기 때문이다. 그래서 먹는 물에는 적정량의 나트륨(Na^{+}), 칼륨(K^{+}), 칼슘(Ca^{2+}), 마그네슘(Mg^{2+}), 알루미늄(Al^{3+}) 등의 이로운 양이온 물질과 염소(Cl^{-}), 불소(F^{-}), 중탄산(HCO^{3-}), 탄산(CO_3^{2-}), 수산(HO^{-}) 등의 해롭지 않은 음이온 물질이 들어 있어야 된다.

| 환경을 살려주는 전해수(electro-analysised water. 電解水) |

전해수는 이온수라고도 한다. 일반적인 수돗물이나 지하수 등의 물에 전기적인 힘을 가해서 생산되는 물로, 산성 이온수와 알칼리 이온수로 나눈다. 물에 백금도금을 한 양극과 음극의 티탄을 넣어 직류 전기를 통하면, (+)극 쪽에는 음이온이 모이는데 이를 산성이온수라고 한다. (-)극 쪽을 알칼리 이온수라 하며, 양이온이 모인 것이다. 산성 이온수의 경우 수렴작용이 있어 피부를 수축시키고, 약산성인 피부를 안정화시켜 주므로 미용에 뛰어난 효과가 있다.

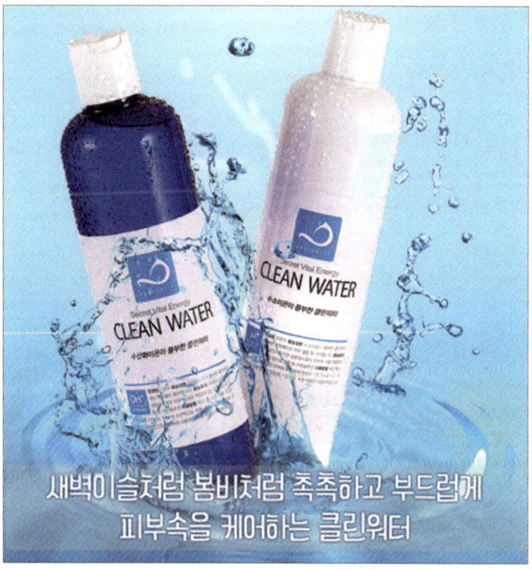
CLEAN WATER
CLEAN WATER
새벽이슬처럼 봄비처럼 촉촉하고 부드럽게
피부속을 케어하는 클린워터

알칼리 이온수의 경우 몸에 이로운 미네랄(무기염류)이 일반적인 물보다 많다. 또 물 분자를 미세하게 만드는 속성 때문에 미네랄 등의 흡수력이 높아져 피부의 깊은 층까지 침투되므로 노폐물과 미세먼지, 블랙해드 같은 피지를 녹여준다. 마실 경우에는 설사와 변비를 개선시키며 위의 작용을 돕는다. 살균 · 소독제, 세정제, 세제, 왁스, 농약 등의 화학 물질 대용으로도 사용된다. 이 밖에도 다양한 산업 분야에 활용되면 각종 오염물질을 감소시키는 효과가 있으므로 수질오염과 대기오염 등을 줄일 수 있다. 보건과 환경에 해로운 요소는 줄여주고, 오염된 환경을 살려 주는 친환경 미래 에너지로 각광받는 음이온을 이용하여 피부환경을 건강하게 만드는 에너지 화장품으로 개발한 것이다.

| 피부 워터진동은 파동을 타고 정보를 전달한다. |

인간의 의식 진화는 뇌에서 유전적 프로그램인 신경 전달 물질에 의해 학습이 상속되는데, 신경 세포가 정보를 전달할 때 이동 수단인 물을 타고 간다. 신경 세포는 피부와 함께 외배엽에서 분화된다. 피부는 몸의

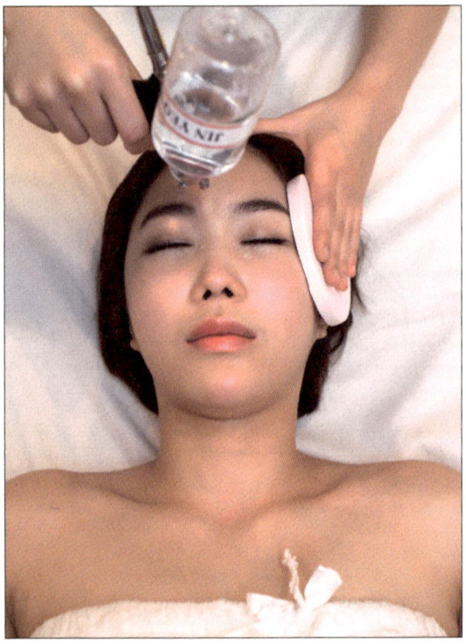

외피와 내피를 감싸고, 신경 세포는 피부정보를 몸 안으로 전달하고, 몸 안의 정보를 피부에 전달한다. 따라서 외배엽을 모체로 분화된 신경과 피부를 가족관계에 비유해보면, 외배엽이라는 부모에게서 신경은 아들로 태어났고, 피부는 딸로 태어났으니 신경과 피부를 따로 떼어놓고는 설명할 수가 없다. 동양의 음양이론으로 설명하면 피부는 음의 역할로 신경은 양의 역할로 균형을 조절한다. 이런 이유로 피부에 워터진동을 가하면 파동이 뇌를 포함한 전신에 수분과 산소정보 전달을 한다. 워터진동에 의해 피부에 스며든 클린워터는 메마른 땅에 내린 단비처럼 깊이 스며들어 피부의 자생력을 도와주는 에너지가 된다.

| 피부진동 매뉴얼 개발로 피부미용에 새로운 패러다임을 제안하다. |

미용업에서 얼굴, 머리, 피부 등을 손질하여 외모를 아름답게 가꾸는 것 중에서 저자는 특히 머리와 얼굴 피부를 집중 관리하는 방법으로 피부 매뉴얼 테크닉에 기본이 되는 피부진동 매뉴얼을 개발했다. 30년 전에는 지금처럼 심각한 피부가 많지 않았다. 그러나 화장품 종류가 수십 배나 많은 요즘 여성들의 피부고민은 점점 더 심각해지니 아이러니다. 그 이유는 피부 보호막을 너무 씻어 내거나 여러 가지 시술로 인한 소통 제한, 또는 얼굴과 연결되는 몸의 소통 제한으로 인해 얼굴과 머리로 올라온 열이 손발로 내려가지 못해 적체되었기 때문이다. 이외에도 음식물과 화장품으로 인한 일시적인 알레르기 현상도 있지만, 적체된 열이 심하면 불면증이나 건망증, 두통이 생길 수도 있다. 얼굴(耳目口鼻)로 열이 빠져나가는 현상이 다양한 이름의 트러블, 눈 충혈, 실핏줄 확장, 색소 침착, 잇몸 질환 등으로 나타난다. 이런 현상들이 나타나는 피부는 불안정한 상태에서 노화를 촉진하므로 이온수로 피부를 씻어주고 수분을 채워주면 불안정한 피부가 빠르게 안정화되는 내추럴 피부미용법을 제안한다.

1. 서론

1.1 연구의 필요성

"미용이란 손님의 얼굴, 머리, 피부 등을 손질하여 손님의 외모를 아름답게 꾸미는 것(공중위생관리법)으로 정의되며, 미(美)의 외적 기준은 시대적 요구와 문화조류(文化潮流)에 따라 새롭게 변천(變遷)되어 왔다." (이혜영, 2011). 또한 "산업시회의 빌달과 생활수순의 향상으로 인하여 삶의 욕구가 다양화되면서 웰빙(Well-being)과 행복(Happiness), 건강(Fitness)의 합성어로 웰니스(Wellness)의 신조어가 생겨날 정도로 현대인들은 신체와 정신은 물론 사회적으로 건강한 상태를 추구(追求)하려고 노력하고 있다." (서형준, 2012).

그러나 "산업사회의 고도성장으로 인한 여성들의 의식변화와 함께 환경문제" (구윤서 등, 2013)와 "급속한 작업 환경변화로 단순 반복 · 지속되는 작업 등이 증가하고 있다." (한국산업안전공단, 1997).

먼저 도심의 건물들이 시야에서 사라질 정도로 대기오염은 심각한 수준이다. "대도시의 대기는 세계보건기구(WHO)의 기준치를 몇 배씩 웃도는 미세먼지 농도를 기록하고 있다" (김영성, 2012; 정욱교 등, 2015). 이것은 "공기의 자정(自淨)능력을 넘어선 각종 유해물질이 대기 중으로 방출되고 있으며, 특히 화석연료의 불안전 연소로 배출되는 BC 에어로졸(Black Carbon Aerosol) 입자는 직 · 간접적으로 대기에서 빛의 소멸을 통하여 지구 알베도(Albedo)와 구름 생성에 영향을 미치고 시정(視程) 감소를 초래하며" (이상욱 등, 2014), "세계보건기구(WHO)에서는 BC 에어로졸을 1급 발암물질로 지정하고 있다." (은수미 등, 2012; 국제암연구소, 2013). 이것은 "안개 물방울에 BC 에어로졸 등, 기체상태의 대기오염 물질이 녹아들면 고체상태의 초미세먼지가 생성된다. 이것이 대도시에서 발생되는 스모그(Smog) 이다. 이러한 대도시 스모그는 인체의 면역계통과 피부장벽을 위협하고 체내에 산화적 스트레스를 유도하여 알레르기 염증 반응과 피부노화를 일으키는 원인이 되고 있다." (송상환, 2012).

따라서 "혼잡함과 무수히 많은 소음, 혼탁한 공기 속에서 도시의 삶은 몸도 마음도 쉽게 피로해 질 수 밖에 없다. 또한 아토피 피부염의 악화 요인뿐만 아니라 피부노화에 미치는 영향과 얼굴 주름 및 피부 색소침착의 요인으로써 대기환경의 중요성이 대두되고 있는 시점이다." (이상일, 2010).

"피부는 인체에서 가장 큰 장기(臟器) 이다. 몸 안과 겉을 뫼비우스 띠처럼 연결하는 중요한 장기로서 외부 환경에서의 해로운 화학물질, 미생물, 마찰이나 압박 등으로부터 몸의 내부를 보호해 주고, 열이나 빛의 차단, 체온조절, 비타민 D 합성 등의 역할을 한다. 또한 몸 안에 있는 수분, 전해질, 영양분 등이 밖으로 나가지 못 하도록 막아주는 장벽 역할도 한다. 그런가 하면 몸 상태에 따라 혈색이 변하기 때문에 피부를 건강의 거울이라 고 한다. 이러한 피부는 일생동안 외부환경에 의해 끊임없는 손상과 변형을 겪게 된다." (리더스 다이제스트, 1993).

그리고 "피부는 외부환경과 항상 접하고 있는 기관으로서 표면증발이나 발한작용, 땀 등을 통해 수분을 빼앗긴다. 특히 얼굴은 바람과 햇빛에 가장 많이 노출되는 부위다. 이러한 요소들은 얼굴 피부 표면의 수분손실의 주된 원인이 된다."(Batmanghelidj, 2004).

또한 "공기 중에 수분까지 얼리는 차가운 겨울, 기온과 습도가 내려가면 피부 표피층의 수분함량이 10 % 이하로 줄어들어 피부가 갈라지는 건조피부가 나타나고, 이 시기가 되면 알레르기(Allergy) 질환이 급속도로 증가한다고 한다."(양일훈, 2011). 이렇듯 "건조해진 피부는 피부노화, 피부염증과 여드름 등의 반응이 진행되고, 피부 보호막으로써의 기능이 저하된다고 보고된바 있다."(강병철, 2014).

"화장품은 인체에 대한 작용이 경미한 것으로 정의하며, 기능성 화장품도 피부의 미백과 주름 개선 등에 도움을 주는 제품으로 정의하고 있다."(화장품법). 이와 같이 화장품의 효과는 제한적일 수밖에 없다.

그러나 "화장품의 퍼짐성, 흡수율, 향, 보습력과 지속력 등 효능을 좋게 하기 위해서 너무나 많은 원료를 사용하고 있으며, 더 나아가 기능성 화장품에는 피부자극 물질이 많이 포함되어 있다. 일정량 이하면 안전하다고 공식 발표되었지만, 일부 학자들이 여전히 암 유발물질로 의심하고 있는 프로필렌 글리콜(Propylene glycol), 산화 방지제 폴리에틸렌 글라이콜 등은 화장품을 만들 때 부산물로 발암 물질이 남아 있을 가능성이 있는 원료이다."(국제암연구소, 2013).

따라서 "피부보습과 피부보호의 단순개념에서 자외선 차단제와 미백 및 주름 개선 등 고기능성 · 다기능성의 효능과 효과를 중요시하는 기능성 화장품의 수요가 증가하는 추세(趨勢) 이다."(조선영, 2009).

이와 같이 "이들 제품을 매일 사용하는 여성들의 피부 고민은 오히려 점점 더 늘어나면서 알레르기, 피부 트러블, 홍조, 백반증, 기미와 색소침착 등을 야기하는 부작용의 원인이 되고 있다."(이수미, 2014; 김수진, 2015).

최근 "산업사회의 급속한 환경변화로 작업시간의 대부분을 영상표시 단말기(Visual Display Terminal) 작업에 소요하는 작업자 등이 증가하고 있으며, 이로 인한 새로운 형태의 작업관련성 근골격계 질환자가 증가하고 있는 추세이다."(이영석, 2001). 이런 "누적외상성질환은 물리적 부하로 인하여 외상 혹은 손상을 입을 뿐만 아니라 자세로 인한 스트레스가 신체에 누적되어 목, 어깨, 팔, 허리, 다리 등의 신경, 근육, 건, 인대, 관절 등에 이상감각 혹은 여러 통증을 유발시키며"(고대식, 2012), 나아가 "후천적인 척추변형이 되어 척추와 연결되는 골반과 견갑대 그리고 두개골과 얼굴 윤곽이 변형으로 이어진다."(김효린, 2010).

그리고 "잘못된 자세로 인한 척추굽음증은 남성보다 여성에게 더 많이 보이는 것으로 조사되고 있다."(국민건강보험공단, 2013). 이것은 여성의 척추 건강이 남성보다 취약하다는 것을 말한다. 컴퓨터 작업으로 인한 VDT 증후군 등 한 자세로 오래 앉아있는 경우, 아이를 안고서 어깨를 구부린 상태로 젖을 먹이는 경우, 한쪽으로만 다리를 꼬고 앉는 경우, 장시간 양반다리를 하는 경우 그리고 자주 짝다리를 하는 습성이 있는 경우 등은 디스크와 허리 근육 인대에 많은 부담을 주게 되어 척추굽음증과 어깨가 앞으로 굽어지는 거북등 증상이 나타나게 된다.

따라서 "유기체인 인체는 각 부분이 긴밀하게 연결되어 있기 때문에 고정된 자세로 장시간 유지할 경우 몸의 좌우균형이 깨지게 된다. 습관처럼 굳어진 잘못된 자세는 척추와 근골격계 질환을 유발하여 고관절, 양 어깨와 목 근육의 불균형이 만들어지고, 따라서 얼굴 윤곽 변형과 다양한 피부고민을 야기 시킨다."

(위수영, 2012).

이런 "신체 불균형의 사례로는 고관절(엉덩이 관절)이 한쪽으로 치우치면 척추가 휘면서 반대방향으로 견갑대가 기울게 되고, 또 중심을 잡기위해 머리가 고관절(엉덩이 관절)이 틀어진 방향으로 쏠리게 된다." (구보 게이이치, 2012).

"얼굴 대관골근(큰 광대근)과 측두골(관자 뼈)이 옆으로 밀려나와 역삼각형이나 다이아몬드형의 얼굴이 되기도 하고, 악관절의 과다운동으로 사각턱이 되기도 하며, 악관절과 교근이 경직되어 입이 잘 안 벌어지기도 하지만 입을 크게 벌리면 한쪽이 덜 벌어지면서 통증이 유발된다." (김효린, 2010). 이로 인해 얼굴 피부에서는 정보 조직망들의 방향 변형으로 인해 땀구멍과 모공이 커지면서 피부 속에 적체된 열을 발산하기 위하여 다양한 형태의 트러블 및 홍조현상과 색소침착이 생긴다. 또한 커진 한선(汗腺)과 모공으로 인해 얼굴피부가 느슨해져 볼 살이 처지고, 처신 근조직에 적체된 지방들로 인해 이중 턱과 주름살 등의 피부미용 문제가 나타나게 된다.

이 외에도 "최근에 임상한 대부분의 여성들은 근육운동을 마비시키는 보톡스(보툴리눔 독소)나 필러 주입술로 인해 악관절이 굳어 입이 크게 안 벌어지면서 악관절 통증을 호소하기도 하고, 입술과 코끝이 좌우 어느 한쪽으로 끌려가는 비대칭으로 인해 끌려간 쪽 눈가에만 깊은 주름살이 형성되기도 한다. 이로 인해 피부가 정보 조직망들의 소통제한으로 스트레스를 받아 얼굴피부 트러블이나 색소침착, 잔주름, 악 건성, 가려움, 따끔거림, 욱신거림, 경련 등의 2차적인 피부문제가 늘어나고 있는 추세이다." (김대우, 2015).

또한 "탈모의 원인을 살펴보면 신체적 · 정신적 스트레스와 신경성 장애로 인한 모세혈관의 위축인 경우가 대부분이다. 뿌리염색과 파마를 자주하는 경우 건조해진 두피가 갈라지면서 모발이 얇아져서 탈모가 일어나고, 나아가 뿌리 염색약과 파마제의 성분이 몸속에서 독소가 되어 정체된 경우에도 탈모가 된다." (장수만 등, 2010; 박주연, 2013).

이외에도 "여름철 자외선에 노출되어 피지분비가 증가했던 것이 모낭과 두피를 약하게 해 가을과 겨울이 되면 탈모로 이어지는 경우" (원영애, 2014)와 "파마 시 또는 샴푸 사용 후 충분히 헹구지 않아서 두피에 남아 있는 계면활성제가 원인인 경우, 불충분한 영양공급의 경우 등이 있다." (조성일 등, 2006).

1.2 연구의 목적

본 연구는 자체 개발한 클린워터와 워터진동 물 분사기를 활용한 피부워터진동법으로 면역력을 강화시키는 한편 피부막을 위협하는 미세먼지, 화장 독, 유해 세균 그리고 수분 고갈 등으로 인한 문제점을 해소시키면서 얼굴 윤곽을 바로 잡을 수 있는 얼굴성형(誠形) 디자인의 숙련기술을 체계화시키는 것이 목적이다.

1. 화장품으로 해결하지 못하는 피부의 문제점들을 해소하기 위해 자체 개발한 클린워터[수소 이온 수(H^+), 수산화 이온 수(OH^-)]와 워터진동 물 분사기를 활용하는 피부워터진동법을 연구 · 개발하는 것도 목적의 하나이다.
2. 최근 들어 부쩍 늘어나는 다양한 종류의 피부고민을 해결하기 위해 얼굴에 분포한 경혈을 워터로 진동

시켜 각 경혈과 정보를 전달하는 자동감지조절장치인 신경시스템을 안정화시키는 관리방법을 체계화시키고자 하였다.

3. 잘못된 생활습관으로 인해 변형된 체형과 얼굴 비대칭의 근본원인을 해결하기 위해 클린워터와 피부워터진동 물 분사기를 응용하여 전신(全身) 수기진동법과 피부워터진동법을 개발하고, 효율성을 연구하였다.
4. 탈모의 원인을 해결하기 위해서 클린워터와 피부워터진동 물 분사기를 사용하여 두피를 진동시켜 두피에 적체된 묵은 각질과 피지를 제거한다. 이는 두피신경과 혈관의 수축 및 긴장을 풀어 얼굴의 노화지연을 도와주고, 두피의 신경세포와 모세혈관 자극으로 혈행(血行)을 촉진시킨다. 또한 모모(毛母)에 영양공급이 순조롭게 이루어지면서 세포분열 증식과 새로운 모발세포가 생성되도록 하는 두피 워터진동 관리법을 연구하고자 하였다.
5. 얼굴부위별 관리방법으로 총 3단계가 있어 이를 구분하여 임상시험을 했다. 제 1 단계 12 코스는 얼굴로 연결되는 전신의 중요 관절 및 근육과 경혈을 중심으로 변형된 곳은 없는지 진단하고, 변형된 곳이 있으면 10분 동안 변형된 부분의 관절과 근육 및 경혈과 피부의 긴장을 풀기위해 숙련된 손 기술의 수기(手技)이완법이다. 제 2 단계 12 코스는 얼굴 성형 디자인을 위한 얼굴 근육수기(手技)진동법이며, 제 3 단계 12 코스는 얼굴피부세정과 함께 얼굴윤곽의 중심인 코와 입술과 턱의 균형과 안정화를 위해 얼굴피부워터진동법이다.

2. 이론적 배경

2.1 피부건강의 요소

2.1 피부건강의 요소 "건강한 피부조건을 이끌어 내기 위한 요소는 다양하다. 건강을 유지하고 아름다운 피부를 갖기 위해서는 밝은 햇빛과 맑은 공기와 깨끗한 물은 기본요소이다. 건강한 피부를 위해서는 유·수분의 밸런스, 탄력, 건강한 각질상태, 촉촉하고 결이 고운 피부, 그리고 색소침착이 없는 밝고 화사한 피부 톤 등을 꼽을 수 있다." (Newton-Bishop et al., 2010; 주은령, 2015; 김신회, 2015). 또한 피부건강은 건전한 생활양식, 즉 균형 있는 식습관, 적당한 운동, 충분한 수면 등과도 관련이 있다.

2.1.1 햇빛

언제부턴가 햇빛은 공공의 적이 되었다. 그럼에도 불구하고 비타민 D는 햇빛을 통해서만 얻을 수 있다. 피부가 충분히 햇빛을 받아야 비타민 D를 합성할 수 있는 것이다. 또 "적당한 량의 햇빛은 피부건강에 보탬이 된다." (허경, 2010; 안호기, 2015). 따라서 "혈중 비타민 D의 농도가 남자에게서 연령이 증가하거나 학력이 낮을수록 그리고 읍면지역 거주자와 육체 노동직 및 비 흡연자에서 유의하게 높았다." (안호기,

2015). 또한 "전체 환아(患兒)의 51%가 비타민 D 결핍 상태였으며, 나머지 49%는 불충분한 상태였다. 중요한 것은 11 명의 모유 수유 환아의 비타민 D 농도는 평균 13.2 ± 4.5 ng/ml로 결핍상태였으며, 모친의 비타민 D 농도도 19.9 ± 5.4 ng/ml로 결핍 혹은 불충분 상태였다고 보고했다." (허경 등, 2010). 이것은 도시에서 거주하는 대부분의 사람들은 비타민 D가 많이 부족하다는 뜻이다. "비타민 D는 칼슘 및 인산 대사와 항상성을 조절하는 지용성 비타민으로 성장 발육 및 골 형성에 필수적인 요소이다. 인체 요구량의 90% 이상이 햇빛 노출을 통해 체내 합성으로 만들어지며" (최미자, 2013), "세포의 증식과 분화 및 항암작용이 있는 것으로 알려져 있다." (안호기, 2015). 그리고 "비타민 D가 피부암에도 효과적일 뿐만 아니라 면역력, 인슐린 분비 및 혈압조절에도 관여한다고 보고하고 있다." (박승현 등, 2012).

연구에 의하면 햇빛 노출이 많아지는 달(月)과 주말을 평균으로 햇빛에 4시간 이상 노출했을 경우와 4 시간 이하인 경우를 비교했을 때 4시긴 이상 노출했을 겅우가 흑색종에 보다 보호적이었다. 주말마다 햇빛에 자주 노출되는 것이 통계적으로 유의한 흑색종 예방효과를 보여준 사례다. 이것은 "비타민 D 수치가 높은 것과도 관련이 있다고 보고하고 있다." (Newton-Bishop et al., 2010). 다시 말하면 일정시간 햇빛에 노출된 사람들이 피부암에 걸릴 확률이 더 낮아진다는 것이다. 그동안 피부암의 원인으로 지목되었던 햇빛이 오히려 피부암을 예방하는 효과가 있다는 의미이다. 또한 "혈중 비타민 D 농도가 10 ng/ml 감소할 때마다 심혈관 질환, 암, 호흡기 질환 등 다른 모든 질환으로 인한 사망위험이 평균 16% 증가하는 것으로 확인됐다. 반면 혈중 비타민 D의 농도가 높을수록 심혈관계 질환, 암, 비혈관 질환 이외의 원인으로 인한 사망위험은 낮아졌다고 발표했다." (Rajiv Chowdhury et al., 2014).

햇빛에는 자외선뿐만 아니라 유용한 가시광선과 적외선 등이 포함되어 있다. 따라서 하루 30분 햇볕을 쪼이는 것만으로노 피부건강을 돕고 골다공증, 대사성 질환, 암 등의 위험을 감소시킬 수 있다. 얼굴, 팔, 다리 등 되도록이면 많은 부위를 맨살로 30분 이상 쪼여야한다. 사계절이 뚜렷한 우리나라에서는 자외선 량이나 일조량이 계절마다 다르고, 시간대별로도 차이가 있기 때문에 미용이나 피부노화에 지장을 주지 않는 범위 내에서 건강상 기분 전환에 필요한 만큼의 야외활동 및 햇빛을 즐기는 것이 중요하다.

2.1.2 피부의 수분

"물은 아주 흔하기 때문에 그것의 불가사의한 성질이나 역할에 관해 특별한 관심을 기울이지 않는다." (이승남, 2015). 그러나 "물은 생명을 기르는 물질이다. 세균에서부터 인간에 이르기까지 물의 특수한 성질을 교묘하게 이용하면서 살아가고 있다." (목운규, 2011). 수증기는 물 분자가 낱낱의 상태로 대기(大氣) 중에 존재하는 형태이고, 증발이란 하나의 물 분자가 액체의 물 표면에서 튀어나가는 현상이며, 그것의 포함 정도를 습도라고 한다. "혈액 상태의 물은 세포에 영양분과 수분을 공급한 뒤, 노폐물을 싣고 돌아온다. 돌아온 물은 신장으로 흘러가서 소변이 된다. 피부 세포에 도달한 물은 피부의 보습력을 유지하고, 노폐물과 함께 땀으로 배출하기도 한다." (이영돈 등, 2009). 위와 같이 "물은 생명유지기능을 하며, 신체의 수분대사는 생리학적으로 건강을 유지시키는 기능과 함께 피부노화를 예방하며, 피부의 보습력과 매끄러운 피부를 유지하는 중요한 메커니즘을 담당하고 있다. 그러므로 피부노화의 대표적인 원인 중 하나로 피부 진피 내 수분손실을 들 수 있다.” (조예림, 2015).

그러나 “현대인들은 WHO(세계보건기구) 권장량보다 훨씬 적게 물을 마신다.” (제일기획 & 한국리서치, 2013). 그리고 “하루 642mg의 카페인에 해당하는 6잔의 커피를 마실 경우 24 시간 내에 753 ml의 수분이 배출된다고 발표했다.” (Neuhauser-Berthold et al., 1997). 즉 커피를 마시면 카페인에 의해 수분이 배출되는 것이다.

“성인은 보통 몸에 있는 40ℓ 의 수분 중 2/3는 세포 내에 있고, 1/3은 세포 밖에 있다. 체내의 수분함량이 5% 소실된 상태를 탈수라고 한다. 이 경우 66%는 세포 내에서 생기며, 26%는 세포 밖의 액체(조직액)에서 나타난다. 8%만이 혈관계 내의 혈액에서 발생한다. 중요한 것은 탈수가 일어나는 장소가 인체의 세포라는 사실이다.” (이영돈 등, 2009). “입을 통해 몸속으로 들어간 물은 자동감지조절장치에 의해 가장 우선적으로 뇌와 오장육부의 순서로 공급하다보면, 자연히 관절과 피부는 늘 수분 고갈상태에 노출된다.” (Batmanghelidj, 2004).

피부세포는 항상 물을 필요로 한다. 물은 혈액을 묽게 하여 원활하게 순환하도록 돕는다. 인체는 탈수가 있게 되면 탈수에 의한 혈중 삼투압이 증가된다. 즉 혈액의 점도가 높아지면서 순환에 소통제한과 적체 현상이 발생하여 혈관에 문제를 만든다. 트러블, 피부 색소침착, 건조함으로 인한 알레르기 반응이 그것이다. 따라서 마시는 물의 양이 부족하여 피부 기저부의 순환을 통해 피부에 도달하지 못하면 피부의 회복속도는 감소된다. 이는 피부 노화, 주름살 등으로 이어진다. “피부는 각질층을 형성하여 건조한 환경에서도 0.2~0.4 mg/hr/㎠의 수분 손실만을 허용함으로써 피부 건조를 방지하고 다양한 외부 유해인자로부터 인체를 방어한다고 보고했다.” (Hashimoto- Kumasaka, 1982). 따라서 각질층의 탄력성이 유지되려면 유 · 수분 함유가 필수적이다. 그러므로 촉촉한 피부환경을 만들기 위해 충분한 수분공급이 이루어지면 피부 자생력과 면역력이 높아지게 된다.

2.1.3 미세먼지

한국지질자원연구원(KIGAM)에서는 이온빔 전자현미경을 이용해 초미세 먼지 PM2.5의 성분을 최초로 분석해 냈다. 그 결과 카드뮴, 비소, 납, 아연 등의 중금속이 검출되었으며, 발암물질인 납과 카드뮴의 경우 자연 상태의 토양에서 검출되는 것 보다 100배 이상 많다고 했다. 특히 미세 먼지의 단면을 잘라서 전자현미경으로 분석한 결과 납과 아연의 일부가 인체에 쉽게 용해되는 탄산염 형태로 존재했다. “납 탄산염은 pH5.0 정도에서 쉽게 용해될 수 있다.” (KIGAM, 2013). 즉, 초미세 먼지에 해당되는 물질에는 카드뮴, 비소, 납, 아연 등의 중금속 이 다양한 화학적 형태로 존재하기 때문에 만약 인체의 피부에 부착되면 용해되는 양이 상당히 많아서 그것의 독성으로 인해 다양한 형태의 트러블 및 아토피 피부염과 피부노화 등을 일으킬 수 있다.

아토피 증상이 있는 아이들을 대상으로 한 자료를 보면, “겨울철에 아토피 증상이 있었던 날에 비해서 증상이 없었던 날의 미세 먼지 농도가 확연하게 낮았으며, 미세 먼지 농도가 올라간 날 아토피 피부염 환자들의 증상이 더 많았다는 사실을 관찰했다.” (삼성서울병원 아토피환경보건센터자료, 2014).

또한 "미세 먼지(PM10) 농도가 m3당 1μg 증가할 경우 아토피 증상은 0.44% 증가하는 등 상당한 연관성을 보였다고 보고했다." (Kim et al., 2013). 이와 같이 미세먼지는 피부에 산화적 스트레스를 가중시키며 피부노화와 다양한 알레르기를 유발시킨다. 이런 까닭에 체내 산화적 스트레스 인자인 활성산소의 활동을 억제시키고, 피부노화를 방지하는 항산화 작용의 음이온이 풍부한 쾌적성(Amenity)이 절실히 요구된다.
"음이온은 혈액의 pH농도 상승을 도우며, 대뇌에 작용함으로써 뇌 속의 세로토닌 농도를 조절하여 불안증이나 긴장감을 줄여주고, 스트레스 호르몬이 덜 분비되는 환경을 제공한다. 음이온은 물 근처에 많으며, 물 분자가 활발하게 움직일 때와 물 분자가 공기와 마찰할 때 주로 생성된다." (서유환, 2015).

2.1.4 이온수의 개발 원리

"물은 다른 물질들을 용해하고 순환시키는 기능을 하며, 인체 내에서 중요한 용매물질이다." (이형환 등, 2003). 또한 2개의 수소와 1개의 산소원자가 공유결합을 한 극성용매(Polar solvent molecule)이기도 하다. "수소 원자는 전자 하나를 잃어 약한 양전하를 띠고, 반면에 산소 원자는 전자 두 개를 더 가져 최외각전자가 8개가 되면서 약한 음전하를 띠는 극성분자이다." (이형환 등, 2003;김상호 등, 2011).
순수한 물은 물 분자만으로 이루어졌다. 그래서 전류가 흐르지 않는다. 하지만 높은 전압을 걸면 미약하지만 전류가 흐른다. "순수한 물도 미량이지만 같은 농도로 수소 이온(H^+)과 수산화 이온(OH^-)으로 나누어져 있기 때문이다. 용액의 산성과 염기성을 결정하는 것은 수소 이온(H^+)과 수산화 이온(OH^-) 농도의 균형이다. 즉, 수소 이온(H^+)의 농도가 높다는 것은 상대적으로 수산화 이온(OH^-)농도가 낮음을 의미한다. 이 물은 산성이다. 또한 수산화 이온(OH^-) 농도가 높으면 상대적으로 수소 이온(H^+) 농도가 낮은 것이며, 염기성 용액이 된다." (Clark, 2005).

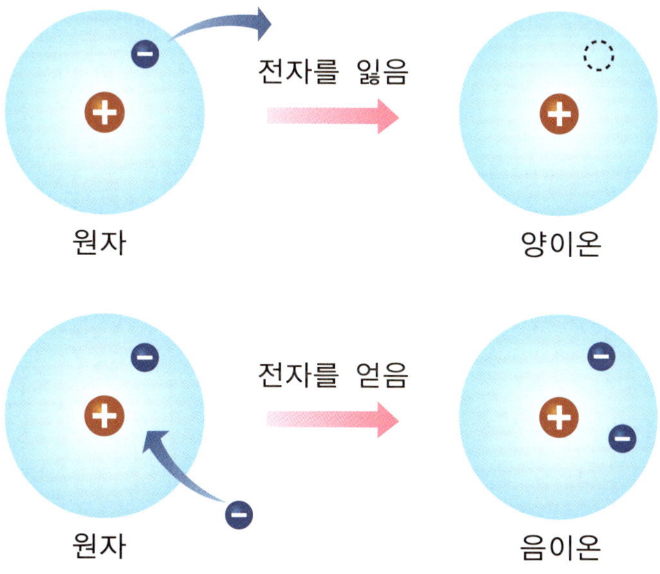

"보통의 물에는 다양한 미네랄이 용해되어 있다. 나트륨 이온, 염화 이온, 칼륨 이온 등이다." (서울특별시, 2014). "고체인 소금(NaCl)이 물에 용해될 때 나트륨 이온(Na+)과 염화 이온(Cl-)으로 분리되어 물 분자와 결합한다. 물 분자의 극성에 의해 나트륨 이온(Na+)과 염화 이온(Cl-)은 물과 균일하게 섞이는 것이다." (이영돈 등, 2009). 이와 같이 물에 잘 녹는 물질들은 일반적으로 이온결합을 한다.

클리닝워터(이온 수)의 생산시스템 원리는 1차적으로 위와 같다. "다양한 미네랄이 용해된 물이 흐르는 양쪽에 전기의 음극과 양극을 걸면 몇 개의 물 분자와 결합된 음이온과 양이온이 물 분자와 떨어져서는 음이온만, 또는 양이온만 독자적으로 물속에 존재하게 된다. 이 물이 이온교환수지를 통과하면 클리닝워터(Cleaning water)가 된다." (박경수, 2014).

- 얼굴성형디자인을 위한 워터테라피 박사논문 중에서 -

| 물의 주요 특성 |

물은 인체의 기능을 조절하는데 관여한다. 과학적인 연구결과, 물은 용매와 운반 수단의 역할 외에도 여러 가지 특징이 발견되었다.

- 물은 신진대사에 필수인 가수분해 역할을 담당한다. 물의 의존성 화학반응이 가수분해인데, 자연에서는 씨앗을 움트게 하고, 성장하게 하며, 열매를 맺는 데 비유할 수 있고, 인체에서는 정자와 난자가 만나 수정란이 되어 배엽을 나누고 신체 조직과 기관을 만들어 생명을 완성시키는 것에 비유할 수 있다.

- 세포막의 삼투압을 통한 물의 이동에 의해 '수력전기' 가 만들어져서는 ATP와 GTP(핵심적 세포의 배터리)의 형태로 에너지창고에 저장된다. ATP와 GTP는 인체의 화학적 에너지원이다. 물이 만든 '수력전기' 는 ATP와 GTP의 생산에 사용된다. 이 두 물질은 신경전달 물질과 같은 원소를 교환하는 과정에서 '현금' 처럼 사용된다.

- 물은 세포구성에서 '접착제' 역할

인체의 수로를 통한 신경전달 시스템

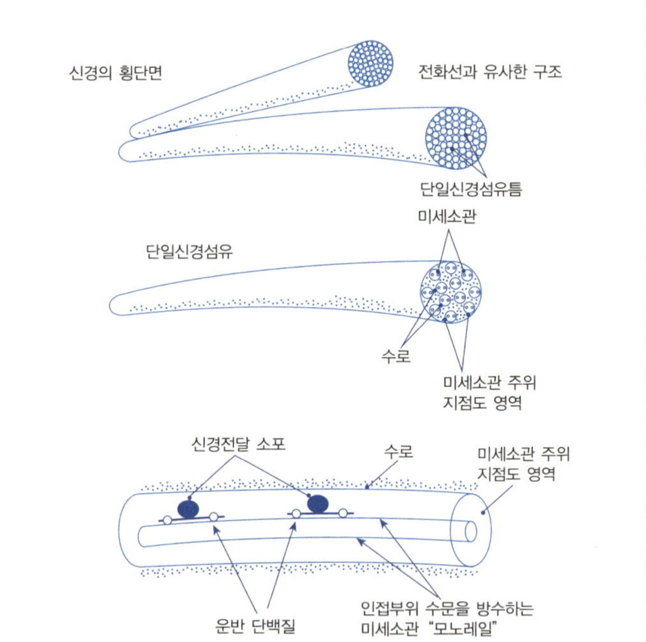

단일 신경섬유와 미세소관을 따라 존재하는 운반수로시스템의 구조 미세소관은 하수구의 역할을하며, 인접부위로부터 물을 끌러당기 때문에 미세소관의 주위는 점도가 낮다

을 하여 세포의 특정한 구조, 패턴, 모양을 만든다. 물은 세포막 안의 고형 구조물들을 서로 붙게 한다. 체온이 높으면 물은 '얼음' 처럼 달라붙는 성질을 지니게 된다.

– 뇌에서 생산된 물질은 '수로' 를 통해 말초신경으로 이동하여 메시지를 전달한다. 신경을 따라 미세한 물길이 있는데, 이곳을 통해 물질 꾸러미를 전달하는 것으로 보인다.

– 인체의 단백질과 효소는 점도가 낮은 용액에서 더욱 효율적으로 기능한다. 이는 세포막에 있는 모든 수용기(메시지를 받아들이는 장소)의 경우도 마찬가지이다. 점도가 높은 용액(탈수상태)에서 단백질과 효소의 기능은 효율이 떨어진다. (갈증감도 떨어질 것임) 이는 "물에 녹아서 순환하는 용질의 활동을 포함해 모든 신체의 기능은 용매인 물이 조절한다." 는 새로운 과학적 발견(패러다임 전환)이 의학연구의 기반이 되어야 함을 말한다.

– 벳맨겔리지의 저서 자연이 주는 최상의 약 물에서 발췌 –

Tip

피부관리사는 5개 기적의 열쇠를 갖추어야 한다.

직업이 좋은 남편감을 고를 때 세 가지 열쇠를 줄 수 있어야 된다는 중매쟁이의 말이 유행 했던 시절이 있었다. 세 가지 열쇠는 아파트 현관문 열쇠, 자동차 열쇠, 사무실 열쇠는 기본이라고 한다.
그러나 세 가지 열쇠가 인생을 행복하게 해주지 않는다는 사실은 누구나 알고 있는 현실이다. 이러한 우문에 비유하기에 마땅할지 모르겠으나, 정년이 없는 피부관리를 직업으로 선택하려면 365개의 문을 열 수 있는 5개의 열쇠를 잘 사용할 수 있는 방법부터 익혀야 한다. 다섯 개의 손가락은 누구나 가지고 있는 생명을 살리는 기적의 열쇠이기 때문이다. 이 열쇠를 사용하는 방법을 알면 평생의 직장이 즐거운 놀이터가 될 수 있다. 평생 직장을 만들기 위해 피부관리사가 된 후 몸이 망가져서 중도에 포기하는 사람들을 보면 안타깝기 짝이 없다. 5개의 열쇠를 자유자재로 사용하게 되면 손가락이나 손목 또는 어깨가 사용하는 힘이 분배되므로, 안정된 손놀림은 가능하다. (73p 참고하기)

원장님들이 가장 많이 하는 질문

피부타입에 따른 클린워터 사용 방법

예민한 피부, 두꺼운 피부, 칙칙하고 푸석푸석한 피부, 여드름 피부, 좁쌀여드름 홍조 피부, 건조한 피부, 탄력이 없고 주름이 많은 피부

모든 피부에 병명을 붙이지 말고 1번(수산화이온클린워터)을 사용하면 모공을 열어서 피지를 녹임과 동시에 수소와 미네랄을 채워집니다.
2번(수소이온클린워터) 워터진동 끝난 후 피부타입에 따른 앰플을 도포하고, 퓨리파잉솔루션을 화장솜에 적셔서 진정과 영양팩으로 올리고 나서 수소이온으로 재충전시켜주면, 피부에 산소와 음이온을 공급하면서 열린 모공을 닫아 모공을 수축시키므로 탄력이 생기고 얼굴이 작아집니다.
수분 충전은 30분을 기본으로 하고 좁쌀이나 심한 트러블은 50분 정 도 수소와 퓨리파잉을 번갈아가면서 수분을 채워 주어야 합니다. 피부타입에 따라 열꽃의 정도에 따라 수분 충전 시간을 조절하는 것이 피부타입별 관리입니다.

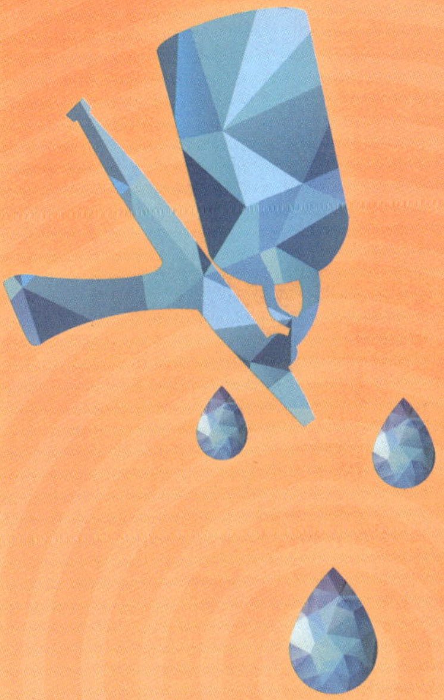

피부의 부모인 물의 순환이야기

- 물과의 첫 번째 인연은 용문산 얼음물
- 물과의 두 번째 인연은 물 마시기
- 물과의 세 번째 인연은 고질적인 피부 트러블이 사라지면서부터이다.
- 서양인의 피부와 동양인의 피부가 다르다.
- 자연은 인간의 스승이다.
- 피부와 대지(땅)가 함께 호흡한다.
- 지구의 대기권과 피부가 함께 호흡해요.
- 피부기관의 구조(integumentary System, 皮膚器官)
- 피부의 직속기관인 모세혈관(capillary)
- 인체의 신비는 배엽(germinal layer, 胚葉)에서 형성된다.
- 피부를 제 2의 뇌라고 부르는 이유
- 피부의 직속기관과 부속기관
- 피부 음양과 12피부
- 피부 세포의 일생 이야기
- 피하지방(subcutaneous fat, 皮下脂肪)에서 5일
- 경락이 존재하는 진피층에서 6일
- 콜라겐(Collagen)
- 엘라스틴(Elastin)
- 섬유아세포(纖維芽細胞) 화이브로블래스트(Fibroblast)
- 호르몬과 경락이 순환하는 망상층(reticular layer)에서 3일
- 모세혈관과 림프가 흐르는 유두층(papillary layer, 乳頭層)에서 3일
- 표피층(pellicle, 表皮層)에서 총 24일
- 기저층(stratum basal, 基底層)에서 7일
- 기저층의 각각 다른 네 가지 성질의 세포
- 유사분열(Mitosis)
- 유극층(stratum spinosum, 有棘層)에서 9일
- 과립층(granular layer, 顆粒層)에서 4일
- 투명층(stratum lucidum, 透明層)에서 2일
- 각질층(stratum corneum, 角質層)에서 3일

| 물과의 첫 번째 인연은 용문산 얼음물 |

1998년「손으로 미인을 만들 수 있다.」를 출간한 이 후 이 책의 내용으로 유명 탤런트와 '얼굴이 작아졌어요.' 라는 비디오가 만들어 지면서 '작은 얼굴 만들기'와 'CD만한 얼굴 만들기'가 유행했었다. 덕분에 방송국마다 출연요청과 강의스케줄이 밀려들었다. 빡빡한 일정에 심신이 지쳐있던 어느 날, 평소에 기 수련을 함께 하던 분이 찾아와 물 수련을 함께하자고 제안했다. 워낙 추위를 많이 타는 체질이라 기겁을 하며 일언지하에 거절했다. 냉수도 못 마시는데 어떻게 찬물에 들어가느냐고, 또한 찬물에 발만 담가도 발에서 쥐가 난다며 손사래를 쳤다. 그런데 잊을 만하면 찾아와서는 "찬물에 들어가면 피부가 물을 끌어 들여 뼈 속까지 수기(水氣)가 스미므로 피부가 건강해진다. 찬물에 몸을 담그고 있으면 심폐기능이 좋아지기에 집중력도 높아진다. 더운 물에 몸을 담그면 그 반대 현상의 문제들이 생긴다." 등 물 수련이 만병통치약인 것처럼 늘어놓았다. 신념이 참으로 대단한 분이었다. 그러던 어느 토요일, 이분이 또 찾아왔다. 마침 야외로 나가 머리를 식히고 싶던 차에 호기심 반 심심풀이 반으로 따라나섰다. 그의 스승에 대해서도 살짝 궁금했다. 도대체 어떤 분일까? 그리하여 용문산 마을의 작은 토담집에서 물과의 인연은 시작되었다. 스승님으로부터 물에 대한 강의를 무려 세 시간이나 듣고 난 그날 밤 자시부터 물 수련 마니아가 된 것이다. 3년 동안 전국의 물 좋다는 명산은 다 찾아다녔다. 이 무렵 원광대학교 동양학대학원 기공학과 원우회와 함께 백두산으로 기수련을 갔다. 함께 간 도반들은 각각 자신만의 기 수련에 몰두했고, 저자는 매일 밤 백두산 천지에서 흘러 내려오는 계곡 물에 몸을 담그고 심신을 단련시켰다. 또 한겨울 밤 자시에 영하 15도를 오르내리는 용문산 계곡의 두꺼운 얼음을 깨고 들어간 물속에서 정신없이 떨던 기억이 난다. 지금의 강인한 정신력은 그 때 만들어진 것 같다. 하지만 거기엔 물을 많이 마셔야 하는 설명은 없었다.

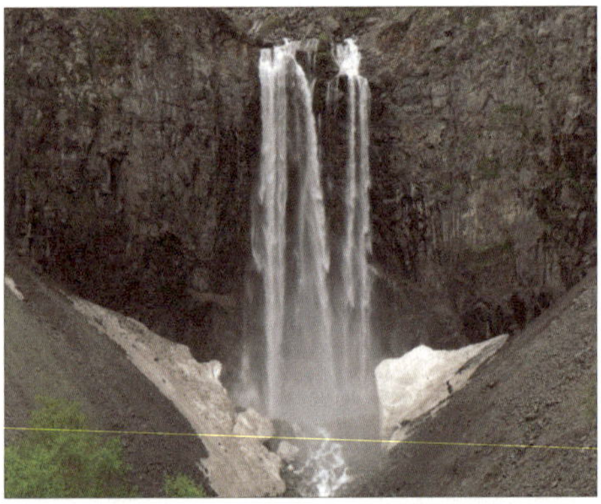

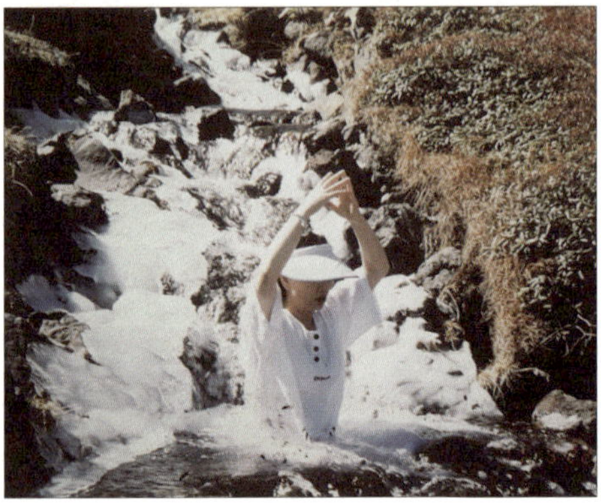

| 물과의 두 번째 인연은 물 마시기 |

그렇게 차디찬 물속에서 떨면서도 물을 많이 마셔야 하는 이유는 몰랐다. 목표로 했던 물 수련 3년이 지날 무렵, 요가학과 교수님으로부터 물의 고유한 기억력을 활용하여 물에다 정보를 입력하는 방법을 배웠다. 그 뒤 평소에 하루 한 컵의 물도 못 마시던 저자는 하루에 4~5리터를 마셔도 거뜬히 소화해내는 것을 보면서 물과 친해지게 되었다. 물과 관련된 책들을 읽으면서 물을 마시기 5년, 마침내 남들에게 부끄러워 말을 못했던 문제들이 하나씩 풀어지기 시작했다.

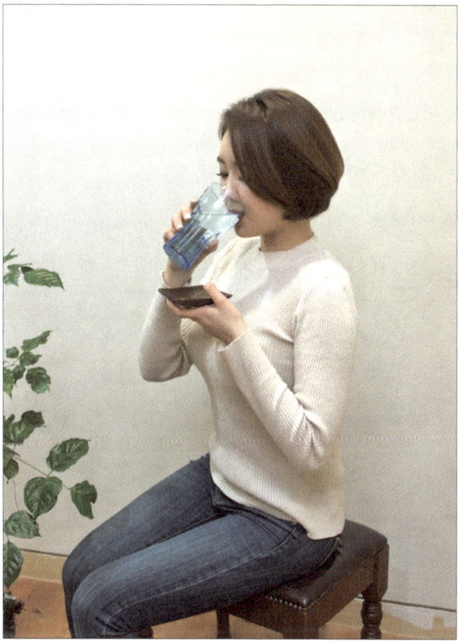

25세 때 부인과 수술 후 곱던 얼굴에 트러블이 생기기 시작했다. 코 주변에는 파랑 빨강의 실핏줄이 드러났고, 악성변비에다 발바닥이 두꺼워지면서 뜯어내면 피가 났다. 무좀 때문에 독한 나병환자 약을 많이 복용한 탓에 위가 손상되었다. 또한 악건성 피부와 함께 어깨 결림이 심했다. 어린 나이에 건강에 대한 심각함이 극에 달했다. 불안함에 수술했던 병원으로 달려가 상담을 하면, 복강경수술과 여드름은 아무 상관없다고만 했다. 속상함과 답답함에 참 많이도 울고 다녔다. 이때부터 관심은 민간요법과 대체의학으로 기울었다. 지인의 추천으로 침술을 공부했다. 경락과 해부생리학을 통해 복강경 수술이 얼마나 무서운지도 알게 되었다.

그래서 남달리 피부건강에 관심이 많았으며, 원인을 찾아 근원을 해결해야 한다는 집념이 강했다. 물을 열심히 마시기 시작한지 15년이 지난 지금은 20대 후반에 겪었던 불편함들이 거의 사라졌고, 그때보다 가벼운 아침을 매일 선물로 받는다.

| 물과의 세 번째 인연은 고질적인 피부 트러블이 사라지면서부터이다. |

물에 정보를 입력해서 마시면 그냥 마실 때보다 목 넘김이 부드럽고, 마신 물이 소화도 잘되었다. 이 점이 신기하여 같은 물을 피부에 뿌리고, 두드리고, 두피에도 뿌려보면서 대부분의 피부문제와 피부노화가 수분부족에 의한 열 넘침임을 알게 되었다. 그리고 분무기에 담아 고객의 얼굴을 관리할 때 오일이나 크림 대신 뿌려가면서 매뉴얼 테크닉을 하면 얼굴이 작아지는 속도가 빨라지고, 화장품만 가지고 관리했을 때보다 피부색이 더 환하게 밝아지는 걸 알 수 있었다. 침술을 공부할 때는 침과 뜸의 효과가 너무 신기해서 관리실 한쪽에 쑥뜸방을 차릴 정도로 열정을 보였었다. 얼음물 속에 들어가 덜덜덜 떨고 나와 냉기를 빼고 나면 몸에 날개가 돋아 하늘로 올라가는 것처럼 가벼워진 느낌이 매력이었다. 물을 마시기 시작하면서부터는 좋아지기 시작한 피부문제들과 물이 피부에 미치는 영향을 열거하면서 고객들에게 물 마시기를 권하고 있다. 천변만화의 조화를 부리는 물에 대한 이야기는 빙산의 일각이라 인간의 지식이나 경험으로는 설명이 부족하다. 하지만 피부건조로 인한 피부문제와 얼굴과 머리로 오르내리는 순환선의 막힘은 두한족열(頭寒足熱)의 원리로 풀어나가야만 근원적으로 해결된다는 점을 강조하고 싶다.

| 서양인의 피부와 동양인의 피부가 다르다. |

서양인과 동양인은 체질과 체형이 다르므로 피부를 바라보는 이론도 다르다.

체질을 예로 들면 서양의 산모들은 산후풍이 없고, 동양의 산모들은 산후풍이 있다. 서양의 산모는 출산 후 바로 샤워하거나 아이스크림을 먹어도 탈이 없다. 하지만 동양의 산모들은 찬물에 들어가거나 찬바람을 맞거나 아이스크림을 먹으면 평생 회복하지 못할 산후통에 시달린다. 골수에 냉기가 들어가기 때문이다. 서양의학을 공부한 의사들은 산후병을 인정하지 않지만, 동양학을 공부한 한의사들은 산후병을 매우 중요하게 다룬다.

체형에서 예를 들면 동양인은 가부좌가 잘되고, 변을 볼 때도 척추를 곧게 세우는 것보다 각도가 앞쪽으로

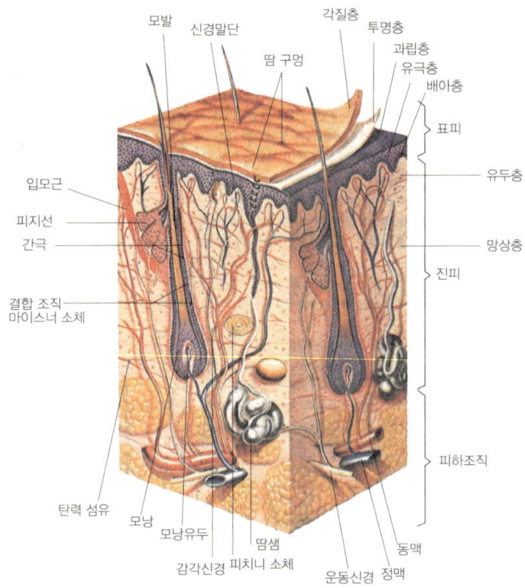

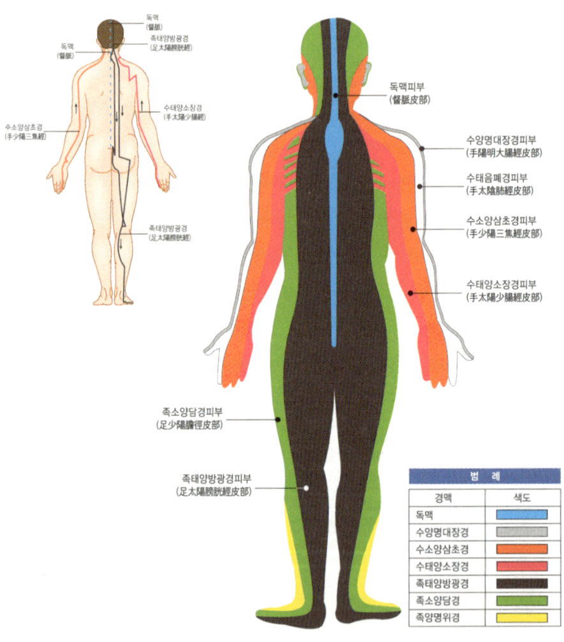

굽어지면서 장을 눌러주어야 변이 잘 나간다. 그러나 서양인들은 가부좌가 어려운 대신 변기에 앉으면 변이 잘 나가므로 변비의 고통이 거의 없다. 동양인들이 변비로 고생하는 이유도 변기의 구조 때문인 경우가 많다. 발아래 목욕탕에서 사용하는 낮은 의자를 놓고, 그 위에 발을 얹은 다음 허리를 앞으로 구부린 채 엉덩이를 좌우로 스트레칭 시켜 보면 변이 쉽게 나가는 것을 체험할 수 있다. 동양인의 장이 서양인의 장보다 길기 때문에 변기 문화가 바뀌면서부터 동양인들에게 변비가 급증한 것이다.

피부에서 예를 들면 서양에서는 몸을 덮는 피부를 통틀어 스킨이라고 표현하고, 수직적 개념인 표피, 진피, 피하지방으로 구분한다. 하지만 황제내경에서는 수직과 수평, 상하와 좌우로 구분한다. 서양에서는 시체해부학이나 초음파 또는 내시경을 근거로 설명하지만, 동양에서는 해부학 이론에다 살아있는 사람에게서만 존재하는 14경락과 14피부, 12수로, 12경근이라는 에너지체까지 다룬다. 14경락은 오장육부로 연결되는 에너지체이다. 14피부는 14경락의 문제가 14피부선 상에 나타나는 현상을 보며, 오장육부의 이상변화를 진단하고, 다스리는 곳이다. 12수로는 피하지방층을 순환하는 에너지체를 표현하는 것이다. 12경근은 오장육부와 연결되는 혈관들이 머리와 얼굴, 손과 발로 연결되는 길을 14경락보다 광범위하게 설명한다. 따라서 동양과 서양을 비교하면 수로는 피하지방층에서, 경락은 진피층에서, 근막은 근육층에서, 경근은 혈관층에 비유할 수 있다. 태국의 타이 마사지에서는 경락과 비슷한 순환선을 '센' 이라 하고, 영국의 도수치료에 사용되는 '막경선' 도 경락과는 다른 순환선을 마사지에 사용하고 있다. 따라서 '경락' 과 '센' 과 '근막경선' 은 동서양의 문화적 차이 일 뿐 손을 이용해서 생명선을 다루는 방법은 비슷하다고 본다.

아무리 문화가 발달해도 자연과 인간이 함께 호흡하고 있다는 사실은 변하지 않는다. 대기권과 토양층에서 예를 들어보기로 한다.

| 자연은 인간의 스승이다. |

식물은 인간처럼 매일 세수하거나 목욕하지 않아도 깨끗하다. 심지어 진흙 속에서 자라는 연꽃은 눈부시게 아름답고 깨끗하다. 이들은 어떻게 청결함을 유지할까? 1990년대 초 독일의 과학자들은 이 같은 의문을 풀기 위해 여러 식물들의 잎 표면을 조사했다. 연구를 시작하기 전에는 잎 표면이 매끄럽기 때문에 깨끗할 것이라고 여겼다. 하지만 연구결과는 정반대였다. 연잎을 현미경으로 자세히 관찰해 보았더니 잎의 표면에 무수히 많은 솜

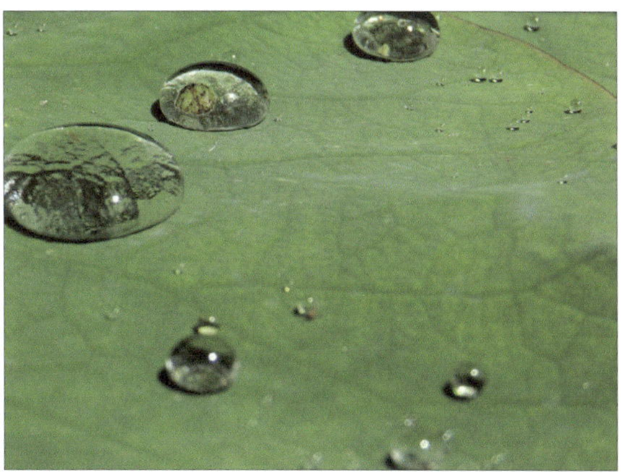

털과 미세한 바늘로 덮여있었다. 연잎 위에 떨어진 먼지가 솜털 위에 얹혀 있다가 빗방울이 연잎 위를 구르면서 씻기는 것을 발견한 것이다. 연잎의 표면은 피부의 각질층에 비유할 수 있다. 실제로 어린 아이들의 피부를 만져보면 연잎처럼 부드럽다. 그러나 돋보기로 들여다보면 연잎처럼 무수히 많은 솜털로 덮여 있다. 그 솜털이 부드럽게 느껴지는 것을 우리는 피부가 부드럽다고 느끼는 것이다.

| 피부와 대지(땅)가 함께 호흡한다. |

음양오행에서 토(土)에 속하는 땅은 하늘과 천류자전으로 소통하면서 인체의 혈관과 같은 수맥이 흐른다. 인체에 피부호흡을 담당하는 피모가 자라듯이 땅에는 식물이 자라고, 인체에 뼈와 살이 있듯이 땅에는 돌과 흙이 있다. 땅과 더불어 살아 숨 쉬는 인체의 음양은 뼈와 살(피하지방, 진피, 표피층)로 분류한다. 몸속의 오장육부를 자연의 오행(木, 火, 土, 金, 水)에 배속시키듯이, 땅도 기반암, 모질물층, 심토층, 표토층의 네 단계로 나눌 수 있다. 토양은 풍화 작용에 의해 기반암에서 모질물층으로 다시 표토층으로 만들어지며, 비로소 풀이 자라기 시작한다. 표토층에서는 동식물의 유해가 미생물에 의해 분해되어 비옥한 토양이 만들어진다. 표토층의 분해된 물질이나 진흙 등이 빗물 등 지표수에 녹아 지하로 스며들어가서 만들어진 지층을 심토층이라 한다. 이러한 과정을 인체와 비교하면 뼈는 기반암에, 근막과 인대는 모질물층에, 피하지방과 진피층은 심토층에, 표피층은 표토층과 같다. 땅속의 가스는 지각활동에 의해 밖으로 나와 천둥번개와 해일과 태풍에 의해 정화가 되고, 몸속의 가스는 운동에 의한 진동으로 정화가 된다. 이러한 자연의 순환에 맥을 두고 여진식 분분법과 진동법을 개발하게 되었다.

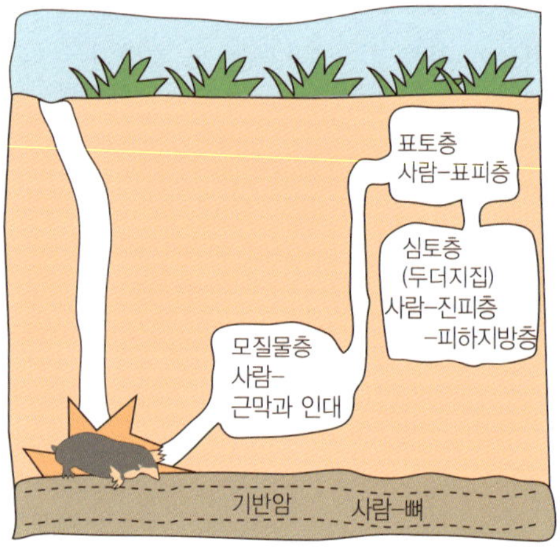
표토층
사람-표피층
심토층
(두더지집)
사람-진피층
-피하지방층
모질물층
사람-
근막과 인대
기반암
사람-뼈

| 지구의 대기권과 피부가 함께 호흡해요. |

피부 면역력 강화와 골다공증 예방에는 햇볕과 물과 공기가 최상의 화장품이다. 그럼에도 불구하고 선크림으로 피부호흡을 막고, 카페인 음료수로 몸속의 수분을 고갈시키고, 실내에 갇혀서 탁한 공기로 피부를 건조시키고 있다. 각종 미디어는 대기권의 오존층이 파괴되고 있다며 선크림을 많이 바르지 않으면 피부암이 생긴다고 겁을 준다. 맞는 말이지만 선크림의 효과는 길어야 2시간이다. 그런데 종일 실내에서 생활하느라 햇볕 부족으로 피부 면역력이 약해지고, 조기 골다공증이 늘어나고 있는 직장인들에게 정말 선크림이 필요할까? 피부는 대기권의 온도변화에 따라 수시로 변한다. 대기권과 피부가 함께 숨 쉬고 있다는 사실을 알고, 지나친 화장품 사용을 자제하여 건강한 피부환경을 유지하길 바라는 마음으로 피부와 대기권의 관계를 요약해 본다.

지구를 둘러싸고 있는 대기권은 높이에 의한 온도 분포에 따라 대류권, 성층권, 중간권, 열권으로 나누며, 각 층 간에는 경계면이 있다. 피부 역시 뼈, 피하지방, 진피, 표피로 분류하며 이들 사이에는 근막과 가스가 경계면을 이룬다. 대기권층과 피부층을 연결시켜 보면 지구 복사 에너지를 많이 받는 대류권은 뼈에 해당하고, 오존층이 있는 성층권은 피하지방층과 진피층에 해당하며, 오존층이 없는 중간권은 표피에 해당된다. 그리고 열권은 피부의 외부환경과 연결시킬 수 있다. 인간은 자연을 떠난 개별체가 아니다. 물과 공기로 땅과 대기권에 하나로 이어져있다. 대류권과 성층권 사이에 있는 오존층이 파괴되면 자외선이 지나치게 유입되어, 지상의 동식물들 피부는 면역력과 방어력이 약해진다. 또한 토양이나 물이 오염되면 피가 오염되고, 거기서 발산되는 몸속의 탁한 기운이 피부 문제를 일으킨다.

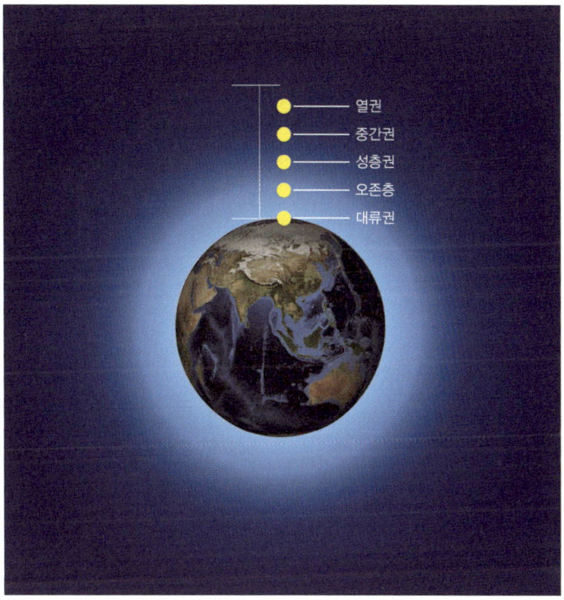

아무리 극심한 가뭄이 들어도 충분한 비가 내려주면 곧장 해갈이 된다. 대기권의 오존층도 파괴된 자연을 복원하면 회복 될 수 있다. 수분 부족으로 인한 피부 건조증이나 열꽃들도 충분한 수분과 산소가 채워지면 건강한 피부로 바뀔 수 있다.

| 피부 기관의 구조(integumentary System, 皮膚器官) |

피부기관은 몸속의 대사물질과 가스들이 모공과 땀구멍을 통해 밖으로 배출되고, 외부의 에너지와 피부로 스며드는 물질들이 모공을 통해 혈관을 따라 몸속으로 들어가는 통로이다. 인체의 바깥에서 내부를 덮고 있는 피부기관은 직속기관인 모세혈관(capillary)으로부터 받은 산소 및 영양을 신경계의 기본단위인 뉴런(neuron)으로부터 받은 정보와 함께 신경세포의 물질 이동 수단인 수로를 통해 320여종의 인체세포들과 피부 부속기관에 공급한다.

인체에서 가장 넓고 얇은 피부구조는 피부의 외피와 내피를 덮고 있다. 외피는 표피, 진피, 피하지방으로 구성되고, 내피는 입속에서부터 항문까지 연결되며, 다시 항문에서 외피로 이어진다. 피부의 부속기관은 손발톱, 땀샘, 피지선, 모발, 피모, 모공, 땀구멍이며 전신에 광범위하게 분포되어 있어 외부에서 침범하는 각종 세균과 독성물질을 방어한다. 또한 감각기관, 체온조절, 배설기관을 작동시킨다.

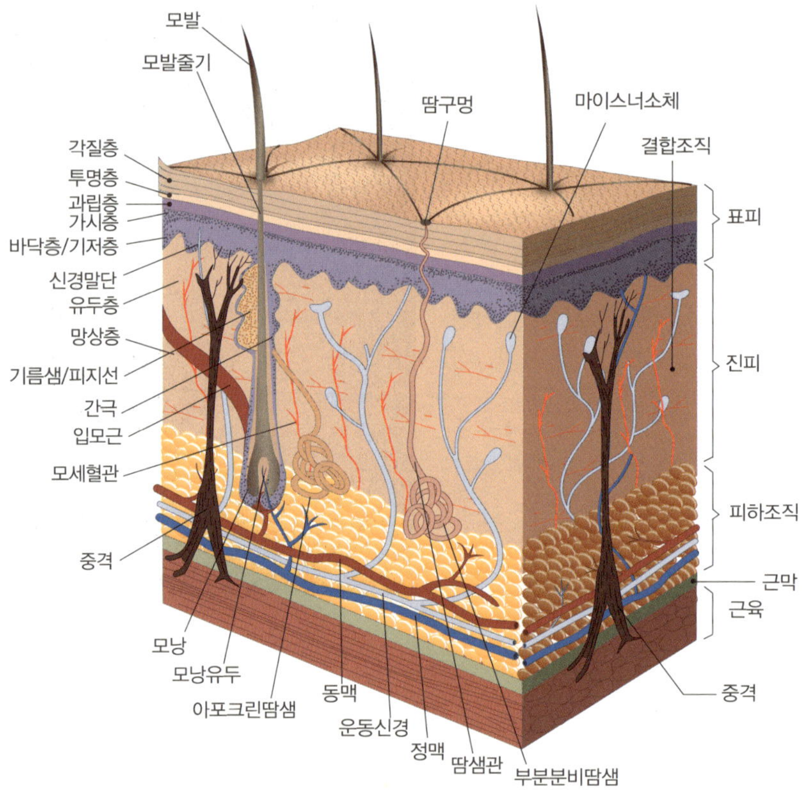

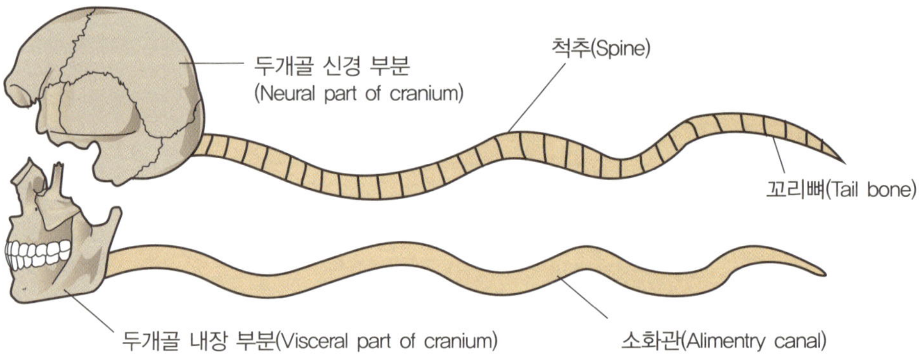

| 피부의 직속기관인 모세혈관(capillary) |

모세혈관은 육안으로 볼 수 없는 미세구조로서 동맥과 정맥 사이를 연결하는 말단 혈관망을 구성한다. 좌심실과 연결되는 대동맥으로부터 주요 동맥이 분지되고, 이들 동맥은 다시 세동맥으로 분지한 후 모세혈관으로 이어진다. 모세혈관에서는 주변 조직들과 산소와 영양 그리고 폐기물 등 물질교환이 이루어진다. 이때 산소 농도가 낮아진 혈액은 세정맥을 거쳐 정맥으로 합쳐진 후 대정맥을 통해 심장의 우심방으로 되돌아간다.

얼굴이나 두피 열을 만드는 고혈압은 전신의 세동맥이 수축하면서 높아지는 저항 때문에 생긴다. 저항을

이기고 혈액을 흐르게 하려면 더 힘이 가해져야 하니 혈압이 상승할 수밖에 없다. 혈액은 피부에 영양을 공급한다. 혈액 속의 혈장은 물이 약 90%를 차지한다. 모세혈관이 막히는 원인은 혈액 속에 물과 산소가 줄어드는 데 있다.

미국의 국립기상연구소는 2030~40년경 태평양, 미국 서부해안, 하와이 등에서 산소 부족과 함께 물고기들의 질식사가 시작될 것으로 예상했다. 기후 변화가 초래한 해양산성화(PH8보다 낮아짐) 및 바닷물의 온도 상승으로 인해 바닷물에 녹아 있는 산소량이 줄어들기 때문이다. 산소 농도가 약해지면 바다 속 생물체가 스트레스를 받아 크기가 작아지고(저산소에 적응하기 위해), 생존이 위태로워지듯이 피부도 점점 수분과 산소가 부족해지고 있다. 특히 인체는 물과 산소가 풍부해야 건강한 배엽을 만들 수 있다.

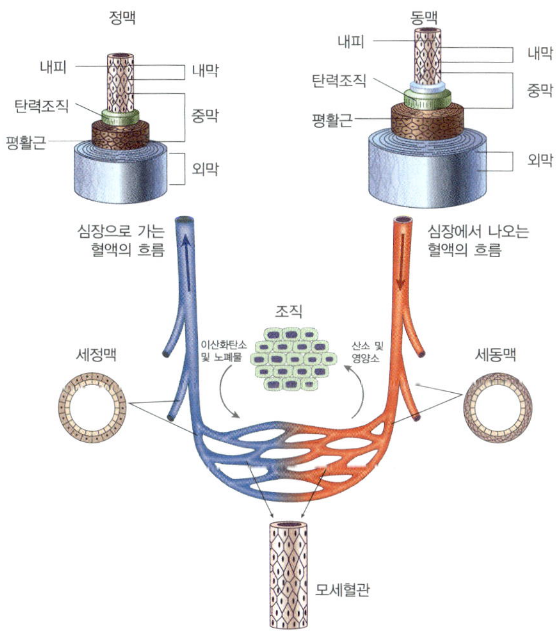

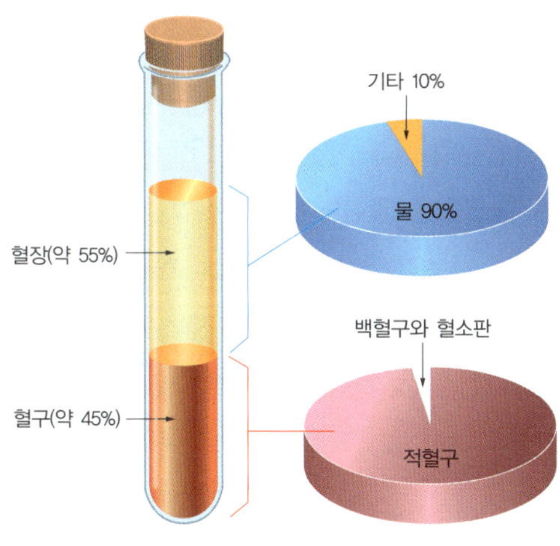

| 인체의 신비는 배엽(germinal layer, 胚葉)에서 형성된다. |

배엽은 다세포 동물의 발생 초기에 수정된 난세포가 2주정도 지났을 때의 특정 조직을 만들어내는 세포층이다. 난할기가 지나면서 형태 형성 운동으로 인해 생기는 세포층을 외배엽, 중배엽, 내배엽이라고 한다. 정상적인 발생일 때 내배엽은 소화기관과 폐 등의 기관으로 분화되고, 중배엽은 척삭, 체절 및 측판으로 분리된 후 제각기 분화하여 뼈, 근육, 혈관계, 비뇨생식기 등의 기관으로 자란다. 외배엽에서는 표피, 손발톱, 모발, 피부샘 등의 겉조직과 신경계 · 감각기관(눈, 귀, 입, 항문의 점막 등) 등 뇌와 직접 소통하는 기관들이 형성된다. 외배엽에서 형성된 조직들은 대부분 피부미용 분야에 속한다. 피부는 그 사람의 영혼을 담고 있는 그릇이고, 건강 상태를 표현하는 거울이다.

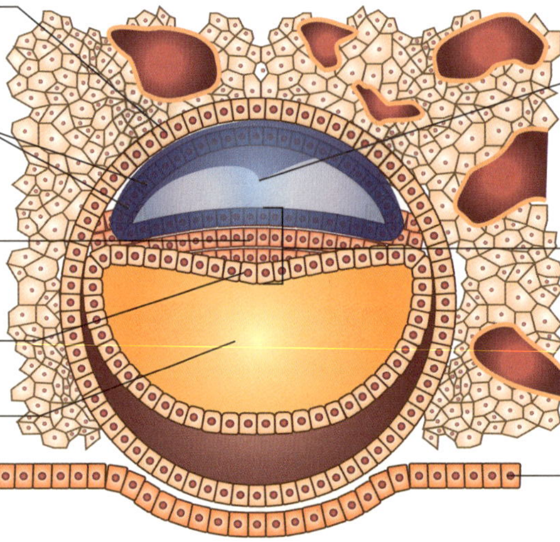

| 피부를 제 2의 뇌라고 부르는 이유 |

경락마사지로 유명세를 탄 저자가 워터테라피를 개발하게 된 이유는 피부문제의 근본원인을 물에서 찾아 직접 체험하면서다. 처음에는 개발한 워터를 분무기에 담아 뿌리면서 마사지를 했었는데, 이때는 진동과 파동이라는 핵심 요소가 빠진 물마사지였다. 그러다가 경혈진동물분사기를 만들어 수압으로 피부를 진동시켰다. 이때 진동(vibration)에 의해 생기는 파동은 피부신경을 통해 전신으로 정확하고 빠르게 정보를 전달하는 것을 경험했다. 예를 들면 얼굴에서 눈 아래 사백을 진동시키면 뱃속에서 소리가 나고, 미골을 진동시키면 미골의 미세한 움직임이 느껴지면서 발가락이 찌릿찌릿해진다. 명문과 천골을 진동시키면 배속에서 따뜻한 열감이 일어난다. 또 흉추 7번 지양을 진동시켜 주면 좌우 방광선의 격유와 격관과 간의 복모혈인 기문을 지나 심장의 복모혈인 거궐로 정보가 전달된다. 얼굴피부에 워터진동을 받고나서 생리통이 사라진 사람도 있었고, 어떤 여성은 아래로 이물질이 흘러나오는 경험을 했다. 보톡스를 맞고 두통에 시달리던 사람은 두통이 사라지기도 했다.

저자는 오랜 경험을 통해 얼굴을 포함한 전신 근육을 조절하는 경혈을 발견하게 되었다. 특히 얼굴을 형성하는 근육들을 조절하는 경혈을 찾아 워터진동의 기준점으로 사용하는 매뉴얼 테크닉을 개발하여, 박사논문(박경수)에 소개되기도 했다.

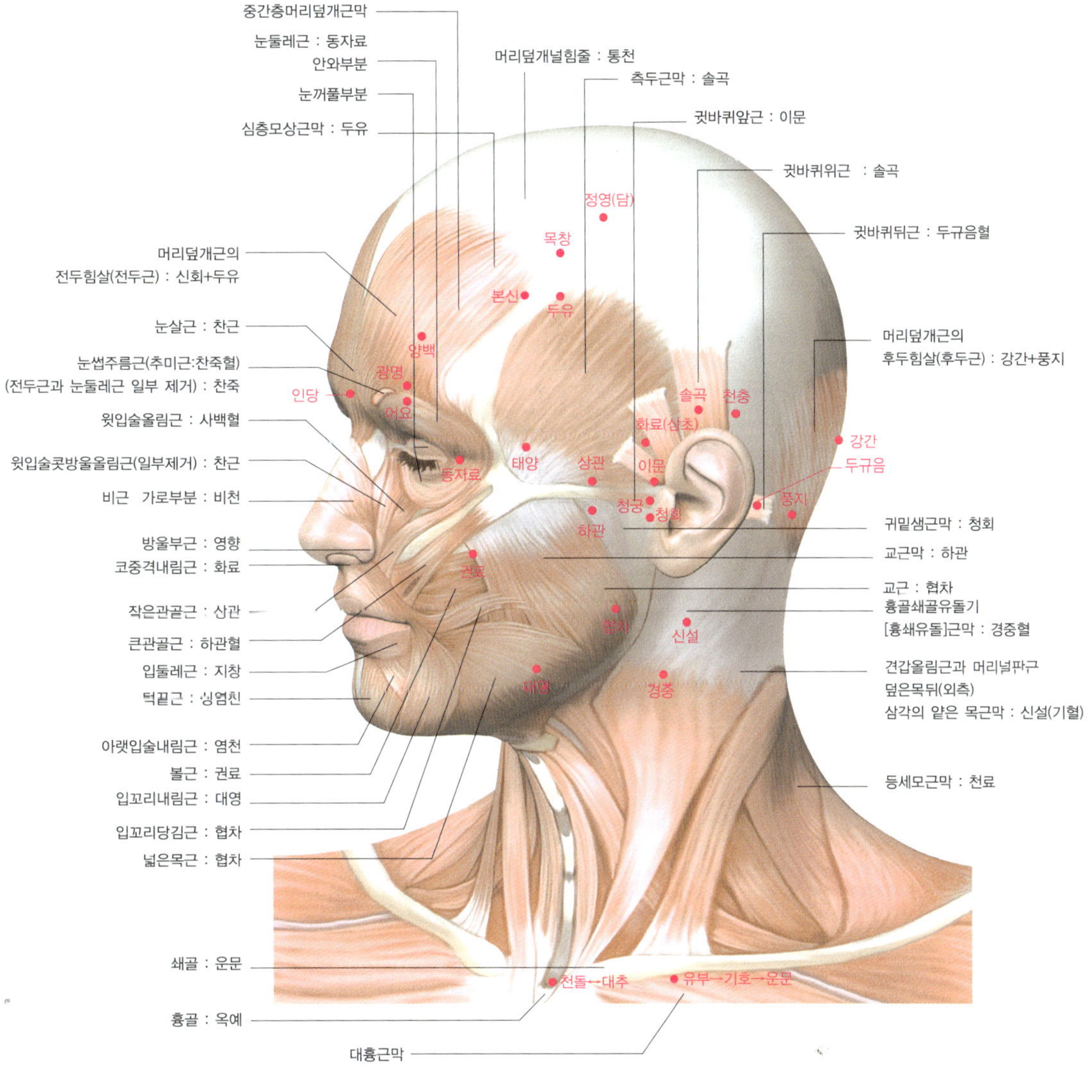

| 피부의 직속기관과 부속기관 |

피부의 직속기관은 혈관이고 부속기관은 피모이다. 혈관이 생체의 피를 순환시킬 때, 뉴런으로부터 받은 산소 정보와 모세혈관으로부터 받은 산소 및 영양을 각 세포로 전달한다. 이때 신경 세포가 수로를 타고 산소와 영양분을 실어 나르고, 세포의 대사 물질인 노폐물은 림프를 통해 배출시킨다. 이 과정에서 신경과 경락은 에너지가 되고 근막은 정보 전달 시스템 역할을 하는 보조기관이 된다. 따라서 피부 직속기관의 산소와 영양 상태가 좋을 때는 피부 부속기관에서 생기와 윤기가 난다.

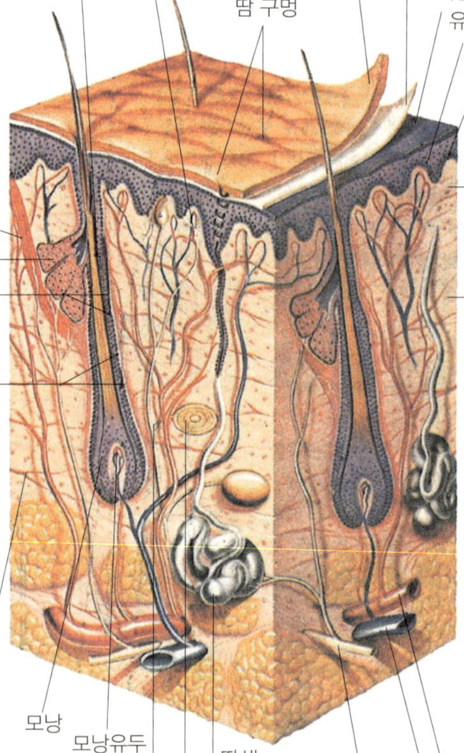

| 피부 음양과 12피부 |

피부 건강은 첫 인상에서 매우 중요한 역할을 한다. 황제내경의 음양이론에서는 몸의 부위나 위치에 따라 음과 양으로 구분하고, 12피부로 구분하여 질병의 유무가 어느 장부의 문제인지를 찾아낸다. 경락이론에서는 몸속의 오장을 음으로, 육부를 양으로 보고, 피부의 외피를 양중음이라 하며, 입에서 항문까지를 음중양으로 구분하여 피부에도 음양의 상대적인 관계를 설명한다. 몸의 부위도 앞면은 음, 뒷면은 양, 팔과 다리의 안쪽은 음, 바깥은 양으로 간주한다. 또 머리는 단단한 두개골 속에 물컹한 뇌가 있어 외강내유 즉 양중의 음, 얼굴은 풍부한 살 아래 단단한 뼈가 감추어져 있으니 외유내강 즉 음중의 양으로 본다. 피부미용인들이 피부에 대한 견문을 넓히려면 12피부와 12경근, 그리고 근막의 순환 체계가 도움이 된다.

자연에서 대표는 밤과 낮, 물과 불이고, 인간에게는 남과 여, 정자와 난자이다. 생명은 음양의 대립 속에서 자생하여 진화해가는 과정이 전자와 전류의 활동인데, 이것은 자연의 천류자전으로부터 연결되는 자동 감지 조절 시스템이다.

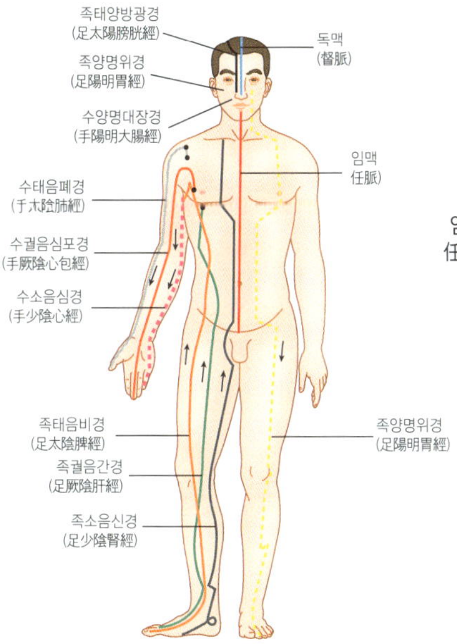

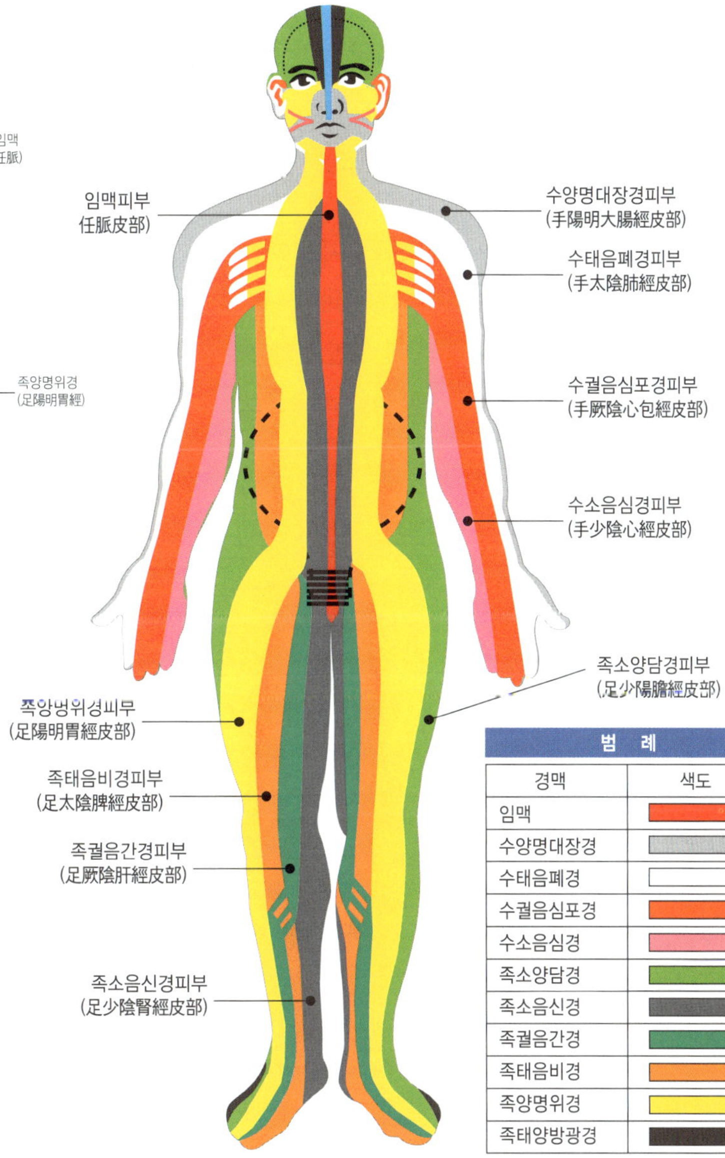

범 례

경맥	색도
임맥	
수양명대장경	
수태음폐경	
수궐음심포경	
수소음심경	
족소양담경	
족소음신경	
족궐음간경	
족태음비경	
족양명위경	
족태양방광경	

| 피부 세포의 일생 이야기 |

앞에서 피부미용의 기본 상식인 세포주기를 설명하기 위해 피부를 대기권과 토양층에 비유하고 음양오행으로 설명했다. 1년에 24번 절기가 바뀌고, 기후는 72번 바뀐다. 72번을 양 후와 음 후로 나누면 36후가 된다. 자연은 기후에 따라 날씨와 온도가 변화지만, 체온은 평균 36~37도를 유지한다. 인체에서 숫자 36과 연관되는 부위를 살펴보자. 피의 온도를 유지하는 심장과 심포의 경혈수를 합하면 36혈이고, 유방의 좌우 유선이 36선이다. 피부의 세포주기가 36일을 기준하여 그 이하로 떨어질수록 민감성 피부가 되어 피부장벽이 약해지고, 그 이상 초과할수록 두꺼운 둔감성 피부가 된다. 피부 층마다 흐르는 물의 함유량이 피부에 영양과 산소를 채워주는 에너지가 되므로, 피부 층마다의 역할을 살펴보기로 한다.

보통 피부의 생명 주기를 28일로 알고 있지만 28일은 여성의 월경 주기이고, 피부의 실제 생존 기간은 35일이다. 각질이 떨어져 나가는 날까지 합하면 36일이 된다. 피부 세포는 근육에서 생겨나 근막과 수로가 존재하는 피하 조직층으로 올라와서는 5일 동안 진화한다. 그리고 경락이 존재하는 진피층에서 6일 동안 왕성한 활동으로 산소와 영양을 만들어 표피층으로 밀려 올라간다. 표피층에서는 총 24일 동안 다섯 층을 거치고, 각질층에서 떨어져 나가는 마지막 순간까지 피부보호막 역할을 충실히 수행한다.

표피층은 기저층(배아층), 유극층(극세포층), 과립층, 투명층(담명층), 각질층으로 나눈다. 표피층 24일 중

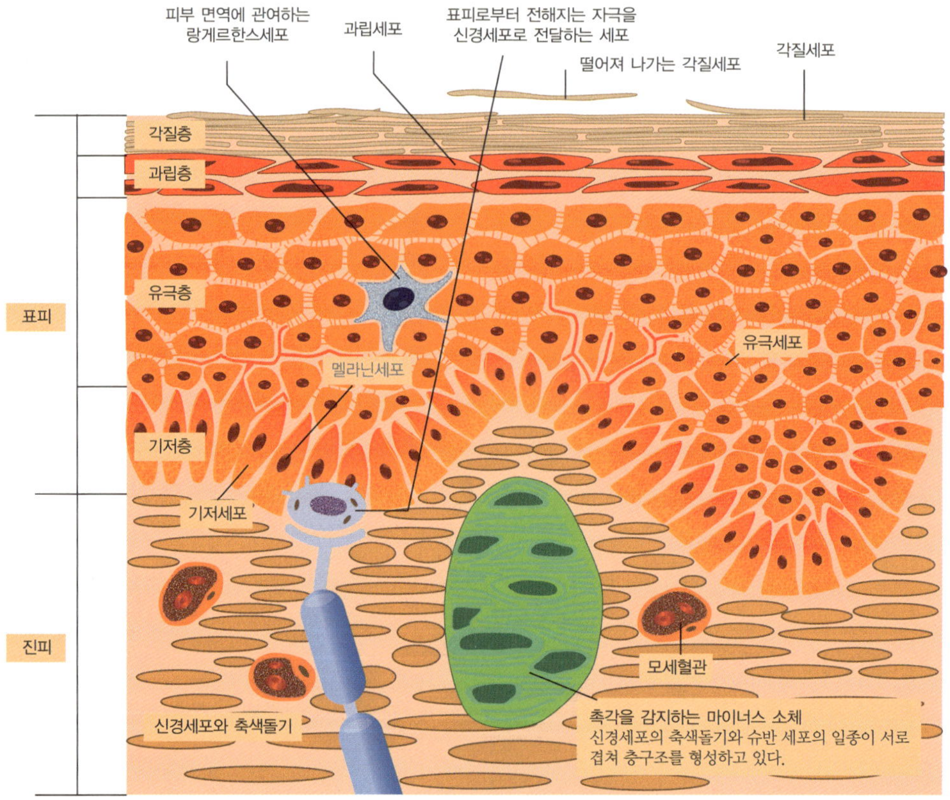

기저층에서 7일 동안 자라 유극층으로 이동하면 거기서 9일 동안 가장 왕성한 활동을 하게 된다. 이후 과립층으로 옮겨 가면 4일 동안 피부는 점점 부피가 줄어든다. 다시 투명층에서 2일 동안 더 납작해지면서 끈끈한 아교 성분 같은 진액이 나와 피부끼리 밀착하게 된다. 밀착이 끝나고 각질층으로 옮겨 가면 아교가 마르면서 3일 동안 한 꺼풀씩 서서히 일어난다. 마치 물고기 비늘과 머리카락의 조직처럼 켜켜이 일어나므로 만지면 거칠게 느껴진다. 조직들은 죽어서도 먼지나 바람을 막아주는 중요한 역할을 한다. 그리고 물기가 말라 낙엽처럼 떨어지는 것이 바로 때와 비듬이다.

물론 세포의 주기는 사람마다 건강 상태에 따라 다를 수 있다. 그러나 피부의 직속기관인 혈관을 관장하는 심장과 심포의 경혈 수를 9로, 위경을 45혈로 정해놓은 선조들의 지혜를 수리학에 적용시켜보면 우주의 법칙이 인체에서도 시간의 법칙으로 순환하고 있기에 피부 세포 주기를 정리해봤다.

| 피하지방(subcutaneous fat, 皮下脂肪)에서 5일 |

피하지방층은 얼굴 탄력과 아름다운 몸매 유지를 위한 보물섬이다. 진피와 근막 사이에 벌집처럼 성긴 결합조직과 지방층이 섬유성 단백질로 구성되어, 막과 막 사이에 영양소와 생체 에너지인 열기를 저장한다. 이곳에서 5일 동안 진화하여 진피층으로 올라가는 지방세포의 결합조직은 지방세포소엽(가로층)과 섬유성 중격(셀룰라이트층 . 세로층)으로 이루어졌는데, 지방세포소엽은 피하지방으로 구성되고, 섬유성 중격에는 모세혈관, 신경, 림프관, 수로가 흐른다. 지방층의 역할은 관절 사이에서 조직의 마찰을 방어하기 위한 쿠션 역할을 하고, 외부로부터의 충격을 완화시켜 준다. 또한 몸속의 열기를 보전하는 한편 바깥의 열을 차단하는 절연체의 역할을 함으로써 체온을 조절한다. 지방층은 남녀 성별에 따라 신체 부위에 따라 연령에 따라 적체되는 두께가 다르다. 남성에 비해 여성의 피하지방층이 두꺼운 이유는 여성의 셀룰라이트층의 지방세포가 결합조직막에 고정되어 월경주기에 의한 호르몬의 변화에 따라 달라지기 때문이다. 남녀의 셀룰라이트층 구조가 달라서 여성의 복부는 피하지방형이라 하고, 남성의 복부는 내장 지방형이라 한다. 야윈 사람에겐 부러움의 대상인 피하지방층이 비만인 사람에겐 원수처럼 미움 받는다.

| 경락이 존재하는 진피층에서 6일 |

경락이 존재하는 진피층은 건강한 피부가 태어나는 산실에 비유된다. 피하 지방층에서 진화해 5일 동안 자란 세포가 진피층에서 6일 동안의(망상층 3일, 유두층3일) 왕성한 활동을 통해 피부의 핵이 만들어진다. 강한 섬유성 결합조직으로 이루어진 이곳은 유두층(표면층)과 망상층(내면층)으로 나누어진다. 유두층에는 모세혈관과 림프가 순환하고, 망상층에는 색소과립이 생성되면서 물질대사를 조절하는 호르몬이 분비되며, 경락이 순환하는 곳이다. 진피층에는 피부의 직속기관인 혈관이 생체 속의 피를 순환시킬 때, 신경 세포가 피하지방에서 올라오는 수로를 타고 산소와 영양분을 실어 나르고, 림프를 통해 노폐물을 운반해간다.

피부의 부속기관은 말초신경, 땀선, 피지선, 섬유질층으로 나누고, 털을 세우는 입모근, 털주머니, 유두, 촉각 수용체인 파치니 소체, 열에 민감한 촉각 수용체인 루피니소체 등 감각기능들이 형성되어 있다. 진피층을 이루고 있는 물질은 콜라겐(Collagen)섬유와 엘라스틴(Elastin)섬유이다. 이들의 조화로움이 피부 전체의 톤(Tone)과 탄력을 좌우한다. 피부노화 중에서 주름살의 원인은 진피층에서 만들어 내는 콜라겐이라는 섬유질이 감소하여 탄력섬유의 모양이 변하기 때문이다.

| 콜라겐(Collagen) |

콜라겐은 29가지 종류의 단백질로 만들어졌으며, 신체를 형성하는 단백질 중 25~35%를 차지할 정도로 풍부하여 전신에 분포되어 있다. 섬유형태의 콜라겐은 힘줄과 인대와 같은 섬유조직에서부터 눈의 각막, 연골조직, 뼈, 혈관, 소화관, 척추원반 등에 존재하면서 근내막의 주요한 구성 성분이 된다. 세포와 세포를 결합시키는 막이 되는 콜라겐은 알부미노이드(Albumi-noid)라는 유단백질로 구성되어 있다. 물에 끓이면 젤라틴(Gelatin)이 된다. 아교질로 된 섬유상의 세포로서 피부 자체의 자연보습을 담당하여 일명 교원섬유라고도 한다. 콜라겐은 자신의 몸체보다 몇 갑절의 수분을 함유할 수 있어 저수지나 댐에 비유된다. 여기에 저장된 수분은 표피나 다른 피부 부속기관들에 수분이 부족할 때 공급해 준다.

| 엘라스틴(Elastin) |

탄력성이 좋은 경단백질(硬蛋白質)로서 황색의 망상 구조로 이루어진 탄성 섬유세포이다. 결합 조직 중에 가장 많이 함유되어 있다. 탄성이 강하고 질긴 성질 때문에 동맥이나 폐포를 만드는 재료이다. 엘라스틴은 피부 또는 혈관에서 나이와 더불어 감소하면서 주름의 원인이 된다. 콜라겐과는 다른 구조이며 진피층의 섬유아 세포가 한 번 만들어내면 반복하여 생성되지 않는다. 육류의 질긴 성분들이 바로 이 엘라스틴 섬유이다. 대동맥이나 굵은 혈관벽에 약 50% 존재하고, 강한 탄력이 필요한 폐포에 약 20%, 진피에는 미량이 존재하지만 피부탄력에 중요한 에너지원이 된다.

| 섬유아세포(纖維芽細胞) 화이브로블래스트(Fibroblast) |

진피층의 표면층에 있는 아주 특수한 세포로서 섬유성 결합 조직의 중요한 성분을 이룬다. 편평하고 길쭉한 외형을 가지고 있으며, 물결 모양의 불규칙한 요철이 보인다. 세포질은 미토콘드리아, 골지체, 중심체,

소지방체 등을 함유하는데, 핵은 염색성이 약한 타원형이며, 뚜렷한 인을 함유한다. 진피층에서 콜라겐과 엘라스틴 같은 매우 중요한 성분을 만들어 내는 일을 하는 것으로 알려져 있지만 사실은 피부의 세대교체가 기저세포층에서만 이루어지는 것이 아니라 이 섬유아 세포의 활동에서부터 시작된다.

| 호르몬과 경락이 순환하는 망상층(reticular layer)에서 3일 |

진피의 심층은 망상층이다. 결합조직인 교원섬유와 탄력섬유가 90%를 점유한다. 결합조직의 주성분은 콜라겐과 엘라스틴, 섬유아 세포 등의 단백질이다. 망상층에는 색소과립이 많고, 몸과 피부의 물질대사를 조정하는 곳으로 남녀 모두에게 양성 호르몬을 분비한다. 특히 이곳은 경락이 순환하는 에너지 층이다. 그리고 감각기관(냉각, 온각, 압각, 촉각)이 존재하므로 망상층의 결합조직에 상처가 생기면 진피의 0.1%를 점유하는 히아루론산의 합성이 활발해지는 곳이다. 특히 망상층에는 랑게르선이라는 결이 있는데 이곳은 외과수술에서 사용된다. 나이가 들면서 진피의 수분과 콜라겐이 감소하면 이 결을 따라 주름을 만드는 세포는 이곳에서 3일 동안 활동한 뒤 유두층으로 올라간다.

| 모세혈관과 림프가 흐르는 유두층(papillary layer, 乳頭層)에서 3일 |

유두층은 진피와 표피를 연결하는 물결 모양으로 형성되어 진피의 상부에서 10~20%의 영역을 담당한다. 진피 유두가 기저층을 향해 울룩불룩 물결 모양을 이루면서 올라가고 있는 성분은 망상층에서 생성된 콜라겐과 엘라스틴이다. 물결 모양이 높을수록 피부의 탄력이 좋기에 젊음의 상징이 된다. 유두층에는 모세혈관과 림프관이 있어, 망상층에서 올라오는 영양물질 및 산소와 수분 정보를 신경세포가 기저층으로 전달한다.

이 층이 상처를 입으면 흉터나 생기고, 짙은 기미나 점이 되기도 한다. 이곳에서 3일 동안 활동하고, 외부의 해로운 유해 물질을 차단하는 역할을 한다. 물결 모양의 유두에 수분 함유량이 불규칙하면 피부에 색소침착이 나타나기도 한다.

| 표피층(pellicle . 表皮層)에서 총 24일 |

상피조직의 일부로서 몸의 가장 바깥 부분을 덮고 있는 다층성(多層性)의 피막이다. 아래쪽에 있는 진피와 연결되어 피부보호막 역할을 한다. 표피층은 피부세포의 생성과 소멸이 동시에 이루어지는 곳으로 다음과 같은 다섯 층으로 구별되며 각층마다 역할이 다르다. 가장 바깥층에서부터 각질층, 투명층, 과립층, 유극층, 기저층의 순서로 되어 있는데 피부미용에서는 표피의 장벽 관리를 중요하게 다루고 있다. 특히 워터피부진동은 손상되고 무너진 피부장벽이 스스로 자생할 수 있도록 수분과 산소를 채워 준다.

| 기저층(stratum basal)에서 7일 |

기저층은 일명 배아층(胚芽層)으로도 불린다. 유두층에서 영양 물질과 산소를 공급 받고서 올라온 세포는 이곳에서 7일 동안 왕성한 세포분열(유사분열)을 일으킨다.

기저층에는 혈관은 없지만 기억세포, 감지세포, 멜라닌 세포가 활동할 수 있도록 약 70%의 수분을 보유하고 있다. 진피층으로부터 연결되는 말초신경의 촉각세포는 외부의 작은 촉감에도 민감하게 대처하고, 신경자극은 피부색을 형성하는 멜라닌세포의 활동을 돕는다. 피부색은 멜라닌세포들의 활성화에 따라 검어지기도 하고, 희어지기도 한다. 각질형성세포는 피부가 얇아지는 민감성 피부를 만들기도 하고, 건선피부처럼 두꺼워지게도 한다. 또 피부의 산도(pH 5.5가 정상 피부)를 조절하는 곳이기도 하다. 피부 윤택과 탄력이 이곳에서 이루어지므로 피부재생작용이 활발한 밤 11시부터 새벽 3시까지는 피부가 쉴 수 있도록 충분한 잠을 자야 한다.

| 기저층의 각각 다른 네 가지 성질의 세포 |

1) 메켈 세포(Mekel) : 감지세포

2) 랑게랑 세포(Langerhan) : 기억세포

3) 리빙케라티노싸이트(Livingkeratinocyte) : 각질형성세포

4) 멜라닌세포(Melanins) = 멜라노 사이트(Melanocyte) : 색소형성세포

피부에 있는 흑갈색 또는 흑색의 색소를 멜라닌이라고 하는데, 이것은 멜라노사이트라는 세포에서 만들어진다. 이 세포는 피부의 표피와 진피의 경계 부분에 존재하며, 세포 내에서 만들어진 멜라닌 과립을 지속적으로 표피세포에 준다. 양이 많으면 황갈색에서 흑갈색을 띄고, 적으면 색이 엷어지면서 황색 또는 백색이 된다. 멜라닌은 세포 내의 리보솜(Ribosom)에서 티로시나아제(Tyrosinase)라는 효소에 의하여 합성되기 시작한다.

| 유사분열(Mitosis) |

생명세포가 증식할 때 세포핵 분열의 기본적인 형태로서 일명 간접분열이라고도 한다. 유사분열 과정은 먼저 휴지기(休止期)의 세포핵이 전기(前期)에 들어가면 핵 안에 있는 염색사(染色絲)는 나선형 모양으로

되었다가 점차 굵어져서는 세로로 갈라져 두 개의 서로 접한 염색분체가 된다. 이것이 곧 염색체이다. 이때 핵은 핵막과 인(燐)이 없어져서 방추체가 되고, 세포의 적도면(赤道面)의 일정한 곳에 염색체가 배열된다. 이때가 중기(中期)이다. 후기(後期)가 되면 염색체는 한 개씩 서로 반대되는 극에 연결되어 두 개의 염색체 군(群)을 만들게 된다. 이것이 종기(終期)로서 세포 하나가 두 개로 증식되는 과정이 끝난다. 세포분열과정에서 나타나는 염색체의 분리되는 모습은 마치 한 개의 실 다발이 둘로 갈라지는 모습과 흡사하여 유사분열이라 부른다.

| 유극층(stratum spinosum , 有棘層)에서 9일 |

유극층의 본명은 중층편평상피이고 일명 극세포층으로도 부른다. 18세기에 피부층에 대하여 많은 연구를 한 생물학자 '마르셀로 말피기' 의 이름을 따서 말피기층이라고도 한다. 극세포는 몇 개의 층으로 되어 있는데 피부 바깥쪽으로 나오면서 세포의 크기가 점점 커지는 세포간교가 발달해있다. 안쪽에 있는 세포들은 농도가 진한 원형질과 팽창된 세포질을 갖고 있다. 그리고 세포와 세포 사이의 접촉막은 장원섬유(張原纖維)로 구성되어 있는데 장원섬유는 섬유단백질 분자로 된 물질이다. 극세포를 구성하는 성분들은 특이한 화학 구조로 되어 있고, 세포핵에는 콜레스테롤, 아미노산, 글루타티온 등이 함유되어 있다. 근육에서 생겨나 피하조직에서 5일, 진피에서 6일, 기저층에서 7일 동안 성장한 세포는 이곳에서 9일 동안 머물면서 가장 왕성한 활동을 한다.

| 과립층(granular layer , 顆粒層)에서 4일 |

과립층은 1겹 내지 4겹의 납작해진 세포층으로 되어 있다. 유극층으로부터 점점 위로 올라오면서 세포가 커지고, 케라토히알린(Keratohyalin)이라는 성분을 함유한 과립을 축적하게 된다. 케라토히알린은 히알린이라는 초자질(硝子質) 즉 무색의 결정체를 만들어 내고, 표피에 지방세포도 생성하는 중요한 역할을 담당하지만 동시에 각화 준비가 시작되면서 외부로부터의 유해 물질을 막아주는 방어막이 된다.

| 투명층(stratum lucidum , 透明層)에서 2일 |

일명 담명층으로 불리는 투명층은 과립층과 각질층 사이의 경계를 이룬다. 케라틴(Keratin)이라는 단백질에 눌려서 납작해진, 그리고 세로로 된 얇은 필름 형태의 투명한 막으로 형성되어 있다. 케라틴은 투명층 세포들이 각질층 세포로 변환될 수 있도록 돕는 물질이다. 따라서 피부세포의 각질화 작용, 즉 케라티나이제이션(Keratinization)은 바로 담명층에서 시작됨을 알 수 있다.

| 각질층(stratum corneum , 角質層)에서 3일 |

각질층은 비늘층이라고도 부른다. 15겹 ~ 20겹의 다층으로 된 세포들이 서로 어긋나게 겹쳐져있다. 죽은 세포 같지만 세포막이 존재하는 각질층은 다른 피부 층에 비해 다양한 특징을 갖는다. 각질층 세포들은 끈끈한 아교 성분 같은 물질에 의해 서로 단단히 밀착되어 있는데 주성분은 부드러운 '소프트 케라틴' (Soft keratin)이다. 손발톱이나 모발의 주성분인 딱딱한 '하드 케라틴' (Hard keratin)과 성질이 반대다. 각질층의 역할 중에서 가장 중요한 것은 수분 증발을 차단하고, 외부로부터의 세균 침투를 막는다. 각질층에서 72시간동안 수분과 아교 성분이 마르면서 피부로부터 떨어져나가는 표피박리현상이 일어난다.

근육에서 시생하고 피하지방에서 진화하여 각질층에서 떨어져나가는 세포의 생명주기는 36일이다. 피하지방에서 진화되는 5일과 각질이 되어 몸과 분리되는 마지막 하루를 빼면 활동기간은 평균 30여일이 된다. 달의 공전주기(29.5일)와 맞아 떨어지는 기간이다.
피부미용인은 의사가 아니므로 피부에 상처를 내서 치료할 수가 없다. 하지만 '피부가 자연과 더불어 호흡하고 순환한다.'는 이치를 이해하면 불안정한 피부에 기본 에너지인 수분과 산소를 채워서, 건강하게 아름다운 동안피부를 만들어 주는 워터테라피 관리방법을 선택 할 수밖에 없다.
백문이 불여일견(不如一見)이라고 직접 한 번 체험해보면 경락마사지로 유명하던 저자가 인고의 시간을 견디면서 워터테라피 관리방법을 개발하게 된 이유를 실감하게 된다.

'김여진핸드경락' 을 '진여워터테라피' 로 상호변경을 하고, '김여진의 진여수' 로 변신하게 된 이유는 피부가 원하는 것은 화장품 이전에 수분과 산소가 기본이라는 것을 알았기에 '경락마사지' 가 '워터테라피' 로 환골탈퇴를 했다고 말하고 싶다.

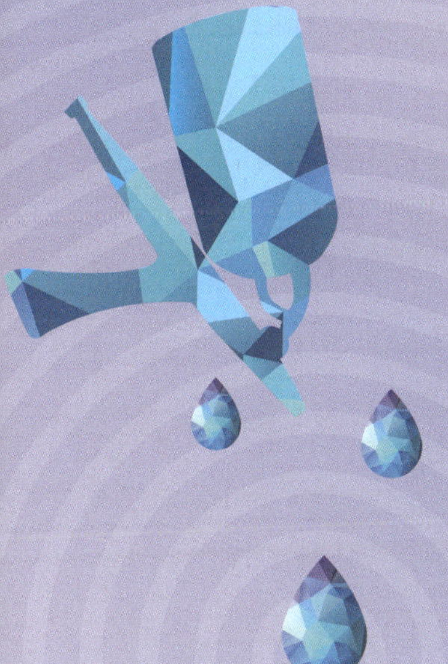

피부 타입별 매뉴얼 테크닉

- 피부 노화 시간을 늦추는 주름살 펴주기
- 양미간과 이마 호흡을 열어 보습과 수분 채우기
- 양미간과 이마주름을 위한 매뉴얼 테크닉 순서
- 뇌의 건강은 눈을 통해 나타난다.
- 눈가 주름을 위한 매뉴얼 테크닉 순서
- 팔자주름을 위한 매뉴얼 테크닉 순서
- 목주름 펴주기 매뉴얼 테크닉
- 피부트러블과 홍조피부 매뉴얼 테크닉
- 트러블 피부를 위한 모공 팩 만들어 올리는 순서
- 기미(melasma)와 색소침착(pigmentation, 色素沈着)의 종류와 관리방법

| 피부 노화 시간을 늦추는 주름살 펴주기 |

나이가 들수록 피할 수 없는 게 주름살이지만 여성들에겐 슬픔이자 아쉬움이다.
흔히 이마 주름을 나이테라고 하지만 미관상으로나 건강상으로 좋아 보이지 않는다. 이마 주름은 몸을 형성하는 신체 조직들의 소통 제한으로부터 시작되며, 근원은 물과 뼈이다. 물을 마시면 자동감지조절장치에 의해 물 배급을 받는다. 물과 영양이 주성분이 되어 뼈 속에서 조혈작용이 이루어지므로 뼈 속에 칼슘이 줄어들면 뼈로부터 공급받는 피하지방도 줄어든다. 피하지방이 줄어들면 가장 먼저 얼굴을 포함한 목과 손발의 피부 탄력이 약해진다. 이로 인해 순간의 감정에 의해 울고, 웃고, 말하고, 찡그릴 때 움직이는 표정근의 탄력 저하로 주름살이 만들어진다. 하루에도 수없이 깜박이는 눈둘레근은 눈가주름을 만들고, 말을 하거나 음식을 씹을 때 움직이는 입둘레근은 입술 주변 주름과 팔자주름을 만들고, 입을 여닫을 때 움직이는 관자근과 씹기근은 팔자주름과 이마주름을 만든다.

피부탄력은 피부 진피층의 콜라겐과 엘라스틴, 그리고 탄력 섬유의 감소에서 기인한다지만, 앞에서 열거한 물 배급 순서의 맨 마지막인 관절과 피부는 수분 고갈에 의한 수분결핍증에 시달릴 수 밖에 없다. 인체가 필요로 하는 하루 4.5리터의 물을 채워주지 못하기 때문이다. 동의보감에서는 하루에 2리터 정도의 소변을 배출해야 건강에 좋다고 하는데, 2리터의 소변을 배출하려면 4.5리터는 마셔야 한다.

이런 이유로 워터피부진동은 몸속으로부터 결핍된 수분과 산소를 채워주는 새로운 피부미용법의 패러다임을 바꾸어준다. 지나간 시간을 되돌릴 수는 없지만, 충분한 수분공급과 수면이 노화를 늦출 수 있다. 무리한 다이어트와 스트레스나 부정적 생각보다는 제때에 잘 먹고 감사한 마음과 좋은 생각으로 많이 웃어주면 밝고 예쁜 이마를 만들 수 있다.

| 양미간과 이마 호흡을 열어 보습과 수분 채우기 |

이마 주름은 두피의 세 번째 층에 있는 모상근막층(머리덮개널힘줄)과 측두근과 전두근을 이어주는 이마고정지대의 소통 제한을 해소해야 한다. 모상근막층은 전두근(앞이마근)과 후두근(뒤통수근)과 연결되어 동측으로 같은 움직임을 만든다. 두피는 피부, 결합조직, 모상근막, 성긴 결합조직, 머리뼈막으로 구성된 5층집에 측두근, 머리 뒤의 후두근, 이마의 전두근, 옆머리의 관자근이라는 다섯 가족이 얽혀서 이마고정지대의 활주(滑走)와 더불어 피부호흡을 하고 있다. 또 두개골의 관상봉합과 좌우 두정골의 시상봉합, 후두골의 인자봉합을 잡아주는 고정 지대의 유연성과 활주를 도와주기 위해 두피워터진동으로 머리 열을 내려주면, 이마와 양미간, 늘어지는 볼 살과 턱살에도 탄력이 생긴다.

| 양미간과 이마주름을 위한 매뉴얼 테크닉 순서 |

방법1) 두피 모상근막과 관자근 두피에 매뉴얼 테크닉으로 두피 호흡을 도와준다.

방법2) 손바닥의 애마법으로 이마피부 전체를 가볍게 마찰시켜 피부 열을 올려 준다.

방법3) 양 엄지의 경압법으로 양미간과 이마 피부를 지그재그로 밀어주면서 피부호흡을 도와준다.

방법4) 이마고정지대 피부를 지그재그로 밀어 주면서 피부호흡을 도와준다.

방법5) 피부에 산소와 음이온을 공급하는 수소이온클린워터로 피부진동을 시켜 준다.

방법6) 수분 팩을 올려 준 후, 화장 솜이 마르기 전에 수분 재충전을 30분 정도 해 준다.

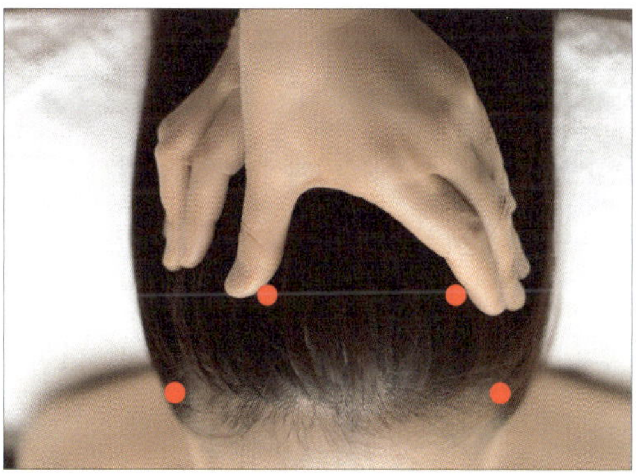

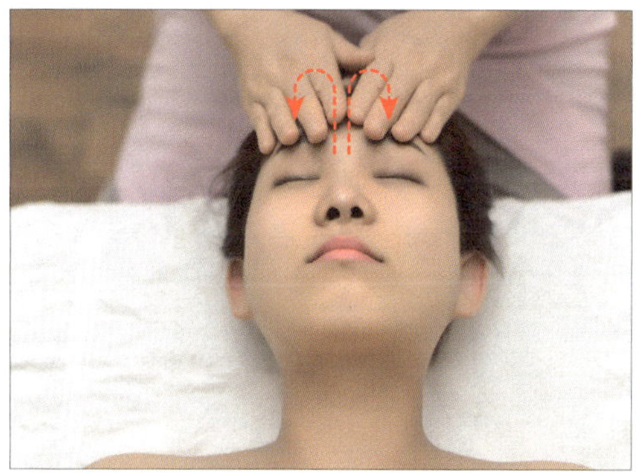

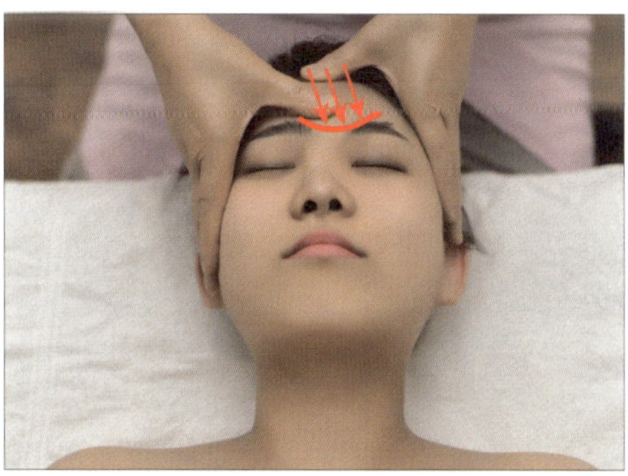

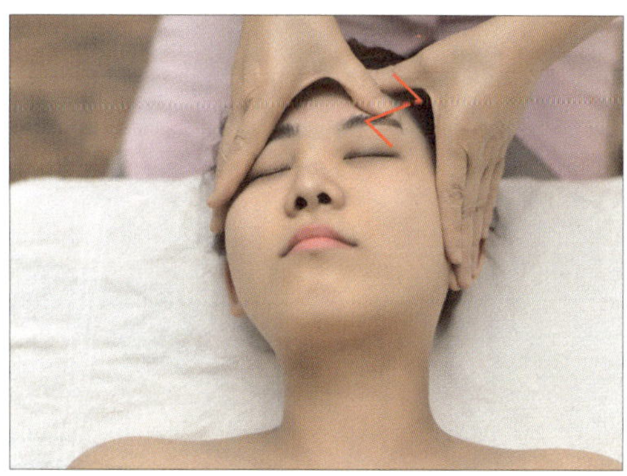

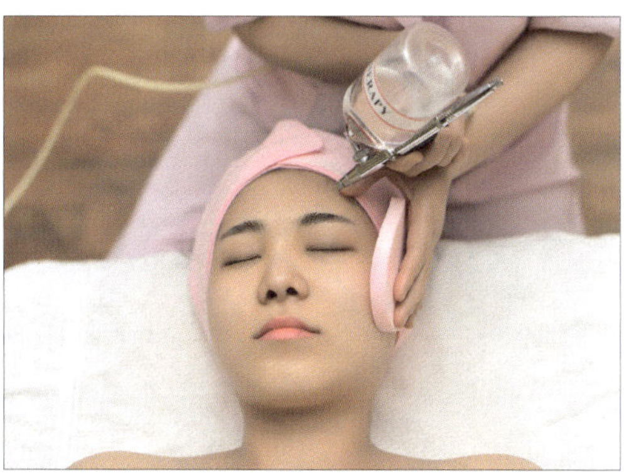

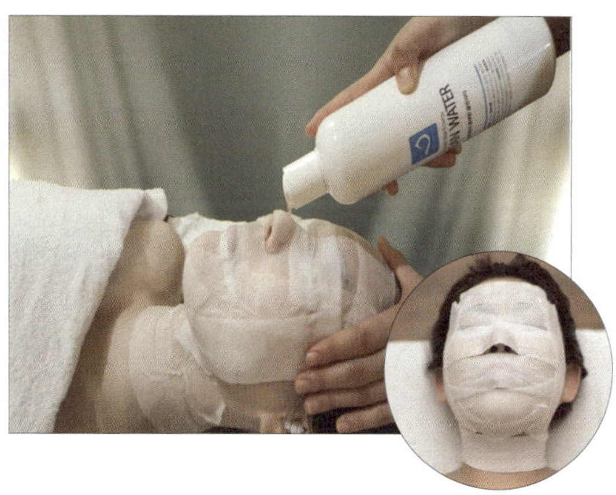

| 뇌의 건강은 눈을 통해 나타난다. |

몸이 천냥이면 눈이 900냥이라는 말이 있다. 이는 눈으로 정보의 90%를 얻는다는 의미이다. 관상학에서는 눈 진단을 잘하면 상대방의 건강과 성격을 50%는 읽을 수 있다고 하는데 뇌의 변화가 눈으로 나타나기 때문이다.

눈은 물로써 탄력을 유지하는 지구를 닮았다. 여덟 개의 뼈가 만나 이루어진 깔때기 모양의 구멍 안에 들어 있는 눈과 깔때기 모양의 안쪽은 꼬리뼈와 평생 도르래 운동을 반복하는 나비뼈가 자리한다. 눈은 이목구비에서 유일하게 뇌의 표현이 나타나며, 오장육부의 소통 제한도 나타난다. 등에서 흉추 9번 좌우 방광경에는 간유 옆에 혼문이 있고, 흉추 3번 좌우 폐의 문인 폐유 옆에 백호라는 경혈이 자리하고 있다. 오행상 폐(金)와 간(木)은 금극목(金克木)이지만 어느 한쪽이 강하면 다른 한쪽이 약해지므로 폐의 산소 부족은 간의 해독 작용을 저하시킬 수 있다. 간과 폐의 정신이 혼백이니 뇌의 물격인 산소 공급이 멈추면 결국 혼(정신)이 날아가게(魂飛魄散) 된다. 산소 부족은 간이 중심을 못 잡아주므로 폐의 기능이 떨어지기 때문이다. 눈의 뿌리인 뇌의 균형은 결국 물과 불의 소통에 의존하므로 건강하게 아름다운 눈을 유지하기 위해선 물을 많이 마셔야 한다.

눈으로 발산되는 열은 클린워터로 씻어주고 수분 팩을 올려 주면 눈 주변의 피부에 탄력이 살아나면서 색소 침착도 개선된다.

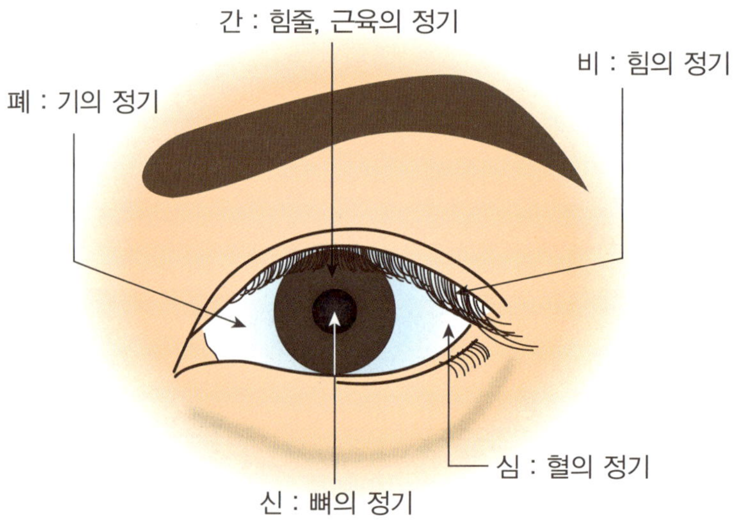

| 눈가 주름을 위한 매뉴얼 테크닉 순서 |

방법1) 귀 뒤 우묵한 곳인 예풍과 후두골의 풍지피부에 매뉴얼 테크닉으로 피부호흡을 열어 준다.

방법2) 좌우 귓불에 눈과 뇌량의 반사구가 있으므로 귓불을 중심으로 귀 주변 피부호흡을 도와준다.

방법3) 눈 안쪽 방광경의 기시혈인 정명피부와 눈썹을 잡고 피부진동을 시켜 준다.

방법4) 양미간피부를 좌우로 어긋나게 밀면서 양미간과 눈썹피부 호흡을 도와준다.

방법5) 눈 안쪽 정명에서부터 눈 꼬리까지 워터로 피부진동을 시켜 준다.

방법6) 눈둘레근의 열을 내려주면서 피부탄력을 도와주는 수소이온클린워터로 수분 재충전을 시켜 준다.

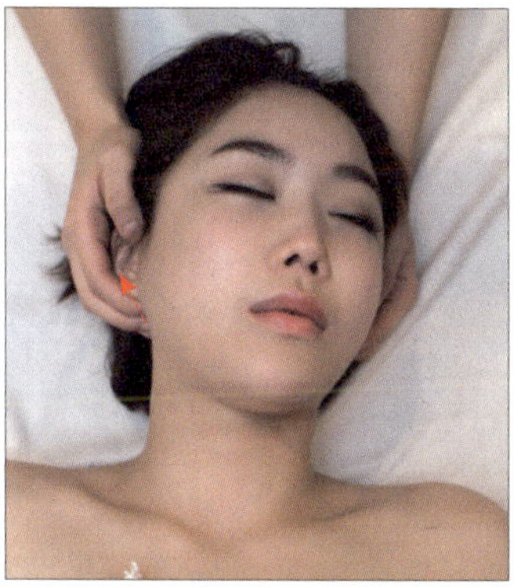
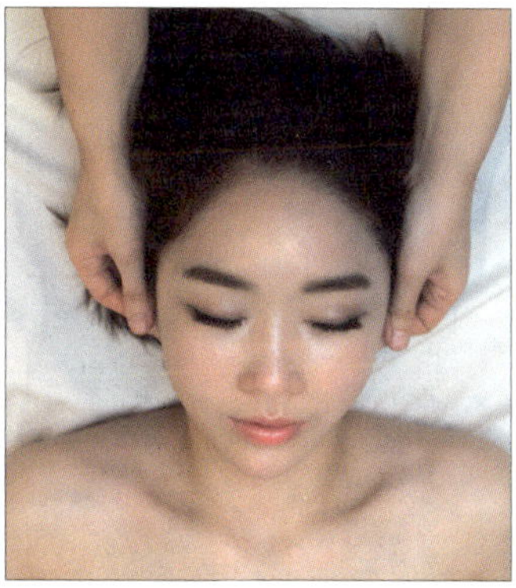
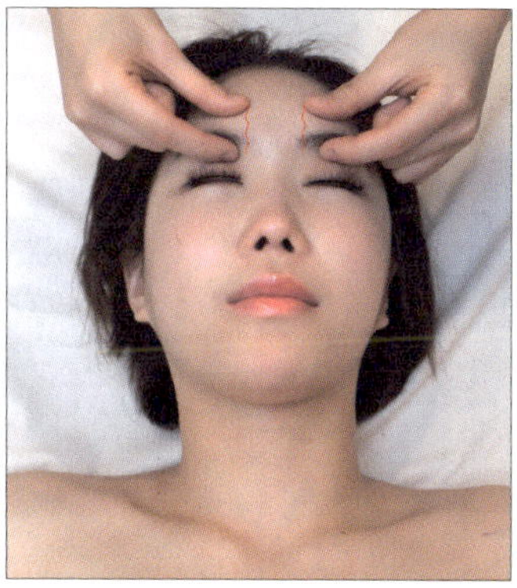

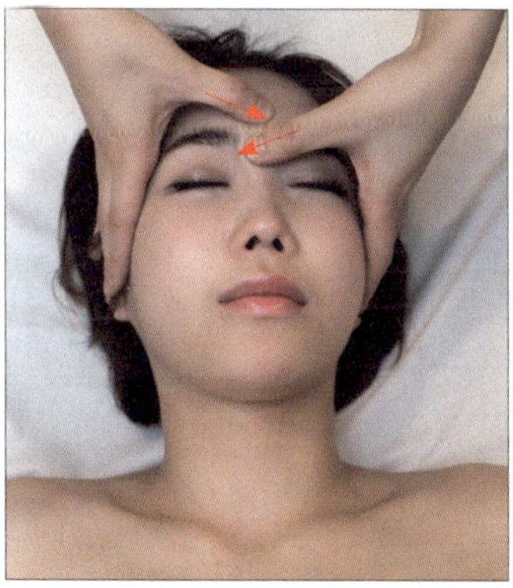
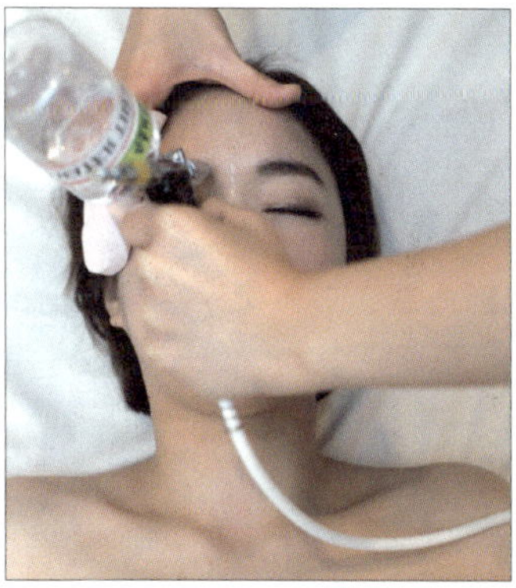
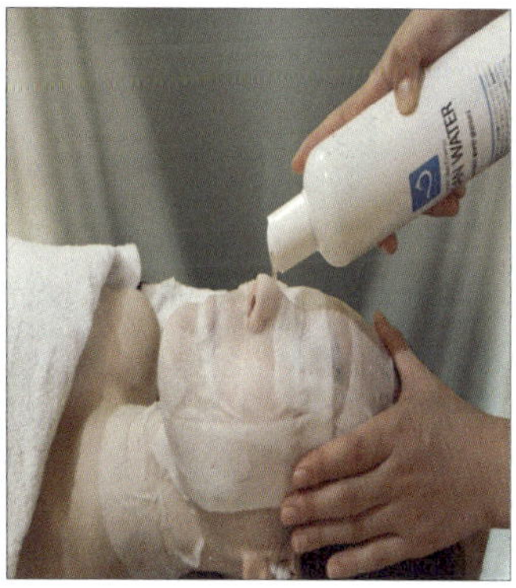

뇌가 호흡하는 문인 눈으로 발산되는 열과 눈병의 원인이 되는 미세먼지는 1번 수산화이온 클린워터로 씻어주고, 2번 수소이온 클린워터로 한 번 더 씻어주면, 눈이 시원하게 가벼워진다. 눈주변에 칙칙한 피부색이나 색소침착, 다크서클은 수소이온 클린워터를 화장솜에 적셔서 매일 밤 수분팩으로 눈을 덮고 자면 눈주변 피부색이 밝아지면서 잔주름에 탄력이 살아난다.

| 팔자주름을 위한 매뉴얼 테크닉 순서 |

방법1) 팔자주름의 끝인 아래턱 피부에 열을 내 준다.

방법2) 아랫잇몸에서 입 꼬리로 연결되는 팔자주름을 가볍게 9번 끌어올린다.

방법3) 윗잇몸에서 팔자주름 콧방울 쪽으로 가볍게 9번 끌어올린다.

방법4) 콧방울 좌우에서 깊은 주름을 끌어올리면서 피부진동을 시켜 준다.

방법5) 턱 끝 팔자주름 끝에서부터 입 꼬리 지창까지 워터로 피부진동을 시켜 준다.

방법6) 보습과 영양 앰플을 펴 바른 후 수소이온클린워터로 수분 팩을 올리고, 수분 재충전을 시켜 준다.

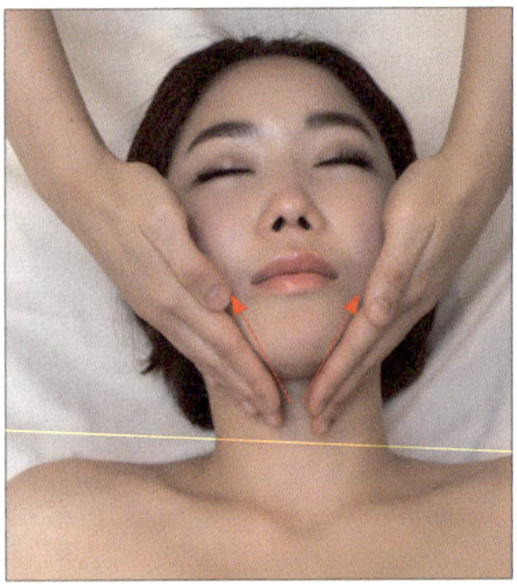
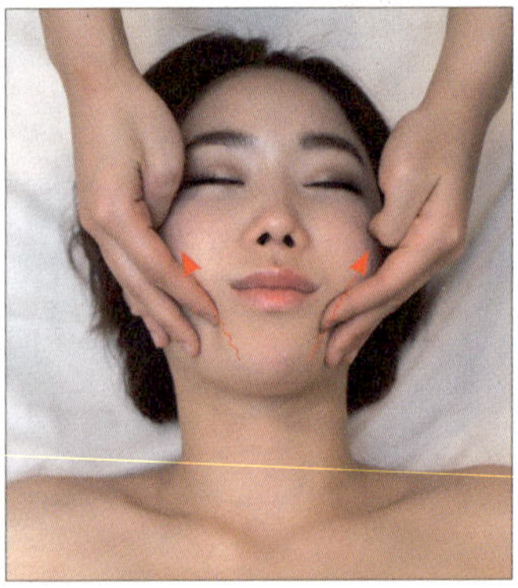
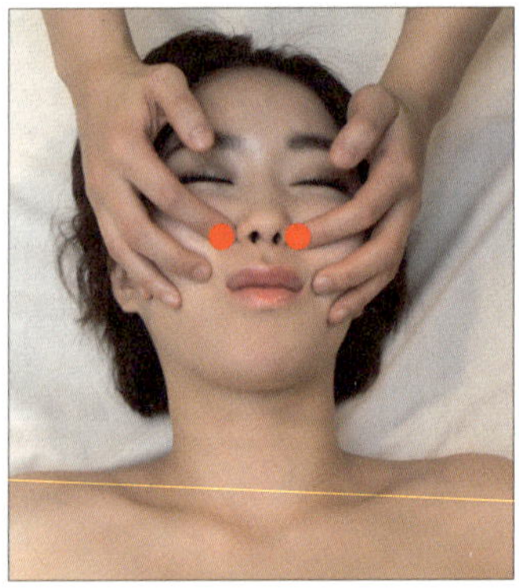
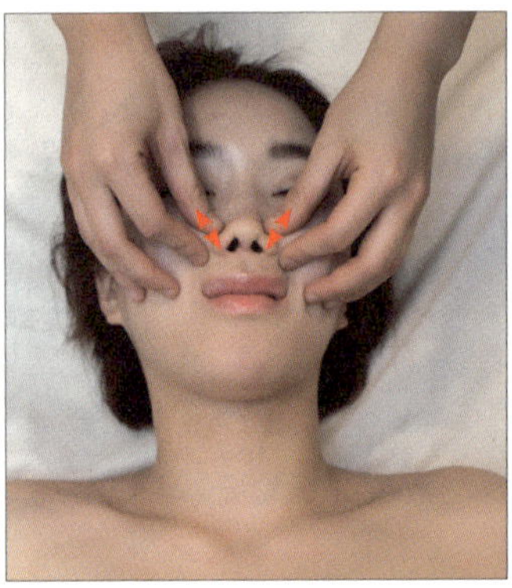
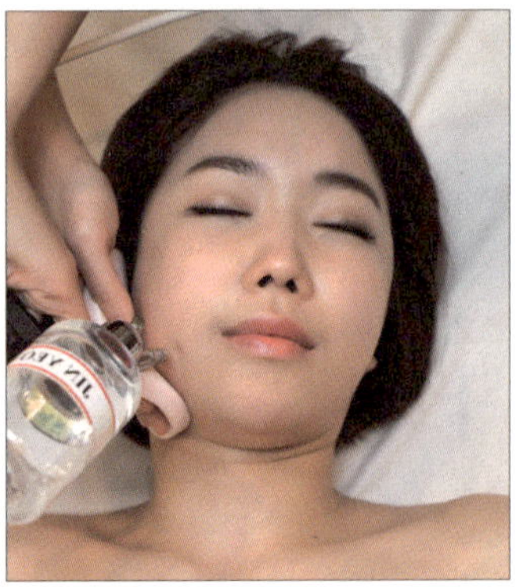
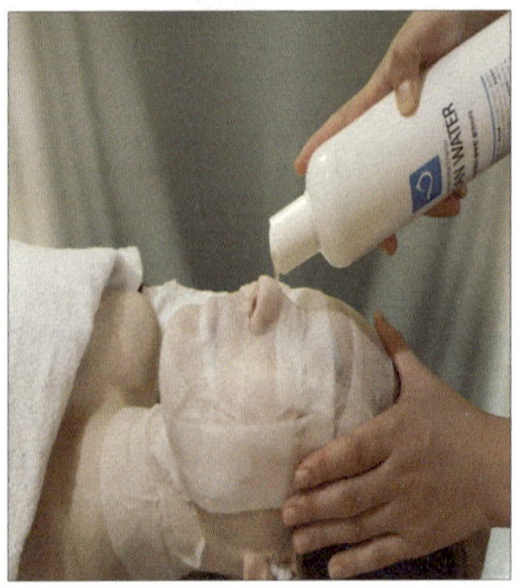

입도 눌둘레근 만큼 많은 움직임 많은 곳이라 입술 주변이 건조해지기 쉽다. 평소에 입술이 건조하거나 입술이 잘 트는 경우, 또 팔자주름과 입술주변에 촉촉한 탄력을 원할 때, 수소이온 클린워터를 화장솜에 적셔서 매일 밤 수분팩으로 입술을 덮고 자면 입술 주변 피부색이 밝아지면서 입술이 트지 않는다.

| 목주름 펴주기 매뉴얼 테크닉 |

방법1) 쇄골의 시작점인 천돌에서부터 어깨까지 분분법으로 피부호흡을 도와준다.

방법2) 쇄골 아래 큰 가슴근을 가벼운 분분법으로 밀어 내리면서 피부호흡을 도와준다.

방법3) 가벼운 주먹을 쥔 권법으로 쇄골 시작점에서부터 어깨까지 피부 열을 내 준다.

방법4) 흉쇄유돌근을 가볍게 잡고서 흔들어 주고, 반대편 흉쇄유돌근도 같은 방법으로 흔들어 준다.

방법5) 턱 아래에서부터 쇄골까지 밀어 내리면서 피부호흡을 도와준다.

방법6) 보습과 영양 앰플을 펴 바른 후 수소이온클린워터로 수분 팩을 올리고, 수분 재충전을 시켜 준다.

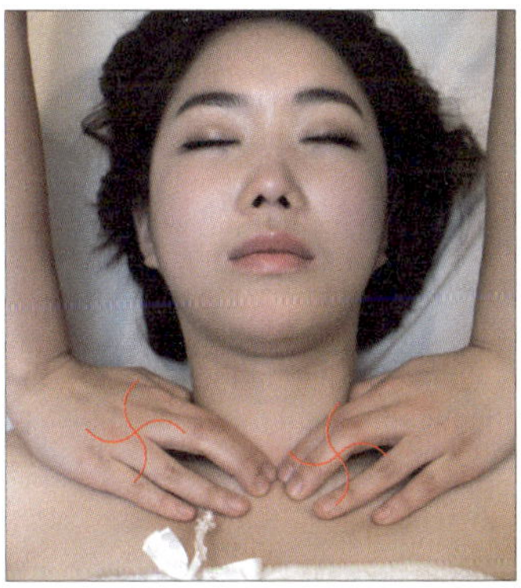
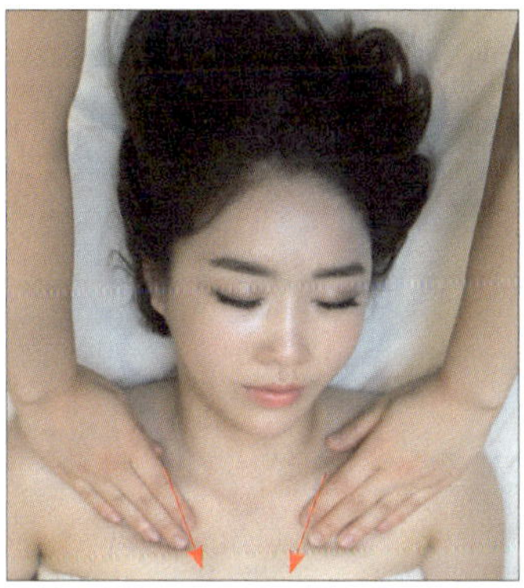
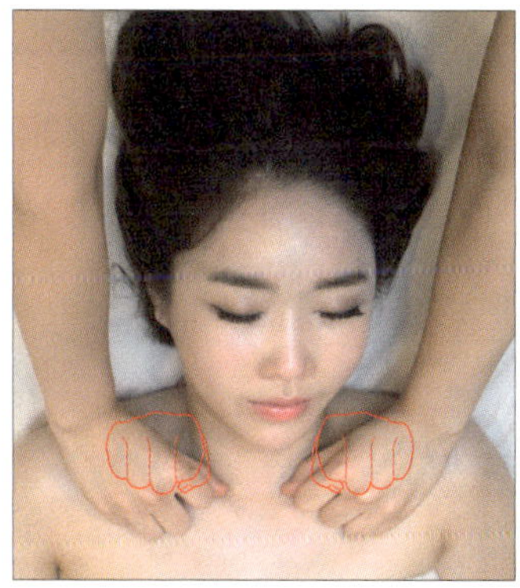
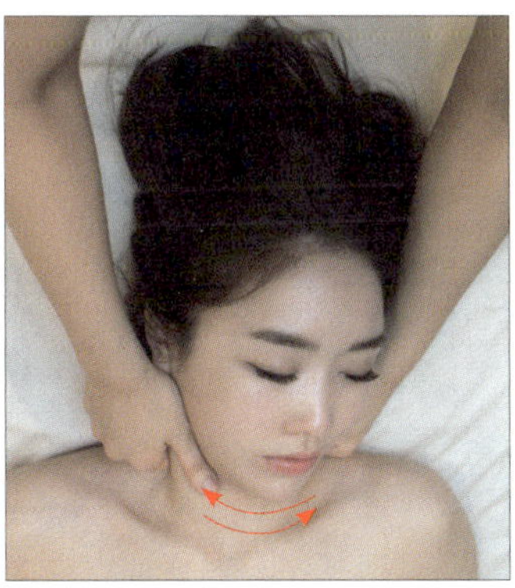
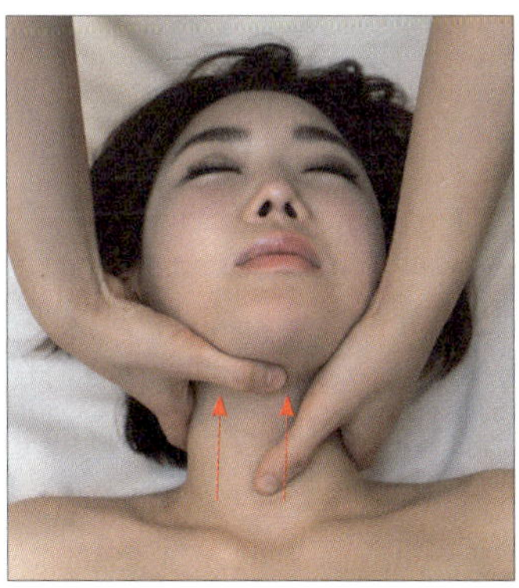
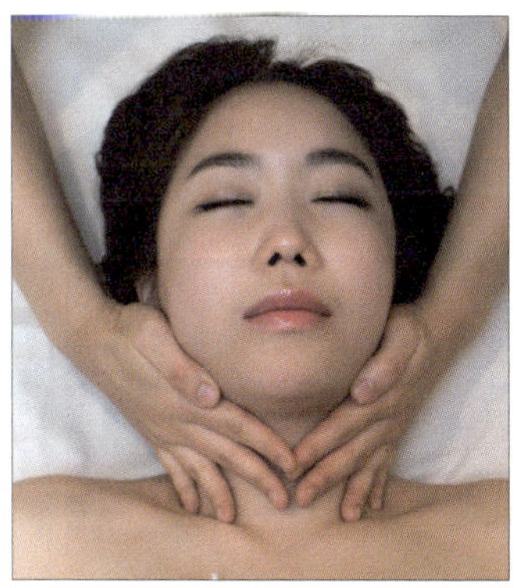

목은 얼굴보다 피부가 더 얇아서 건조함이 심한 곳이다. 아침저녁 세안 후에 클린미스트를 목과 쇄골아래 피부까지 뿌리면서 목과 쇄골에 열을 내주면 임파(淋巴) 순환을 도와 목주름이 개선되고, 얼굴 부종도 예방할 수 있다.

| 피부트러블과 홍조피부 매뉴얼 테크닉 |

여드름의 종류와 관리 방법

모낭은 피부 깊은 층에서 털을 감싸고, 영양분을 공급하는 주머니이다.

모낭염은 표피에 살고 있는 포도알균이라는 세균이 모낭을 침범해 피지선에서 발생하는 만성 염증성질환이다. 이곳에 세균 감염으로 염증이 생길 때, 모낭이 깊어 표피를 뚫고 올라오지 못하면 좁쌀 여드름이라 하고, 얕은 층에서 생기는 고름물집을 일반 여드름이라 하며, 깊은 층의 고름물집을 화농성 여드름이라 한다. 모낭염이 돋아나는 부위와 모양에 따라 다양한 이름으로 불리는데, 피부의 민감성에 따라 가벼운 통증이나 가려움을 느낄 수 있다. 모낭염이 잘 생기는 부위는 두피, 얼굴, 가슴, 등, 엉덩이다. 균이 표피보다 더 깊이 침입하면 두피에서는 탈모가 되고, 얼굴에서는 여드름 흉터가 남는다. 여드름을 무리하게 짜면 흉터와 색소 침착을 남기는 경우가 많다.

의학적으로 여드름의 정확한 원인 규명이 부족하지만, 경험에 의하면 피부에 돋아나는 트러블은 유전성과 호르몬에 의한 변화가 많다. 젊어서는 남성 호르몬 과잉과 화장품에 의한 일시적 트러블이 있다. 음식으로 인한 트러블도 많으며, 주변 생활 환경과도 연관이 있다. 그리고 피부 자체에 수분 부족도 트러블의 원인이 될 수 있다.

일단 피부에 올라온 트러블은 지속적인 열을 발생시켜, 피부 건조증과 같은 2차적 문제로 확장되니 피부를 청결하게 한 후 수분을 충분히 채워주는 것이 좋다. 그렇게 하면 빠르게 진정된다.

| 트러블 피부를 위한 모공 팩 만들어 올리는 순서 |

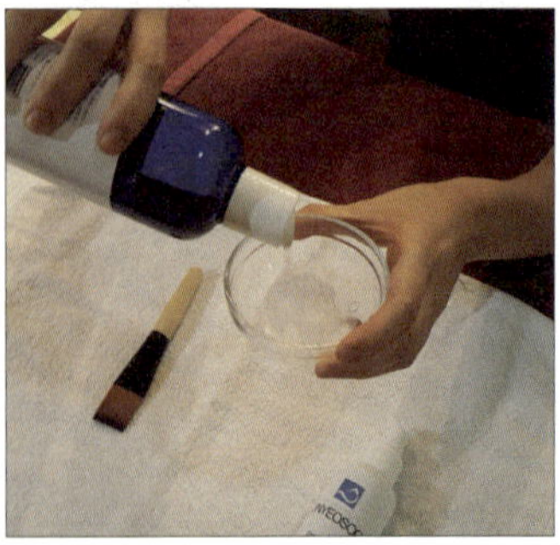

1) 깨끗한 유리 볼과 붓으로 엔자임딥클렌저를 딱 한 번만 눌러서, 수산화클린워터를 딥클렌저의 양보다 3배정도 많게 부어서 거품을 내준다.

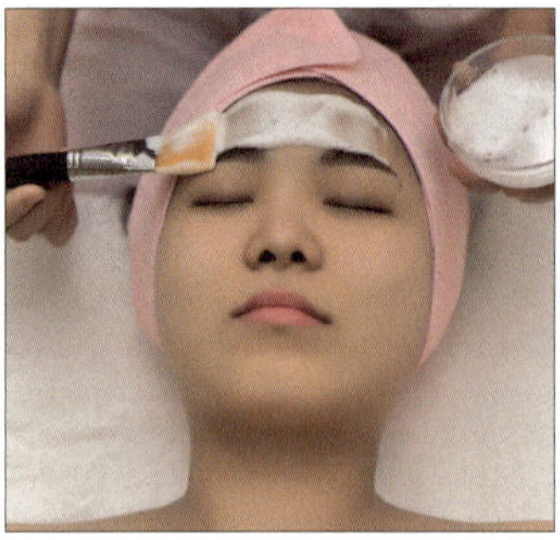

2) 쫀득쫀득하게 풍성한 거품을 얼굴 전체에 펴 바른 후 붓으로 피부를 토닥토닥 두드려 준다.

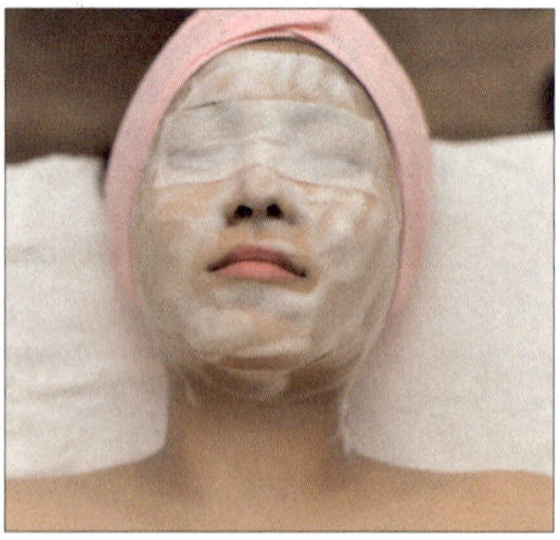

3) 이렇게 엔자임딥클렌저를 도포하고 2분정도 기다린다. 수산화와 혼합한 상태라 모공 깊은 곳의 미세먼지와 검은 피지까지 녹이지만, 일반 딥클렌저보다 순해서 피부자극이 거의 없는 것이 장점이다.

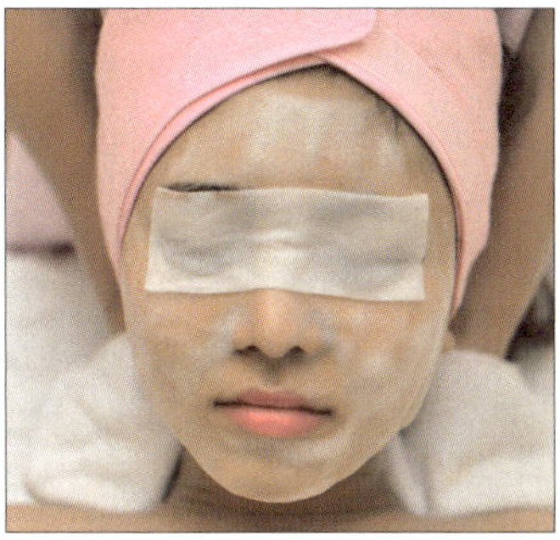

4) 따뜻한 스팀타월로 뒷목과 어깨가 시원함을 느낄 정도로 이완시켜 준다.

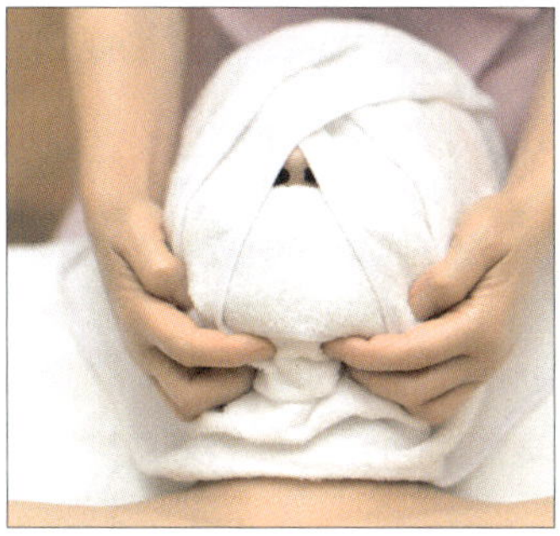

5) 목에서 빼낸 따뜻한 타월로 얼굴을 덮고, 턱 아래 이복근 깊은 층과 승모근 피부진동을 시켜 준다.

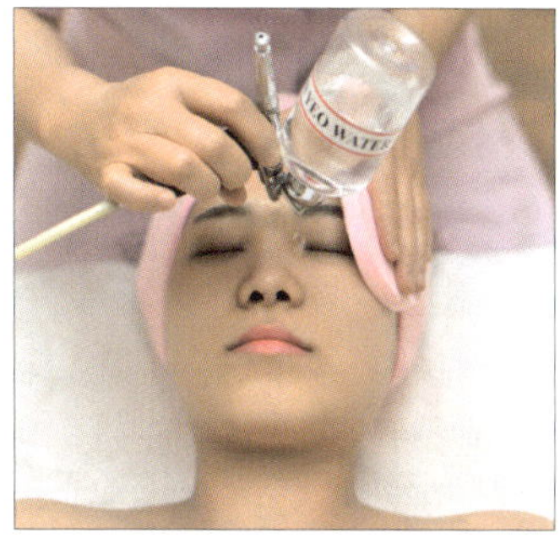

6) 수산화이온클린워터로 1코스 인당과 코를 기준으로 12단계 워터진동 순서를 해준다.

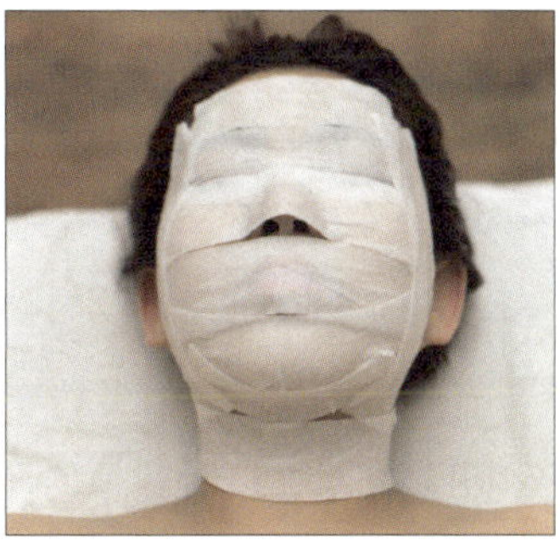

7) 피부타입별에 따른 앰플과 영양크림을 도포한 후, 수소이온클린워터를 화장솜에 적셔서 수분 팩을 올려 준다.

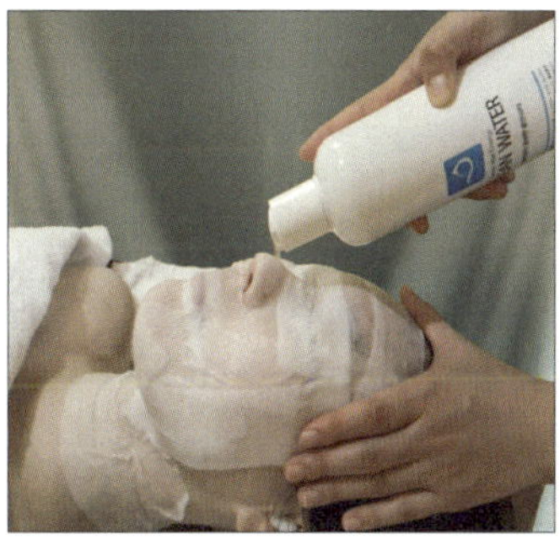

8) 화장솜이 마르기 전에 산소가 풍부한 수소이온클린워터로 수분을 채워 주면, 얼굴 열이 내리면서 홍조나 트러블이 진정된다. 수소이온클린워터는 약산성이라 자체 살균력과 산소가 풍부해서 피부에 기생하는 균을 제거한다.

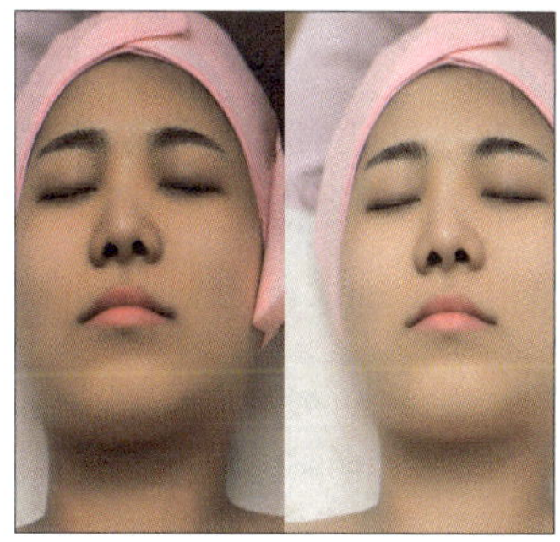

9) 트러블 피부는 심각함의 정도에 따라 30분 ~ 45분 정도 수분 재충전을 시켜준다. 팩을 걷어내고 나면 바로 케어 후 사진을 찍어서 케어 전 사진과 비교해 본다.

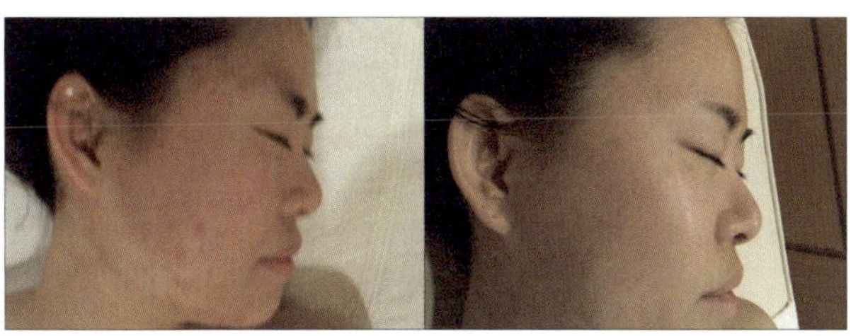

온 얼굴을 심하게 덮고 있던 좁쌀트러블이 6개월만에 흉터까지 사라진 전 후 사진

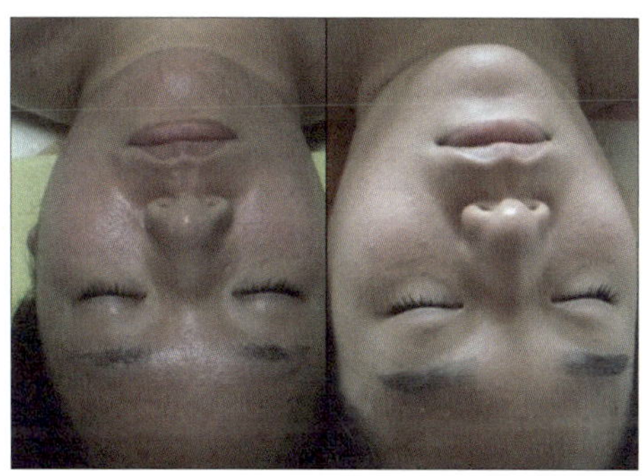

여드름 흉터와 홍조가 심한 피부 전 후사진

| 기미(melasma)와 색소침착(pigmentation, 色素沈着)의 종류와 관리방법 |

얼굴에서 피부가 얇은 눈 밑 광대 부위나 이마, 콧등에서 피부가 갈색으로 변하는 것은 기미라 하고, 멜라닌 색소가 조직에서 이동성을 잃고 피부의 얇은 곳에서 정체되는 것을 색소침착이라 한다.

여드름이 남성 호르몬과 관련이 있다면, 기미는 여성 호르몬과 관련이 있다고 본다. 따라서 임신했을 때, 피임약을 복용할 때, 갑상선기능항진증이나 자궁질환이 있을 때, 그리고 화장품 부작용으로도 기미처럼 보이는 색소침착이 생긴다. 색소침착은 얼굴 외에도 피부호흡이 강하게 일어나는 유두주변, 외음부나 항문주변, 겨드랑이에서도 나타난다. 의학적으로 기미나 색소침착의 정확한 원인은 아직 밝혀지지 않았다. 경험에 의하면 기미나 색소침착이 자외선과 멜라닌 색소침착에 의한 것으로 여겨진다. 하지만 자외선만의 문제는 아니다. 사무실의 전자파나 고주파, 방사능, 스트레스, 분노, 오래된 체기, 피부의 수분 고갈과 산소결핍도 기미나 색소침착의 원인이 될 수 있다. 몸에서 막힘 현상이 오래 지속되어 수분과 산소공급이 부족해지면 색소세포들이 열이 많은 부위에서 정체된다. 피부 관리나 레이저로 사라지는 건 표피에 정체된 색소침착이고, 레이저 후에 더 번지는 것은 몸속의 순환 장애를 소통시켜야 한다. 기미와 색소침착이 있는 부위에 수산화이온으로 씻어준 후 수소이온으로 팩을 올려주면 피부색이 밝아진다.

엄마의 유방암 발병을 눈치채고 모유 수유를 거부한 아기가 있어 화제다. 아기 덕분에 엄마는 암을 조기에 발견할 수 있었다.
영국 콜센터에서 일하는 젊은 엄마 사라 보일은 2013년 1월 자신의 오른쪽 가슴에 무언가 덩어리가 존재한다는 사실을 깨달았다.
하지만 병원에서는 "그저 물혹일 뿐이며 크게 걱정할 필요가 없다" 고 진단했다.

4년 만에 물혹은 5배 크기로 자랐지만, 병원에서는 계속해서 "악성이 아니어서 수술할 필요가 없다" 고 말했다.
이후 지난해 2월, 사라는 7파운드의 건강한 아들 테디를 낳았다. 아이를 낳은 뒤 사라는 "오른쪽 가슴이 작아진 것 같다" 며 불안한 모습을 보였지만, 의료 상담사들은 흔한 증상이라며 걱정하지 말라는 반응만 보였다.
테디는 모유 수유를 통해 건강하게 자랐지만, 생후 6개월부터는 갑자기 사라의 오른쪽 가슴에서 나오는 모유를 거부하기 시작했다. 얼마 뒤부터는 아예 모유 수유 자체를 거부했다. 이를 이상하게 여긴 사라는 결국 병원으로 가 재검을 요청했다.
결과는 놀라웠다. 젊은 여성에게서 극히 드물게 발병하는 "삼중음성 유방암" 이었다. 삼중음성 유방암은 비삼중에 비해 예후가 좋지 않아 유방을 절제하는 경우가 많다.
사라는 현재 화학 치료 중이며, 조만간 재건이 가능한 이중 유방 절제술을 할 예정이다.
의료진은 "암이 생긴 시기는 그녀가 병원에서 검사를 받기 3개월 전부터였다" 고 밝혔는데, 이는 테디가 모유 수유를 거부하기 시작한 날과 정확하게 일치해 놀라움을 자아낸다.

사라는 인터뷰에서 "테디는 나의 영웅" 이라며 아이가 아니었다면 병원에 찾아가 검사할 생각을 하지 않았을 것이라고 밝혔다.
미디어를 통해 여성의 태반에서 샴푸 거품이 검출되고, 여성의 자궁근종 덩어리에서 머리카락이나 이물질들이 나오는 사례들을 보면서, 여성들이 사용하는 화장품은 정말 순수한 수분 위주의 케어가 필요하다는 걸 새삼 느끼게 된다.

– 2017년 3월 2일 『YTN PLUS 정윤주 모바일 PD 에서 발췌』 –

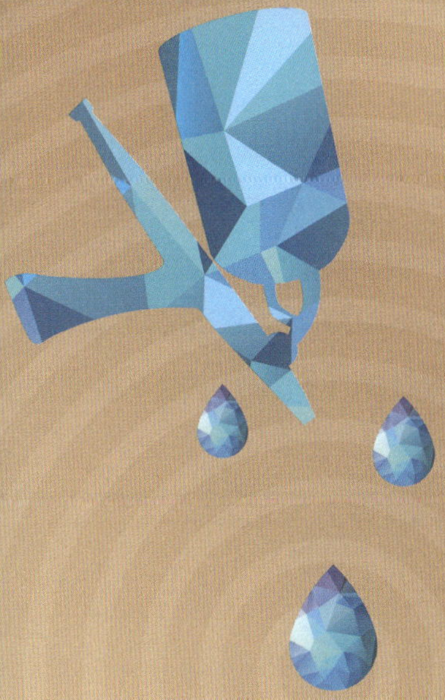

한글 오행 10단계 진단법을 개발하게 된 이야기

- 한글 오행 10단계 진단법을 개발하게 된 이야기
- 한글 오행 10단계 진단법
- 여진식 수기진동의 종류와 방법 이야기
- 여진식 수기진동의 종류와 방법 설명
- 여진식 워터진동의 종류와 방법 이야기
- 여진식 워터진동의 종류와 방법 요약
- 클린워터 큰 병과 미스트의 차이는?
- 피부 열을 잘 내리는 수소이온이 풍부한 클린워터
- 수소이온과 산소가 풍부한 클린워터로 홈 케어 사용 방법
- 네추럴 피지제거 수산화이온이 풍부한 클린워터
- 미네랄이 풍부한 수산화클린워터 홈 케어 사용 방법
- 수소와 수산화의 특징

| 한글 오행 10단계 진단법을 개발하게 된 이야기 |

한글 오행 10단계 진단법을 개발하게 된 동기는 우주의 비밀은 수리학으로 풀어야 함을 알고부터이다. 핸드경락 성형마사지로 유명해 진 저자가 워터테라피를 개발하게 된 동기도 인체의 비밀은 수리학으로 풀어야 한다는 신념에서다. 침술 공부를 하면서 황제내경에서는 하늘의 28수가 독맥 28수와 소통한다는 것을 배웠고, 기공학과에서 천문학을 공부할 때 하늘의 28수가 인체에 미치는 영향을 배우게 되면서 수리학과 한글오행에 호기심이 발동했다.

국보 제 70호로 지정되어 유네스코 세계기록유산으로 지정된 세종대왕의 '훈민정음 28자모'는 초성(17자)과 종성(11자)에 사용하기 위해 만든 상형문자이다. 한문의 「설문해자(說文解字)」를 공부하면 파자(破字)가 이해되듯이, 경락을 연구하면서 '왜, 어떻게 28수와 독맥이 통하고, 훈민정음은 왜 28자로 만들었을까? 간경락은 왜 28혈일까?'를 파고든 호기심 덕분에 2006년 출간한 「코리안 경락마사지」에 하늘의 28수와 독맥 28수가 소통하는 원리와 1년 24절기가 임맥 24혈과 소통한다는 내용을 싣게 되었다. 그리고 한글소리 오행도 개발하여 활용하고 있으며, 한글 오행 10단계 진단법도 개발하게 되었다.
인체란 두한족열의 순리 즉 머리와 얼굴에 정체된 열을 내리지 못하고, 막힌 것을 소통시키지 못하면 백약이 무효가 된다. 막힌 것을 소통시키고, 머리와 얼굴에 정체된 열을 내리는 방법을 현실로 만들어내기까

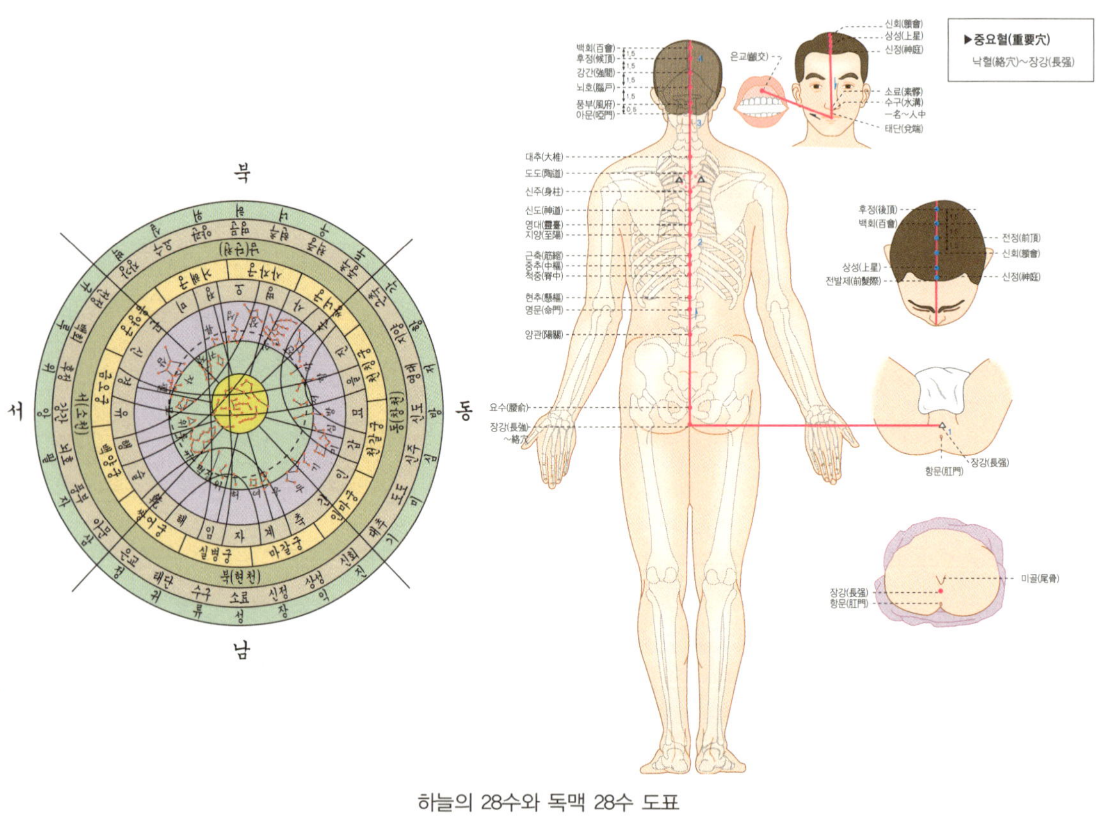

하늘의 28수와 독맥 28수 도표

지 겪은 인고의 시간은 말과 글로 다 옮길 수 없지만, 대한민국에서 피부관리사가 사용할 수 있는 단어가 모두 매장되어 버린 현실에서 저자가 개발한 피부진동법이나 브레인(뇌)의 안정화를 위한 워터테라피는 피부미용 분야의 새로운 패러다임을 열어가고 있다.

| 한글오행 10단계 진단법 |

글이란 본래의 뜻 외에도 각자의 직업에 따라 응용하게 되면, 글을 통해 목적이나 내용을 쉽게 전달할 수 있다. 한글 오행과 설문으로 몇 가지 예를 들어 보기로 한다. 한글 오행에서 ㄱ, ㅋ은 목(木)에 속하고, ㄴ, ㄷ, ㄹ, ㅌ은 화(火)에 속하고, ㅅ, ㅅ, ㅈ은 금(金)에 속하며, ㅁ, ㅂ, ㅍ은 수(水)에 속하고, ㅇ, ㅎ은 토(土)에 속한다.

몸에서 뇌는 가장 중요하면서도 복잡한 시스템이다. 그러나 한글 오행을 이해하면 건강한 뇌와 피부환경을 만들기 위한 방법으로 워터테라피를 선택할 수밖에 없음을 알게 될 것이다. 저자는 물에 속하는 단어를 가지고 고객진단을 할 때 '몸' '뼈' '피부' '모발' '피' '목' 과 관상학을 보면서 외적인 상담을 하고, 케어를 할 때는 '목' '발' '발목' '팔' '복부' 호흡을 도와주는 '목표' 달성을 위해 '정성' 과 '노력' 이라는 에너지를 사용한다. 정성은 금(산소)에 속하고 노력은 화(체온 올리기)에 속한다.

오행 속성 귀류표(五行屬性歸類表)

자연계(自然界)								오행(五行)	인체(人體)										
오취(五臭)	오과(五果)	오곡(五穀)	오미(五味)	오색(五色)	오방(五方)	계절(季節)	기후(氣候)		장(臟)	부(腑)	오관(五官)	형체(形體)	오신(五神)	오지(五支)	오정(五情)	오액(五液)	오성(五聲)	발전 과정	오음 정화
누릴 조(臊)	자두 이(李)	보리 맥(麥)	신 산(酸)	청(靑)	동(東)	춘(春)	풍(風)	목(木)	간(肝)	담(膽)	눈 目	힘줄 근(筋)	넉 혼(魂)	조(爪)	노(怒)	눈물(淚)	호(呼)	생(生)	- + (그,크)
그을릴 초(焦)	살구 행(杏)	기장 서(黍)	쓸 고(苦)	적(赤)	남(南)	하(夏)	열(熱)	화(火)	심(心)	소장(小腸)	혀(舌)	혈맥 맥(脈)	귀신 신(神)	모(毛)	희(喜)	땀(汗)	언(言)	장(長)	- + (루,느)
향기 향(香)	대추 조(棗)	조 속(粟)	달 감(甘)	황(黃)	중앙(中央)	장하(長夏)	습(濕)	토(土)	비(鼻)	위(胃)	입(口)	살(肉)	뜻 의(意)	유(乳)	사(思)	눈꼽 귀밥	가(歌)	화(化)	- + (후,이)
비릴 성(腥)	복숭아 도(桃)	벼 도(稻)	매울 신(辛)	백(白)	서(西)	추(秋)	조(燥)	금(金)	폐(肺)	대장(大腸)	코(鼻)	가죽 피(皮)	넋 백(魄)	식(息)	비(悲)	눈물 콧물 재채기	곡(哭)	수(收)	- + (시,지)
썩을 부(腐)	밤 율(栗)	콩 두(豆)	짤 함(鹹)	흑(黑)	북(北)	동(冬)	한(寒)	수(水)	신(腎)	방광(膀胱)	귀(耳)	뼈 골(骨)	쓿은 정(精)	발(髮)	공(恐)	침	신(呻)	장(藏)	- + (비,미)

저자는 고객이 관리실의 문을 열고 들어올 때 얼굴로는 방긋 웃으면서 반갑게 맞이하지만, 눈은 어느 새 고객을 진단하고 있음을 발견하게 된다. 이때 가장 먼저 보이는 것이 고객의 '몸' 이다. '몸' 이란 글자는 바로 보면 '모' 자이고, 거꾸로 보면 '무' 자이다. 몸이란 '무' 형의 에너지가 '모' 여서 유형의 물질 에너지체가 만들어 진 것이다. '몸' 이라는 글자에서 한글의 위대함을 알 수가 있다. 따라서 고객의 몸이 큰지, 작은지, 비만인지, 야윔인지, 상체 비만인지, 하체 비만인지를 알 수 있다.

두 번째 '뼈' 를 통해 피부탄력을 본다.
뼈가 피를 만들고, 피가 살을 만드는 것이 몸이 형성되는 과정이다. 당연히 뼈가 건강한 사람은 피부탄력도 좋다. 몸과 얼굴뼈의 굵기와 골격의 좌우 대칭을 보면서 어디가 막혔는지를 살핀다.

셋째 '피부' 를 통해 수분의 정도를 본다.
피부 트러블이나 색소 침착이 어느 부위의 소통 제한인지, 어떤 제품으로 케어를 할지, 어떤 프로그램을 고객에게 추천할지, 왜 이 프로그램을 추천하는 지를 설명해야 하기 때문이다.

넷째로 '모발'(毛髮)을 통해 4천문의 호흡을 본다.
머리카락의 윤기와 탄력 그리고 머리숱의 밀도와 탈모상태를 본다. M자형 탈모인지, 원형탈모인지, 건성모발인지, 지루성 모발인지를 두피 트러블의 정도를 통해 뇌가 호흡하는 천문들의 소통 제한을 살핀다.

다섯째 '피' 의 청탁과 허와 실을 진단한다.
몸에서 피부가 가장 얇은 부위인 입술을 통해 피의 청탁을 알 수 있다. 하지만 립스틱을 바르면 진단이 어렵기 때문에 피부 찰색법(察色法)으로 살펴야 한다.

다섯째로 '목' 을 통해 하복부를 본다.
목주름이 많은 사람은 상대적으로 하복부의 온도가 낮아 자궁과 갑성선, 편도 문제와 림프 문제가 생기기 쉽다. 목의 어긋남은 머리와 얼굴에 열을 정체시켜 얼굴 비대칭과 더불어 피부 노화를 촉진한다.

고객과 여유롭게 차를 마시면서 세밀하면서도 순식간에 이루어지는 진단 결과를 기반으로 고객에게 가장 적합한 프로그램을 추천해 주는 것이 바로 한글오행 10단계 진단법이다.

그리고 머리와 얼굴에 정체된 열을 내리려면 '복부' 가스를 녹여주어야 하고, '팔' 을 통해 어깨도 으깨어 주어야 한다. '발' 에서 얼굴과 머리 반사구를 자극하고, '발목' 에서 머리와 목의 열도 내려주어야 한다. 여기서 주목해야 할 부분은 ㅁ, ㅂ, ㅍ이 겹치는 피부(표피), 복부(배)를 포함해 팔과 발목과 발의 단어가 모두 물에 속한다는 점이다.
몸 상부의 열은 복부에 적체된 가스나 지방 덩어리들로 인해 복부 온도가 낮아지거나, 손과 발끝으로 빠져나가야 하는 열독의 문이 막혀서 머리와 얼굴로 올라가기 때문이다. 또 겨드랑이를 통해 배출되어야 하는 열독은, 겨드랑이 영구 제모로 인해 배출되지 못하고 머리와 얼굴로 올라간다. 세대와 시대적인 문화가 바뀌면서 걷는 시간보다 앉아있는 시간이 더 많고, 종이에 글을 쓰는 대신 스마트폰을 이용함으로써 받는 전자파로 인해 머리와 얼굴에 정체된 열을 내려 주는 방법은 몸속의 막힌 수로를 소통시키고 부족한 수분과 산소를 채워 주는 일이다.

| 여진식 수기진동의 종류와 방법 이야기 |

여진식 수기진동을 위해서는 기본적으로 관리사의 신체적 조건에 무리가 가지 않는 자세와 힘 조절을 익혀야 한다. 힘 조절이란 힘 나누기, 힘쓰기, 힘 빼기를 말한다.
그리고 피부결이나 조직이 순환하는 방향을 따라 근육의 기시점과 정지점, 12피부와 12경근, 12경락의 기시점과 정지점에서 근막의 활주 운동과 횡격막 및 림프 피부호흡을 도와주는 방법을 숙련시킨 후 수기진동을 적용시키면 관리사의 신체적 조건을 건강하게 유지시킬 수 있는 기본 체력이 만들어진다.

여진식 수기진동은 음양오행기법을 18가지 기본동작으로 하여 깊고 얕게 나누면 36가지 동작이 되고, 넓고 좁게 나누면 또 36가지 동작이 되며, 빠르고 느리게 나누면 또 36가지 동작이 만들어지므로 부위에 따라 필요한 기법으로 다양한 테크닉을 사용할 수 있다.

음양의 기법이란 손바닥은 음 기운이지만 양기를 만들어 내고, 손등은 양 기운이지만 음기를 만들어 내며, 손끝은 오행의 기를 자유자재로 여닫을 수 있는 열쇠의 역할로 활용하고 있다.

피부와 피부가 마찰할 때 손바닥을 사용하면 음 기운이지만 관리를 받는 대상에게는 따뜻한 양기가 발산되고, 권법이나 척골법은 양 기운이지만 관리를 받는 대상에게는 부드러운 음 기운이 발산된다. 따라서 음기가 정체되어 경직되거나 어긋나기 쉬운 손발목이나 무릎과 주관절, 견관절과 고관절은 권법으로 따뜻한 양기를 채워 주고, 가스나 지방이 정체되어 부어있는 부위는 손바닥의 열기로 다림질을 하듯이 열을 만들어 주어야 한다.

오행 기법이란 각 각 다른 에너지를 가지고 있는 다섯 손가락을 활용하는 것이다. 토(土)기운이 발산되는 엄지, 화(火)기운이 발산되는 검지, 수(水)기운이 발산되는 중지, 목(木)기운이 발산되는 약지, 금(金)기운이 발산되는 새끼손가락을 사용한다. 손은 매우 정교한 도구이다.

손의 모양이나 부위에 따른 동작에서도 각각 다른 에너지가 발산된다. 가장 많이 사용하는 손끝은 오행의 에너지가 발산되고, 손바닥은 가스를 분해하는 열기를 만들어 낸다. 새끼손가락 줄기인 소지구근은 온기를 만들어 내고, 손목의 수근은 수축시키는 금 기운을 만들어 낸다. 또한 엄지손가락 줄기인 무지구근은 수 기운을 만들어 내고, 권법은 양기를 만들어 내며, 척골법은 지방을 분해하는 열기를 만들어 낸다. 여진식 수기진동에 손목의 수근법을 넣지 않은 이유는 엄지손가락과 손목의 수근은 지나치게 사용하면 손가락에서부터 어깨와 목이 쉽게 고장이 날 수 있기 때문이다. 피부관리 직업은 건강이 허락하는 날까지 할 수 있는 매력적인 일이기에, 손이라는 도구를 오래도록 잘 사용하는 방법부터 익혀야 한다.

| 여진식 수기진동의 종류와 방법 설명 |

1. 합장 취기법(合掌聚氣法) 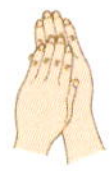

합할 '합(合)', 손바닥 '장(掌)' 모일 '취(聚)' 기운 '기(氣)' 물 흘러갈 '법(法)' 이 모인 용어이다. 왼손을 오른손 위에 포개어 안정된 힘을 만들어 내거나 큰 동작이 필요한 부위에 사용하는 행법이다. 가벼운 동작일 때는 생기를 만들어 내고, 깊은 동작일 때는 경직된 근육이나 가스를 풀어 주는 행법이 된다.

2. 가볍게 눌러 주기 경압법(輕壓法)

가벼울 '경(輕)', 누를 '압(壓)', 물 흘러갈 '법(法)' 이 모인 용어이다. 처음 시작할 때와 마무리할 때 주로 사용하지만 얼굴을 포함한 전신의 마디마디에서 필요한 행법이다. 경압법을 두고 지압이라고 하지 않는 것은 엄지만 사용하는 것이 아니기 때문이다.

3. 부드러운 애마법(愛摩法)

사랑 '애(愛)', 쓰다듬을 '마(摩)', 물 흘러갈 '법(法)' 이 모인 용어이다. 몸이나 얼굴 피부를 관리할 때 시작과 마무리 동작에 주로 사용하는 행법이다. 시작할 때는 피부호흡을 열어주기 위해 부드럽게 쓰다듬어 림프나 혈락과 부락과 근막의 활주를 도와준다. 깊은 압력일 때는 근육의 피로 물질이나 가스를 녹이고, 붓기가 사라질 수 있는 매력 있는 행법이다.

4. 수직으로 밀어 주기 경마법(經摩法)

곧을 '경(經)', 문지를 '마(摩)', 물 흘러갈 '법(法)' 이 모인 용어이다. 12피부, 12경근, 12경락, 근육 등 수직의 흐름을 소통시키고자 할 때 강약의 힘을 조절하면서 피부와 근육의 결을 매끈하게 만들어 주는 행법이다.

5. 횡으로 고랑파기 횡마법 (橫摩法)

가로 '횡(橫)', 쓰다듬을 '마(摩)', 물 흘러갈 '법(法)' 이 모인 용어이다. 밭에 씨앗을 심기 전에 고랑을 파듯이 처음엔 부드럽게 시작해서 점점 깊게 뼈와 뼈 사이에 고랑을 파 준다. 몸에서 횡이나 사선으로 결을 만들고 있는 몸통이나 허벅지에서 주로 사용되는 행법이다.

6. 자근자근 풀어주는 분분법(分芬法)

나눌 '분(分)', 향기 '분(芬)', 물 흘러갈 '법(法)' 이 모인 용어이다. 여진식 노하우가 만들어 낸 기법으로 12관절과 골막, 피부와 근막의 결을 따라 자근자근 흔들면서 풀어주는 행법이다.

7. 반죽하기 장날법(掌捏法)

손바닥 '장(掌)', 주물러 줄 '날(捏)', 물 흘러갈 '법(法)' 이 모인 용어이다. 살이 많은 부위에서 두 손으로 주물럭주물럭 밀가루 반죽하듯이 지방 분해를 시켜 주는 행법이다.

8. 근육 비틀기 분해법(分解法)

나눌 '분(分)', 풀 '해(解)', 물 흘러갈 '법(法)' 이 모인 용어이다. 근육이나 지방이 두터운 부위 즉 진피층과 결합 조직막으로 연결된 지방층을 분리시키고 분해시켜서 막힌 혈관과 수로에 산소를 소통시켜 주는 행법이다. 양손이 서로 엇갈리는 동작으로 빨래를 짜는 듯이 비틀어 지방층에 열을 높여 준다.

9. 근막을 뜯어주는 날척법(捏拓法)

반죽할 '날(捏)', 확장시켜 줄 '척(拓)', 물 흘러갈 '법(法)' 이 모인 용어이다. 엄지와 검지가 주가 되어 허리에서부터 등줄기와 옆구리 등 몸통과 팔나리, 그리고 목과 이마와 두피까지 다양한 기법을 만들어내는 행법이다. 피부와 근막과 근육과 뼈 사이에 피부표층 근막을 뜯어서 협착이 된 표층 근막을 부드럽게 하여 피부의 탄력과 유연성을 만들어 주는 행법이다.

10. 뼈를 자극하는 골기법(骨氣法)

뼈 '골(骨)', 기운 일으켜 줄 '기(氣)', 물 흘러갈 '법(法)' 이 모인 용어이다. 발등, 경골과 비골, 12관절, 얼굴, 머리 등 골기법이 필요한 부위에서 뼈를 자극해서 뼈에 열이 나게 하는 행법이다.

11. 당겨 오고 밀어 주기 추나법(推拿法)

'추' 자는 번천할 '추(推)', 밀어줄 '퇴' 의 의미를 함께 사용한다. 손으로 사로잡을 '나(拿)', 물 흘러갈 '법(法)' 이 모인 용어이다. 근육의 방향을 잘 헤아려서 어느 쪽으로 옮겨 주어야 할지를 정한 다음 근육이나 근막을 잡고 보내고자 하는 방향으로 균형을 잡아 주는 행법이다.

12. 피부를 흔들어 주는 진동법(振動法)

손으로 떨어 줄 '진(振)', 힘 살아나게 할 '동(動)', 물 흘러갈 '법(法)' 이 모인 용어이다. 여진이란 이름 자체가 진동을 의미하듯이 진여수 수기요법 자체가 분분법과 진동법이 주를 이룬다. 12관절을 포함해서 피부와 근막, 근육의 굳어지고, 막힌 곳을 가볍게 흔들어서 진동을 시키면 피부 진피층이나 지방층의 유착으로 불통된 수로와 산소를 소통시켜 준다.

13. 수도, 귀래 강압법 복사마법(腹斜摩法)

배 '복(腹)', 옆으로 비스듬할 '사(斜)', 문지를 '마(摩)', 물 흘러갈 '법(法)' 이 모인 용어이다. 한 손은 가볍게 주먹을 쥐어 배꼽 위에 얹고, 다른 한 손을 주먹 쥔 손 위에 얹어서, 배꼽을 중심에 두고 하복부 위경의 수도와 귀래혈에 열이 날 수 있도록 복부를 롤링 시켜 주는 동작이다.

14. 손가락 마디로 진동시키는 권법(拳法)

주먹 '권(拳)' 에 물 흘러갈 '법(法)' 이 모인 용어이다. 주먹을 가볍게 쥐고 첫 번째 손가락 마디뼈로 얼굴이나 약한 뼈를 자극하는 작은 권법과 두 번째 뼈는 좀 더 깊은 테크닉을 위한 큰 권법이 있다. 열기를 만들어주어야 하는 곳이나 굳어있는 부위에서 사용되는 행법으로서 골기법과는 다르다.

15. 시계 방향으로 돌려주는 회전법(回傳法)

견관절, 견갑골, 고관절, 손목, 발목을 부드럽게 돌려서 굳어진 부위를 풀어 주거나 출산으로 원기가 탈진된 산모의 복부에 원기를 북돋아주기 위해 배꼽을 에워싸고 시계 방향으로 돌려주는 행법이다.

16. 울퉁불퉁한 부위를 매끈하게 만드는 척골법(尺骨法)

척골은 자처럼 곧게 뻗었다고 하여 자 '척' 과 뼈 '골' 자가 모인 용어이다. 팔의 척골을 이용해서 등이나 엉덩이, 허벅지 같이 살이 많은 부분에 정체된 지방을 분해시켜 줄 때 사용한다. 척골의 각도와 힘 조절이 잘 되어야 안정된 힘을 만들 수 있다.

17. 토닥토닥 두드려주는 고타법(拷打法)

두드릴 '고', 두드릴 '타', 물 흘러갈 '법' 이 모인 용어이다. 천미추(선골)와 발바닥에서는 주먹을 쥐고 강하게 두드리지만 그 외의 부분들에서는 문을 노크하듯이 손에 힘을 빼고 손바닥을 오목하게 하여 가볍게 두드리는 행법이다. 체기가 있거나 횡격막을 열어 줄때는 주먹을 쥐고 소지구근의 힘으로 흉추 7번과 5번에 탁탁탁 9번을 5번 반복해서 45번을 두드려 준다.

18. 쭉쭉 늘려서 펴 주는 신전법(伸展法)

늘려서 펴 줄 '신', 늘려서 펴 줄 '전', 물 흘러갈 '법' 이 모인 용어이다. 관리 전후에 관절과 관절의 유연성 확보와 결합 조직들의 얽힘과 수축을 풀어서 막힌 곳이 뚫어지게 하는 행법으로 정확한 방향으로 조심스럽게 스트레칭을 시켜 주어야 한다.

| 여진식 워터진동의 종류와 방법 이야기 |

- 머리와 얼굴에 워터진동을 시켜 주면 체온이 내려가므로 침대의 온도를 높이고, 복부에 스팀 팩이나 황토 팩 또는 레인보우를 올려서 고객이 덥다고 느끼게 해야 한다. 땀이 날 정도로 더울 때 워터진동을 시켜주면 시원하고 기분이 상쾌해진다.
- 피부 워터진동 시작 전에 관리사가 앉는 의자의 높이 조절도 중요하다. 얼굴 피부를 진동시킬 때는 의자를 가장 높게 하고, 두피를 진동시킬 때는 가장 많이 낮춰야 관리사의 몸이 안정된 테크닉을 할 수 있

게 된다.

- 피부진동을 시켜줄 때 물과 바람이 함께 나오므로, 코를 중심으로 방향과 각도 조절을 잘 잡아 주어야 고객이 호흡을 편안하게 할 수 있다.

- 워터진동 시에 분사되는 물 분자는 총알에 비유하고, 땀구멍은 과녁에 비유할 수 있다. 물 분자가 땀구멍 깊이 정확하게 들어 갈 수 있도록, 진동 부위에 따라 수직이나 사선으로 건(gun)의 방향을 조절해야 한다. 이렇게 하는 이유는 수분 공급의 깊이와 양에 따라 효과가 달라지기 때문이다.

- 피부의 부위에 따라 두피는 2cm 높이, 얼굴은 1cm 높이, 코 옆은 0.5cm가 적합하다. 피부에서 너무 멀어지면 옆으로 분사되는 양은 많지만 피부로 들어가는 양이 적어진다.

- 워터진동 시 코와 귀로 물이 들어가지 않도록 해면처리를 잘 해야 고객이 편안하게 호흡할 수 있다. 그러나 눈에는 클린워터가 들어가면 열이 내리면서 눈이 시원해진다.

- 중요 경혈에 워터로 피부진동을 시킬 때 두피는 9초 진동, 얼굴은 3초 진동을 시켜 준다. 그러나 두피는 모근을 자근자근 당겨주고, 얼굴 피부는 가볍게 피부를 씻어 주는 테크닉이 필요하다.

- 진여수 워터진동 시 여성은 좌측에서 우측으로, 남성은 우측에서 좌측으로 왔다 갔다 하면서 경혈진동을 시켜야 하므로 귀찮을 수도 있지만 정해진 순서를 잘 지켜야 효과가 높아진다.

- 워터진동을 시켜줄 때 엄지가 물을 끊으면 관리 효과가 떨이진다. 워터진동을 시키면서 수압이 분사되는 주변을 엄지손가락이 테크닉을 할 때 피부진동을 시키는 수압을 끊지 말아야 한다.

- 한쪽 얼굴관리가 끝난 후 작아진 얼굴을 고객(신규)에게 확인시킨다. 대부분 코 옆 팔자주름이 보톡스 맞은 것처럼 탱탱하게 차오르면서 느슨하게 늘어진 볼 살이 쫘~악 올라붙는다.

- 관리 전후 사진을 만들어 고객의 톡으로 보내준다. 케어 전에 맨 얼굴 사진을 반드시 찍어두고, 케어 끝난 후의 사진을 찍어보면 사과처럼 빨갛던 얼굴이 하얗게 열이 내려 있다.

수산화이온클린워터는 미세 먼지나 묵은 피지를 씻어주는 세척제로 사용하고, 수소이온클린워터는 트러블 진정이나 모공 수축을 위한 산소 팩으로 사용한다.

| 여진식 워터진동의 종류와 방법 요약 |

1) 피부 워터진동 시작 전에 고객이 춥지 않도록 체온 조절

2) 피부 워터진동 시작 전에 관리사가 앉는 의자 높이 조절

3) 피부진동을 시켜줄 때 코를 중심으로 방향과 각도 조절

4) 물 분자는 총알에 비유하고, 땀구멍은 과녁에 비유할 수 있다.

5) 피부 부위에 따라 적합한 물 높이와 압력 조절

6) 수산화이온클린워터는 세척제로 사용하고, 수소이온클린워터는 산소 팩으로 사용한다.

7) 워터진동 시 코와 귀로 물이 들어가지 않도록 해면처리를 잘 해야 고객이 편안하다.

8) 중요 경혈에 워터로 피부진동을 시킬 때 두피는 9초 진동, 얼굴은 3초 진동

9) 워터로 피부진동 시 정해진 순서를 잘 지켜야 효과가 높아진다.

10) 워터진동을 시켜줄 때 엄지가 물을 끊으면 관리 효과가 떨어진다.

11) 한쪽 얼굴관리가 끝난 후 작아진 얼굴을 고객(신규)에게 확인시킨다.

12) 관리 전후 사진을 만들어 고객의 톡으로 보내 준다.

| 클린워터 큰 병과 미스트의 차이는 ? |

수소이온클린워터와 수소이온미스트는 같은 내용물인데 눈에는 이온수가 흘러내릴 정도로 뿌려주어야 하고, 코는 이온수를 뿌리면서 숨을 들이쉬어야 하며, 피부에는 미스트가 흘러내릴 정도로 뿌리고 피부를 가볍게 두드려 줄 때 효과가 더 좋기 때문에 작은 미스트용기에 소량을 담은 것이다.

| 피부 열을 잘 내리는 수소이온이 풍부한 클린워터 |

수소이온이 풍부한 클린워터는 산성수 또는 산화수라고 부른다. 그러나 전기분해 되는 전해수 중에 산성에는 산소와 음이온이 녹아 있고 H^+ 라 표기한다. 수소이온수는 산성수로서 PH가 낮아질수록 산소 농도가 풍부하지만 지나치게 낮아지면 회복하기 어려운 예민 피부로 변할 수 있다. 그러나 수소이온이 풍부한 클린워터는 알칼리가 수소와 수산화로 나누어졌기에 수소이온이 풍부하다는 표현을 한다. 수소이온은 분해되는 과정에서 물 분자끼리 서로 달라붙는 밀착성이 강해 피부조직을 수축시키는 에너지가 담겨있다. 산소와 음이온이 풍부하고 미네랄도 걸러낸 깨끗한 에너지체인 수소이온의 특징은 살균세정과 살균 보습 효과가 있어 다음과 같이 사용하면 피부 건조함과 다양한 이름의 트러블 및 홍조증과 피부 탄력에 도움이 된다. 평소에 미스트로 사용할 때 눈을 뜨고 눈 속에 뿌리면서 눈을 깜박거리면 눈의 열을 내려주므로 눈이 환하게 가벼워진다. 또 숨을 들이쉬면서 코 속에도 뿌려주면 코 속과 뇌로 산소 공급이 이루어진다.

| 수소이온과 산소가 풍부한 클린워터로 홈 케어 사용 방법 |

1) 신생아 귀저기 발진 : 신생아 귀저기 발진이나 피부 열꽃에 미스트를 뿌리면서 두드려 준다.

2) 눈 열 내려 주기 : 수산화이온미스트를 눈에 뿌리면서 물이 흘러내릴 정도로 눈을 깜박거려 준다.
3) 건조한 코 속을 촉촉하게 만들기 : 수소이온미스트를 코에 뿌리면서 숨을 들이쉬기를 반복해 준다.
4) 눈 주변 다크서클이나 색소 침착 : 잠들기 전에 화장 솜에 적셔서 눈을 덮고 자면 피부색이 밝아진다.
5)트러블 열 내려 주기 : 수소이온클린워터를 화장솜에 적셔서 트러블 부위와 이마 헤어라인에 덮어 주고, 밤에는 수분 팩으로 올리고 잔다.
6) 볼 홍조 : 수소이온클린워터를 화장솜에 적셔서 홍조가 심한 부위에 진정 팩으로 얹어 준다.
7) 느슨하게 처지는 피부 : 수소이온미스트가 흘러내릴 정도로 뿌려준 후 턱선 좌우를 토닥토닥 9번 두드려주고, 또 뿌려서 두드려 주기를 5번 반복해 주면 느슨하게 늘어진 피부가 쫀쫀하게 올라붙는다.
8) 칙칙한 피부 : 수산화이온미스트로 눈과 얼굴을 씻어준 후 수소미스트를 뿌리고, 느슨하게 처지는 피부처럼 두드려 주기를 반복한 후 매일 밤 수분 팩으로 올려주면 피부색이 밝아진다.
9) 팔, 다리, 등에 울긋불긋 돋아나는 열꽃에도 미스트를 뿌리고 두드려 주면 진정이 잘 된다.
10) 두피와 머리카락에 뿌려 주면 모근에 탄력과 머릿결이 윤택해지는 영양제가 된다.

| 네추럴 딥클렌저 수산화이온이 풍부한 클린워터 |

수산화이온이 풍부한 클린워터는 수소와 양이온이 많이 녹아 있어서 OH- 라 표기하고, 알칼리수 또는 환원수라고도 부른다. 단백질 분해 작용과 기름 때 세척 작용이 강해서 두피 전용으로 사용하지만 얼굴 피부가 두꺼우면서 피지가 번들거리고, 땀구멍이 커서 땀구멍 깊이 박힌 검은 피지도 잘 녹인다.
클린워터의 특성은 기름기를 잘 씻어주면서 미네랄과 수소이온 그리고 산소를 공급하므로 피부에 영양수 효과가 있는 것이다. 피부 타입에 따라 수소보다 수산화클린워터가 더 잘 맞는 걸 보면 이온화되면서 미네랄과 수소에너지가 풍부해서 영양수 작용을 하기 때문이다. 또 지나친 비타민 제품 사용이나 시술 등으로 산성화된 피부의 PH를 정상으로 올려주기 위해서는 수산화이온클린워터가 도움이 될 수 있다. 샵에서 고객을 관리할 때는 수산화로 피부세척을 가볍게 하고 나서 피부타입에 따른 앰플과 영양크림, 그리고 수소이온클린워터로 피부 PH 균형을 맞춰 주는 수분 팩으로 사용하므로 건강한 피부환경이 만들이 진다.
특히 수산화의 장점은 묵은 각질과 피부 깊은 층의 이물질이나 미세 먼지, 황사 먼지, 알레르기 먼지, 작업 먼지와 피지를 씻어주면서 미네랄과 수소에너지를 보충 해주는 것이다. 따라서 일반 화장품의 각질제보다 피부에 자극이 없는 내추럴 딥클렌저 효과가 있다.
수산화이온클린워터 사용 후 피부가 평소보다 더 당기고 건조하다고 느끼면 다음과 같은 방법으로 건조함을 예방할 수 있다. 그래도 심하다 싶으면 수소이온클린워터만 사용하면서 보습과 유분을 채워 주면 정상으로 돌아온다. 내추럴 영양크림인 시어크림으로 유분을 채워준 후 수소이온클린워터를 덧뿌려 준다. 그리고 수소이온이 풍부한 클린워터를 화장 솜에 적셔서 건조한 부위에 수분 팩으로 얹어 준다.

| 미네랄이 풍부한 수산화이온 클린워터 홈 케어 사용 방법 |

1) 두피트러블과 지성피부 트러블에 뿌리면서 씻어 준 다음 그 위에 수소이온클린워터를 뿌려준다.
2) 유분이 넘치는 지루성 두피나 화농성 트러블에 뿌리면서 씻어 주고, 수소이온클린워터를 뿌려준다.
3) 대머리나 머리숱이 없는 두피에 뿌리면서 피부진동을 시켜주고, 수소이온클린워터를 뿌려준다.
4) 모근에 달라붙은 피지 덩어리와 중금속, 미세먼지, 노폐물, 해로운 균이 잘 씻어진다.
5) 아침에 수돗물 대신 미스트로 뿌리면서 토닥토닥 두드려주고, 화장을 하면 화장이 곱게 먹힌다.
6) 눈에 뿌리면서 물이 흘러내릴 정도로 눈을 깜박거려 주고, 수소이온클린워터를 뿌려준다.
7) 햇볕에 탄 피부나 모기 물린 피부에 미스트를 뿌리면서 두드려준다.
8) 건조한 코 속에 숨을 들이쉬면서 뿌려 주면 코 속의 열이 잘 내린다.
9) 화장 솜에 적셔서 트러블 부위와 이마 헤어라인에 덮어 주고, 밤에는 수분 팩으로 올리고 잔다.
10) 팔과 다리, 등에 울긋불긋 돋아나는 열꽃에도 뿌리고 두드려 주면 진정이 잘 된다.

| 수소와 수산화의 특징 |

수산화이온클린워터는 모공을 열어서 산화된 단백질(피지)를 녹여 주고, 수소이온클린워터는 모공을 닫아서 수축시키는 작용을 한다. 즉 수산화이온클린워터는 땀구멍을 열어 피지를 녹여주면서 동시에 수소와 미네랄이 채워지고, 수소이온클린워터는 열린 땀구멍에 산소와 음이온을 채워서 피부 수축 작용을 시키므로 닫아 준다고 표현한다.

두피와 얼굴에 워터진동을 시킬 때 먼저 수산화이온클린워터로 가볍게 씻어주고, 피부타입에 맞는 제품으로 보습과 영양을 펴서 바른 후 수소이온클린워터로 수분 재충전을 시켜주면, 얼굴과 두피의 모근을 수축시켜 피부에 힘이생긴다. 따라서 워터터테라피의 순서는 수산화이온을 1번 순서로 수소이온을 2번 순서로 사용해야 한다. 홈 케어로 사용할 때는 1번으로 눈을 뜨고 눈에 뿌리면서 이온수가 흘러내리도록 눈을 씻어 준다. 이때 흘러내리는 이온수를 토닥토닥 두드려 피부에 스며들게 한 다음, 2번도 눈을 뜨고 눈에 뿌리면서 이온수가 흘러내리도록 눈을 깜박거리거나 눈동자를 좌측으로 우측으로 또는 아래로 위로 옮겨 주면서 미스트를 뿌려준다. 이때 눈이 따끔거리는 건 눈에 열이 많이 정체되었거나 눈주변 순환선들에 소통제한이 생긴 것이다.

저자가 컴퓨터로 이 책을 쓰는 동안 돋보기를 쓰고 글을 쓴다. 그런데 돋보기에 피부가 눌려 코뼈가 아프면서 코와 눈에 열이 정체되는 게 느껴져서, 클린워터를 화장솜에 적셔서 이마와 눈 아래에 붙이고 그 위에 안경을 쓰고 글을 새벽까지 글을 써도 눈이 피곤하지 않고 맑은 머리를 유지할 수 있었다. 덕분에 힘이 없던 좌측 눈동자에 정기가 살아나 눈에 힘이 생겼다. 이러한 기적은 저자가 이 책에 사용하려고 찍은 프로필 사진에서 발견했다.

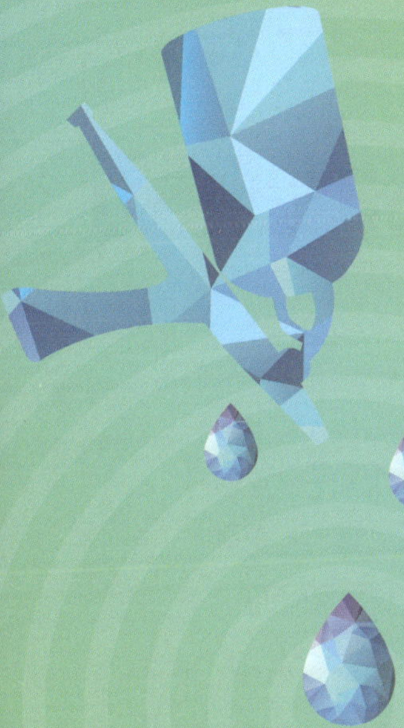

여진식 워터테라피 3단계 36코스

실기편

- 1단계 12코스 : 몸통과 머리피부 호흡열기
- 2단계 12코스 : 작은 얼굴을 위한 수기진동
- 3단계 12코스 : 동안 피부를 위한 워터로 피부진동

{ 1단계 12코스 : 몸통과 머리피부 호흡 열기 }

서서 하는 순서 몸통피부 호흡 열기

01 코스 임맥과 횡격막 피부 호흡 열기

방법1) 전사각근을 조절하는 문인 선기에 좌측 엄지를 고정시킨 후, 시계 방향으로 9번 회전

방법2) 대흉근의 흉골지를 조절하는 자궁, 늑골지를 조절하는 거궐도 같은 방법으로 회전

방법3) 상복부 우측 늑골 아래 근막과 복부에서 X자로 교차하는 근막 호흡을 도와준다.

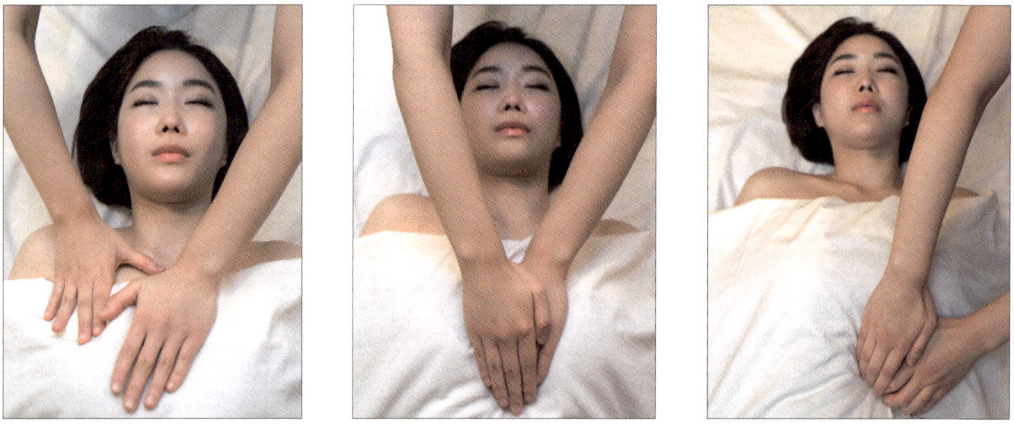

효과 : 위로는 얼굴로 오르내리는 순환선을, 옆으로는 가슴근과 근막 호흡을 열고, 아래로는 치골 두덩선상까지 연결되는 복직근 근막의 호흡을 열어 준다. 가슴이 조여드는 통증과 막힌 유선 소통

임맥과 횡격막 피부 호흡의 중요성

- 임맥의 선기는 하악골을 호흡하는 전사각근의 경직과 막힘을 소통시키는 문이면서 폐열을 주치한다.

- 자궁은 대흉근의 흉골지의 경직과 막힘을 소통시키는 문이면서 얼굴 열을 내리는 곳이다.

- 옥당은 심근을 호흡하는 흉추 3번과 소통하면서 심장과 폐에 산소 공급 및 유선과 소통한다.

- 단중은 흉추 신경총을 관장하고, 골격근과 대장경근의 기시점인 흉추 4번과 소통하며, 내분비계를 조절하는 심포의 복모혈로서 유즙의 과소를 조절한다.

- 거궐은 흉추 7번 신경이 가슴으로 오면서 간의 모혈인 기문을 지나 심경의 복모혈인 거궐에서 횡격막의 경직과 막힘을 소통시켜 주는 문이다. 가슴과 어깨, 머리와 얼굴로 상기된 열을 내려 준다.

- 상완은 위경련, 분문경련, 위 분문 막힘과 근막의 긴장, 얼굴 경련을 주치한다.
  상완 바로 아래는 위경의 복모혈인 중완이 있다.

- 횡격막은 백회와 소통되므로 횡격막의 소통 제한은 머리에서 백회의 호흡을 도와야 된다.

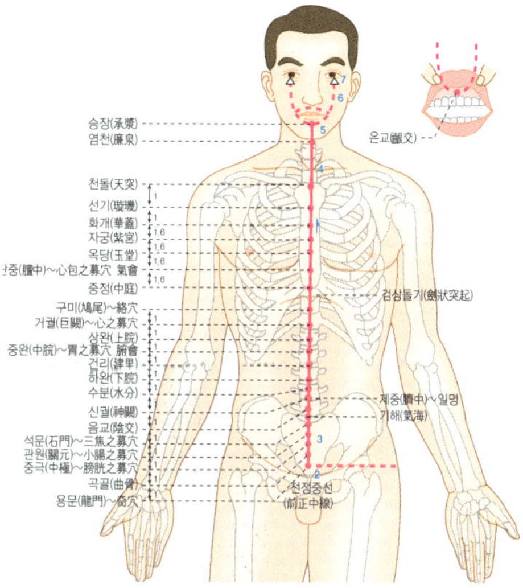

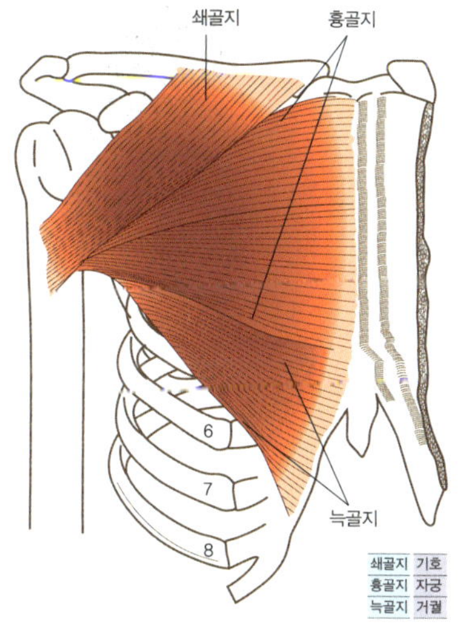

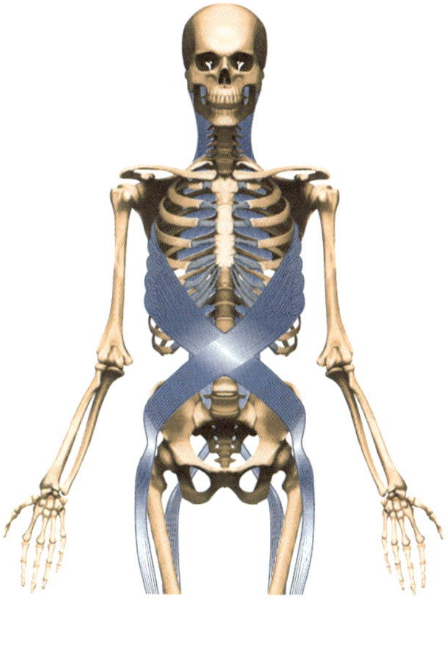

02 코스 견관절과 쇄골 호흡 열기 (중부, 운문, 극천, 천지, 천천)

방법1) 좌우 어깨 오목한 곳에 손목의 수근을 밀착시켜 오구돌기를 밖으로 펴 주면서 소흉근과 쇄골의 호흡을 도와준다.

방법2) 양손으로 좌우의 극천과 천지의 근막을 가볍게 잡고 피부진동을 시켜 준다.

방법3) 좌우 팔뚝 천천 부위에 부착되는 광배근과 대흉근을 가볍게 잡고 피부진동을 시켜 준다.

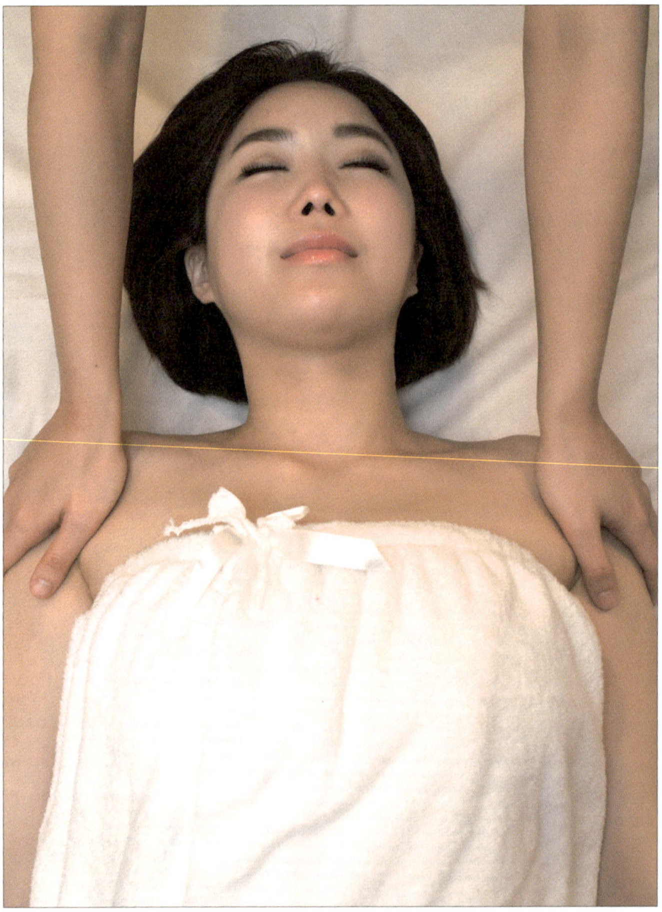

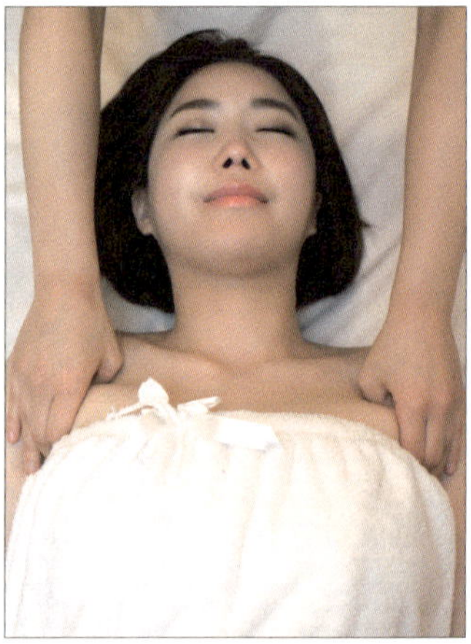

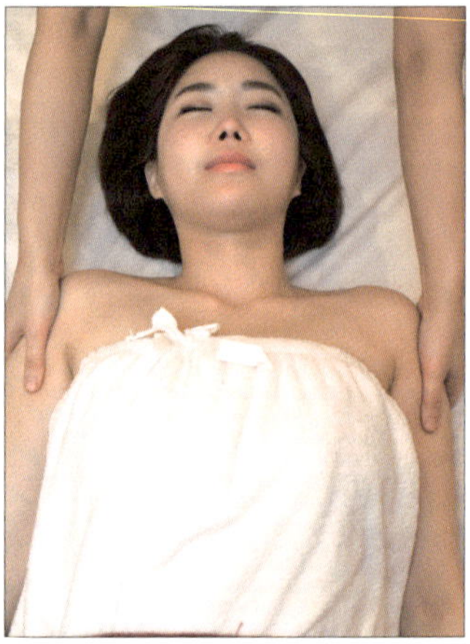

효과 : 견관절과 쇄골을 덮고 얼굴로 오르내리는 근육과 근막 및 팔뚝에 연결되어 어깨 변형을 만드는 근육과 근막 호흡을 소통시켜서 얼굴로 오르내리는 순환선들의 활주 작용을 도와준다.

견관절과 쇄골 근육을 호흡하는 경혈 포인트

- 중부는 경추 7번의 대추와 소통하는 폐경의 기시혈이면서 폐경의 복모혈이다.
- 운문은 쇄골의 변형을 조절하는 문이라 굽어진 쇄골과 견관절을 펴 주는 곳이다.
- 소흉근은 언어와 관련되므로 안정된 호흡을 도와 언어에 안정감을 준다.
- 극천은 심경의 기시혈로서 견관절 막힘으로 인한 협늑통과 림프 소통을 도와준다.
- 천지는 심포의 기시혈로서 옆구리 결림, 액와 림프부종, 팔뚝과 몸통 군살, 유선 호르몬을 활성화시킨다.
- 팔뚝의 천천은 심포의 두 번째 경혈로서 가슴 결림이나 견비통과 액와 림프 소통을 도와주는 곳이다.

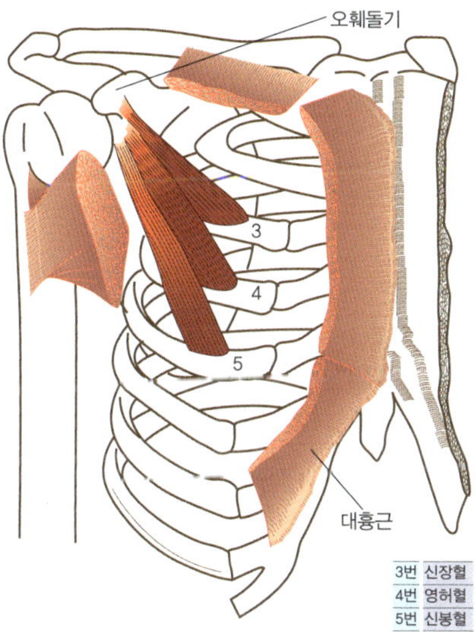

3번	신장혈
4번	영허혈
5번	신봉혈

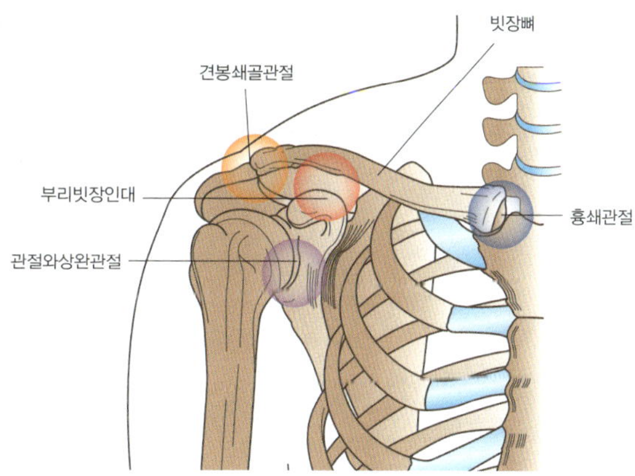

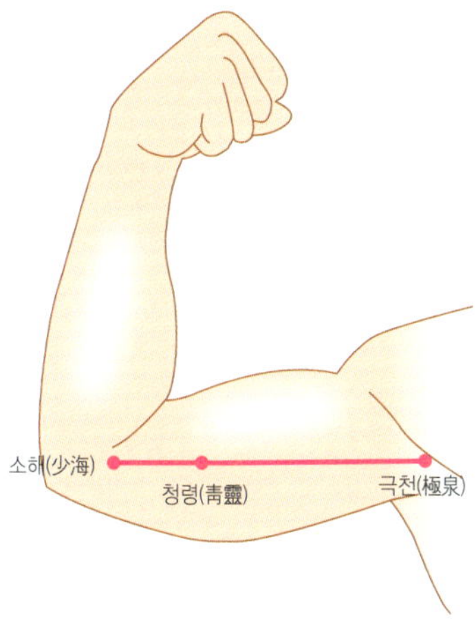

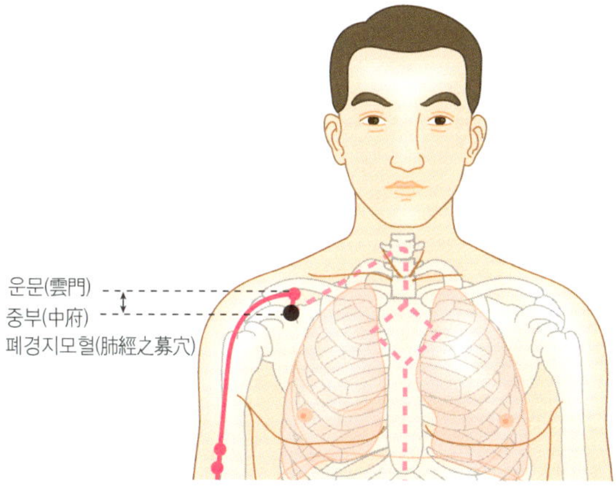

03 코스 큰 가슴근과 전거근 호흡 열기

방법1) 대흉근을 조절하는 기호를 중심으로 대흉근 쇄골지 호흡을 도와준다.

방법2) 어깨로 연결되는 대흉근을 가볍게 잡고 진동법으로 흔들어 근막의 호흡을 도와준다.

방법3) 브래지어 끈에 눌리는 담경의 연액과 비경의 대포를 중심으로 전거근 호흡을 도와준다.

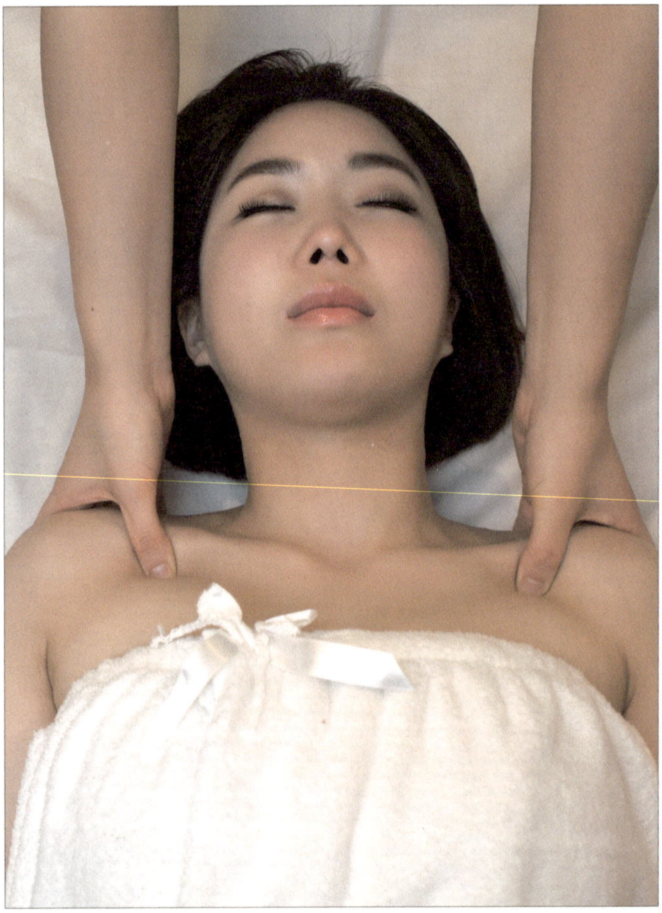

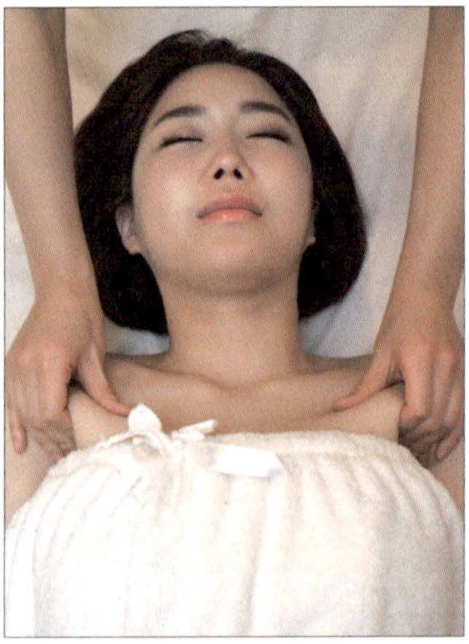

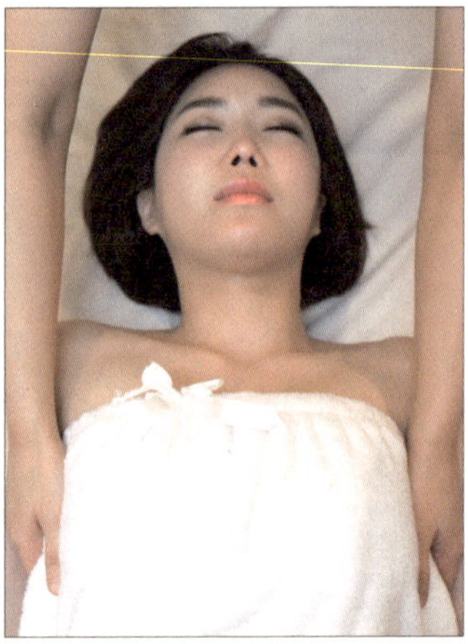

효과 : 큰가슴근(대흉근)과 근막 및 앞톱니근(전거근)의 근막과 피부호흡이 열리면, 액와에서 막힌 근막과 적체된 림프소통으로 얼굴 붓기가 빠지고, 안색이 밝아지면서 피부 탄력도 생긴다.

가슴근과 전거근(앞톱니근) 호흡의 중요성

- 큰가슴근(대흉근)을 호흡하는 3개의 문

대흉근 쇄골지를 조절하는 문은 위경의 기호, 흉골지를 조절하는 문은 임맥의 자궁, 늑골지를 조절하는 문은 임맥의 낙혈이면서 심경의 복모혈인 거궐이다. 거궐은 백회와 흉추7번과 소통하면서 횡격막 막힘을 소통시키는 중요한 곳이다.

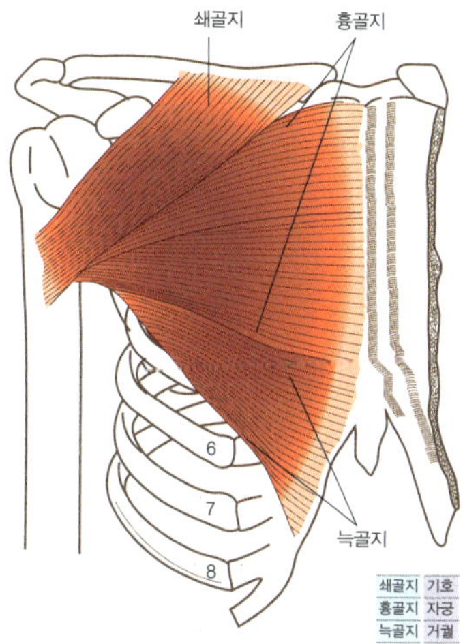

- 작은 가슴근(소흉근)을 호흡하는 3개의 문

소흉근 전체를 조절하는 폐경의 운문, 3늑골지를 조절하는 신경의 신장, 4늑골지를 조절하는 신경의 영허, 5늑골지를 조절하는 신봉은 가벼운 분분법으로 진동시켜 준다.

- 전거근(앞톱니근)을 호흡하는 9개의 문

전거근 전체를 조절하는 담경의 연액을 소통시켜 주면 등의 광배근과 가슴의 대흉근과 더불어 작용하는 어깨를 구성하고 있는 근육들이 경직과 막힘도 소통된다.

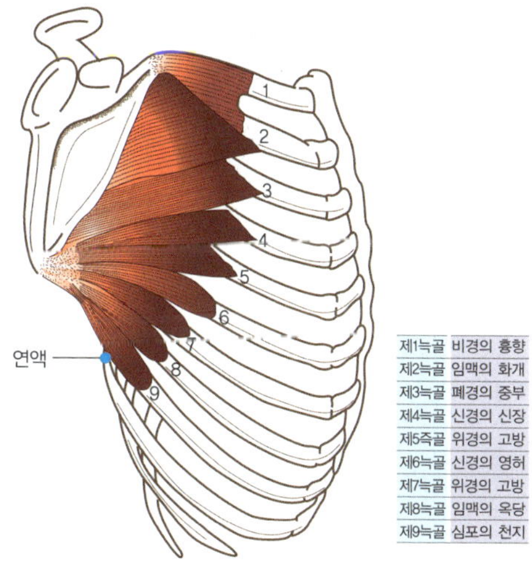

- 제 1늑골 비경의 흉향, 제2늑골 임맥의 화개, 제 3늑골 폐경의 중부, 제 4늑골 신경의 신장, 제 5즉골 위경의 고방, 제 6늑골 신경의 영허, 제 7늑골 위경의 고방, 제 8늑골 임맥의 옥당, 제 9늑골 심포의 천지는 가벼운 분분법으로 진동시켜 준다.

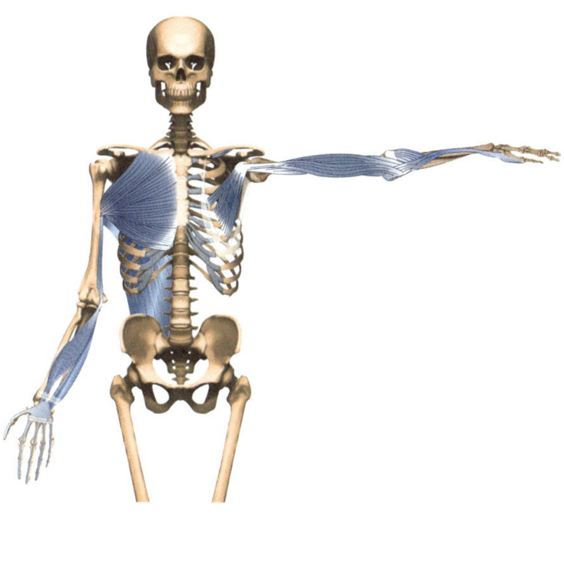

04 코스 어깨관절과 팔 호흡열기

방법1) 어깨 삼각근 앞면과 옆면, 뒷면의 근육을 잡고 가볍게 흔들면서 피부호흡을 도와 준다.

방법2) 주관절에서 상완이두근, 상완근, 상완요골근과 손목으로 연결되는 근육과 피부호흡을 도와준다.

방법3) 어깨와 목을 잡고 어깨에서 목으로 연결되는 근육과 근막을 늘려서 사각근 호흡을 도와준다.

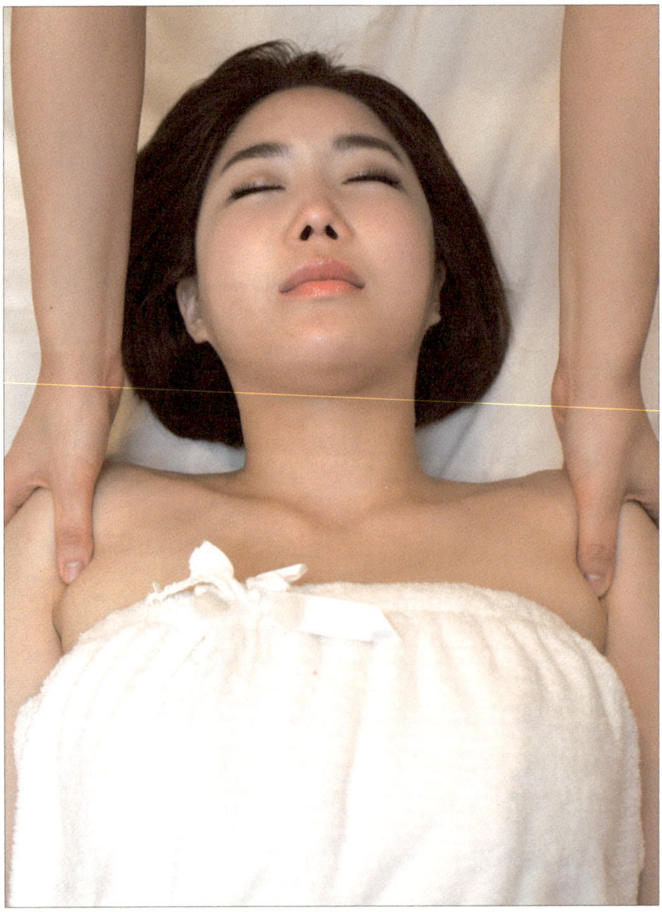

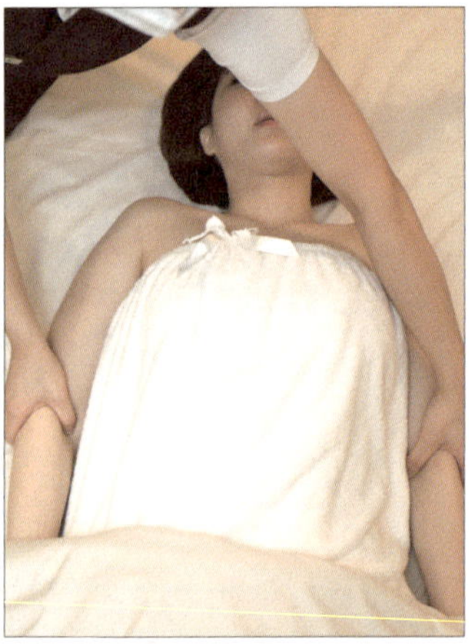

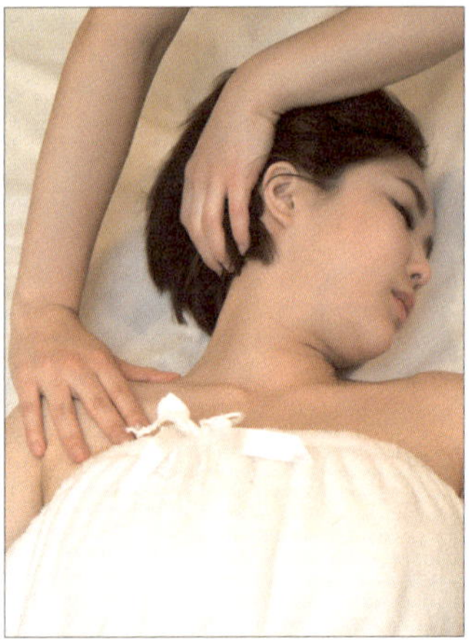

효과 : 손끝에서 주관절까지 정, 형, 유, 경, 합의 오유혈 중에, 삼음경의 삼합수혈과 삼양경의 삼합토 혈의 경직과 막힘을 소통시켜, 어깨와 팔과 손목과 손의 근육과 근막 활주를 도와준다.

주관절과 연결되는 근육을 조절하는 중요 경혈

- 상완이두근을 조절하는 삼초경의 천정, 상완근과 지신근을 조절하는 대장경의 하염, 상완 삼두근의 외측두를 조절하는 폐경의 협백, 장두를 조절하는 심경의 청영, 상완요골근을 조절하는 심경의 소해, 장요측근을 조절하는 대장경의 곡지, 단요측 수근신근을 조절하는 대장경의 상염, 척추수근신근과 장장근을 조절하는 소장경의 지정, 회외근을 조절하는 수삼리, 원회내근을 조절하는 폐경의 공최, 요측수근굴근을 조절하는 삼초경의 사독, 척측수근굴근을 조절하는 소장경의 소해 등이 많은 근육의 기시점 또는 정지점이 주관절이므로 경맥에서 중요한 정형유경합의 삼합수혈과 삼합토혈 그리ㄱ 12수혈과 12복모혈은 따로 첨부 설명을 하기로 한다.

수태음폐경

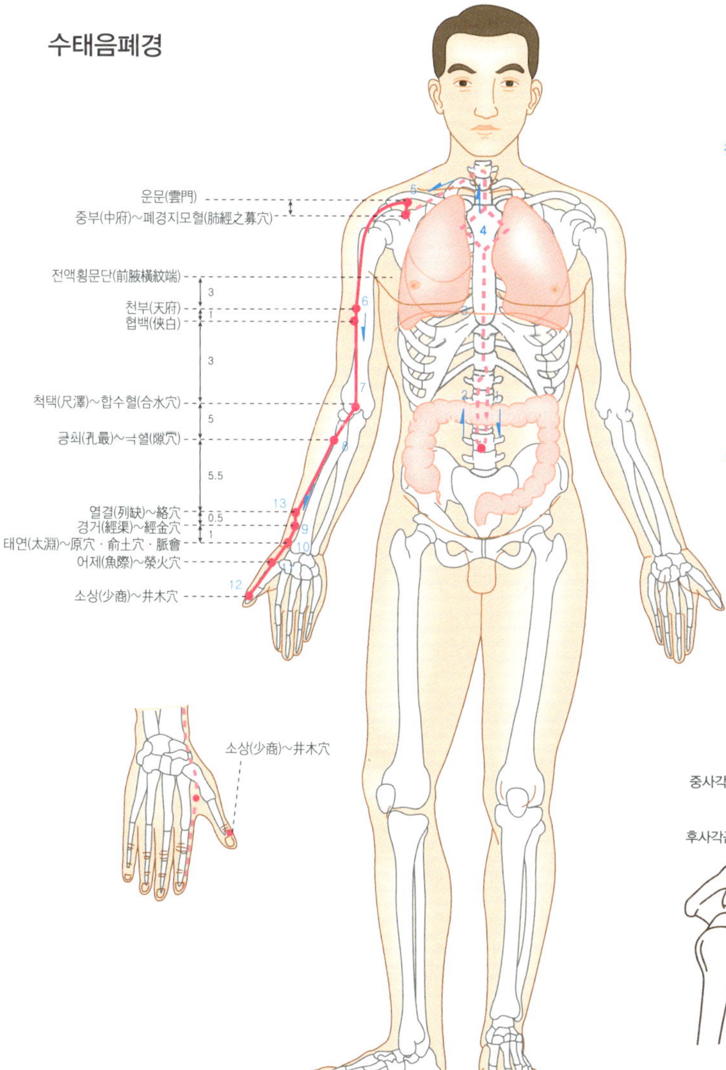

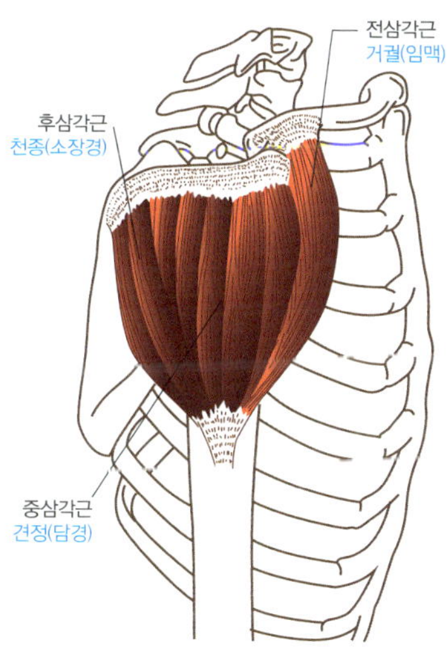

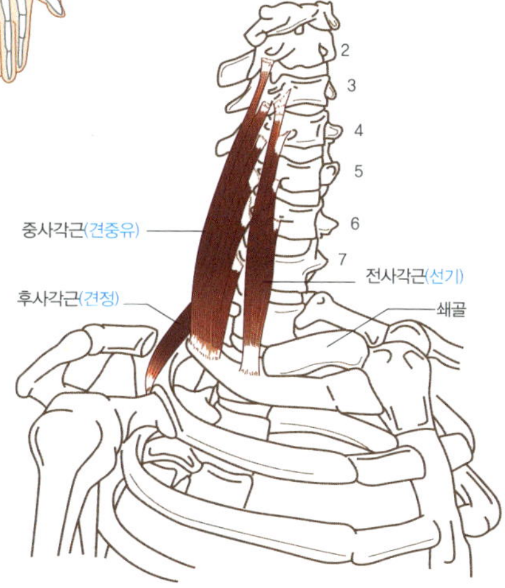

수소음심경

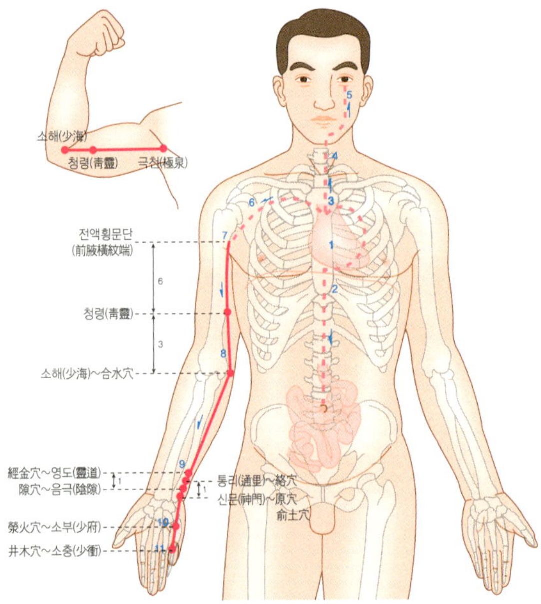

수궐음심포경

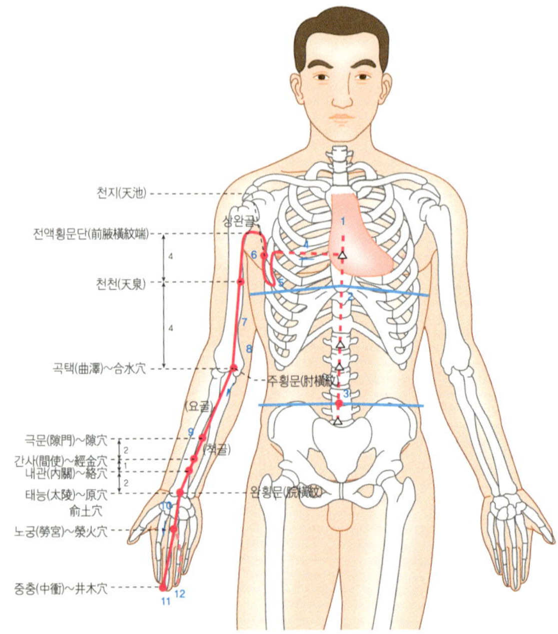

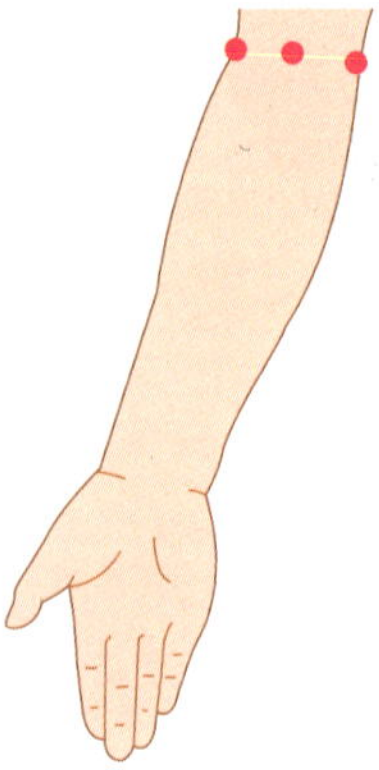

- 오수혈(五俞穴)

손발 끝에서 기시하고 정지하는 경혈들은 '정' 혈이라 하고, 손발의 중수골 시작 부위에 자리하는 경혈들을 '형' 혈이라 한다. 중수골 즉 손바닥이나 손등에 자리하는 경혈들을 '유' 또는 '수' 혈이라 부른다. 손목 부위에 자리하는 '경' 혈과 원혈이 있다. 그리고 주관절 경혈들은 '합' 혈이라 부른다. 이런 이유로 내측 세 개의 음경혈을 '삼합수혈' 로 부르고, 주관절 외측 세 개의 양경혈을 '삼합토혈' 로 부른다.

- 손의 삼수혈 : 심경의 합수혈인 소해(少海), 심포경의 곡택, 폐경의 척택의 진동은 탁기를 손으로 빼주고, 새로운 에너지가 채워지는 곳이다.

- 손의 삼토혈 : 소장경의 소해(小海), 삼초경의 천정, 대장경의 곡지를 진동시키면 주관절과 손등을 시리게 하는 냉기가 빠지고 새로운 에너지가 채워진다.

12경맥의 오수혈 이야기

손발 끝에는 오장육부와 머리와 얼굴의 이목구비로 연결되는 경락의 기시점과 정지점이 있다. 그리고 손끝에서 주관절까지, 발끝에서 무릎까지에 정, 형, 유, 경, 합의 60개 경혈이 있다. 주로 손발톱의 모서리의 피부가 얕은 곳에서 점점 깊은 곳으로, 좁고 작은 곳에서 넓고 큰 곳으로 흐르는 물줄기의 순환을 비유해서 오수혈을 설명하고 있다. 정혈은 맥기가 시생하는 곳이고, 형혈은 맥기가 시작하는 곳이며, 수혈은 맥기가 쏟아지는 곳이고, 경혈은 맥기가 강하게 지나가는 곳이며, 합혈은 맥기가 모여 들어 몸통으로 들어가는 문이다.

정, 형, 유, 경, 합의 호흡을 열어주면 피부 환경이 좋아진다.

정혈(井穴)의 특징은 물줄기가 땅속으로부터 솟아나오는 곳과 같다. 그래서 우물 정(井)으로 표현한다. 정혈은 대부분 횡격막의 기(氣)가 막혔을 때(급체) 구급혈로서 따주기에 많이 사용된다. 몸속의 탁기나 사기가 손발 끝을 통해 빠져나가기도 하고, 우주의 생기를 끌어들이는 안테나 같은 역할도 한다.

형혈(滎穴)의 특징은 이산 저산의 물줄기가 만나 도랑물을 형성하는 것에 비유한다. 음경락은 형화혈이 되고, 양경락은 형수혈이 되므로 몸의 수화를 조절하는 중요한 곳이다. 손발가락의 갈퀴 부위에서 형화혈과 형수혈의 소통 제한을 풀어주면 각 장부의 막힌 수기와 닫힌 화기가 소통된다.

유혈(俞穴) 또는 수혈(輸穴)로 불리나 뜻은 같다. 도랑물이 모여 시냇물을 이루듯이 관절이나 몸이 무거울 때 열을 내게 하는 곳이다. 음경락의 유토혈들은 손목에서 원혈이 함께 작용하는데 폐경의 내년혈은 맥회이기도 하다. 양경락의 유목혈 중에 소장경의 유목혈인 후계는 독맥과 소통한다.

경혈은 시냇물이 모여서 강물이 된 에너지이므로 음경락의 경금혈과 양경락의 경화혈 모두 손목에서 큰 힘을 사용하는 에너지를 만든다. 경혈은 숨이 차고 기침이 나오면서 오한 발열로 상기된 열을 내린다.

합혈은 강물이 바다로 모여들듯이 손끝에서 시생한 에너지가 합수혈과 합토혈을 통해 각 장부로 힘을 보내 주는 중요한 곳이다. 기가 거슬러 올라 설사할 때 쓰이기도 하지만 각 장부에 에너지를 채워 주기도 한다.

원혈은 각 장부의 원기가 모이고 흩어지는 곳인데, 원기는 삼초를 통하여 밖으로 퍼진다. 음경락은 수혈과 원혈이 함께 작용하지만 양경락은 삼초의 기가 밖으로 퍼질 때 양경의 맥기가 왕성해지므로 양경의 원혈과 수혈이 따로 작용한다.

극혈은 경맥 내의 기혈이 굽이쳐 흐르다가 모이는 곳에 생기는 틈새로서 주로 급성병에 많이 사용된다. 대부분의 극혈은 주관절 아래에 있지만 위경의 극혈은 무릎 위에 자리한다. 무릎이 아플 때 위경의 극혈인 양구가 부어 있는 경우가 많다.

낙혈은 경맥과 경맥을 연계시키는 문이다. 예를 들면 폐경의 낙혈인 열결은 표리 관계인 대장경의 편역과 소통하면서 임맥과 소통하기도 한다. 12경락의 낙혈 외에 가슴의 흉골 하단 검상돌기 아래 구미혈은 위경의 양문과 소통하고, 미골뼈 아래 독맥의 장강은 방광경의 소장유와 소통하며, 액와 아래 비경의 대포혈은 비장의 대락으로 표현하는데 비장이 내분비계를 통솔하기 때문이다. 임맥과 독맥, 비장과 위장의 낙혈을 포함해 모두 16낙혈이 있다.

18양기의 집합체 배수혈(背兪穴)과 등드럼

몸통 뒷면에는 미골(장강)에서 윗잇몸 안쪽의 은교까지 올라가는 28혈의 독맥과, 눈 안쪽 정명에서 새끼발가락까지 내려가는 좌우 134혈(12경락 경혈이 가장 많음)의 족태양방광경이 내려가고 있다. 배수혈이란 흉추 3번 좌우 방광 1선의 폐수혈에서부터 선골 2번 좌우 대장수까지 18개가, 독맥이 뇌로부터 받은 정보를 방광경의 수혈을 통해 몸통 정중선의 임맥과 좌우 사선의 경혈과 아래 위의 경혈로 정보를 전달하는 자동문이다. 만약 몸통의 균형이 어긋나거나 오장육부를 소통시키는 정맥과 림프가 적체되면 자동문이 닫혀서 독소와 열독이 18개의 수혈과 등판에 나열된 60개 경혈 주변의 땀구멍으로 분출된다. 증상은 결리거나 욱신거리는 통증, 피부 가려움, 색소침착, 점, 등드럼, 땀구멍 확장으로 나타난다. 이때 횡격막 소통제한은 주로 견갑골과 견갑골 사이의 능형근 부위에서 많이 나타난다. 등은 양기의 집합체이면서 피부가 얇아 몸속의 노폐물이나 독소 배출이 잘 나타나지만, 시간이 오래되면 머리와 얼굴의 이목구비를 포함한 전신으로 분산된다.

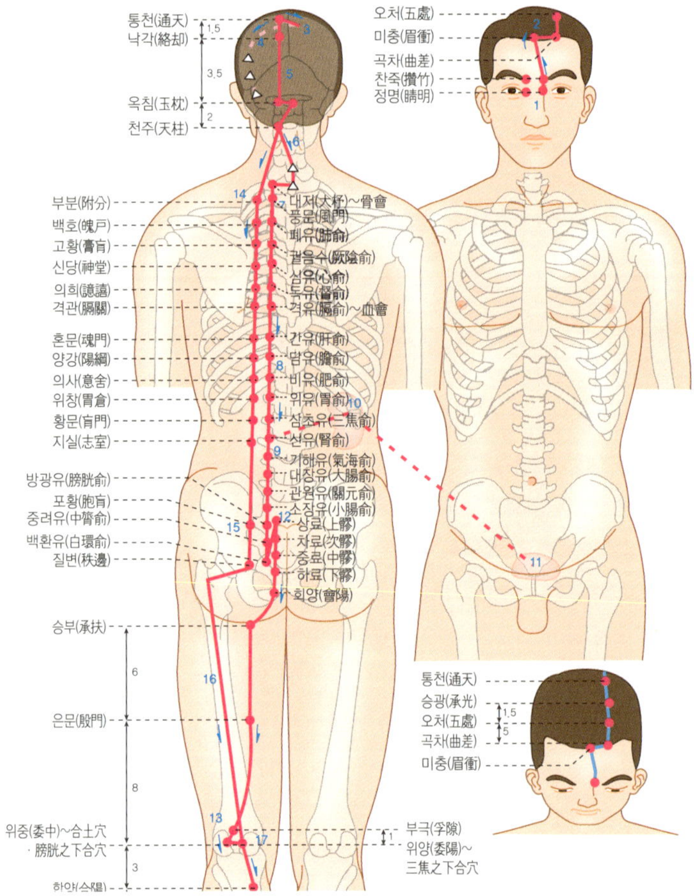

반듯하게 누우면 12복모혈(腹募穴)로 생기가 채워진다.

사람은 다른 동물과 달리 자리에 누울 때 팔다리를 큰 大 자로 뻗으면 기분이 좋아진다.

몸이 피곤해서 잠시 쉬고 싶을 때도 누우면 저절로 이런 특성이 나오는 데는 이유가 있다. 양기의 집합체인 등은 바닥에 닿을 때 땅의 음기를 끌어올리고, 음기의 집합체인 몸통 앞면은 우주의 원기인 양기를 끌어 모으기 때문이다. 이때 부족한 에너지를 채워 주는 자동문이 12 복모혈이다. 12복모혈의 역할은 몸 정중선의 임맥이 독맥으로부터 전달받은 양기를 12복모혈로 전달하면, 12복모혈은 각자의 경락과 장부로 에너지를 보내 준다. 에너지가 넘치면 빼 주거나 흩어지게도 한다. 피부미용에서 12복모혈은 얼굴 열과 붓기를 내릴 때, 또는 통증을 풀어줄 때 많이 응용하는 곳이다.

12복모혈의 위치와 역할

수태음폐경의 복모혈인 중부는 쇄골 아래 상완골 상단에서 폐를 매달고 있는 쇄골의 균형을 잡아 준다. 폐와 표리관계인 수양명대장경의 복모혈인 천추는 배꼽 좌우의 위경에서 작용한다. 족양명위경의 복모혈은 명치와 배꼽 사이에서 위장과 상부 복직근의 문제를 조절하지만 강압은 금물이다. 위경과 표리관계인 족태음비경의 복모혈인 장문은 제11번 늑골 아래 간경에서 간과 더불어 오장과 내분비계를 관장한다. 수소음심경의 복모혈인 거궐은 검상돌기에서 횡격막을 조절하고, 심경과 표리관계인 수태양소장경의 복모혈인 관원은 배꼽과 치골두덩 사이에서 하복부를 따뜻하게 한다. 족태양방광경의 모혈인 중극은 임맥과 충맥의 기운을 모아 임신과 월경, 복부비만이나 전립선비만을 담당한다. 방광과 표리관계인 족소음신경의 복모혈 경문은 제12 늑골 하단에서 신장의 문인 명문과 소통된다. 수궐음심포경의 복모혈인 단중은 제4늑간 선상에서 좌우 유두로 호르몬 순환과 심장을 보조하고, 심포와 표리관계인 수소양삼초경은 배꼽 아래 기해혈에서 기운을 일으켜 폐경으로 에너지를 보낸다. 족소양담경의 복모혈 일월은 제7늑간에서 근건의 균형을 조절하고, 족궐음간경의 복모혈인 기문은 제 6늑간에서 임맥의 거궐과 같은 선상에 자리하면서 피의 해독과 면역력 등 500여 가지 이상의 일을 한다.

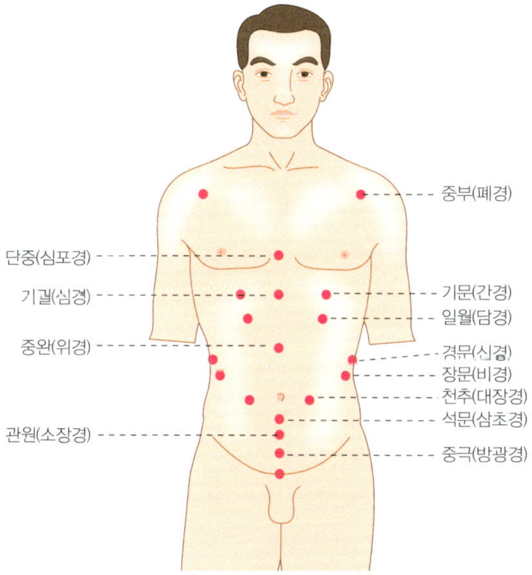

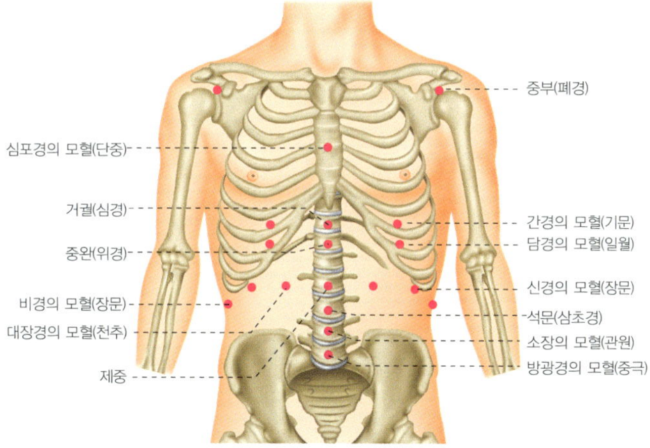

어깨 관절 호흡을 담당하는 근육과 경혈

견갑거근을 여닫는 대장경의 거골

견갑거근(어깨올림근)은 경추 1~4번에서 기시하여 견갑골 상각에 정지하면서 목뼈의 회전 및 어깨가 승모근 쪽으로 올라가게 한다. 폐를 감싸고 있는 근막 제한이 어깨 통증과 목뼈1~2로 나타난다.

★ 견갑골에서 소장경의 병풍은 견갑거근의 신경 제한을 소통시키고, 척골신경을 조절하는 대장경의 거골은 견갑거근의 경직과 막힘을 소통시키는 문이다.

극상근을 여닫는 대장경의 거골

극상근(가시위근)은 견갑골(어깨뼈) 위쪽 오목한 곳에서 기시하여, 어깨 관절을 한 바퀴 감아 견관절 외전 큰 결절에서 정지한다. 불안정한 자세에서 좌우의 팔을 밖으로 벌릴 때 몸이 한쪽으로 쏠리지 않게 중심을 잡아 주는 근육으로 승모근과 삼각근이 함께 작용한다. 회전근개(어깨둘레띠) 질환을 만드는 극하근(가시아래근), 견갑하근(어깨밑근), 소원근(작은원근)과 함께 어깨관절의 균형조절을 담당한다.
극상근이 경직되거나 수축되면 머리 빗기, 칫솔질 등 팔을 굽혀 위로 올릴 때 통증을 느끼고, 강한 자극에는 극상근 힘줄이 손상되기 쉽다. 극상근은 쇄골과 견갑골 전후면의 중심을 잡아주므로 임맥과 독맥의 영향도 받는다.

★ 후두골 독맥의 뇌호가 극상근을 지배하는 신경을 조절하고, 척골신경을 조절하는 대장경의 거골이 극상근의 경직과 막힘을 소통시키는 문이다.

극하근을 여닫는 소장경의 병풍

극하근(가시아래근)은 견갑골 극하와 오목한 곳에서 기시하여 상완골의 큰 결절에 정지한다.
4개의 회전근개 근육 중 하나이고, 견관절을 외회전시키는 근육이라 브래지어를 채울 때 크게 작용하는데, 소원근과 함께 위팔뼈를 밖으로 돌아가게 한다. 등의 모든 근막과 어깨 관절들에 힘을 실어주면서 몸통에서 상초 즉 흉강의 중심을 조절한다. 따라서 부교감 신경계와 대립하는 교감신경계의 영향을 받는 혈관, 땀, 타액, 혈관 수축으로 인한 손의 지나친 땀은 극하근과 함께 능형근과 전거근의 경직과 막힘을 소통시켜 주면 도움이 된다.

★ 후두골 풍지 위에 시상반사구는 극하근을 지배하는 신경을 조절하고, 소장경의 병풍은 극하근의 경직과 막힘을 소통시키는 문이다.

소원근을 여닫는 삼초경의 견료

소원근(작은원근)은 견갈골 외측 중앙에서 기시하여 상완골의 큰 결절에 정지한다. 4개의 회전근개 근육 중 하나인 소원근은 극하근 아래에 붙어서 극하근의 운동을 보조한다.

★ 뒷머리 독맥의 뇌호가 소원근을 지배하는 신경을 조절하고, 요골신경을 조절하는 삼초경의 견료가 소원근의 경직과 막힘을 소통시키는 문이다.

광배근을 여닫는 방광경의 양강

광배근(등넓은근)은 흉요건막(흉추 7번에서 장골능까지)에서 기시하여 상완골(위팔뼈머리)에 정지한다.

전거근과 길항작용을 하면서 견관절의 신전, 내전, 내회전 운동을 담당하는데 팔을 크게 벌리고 올렸을 때 가장 크게 펼쳐진다. 광배근의 옅은 층은 액와면에서 대흉근과 연결되어 액와를 형성하고, 장요근(엉덩허리근)과 대둔근(큰볼기근)운동을 담당하므로, 등결림, 옆구리 결림, 4~5지손가락 통증을 만든다. 광배근이 수축되면 팔을 올리고 잠을 자게 되는데, 팔을 올리고 자면 어깨관절에 소통제한으로 목에 문제가 정체된다.

★ 흉추 8번 좌우 방광 1선의 췌유는 복부의 중완과 소통하면서 광배근 신경을 지배하고, 흉추 10번 선상의 중추 좌우 방광 2선의 양강은 광배근과 흉장늑근, 흉반늑근의 경직과 막힘을 열어 주는 문이다. 특히 흉추7번 선상의 지양은 척추기립근(척추세움근)의 가장 심층인 장회전근의 문이고, 몸통의 중초와 상초의 경계선이면서, 방광경근이 기시하는 문이다. 또 흉추7번 신경이 좌우의 격유와 격관을 따라 간의 복모혈인 간의 기문과 횡격막을 열어주는 임맥의 거궐에서 소통한다.

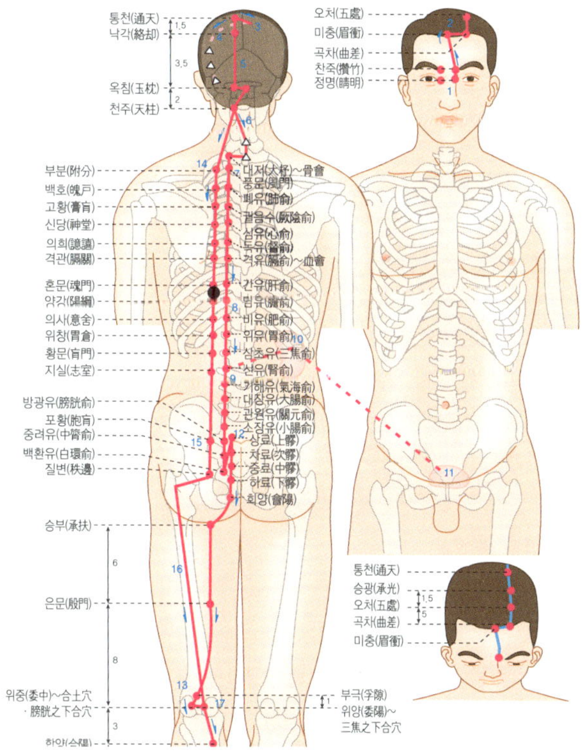

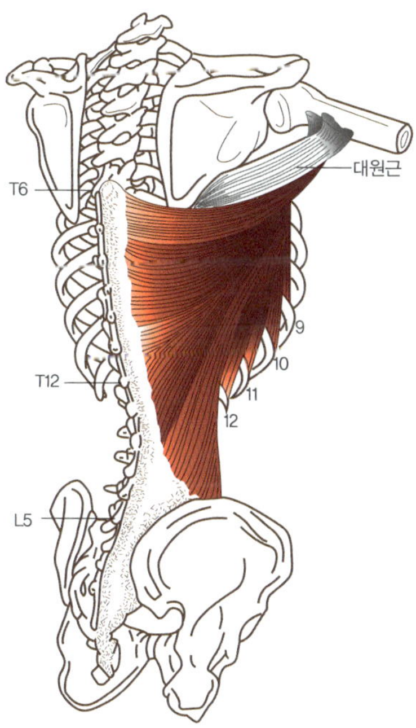

대원근을 여닫는 소장경의 견정

대원근(큰원근)은 견갑골(어깨뼈) 하각 외측연에서 기시하여 상완골(위팔근) 이두근구(위팔뼈두갈래근고랑)에 정지한다. 광배근과 함께 상완골 앞쪽에 부착하여 팔을 높이 들어 올릴 때 펴지는 광배근을 보조하면서 견갑골 균형 조절을 보조한다.

후두골 뇌호에서 풍부 중간에 시상반사구가 대원근을 지배하는 신경을 조절하고, 액와신경을 조절하는 소장경의 견정은 대원근의 경직과 막힘을 소통시키는 문이다.

특히 몸에서 상초를 관장하면서 폐의 문인 신주는 가슴의 옥당과 소통하면서 심근을 조절하는 문이고, 좌우 협척혈은 폐열을 내려준다. 좌우 방광 1선에는 폐유가 자리하고, 2선에는 폐에 산소 조절을 하는 백호가 우리 몸의 혼백 중 백(물)을 주관하므로, 견갑골 중앙에 자리하는 천종은 몸의 수로를 열어주는 문이 된다. 따라서 얼굴 피부 건조증은 흉추3번과 함께 몸에서 골격근을 조절하면서 흉추신경총을 관장하므로 심장의 문이면서 대장경근이 기시하는 흉추4번과 위경근의 문이면서 간열을 다스리는 흉추 5번의 좌우 기립근의 경직과 막힘을 소통시켜야 한다.

견갑하근을 여닫는 비경의 천계

견갑하근(어깨밑근)은 견갑하와 즉 어깨뼈 안쪽 오목한 곳에서 기시하여, 상완골 작은 결절에 정지하고, 견관절 내회전 운동을 담당한다. 견갑골을 중심에 두고 극하근과 양면에서 서로 길항 작용을 한다.

4개의 회전근개 중 하나이고, 견갑하근의 근막은 견갑골 안쪽에 부착되어 상완골두(위팔머리뼈)를 지나는 상완이두근(위팔두갈래근)의 두 힘줄을 덮고 뒤쪽 극하근을 덮는 근막과 연결되므로, 견갑하근의 통증은 오십견 치료에 대표적인 근육이다. 흉곽관절(어깨뼈가슴관절)과 액와근막(겨드랑이근막) 운동을 담당하는 견갑하근의 소통 제한은 팔꿈치나 손등의 피부가 시린 통증을 호소하고, 손목 중앙에 결절을 만들고, 호흡이 얕아서 잠잘 때 팔을 올리고 잔다. 특히 잠 잘 때 팔의 통증을 만든다.

★ 뒷머리 독맥의 뇌호가 견갑하근을 지배하는 신경을 조절하고, 비경의 천계가 견갑하근의 경직과 막힘을 소통시켜주는 문이다.

능형근(마름근)을 여닫는 풍문과 심유

소능형근은 경추7번과 흉추 1번의 극돌기에서 기시하여 견갑극근에서 정지하고, 대능형근은 흉추 2~5번에서 기시하여 견갑골 안쪽면에서 정지한다. 능형근은 전거근(앞톱니근)과 견갑골(어깨뼈) 안쪽 면으로 근막관절을 이루고 있는 외복사근(배바깥빗근)과 하나의 근육처럼 작용하면서, 견갑거근과 함께 견갑골 안쪽에 붙어서 견갑골을 안쪽으로 모으고, 거상시키고, 척추를 늘려 주는 작용도 한다.

능형근인 두경판상근(머리와 목 널판근)과 전거근(호흡근)의 소통제한은 등에서 등드림, 색소침착, 땀구멍 확장 등 피부 트러블이 생긴다. 이것은 늑골 사이로 흐르는 정맥이나 림프 소통의 적체로 인한 노폐물이 피부를 통해 분출되는 것이다. 또 간은 횡격막(가로막)이 호흡할 때 가장 크게 운동하는 장기 중 하나다. 늑골 목 뒤 두경판상근에서 x자로 교차해서 목과 어깨의 균형을 잡아 주는 근막 라인이 몸통을 에워싼다. 다시 복부에서 x자로 교차할 때 수축이 되면 간이 운동성 제한을 가장 크게 받는다. 따라서 횡격막과 전거근과 뒷목의 소통 제한은 능형근 부위에서 여러 가지 노폐물로 분출된다.

★ 능형근을 지배하는 신경은 후두골 독맥의 옥침이 조절한다. 방광 2선의 풍문이 소능형근의 경직과 막힘을 소통시키는 문이다. 위경근의 기시점인 흉추5번 횡선에서 방광 1선의 심유가 능형근의 경직과 막힘을 소통시키는 문이다.

삼각근을 여닫는 천종, 견정, 거궐

삼각근(어깨세모근)의 전부는 쇄골외측 1/3지점에서 기시하고, 중부는 견봉 외측에서 기시하며, 후부는 견갑극에서 기시하여 모두 상완골의 삼각근 조면에서 정지한다. 전부는 견관절 굴곡과 내회전을 담당하고, 중부는 견관절을 90도 회전시키며, 후부는 견관절 신전과 외회전 운동을 담당한다. 삼각근은 7개의 섬유다발이 세 방향으로 구성된다. 이 중에 전부섬유 두 가닥과 후부섬유 세 가닥은 속도에, 중부섬유 두 가닥은 힘을 쓰는데 작용한다.
전부섬유는 쇄골 1/3 지점에 부착되어 승모근 및 대흉근과 함께 운동을 한다. 중부섬유는 지렛대 역할을 하는 삼각근 거친 면이 하지의 안쪽 근육 사이 막으로 연결되어 몸통 안의 근막의 균형과 보행 시 몸통 안에 있는 장부들의 균형조절도 담당한다. 후부섬유는 견갑골에 붙어 승모근과 더불어 가슴우리의 개폐 운동을 도와준다. 전삼각근의 소통제한은 팔을 뒤로 올릴 때 통증이 온다. 중삼각근의 소통 제한은 무거운 물건을 들 때 팔 외측 통증을 만들고, 후삼각근의 소통 제한은 견갑골을 덮고 있는 극상근과 극하근에 통증을 만든다.

★삼각근 신경을 지배하는 액와신경은 소장경의 견정에서 조절하고, 전삼각근은 명치 아래 심경의 모혈인 거궐이, 중삼각근은 어깨에서 담경의 견정이, 후삼각근은 극상근과 극하근 중간에 소장경의 천종이 삼각근의 경직과 막힘을 소통시키는 문이다.

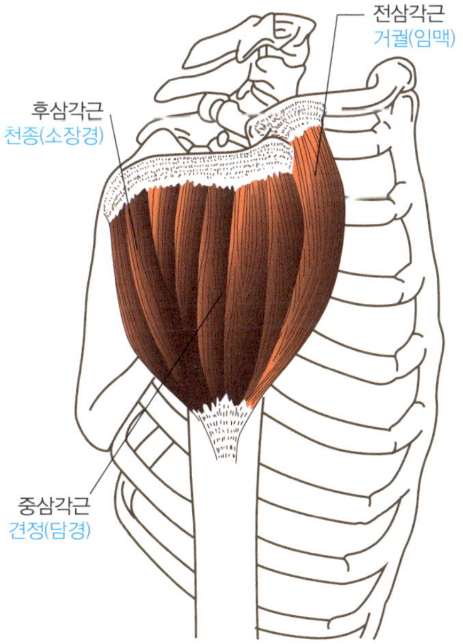

05코스 경추 4~5번을 중심축으로 삼아 좌우 방광경 피부 호흡 열기

방법1) 경추 4~5번에 손을 대고 가벼운 경압법으로 피부를 밀어 내린다.

방법2) 경추 1~2번에 손을 대고 가벼운 경압법으로 피부를 끌어올린다.

방법3) 경추 좌우에 방광경 피부근막을 부드러운 경압법으로 뒷목 피부호흡을 도와준다.

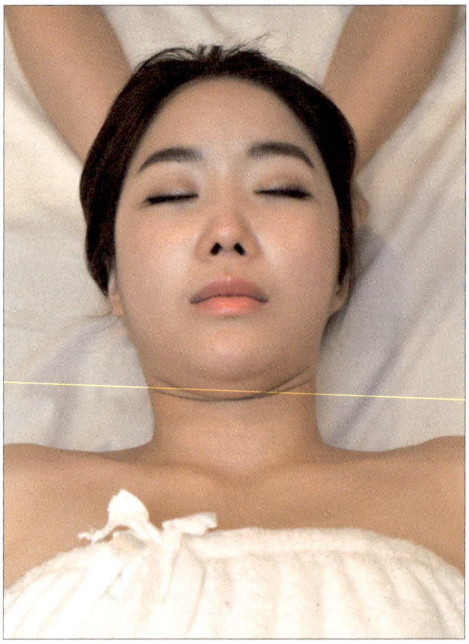

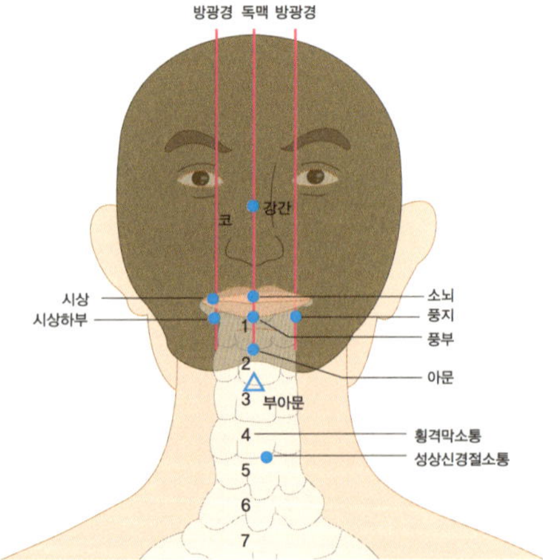

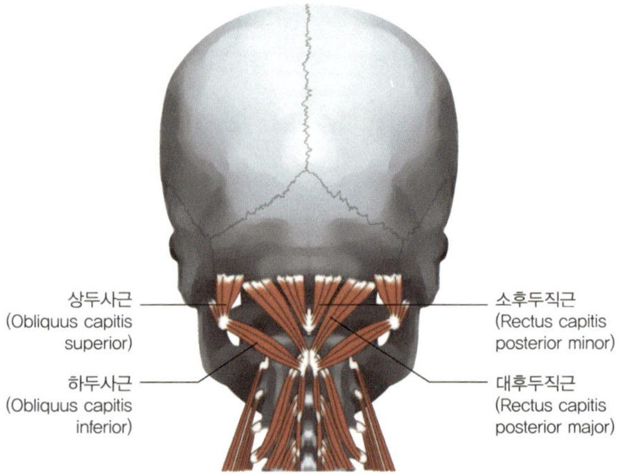

효과 : 경추마다 얼굴로 연결되는 부위가 달라 뒷목의 경직과 막힘을 소통시키지만 경추의 역할은 머리와 얼굴피부미용에 중요하므로 간략하게나마 설명을 추가해본다.

경추가 얼굴에 미치는 효과

- 경추 7번은 양경락 교회혈을 소통시켜 주면, 좌우 소장경의 견중유는 원형탈모, 갑상선, 얼굴로는 앞턱과 소통하면서 일자목이나 거북목이 가벼워진다. 감기는 이곳을 따뜻하게 도와주면 도움이 된다.

- 경추 6번은 얼굴 윗입술과 인중으로 소통하고, 편도와 기관지, 어깨, 팔, 손으로 소통된다.

- 경추5~4번은 성상신경절 및 임맥과 독맥으로 소통되고, 얼굴로는 광대뼈와 소통하며, 무거운 물건을 드는데 필요한 힘을 만드는 곳이라 팔이 안 올라가는 상지불거의 개선에 사용한다.

- 경추 4번은 횡격막과 소통하고, 얼굴의 이목구비와 삼차신경, 양미간, 약지로 소통된다.

- 경추 3번은 요추 3번과 소통하면서 경추 전체를 조절하고, 얼굴로는 관자 부위와 안면 및 안골로 소통된다.

- 목과 어깨를 연결하는 견갑거근과 함께 좌우로 도리도리하는 회전을 담당한다.

- 경추 2번의 이문은 혀와 코로 소통되면서 소뇌와 소통하므로 좌우에 의문핵이 표기되어있다. 목의 사각근과 흉쇄유돌근과 함께 목을 옆으로 넘기는 운동을 담당하면서 검지와 소통한다.

- 경추 1번인 풍부는 얼굴로는 악관절과 소통하고, 머리로는 대천문과 소통하며, 목을 뒤로 넘기거나 앞으로 숙이는 운동을 담당하면서 엄지와 소통한다.

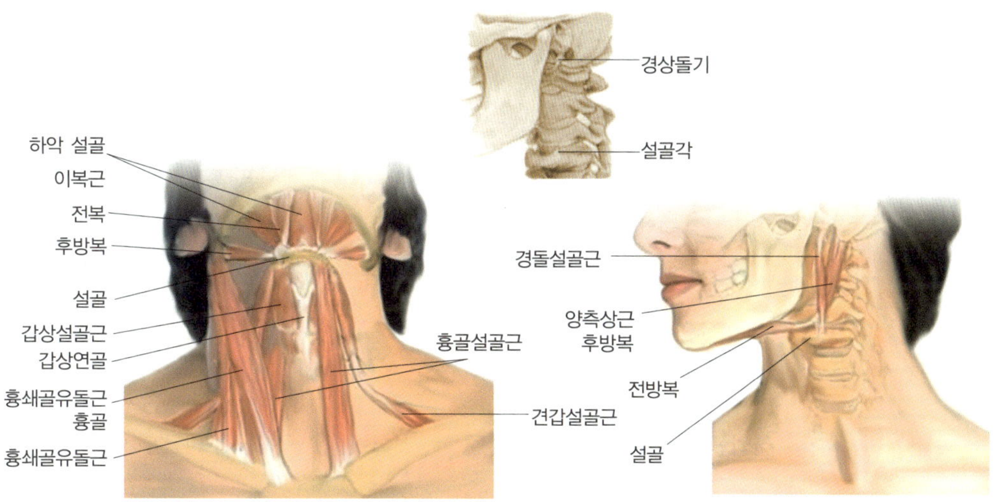

06코스 후두하근 풍부, 아문, 풍지를 중심으로 경추 호흡 열기

방법1) 경추 1~2번의 좌우 천주에 손을 받치고 천주와 풍지를 가볍게 위로 끌어올린다.

방법2) 귀 뒤의 유양돌기와 광대뼈를 조절하는 완골피부를 가볍게 진동시켜 위로 끌어올린다.

방법3) 앞이마와 소통하는 후두골 피부를 3등분으로 나누어 가벼운 경압법으로 이완시켜 준다.

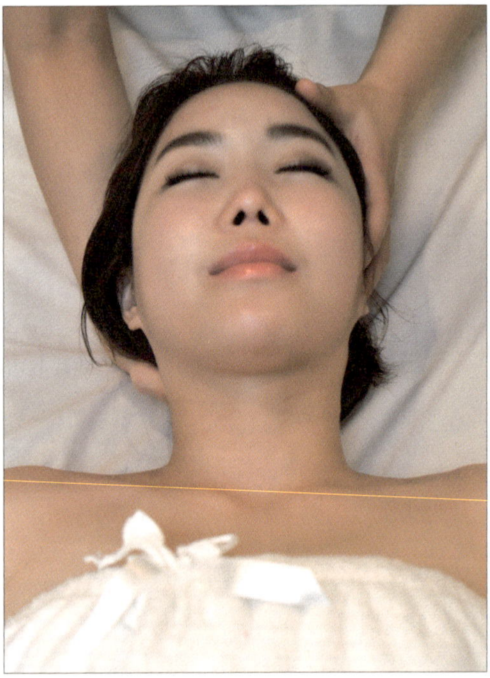

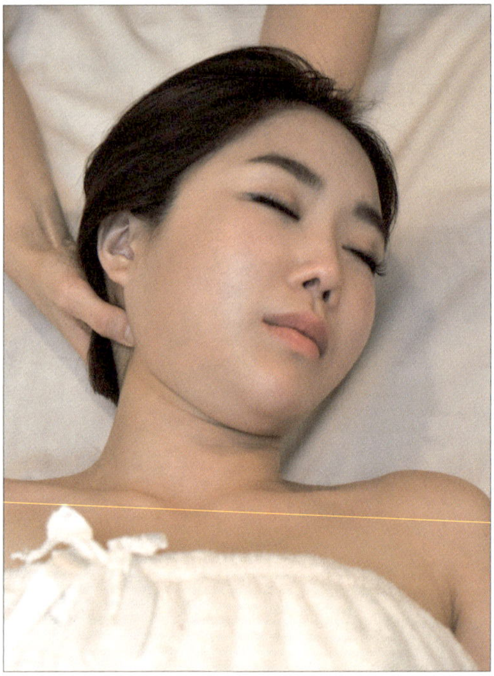

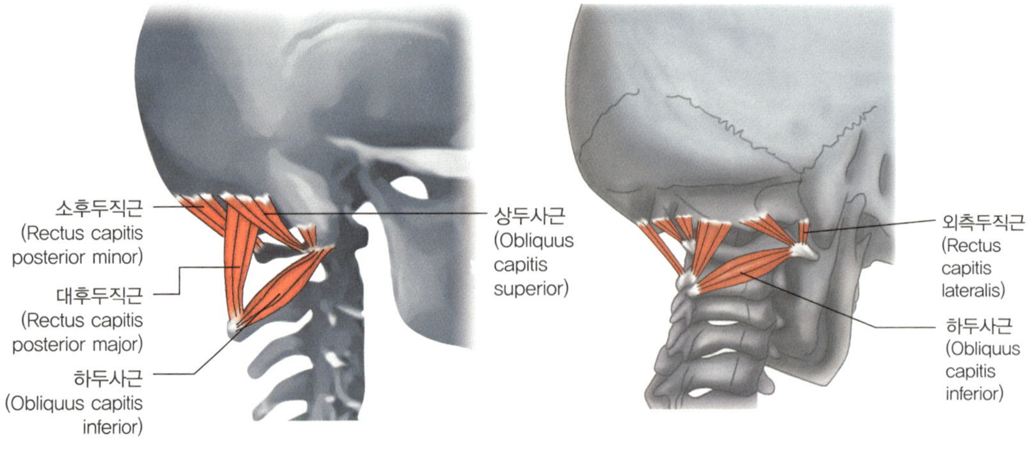

효과 : 뒷목과 후두골의 경직과 막힘을 소통시켜 줄 때 다음과 같은 근육들이 이완된다.

후두하근 풍부, 아문, 풍지, 완골 호흡의 중요성

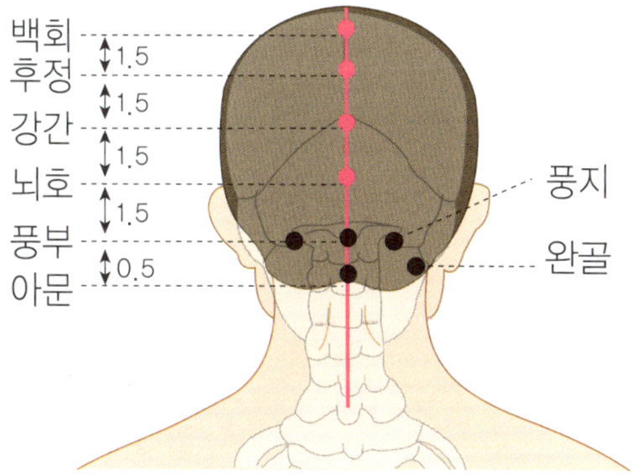

- 후두하근(뒤통수 밑근), 소후두직근(작은머리 곧은근), 상두사근(위머리빗근), 두반극근(머리반가시근),두장근(머리긴근), 하두사근(아랫머리빗근), 대후두직근(근뒤머리곧은근), 두판상근(머리 널판근)이 경직 되면 두개골과 골반, 그리고 얼굴 각 부위의 소통이 제한되므로 얼굴관리 이전에 후두하근과 경추 호흡을 필수적으로 열어 주어야 한다.

- 해부학에서 경추 1번과 2번 좌우에 의문핵이라는 표기가 있는데, 이곳은 상두사근 선상에 시상과 시상하부가 호흡하는 문이다.

- 경추 2번과 1번 경추극돌기 함요처의 아문혈은 혀와 악관절로 소통하면서 뇌척수막의 긴장을 풀어 주는 곳이라 눈과 귀, 측두근, 소뇌의 균형, 목이 좌우로 안 넘어 갈 때 워터진동을 시켜 준다.

- 좌우 천주는 선골과 소통하고, 담경의 완골은 골반의 균형과 광대뼈의 균형을 조절하는 곳이다.

07 코스 백회를 중심으로 대천문과 모상근막 호흡 열기

방법1) 독맥의 백회를 중심으로 전정, 신회, 신정피부를 가벼운 경압법으로 이완시켜 준다.

방법2) 방광경의 미충을 중심으로 오처, 승광, 통천피부를 가벼운 경압법으로 이완시켜 준다.

방법3) 좌우의 방광경피부를 독맥으로 끌어 모아 모상근막의 피부호흡을 도와준다.

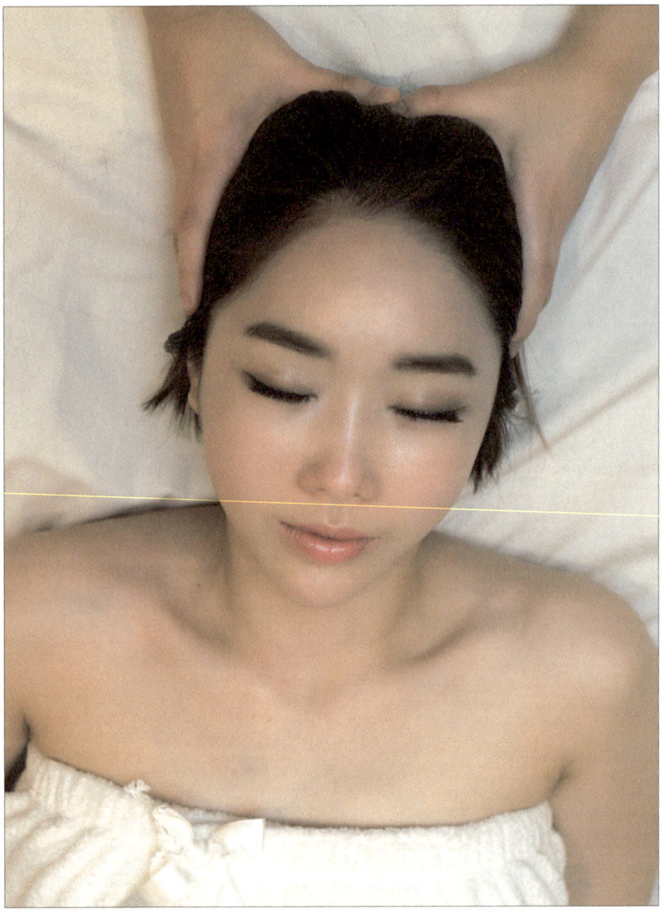

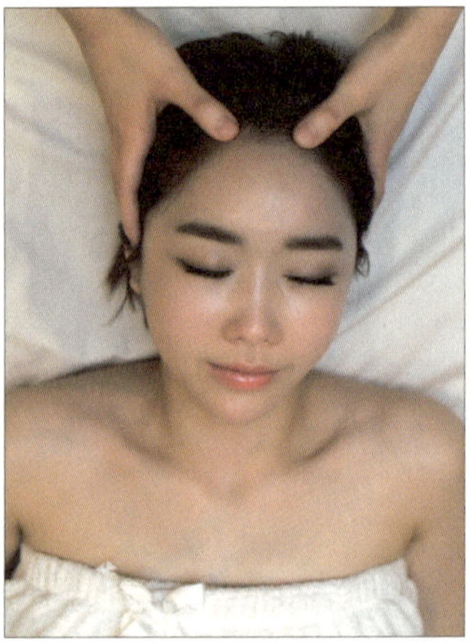

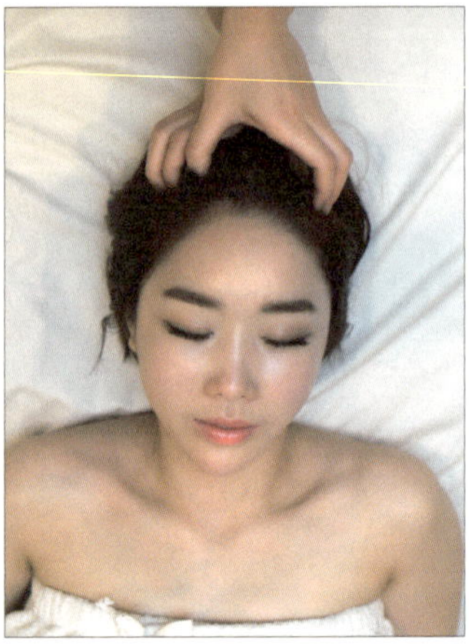

효과 : 두피 근막이완은 두피에서 분포된 전신 반사구와 두피 혈행을 도와준다.

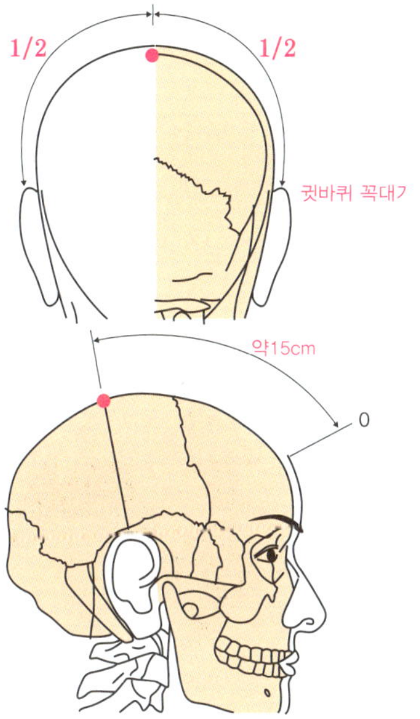

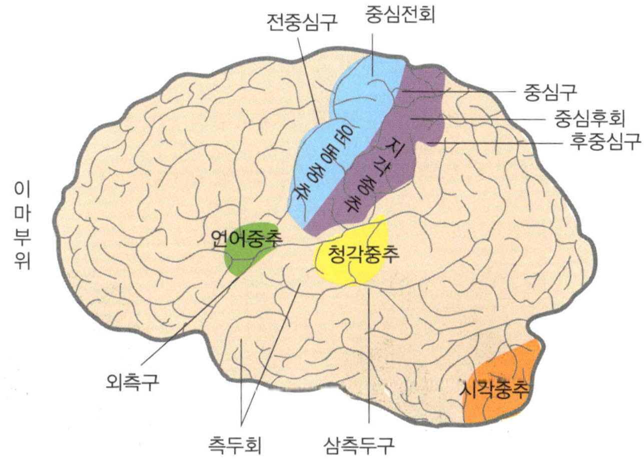

백회와 대천문과 모상근막 호흡의 중요성

– 백회를 포함한 대천문과 모상근막은 횡격막과 함께 호흡하므로, 백회는 전신의 막힌 에너지를 소통시켜 주는 곳이다. 특히 임맥의 회음과 발바닥 용천, 그리고 발목에 힘을 조절하는 방광경의 곤륜과 소통하면서 몸의 균형을 잡아 주고 있다.

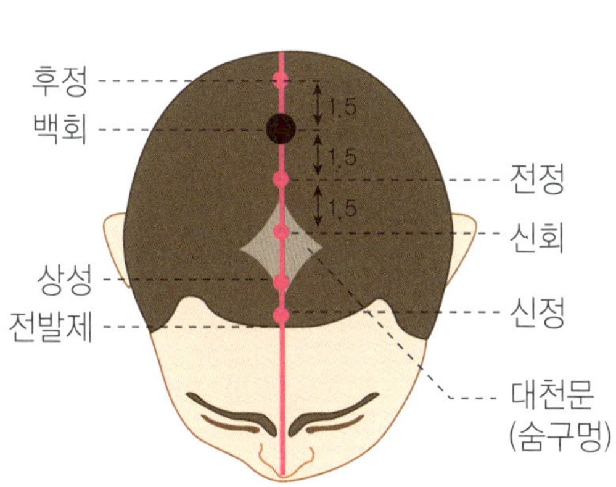

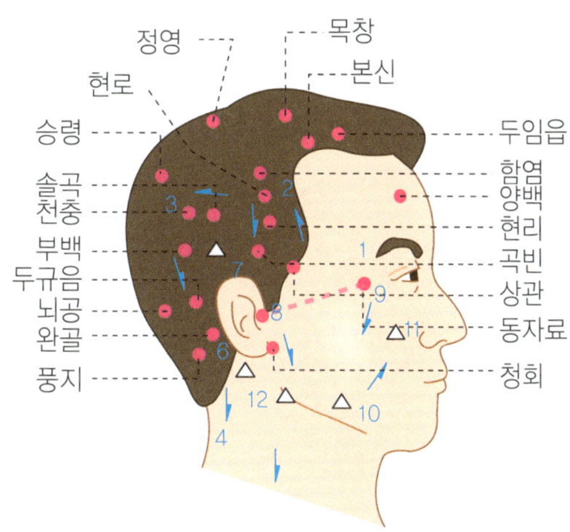

08 코스 측두근(관자근) 호흡 열기

방법1) 좌측 측두근의 귀 위에서부터 삼등분으로 나누어 가벼운 분분법으로 진동시켜 준다.

방법2) 우측 측두근의 귀 위에서부터 삼등분으로 나누어 가벼운 분분법으로 진동시켜 준다.

방법3) 좌우의 측두근을 측두근과 전두근의 봉합선인 이마의 고정지대로 끌어올린다.

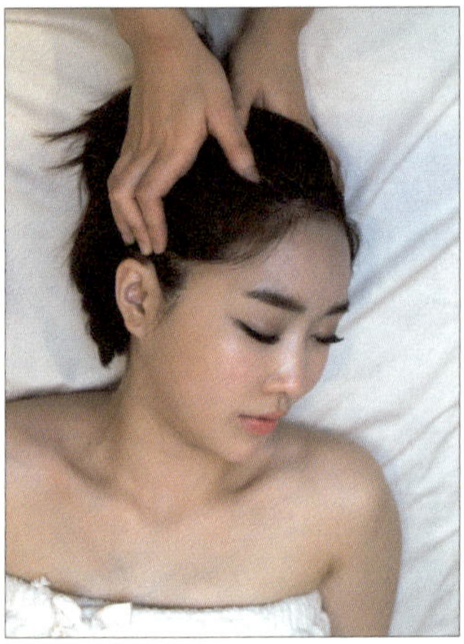

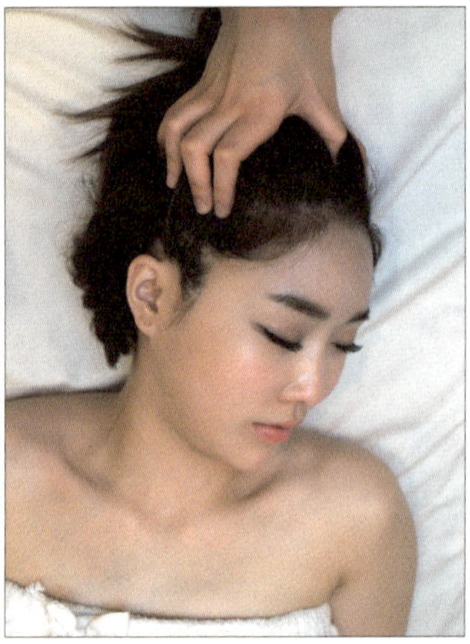

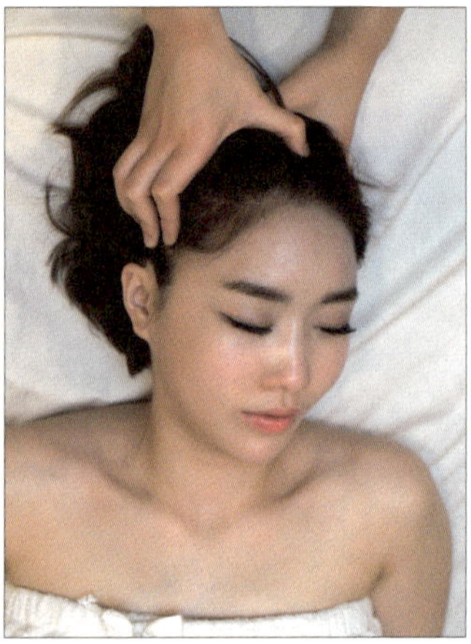

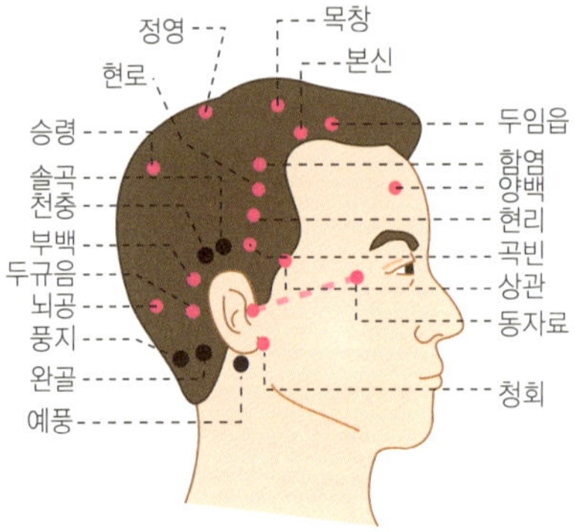

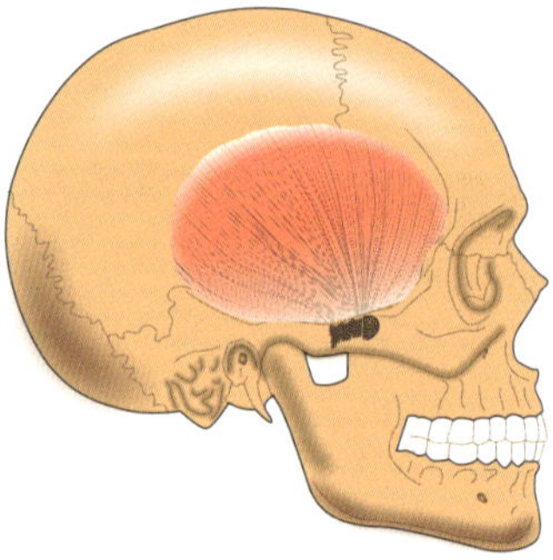

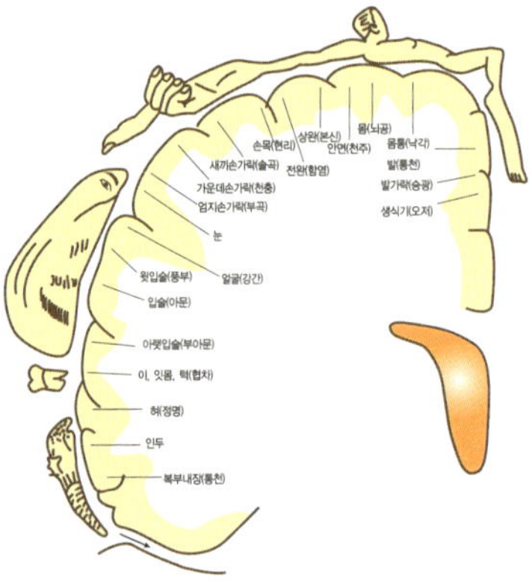

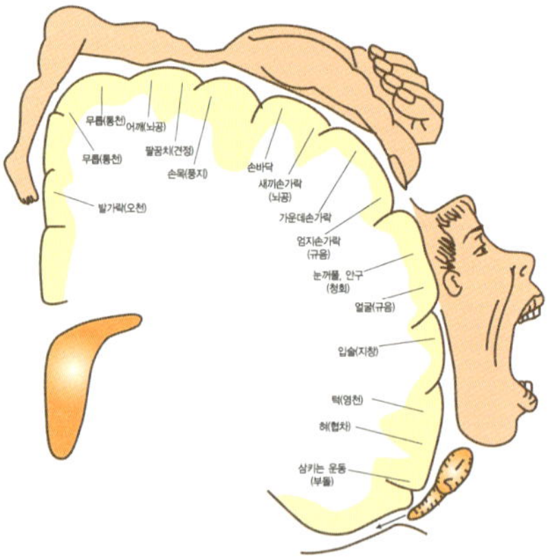

효과 : 턱 운동을 담당하는 측두근의 경직과 막힘이 소통되면 얼굴 턱 라인이 갸름해진다.

측두근 호흡의 중요성

- 측두근의 하부는 삼초경이 기운을 받쳐주고, 전체 측두근의 탄력은 담경의 영역이다. 귀 위에 있는 담경의 천충은 접형골을 조절하여 뇌명(뇌울림)을 조절하고, 솔곡은 뇌하수체와 삼차신경, 그리고 측두근의 긴장을 이완시키는 곳이다.

담경의 곡빈 피부는 12 뇌신경 중에 제 7 뇌신경의 영향을 받는 안면신경 조절점이다.
얼굴신경은 대부분의 표정근을 지배하지만 일부는 미각에 관여하는 지각섬유도 섞인 혼합신경이다. 즉 얼굴의 모든 표정을 지배하는 운동섬유와 미각을 감지하는 지각섬유가 있으며, 혀와 턱이 있고, 눈물을 분비하는 부교감신경이 있다. 안면신경의 손상은 얼굴이 어긋나고 눈이 감기지 않는 구완와사로 나타나는데 그럼에도 음식을 씹을 수 있는 것은 씹는 작용을 담당하는 저작근의 지배를 받기 때문이다. 곡빈혈의 주치는 편두통과 삼차신경통, 그리고 안면근 경련을 주치하므로 얼굴 비대칭 개선에 많이 활용된다.

뇌하수체[pituitary gland, 腦下垂體] 조절점 (담경의 솔곡)

호르몬 조절 스위치라 호르몬 교향곡으로 불리는 뇌하수체는 뇌의 가운데에 위치하면서 9종류의 호르몬을 총괄하는 내분비기관으로서 시상하부의 지배를 받는다. 혈관을 통해 뇌하수체에 도달한 시상하부 호르몬은 9종류의 호르몬을 분비하여 내분비계에 속해있는 다른 기관들에 연계 자극이 이루어진다. 뇌하수체는 앞엽(전엽)과 뒤엽(후엽)으로 구성되어 여러 가지 호르몬을 분비하는데 뇌에서 발생하는 전엽은 프로락틴, 성장 호르몬, 갑상샘 자극 호르몬, 부신피질 자극 호르몬, 난포 자극 호르몬, 황체 자극 호르몬을 분비하고, 소화기계에서 발생하는 후엽은 항이뇨 호르몬인 바소프레신과 옥시토신을 분비한다. 얼굴 피부미용과 균형 잡힌 체형을 만들고 유지하는데 있어서 중요한 뇌하수체 호르몬의 역할을 하는 좀 더 살펴보자. 뇌하수체 전엽에서 분비되는 프로락틴 호르몬은 여성이 임신을 했을 때 유방에서 젖을 만들도록 도와주고, 성적 욕구를 감소시킨다. 갑상샘 자극 호르몬은 비만과 야윔에 관련 있는 갑상샘 호르몬을 만들도록 자극한다. 성장 호르몬은 몸의 성장을 촉진하면서 단백질을 합성하고 지방은 분해시킨다.
부신피질 자극 호르몬은 부신에서 글루코코르티코이드(스트레스나 자극에 대한 인체의 대사와 면역반응을 조절하는 호르몬)를 만들도록 자극한다.
난포 자극 호르몬과 황체 자극 호르몬은 남성에는 정자의 형성을 자극하고, 남성 호르몬 분비에 관여하는 반면, 여성에는 난자의 형성을 자극하고, 여성호르몬 분비에 관여하며, 월경을 조절한다.
뇌하수체 후엽에서 분비되는 항이뇨 호르몬(바소프레신)은 몸 안에 수분이 부족할 때 신장에 작용하여 소변을 농축시키고, 소변의 양을 감소시킨다. 옥시토신은 여성의 자궁과 질 수축을 자극한다.

09코스 귀 피부 호흡 열기

방법1) 악관절과 뇌와 얼굴 반사구인 귓볼을 기준으로 귀 전체를 자극해 준다.

방법2) 귓속 오목한 곳의 폐 기관지를 중심으로 오장육부 반사점들을 자극해 준다.

방법3) 얼굴 익상근을 잡고 있는 귀뿌리를 잡고 귀를 아래위로 크게 원을 그리면서 9번씩 돌려 준다.

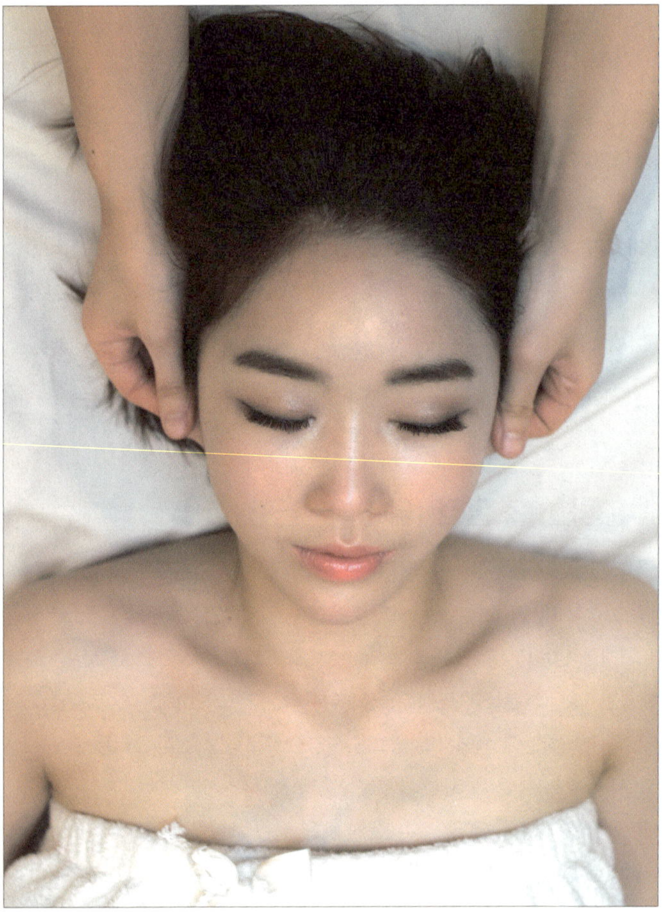

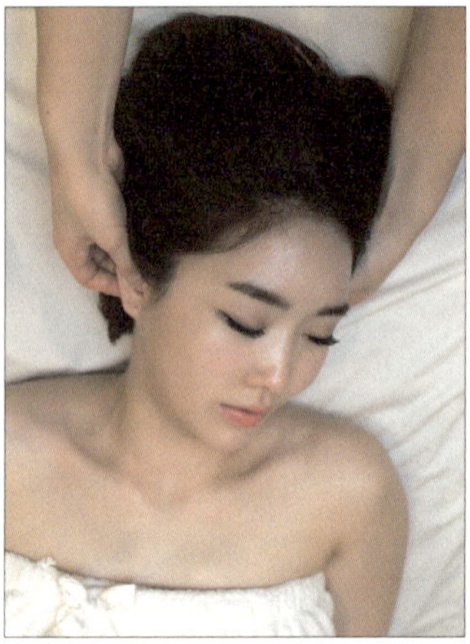

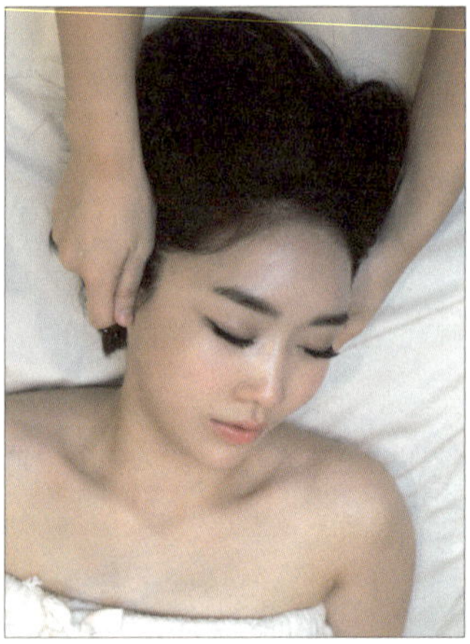

효과 : 귀를 자극하면 귀 뒤의 삼초경과 귀 위의 담경과 측두근, 그리고 귀 아래 예풍의 피부호흡에 도움을 준다.

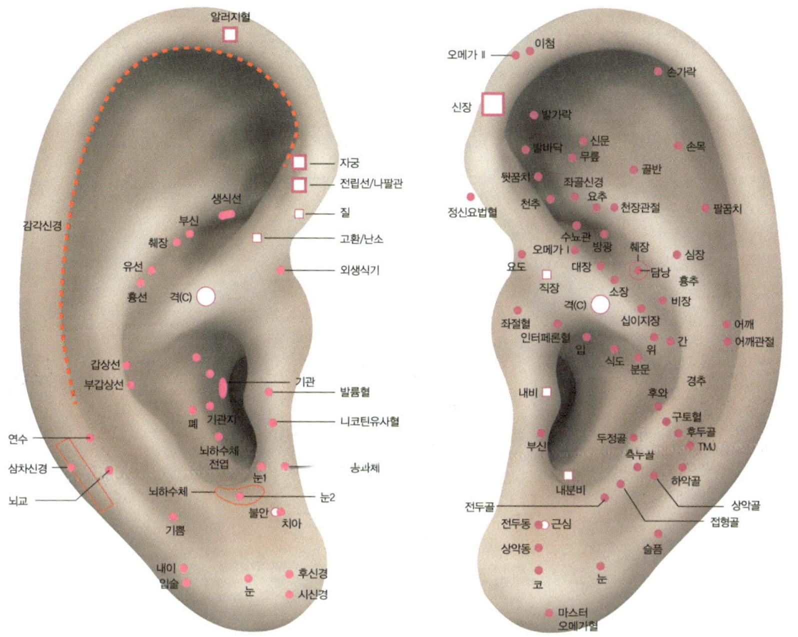

귀 피부 호흡의 중요성

- 상이개근(위귓바퀴근), 전이개근(앞귓바퀴근), 후이개근(뒤귓바퀴근) 등이 있으나 흔적 기관인 경우가 많다. 귀에는 얼굴과 뇌를 중심으로 몸의 오상육부와 팔과 다리, 손과 발, 경락, 신경, 림프반사구가 밀집해 있어 귀 반사요법은 각 장부와 피부상태 및 체형 조절까지 가능하다.

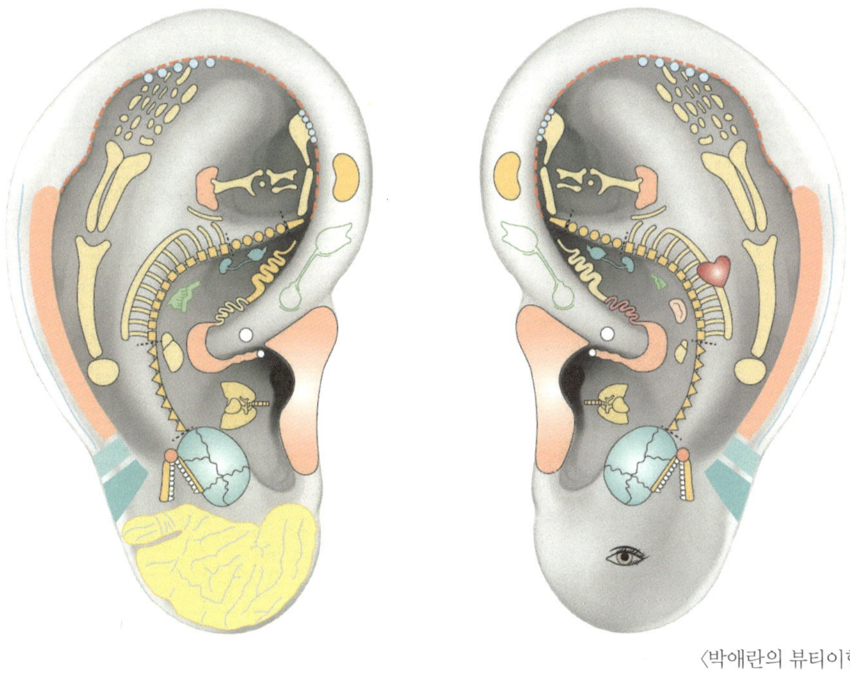

〈박애란의 뷰티이혈테라피 제공〉

10코스 얼굴 비대칭을 잡아 주는 예풍과 완골피부 호흡 열기

방법1) 귀밑 우묵한 곳에서 삼초경의 예풍을 가볍게 이완시키면서 피부호흡을 도와준다.

방법2) 귀 뒤 유양돌기 아래 완골피부를 가볍게 이완시키면서 후두근 호흡을 도와준다.

방법3) 턱의 각이지는 모서리 아래에 경직된 피부를 이완시켜 귀 주변 림프호흡을 도와준다.

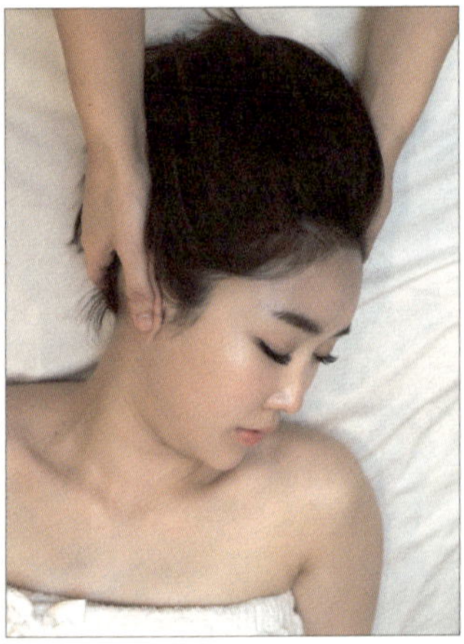

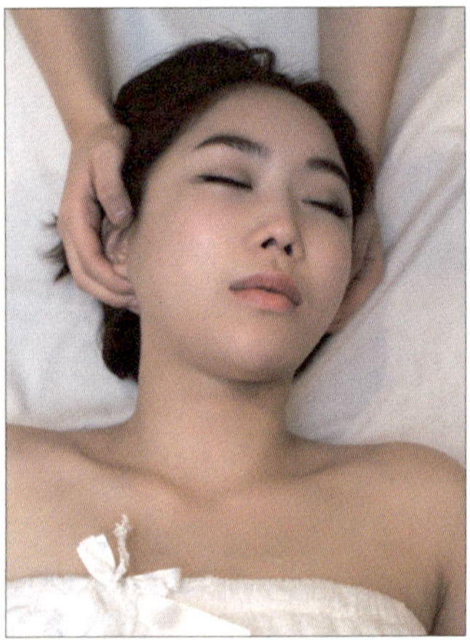

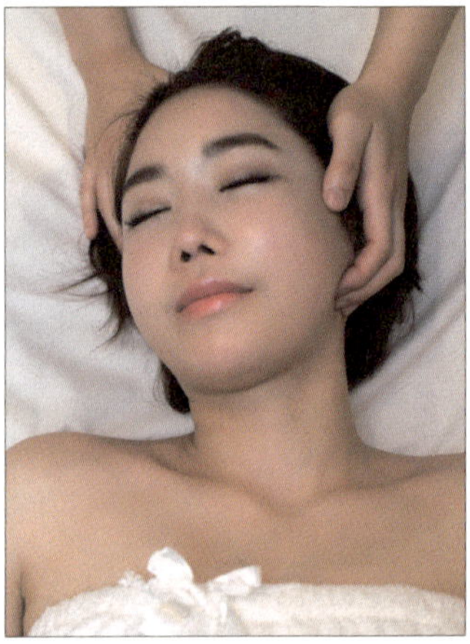

효과 : 예풍을 특별히 한 코스로 정하는 것은 예풍의 역할이 얼굴 비대칭과 부종 및 홍조를 만드는 림프 소통을 담당하기 때문이다.

예풍과 완골 호흡의 중요성

- 하악골과 유양돌기 사이의 함요처에 자리하는 예풍은 악관절과 치통, 이하선염, 안면신경마비, 눈병, 이명, 중이염, 어지럼증과 관련되는 중요한 곳이다. 귀 뒤의 완골은 유양돌기 뒤 중앙의 함요처로서 두통과 불면증, 이농, 이명, 안면신경마비, 뒷목 경직, 턱 비대칭과 광대뼈 관리에 꼭 필요한 곳이다.

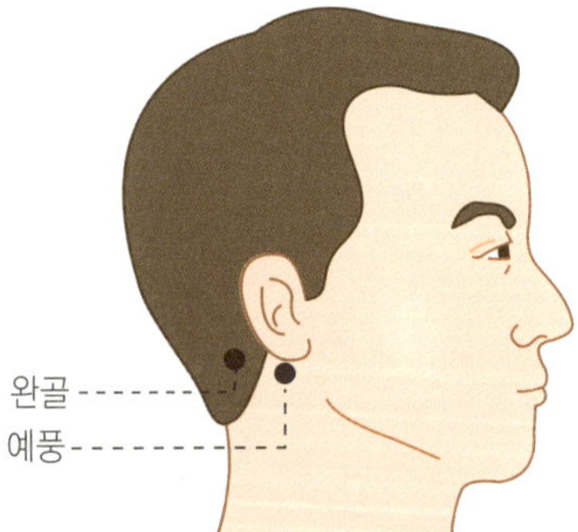

11코스 흉쇄유돌근 호흡 열기

방법1) 귀 유양돌기에 부착되는 흉쇄유돌근 상부를 경압법으로 끌어올리면서 피부호흡을 도와준다.

방법2) 흉쇄유돌근 중간을 한손으로 잡고 가볍게 흔들어주고, 반대편도 같은 방법으로 해준다.

방법3) 흉쇄유돌근 기시점인 흉골상단과 쇄골 내측을 분분법으로 진동시켜 피부호흡을 도와준다.

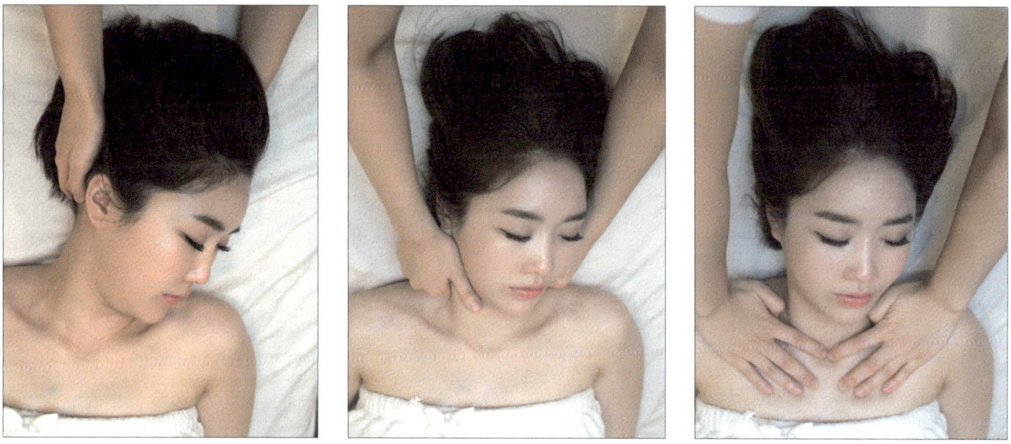

효과 : 가슴의 흉골과 쇄골, 그리고 유양돌기를 연결하는 근육이라서 흉쇄유돌근으로 불린다. 몸통과 두개골의 중심과 균형을 잡아 주고, 경직과 막힘을 소동시켜 두개골과 얼굴 비대칭을 잡아 주는 곳이다.

흉쇄유돌근 호흡의 중요성

- 목의 사선 축 회전 제한, 쇄골 및 관자뼈의 소통 제한, 총경동맥과 정맥의 소통 제한, 뇌 혈액과 산소 제한, 고혈압, 저혈압, 인후종통, 편도선염, 횡격막 경련이나 막힘, 마른기침, 얼굴부종, 여드름, 홍조, 후두통, 이마통 등과 관련이 있으며, 눈 열을 내려주는 곳이다.

- 위경의 인영, 수돌, 기사, 결분, 대장경의 천정, 소장경의 부돌, 삼초경의 경중과 예풍, 담경의 완골피부호흡이 소통되면 얼굴 피부환경이 좋아지고 얼굴 윤곽이 예뻐진다.

12코스 쇄골 골기법으로 호흡 열기

방법1) 흉쇄유돌근 기시점인 흉골상단과 쇄골 내측을 분분법으로 진동시켜 피부호흡을 도와준다.

방법2) 가벼운 권법으로 쇄골과 상완골까지 골기법으로 피부호흡을 도와준다.

방법3) 쇄골에 부착된 대흉근 조절점인 기호를 중심으로 쇄골 아래 피부호흡을 도와준다.

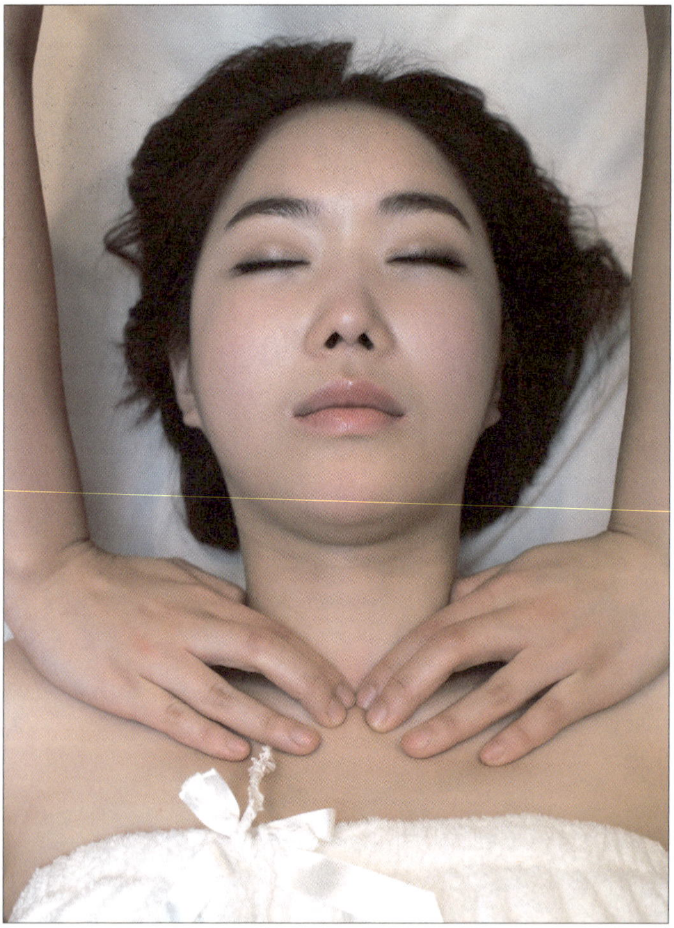

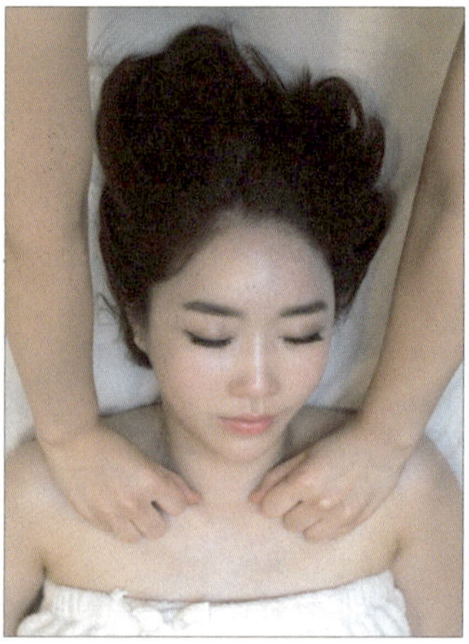

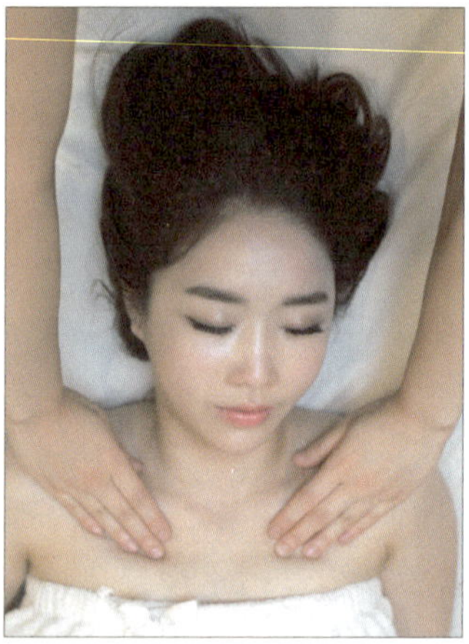

효과 ; 얼굴로 올라가는 넓은 목근과 림프와 정맥순환을 도와 목과 가슴 피부에 탄력이 생긴다.

쇄골 호흡의 중요성

- 쇄골에 부착된 대흉근과 흉쇄유돌근 및 어깨의 삼각근은 상체와 경추, 두개골, 골반의 균형과 얼굴 안면 윤곽과 함께 운동한다. 폐와 어깨의 영향을 많이 받는 곳이라 몸에서 변형이 가장 쉬운 곳이다.

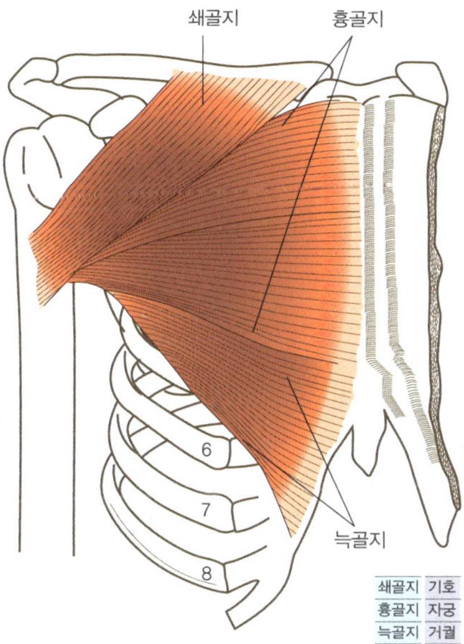

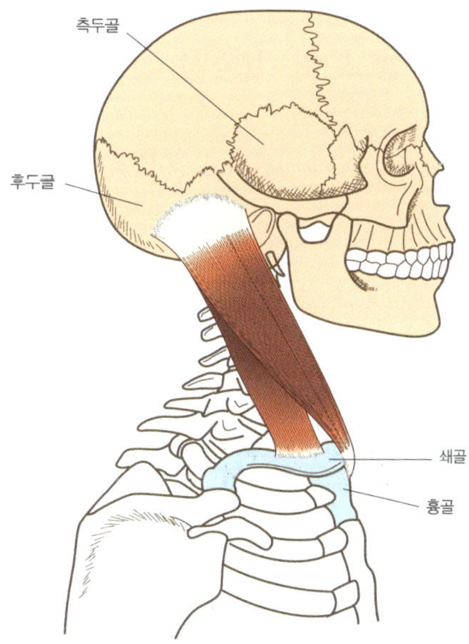

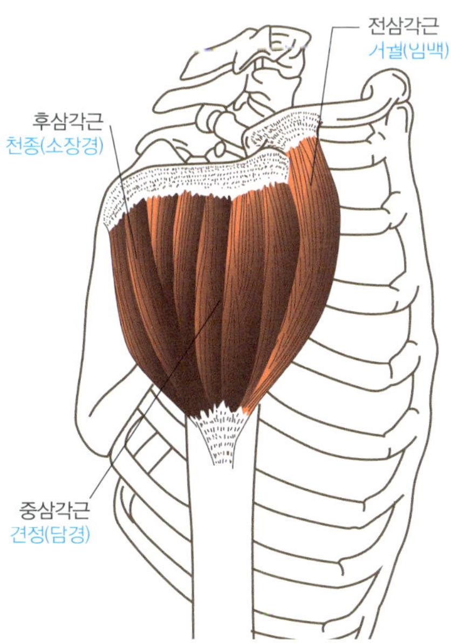

2단계 12코스 : 작은 얼굴 수기진동 순서

01 코스 림프 및 이중턱 진동

방법1) 턱 아래 염천과 상염천 피부를 부드러운 애마법으로 가볍게 림프 호흡을 도와준다.

방법2) 옆 턱에서 천용과 흉분 피부를 중심으로 천천히 부드럽게 깊은 곳의 근막 호흡을 도와준다.

방법3) 턱 아래 염천과 상염천 피부를 아래로 밀어 내린다. 9번 반복

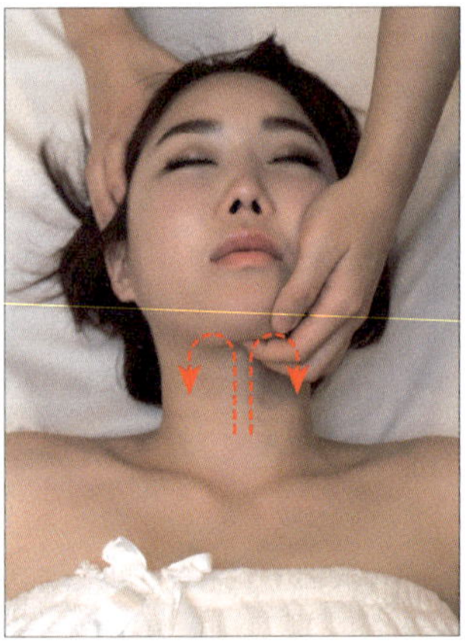

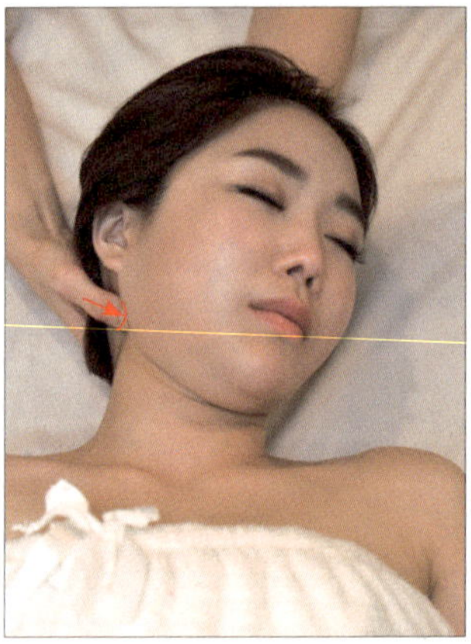

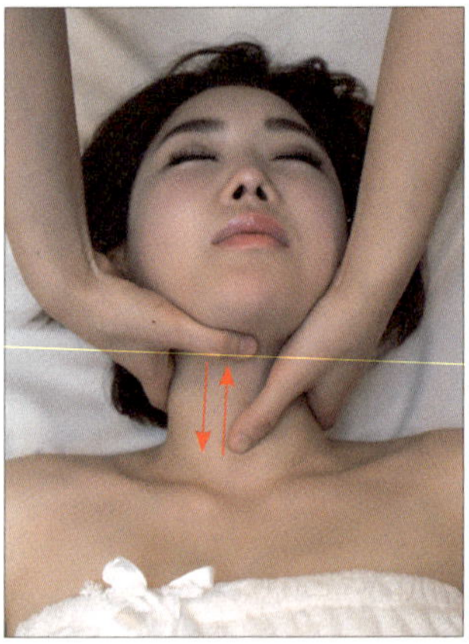

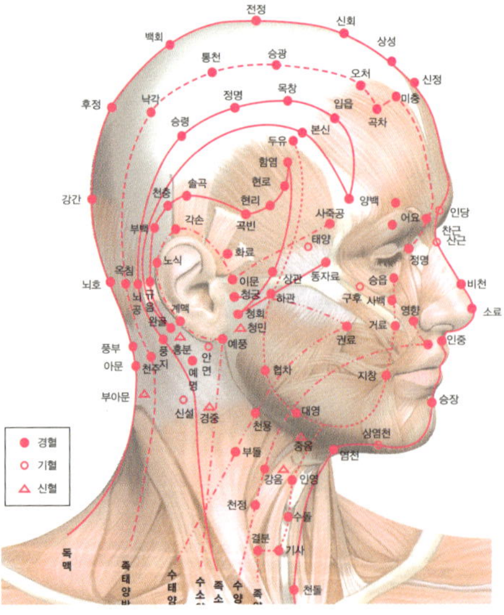

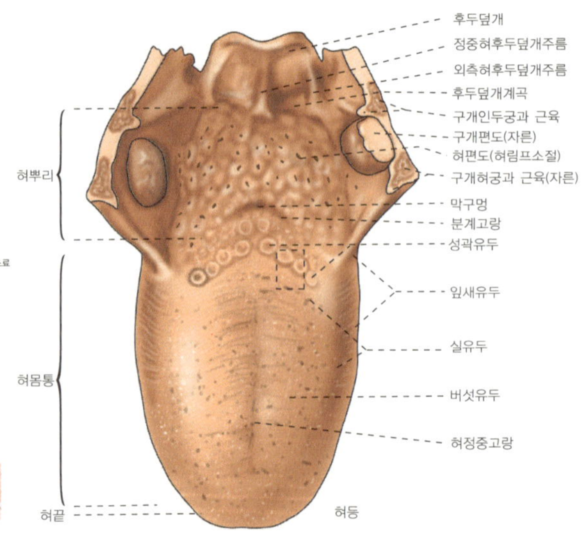

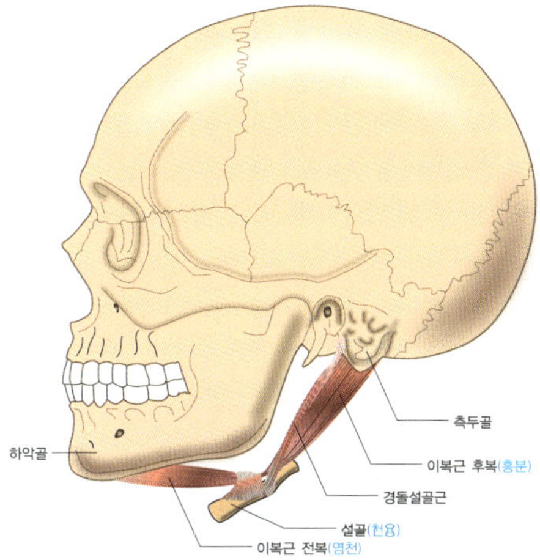

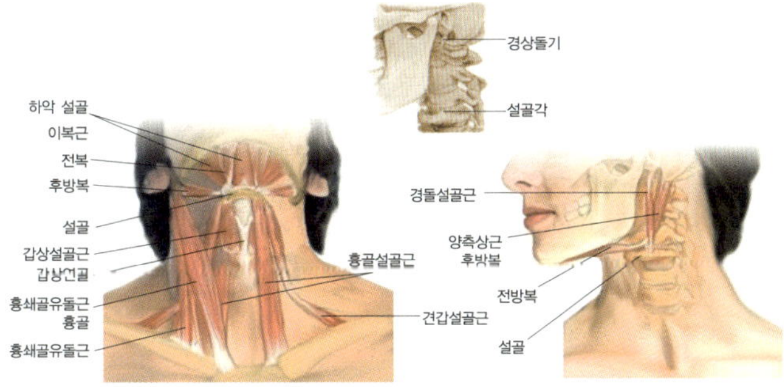

턱 밑 림프 및 이중턱 진동의 중요성과 효과

- 임맥의 염천과 상염천은 턱 바로 아래 중지손가락 하나 안에서 테크닉이 가능하다. 소장경의 천용은 귀 밑에 손을 대고 약간 아래로 내려오면 아래턱뼈가 불거져 각을 이루는 하악골 바로 밑에서 약간 뒤쪽 흉쇄유돌기 선상에 자리한다. 염천은 아래턱과 혀의 균형을 잡아 주면서 이중턱을 소통시키고, 옆 목의 천용은 설골의 중심을 잡아 주면서 볼 홍조를 개선하며, 굵은 목을 날렵하게 만드는 곳이다.

- 옆 목에서 이복근 후복을 조절하는 홍분(신혈)은 아래턱 균형을 잡아 주면서 옆 목이 뻐근하게 하는 열을 소통시켜 가볍게 해 주는 곳이다.

- 이복근은 목뿔뼈(舌骨, 하악골과 흉골 사이에 연골로 되어 있는 U자모양의 혀뼈)에서 기시하여 전부는 하악골 결합부(염천), 후부는 유양돌기(꼭지돌기)에 부착되어 있다. 입을 벌린 상태에서 아래턱을 목 쪽으로 끌어당긴다. 침을 삼키거나 기침할 때 활성화된다. 아래턱이 뒤로 물러나는 이갈이(알치증)가 심할 때 손상을 받는 이복근(두힘살근)은 아래턱의 중심을 잡아준다. 이복근의 설골은 경추 3번에 매달려 있으므로 좌우 소장경의 천용 부위 깊은 층으로 들어가는 수압으로 피부진동을 시켜 준다.

02코스 아래턱뼈 골기 진동

방법1) 손바닥의 손가락 둘째 마디뼈를 이용, 턱뼈를 진동시켜 아래턱뼈의 호흡을 도와준다.

방법2) 가볍게 주먹을 쥐고 가벼운 권법으로 턱뼈를 진동시키는 골기법을 해 준다.

방법3) 하악 모서리에서 손목의 수근법으로 턱과 목의 림프 호흡을 도와준다.

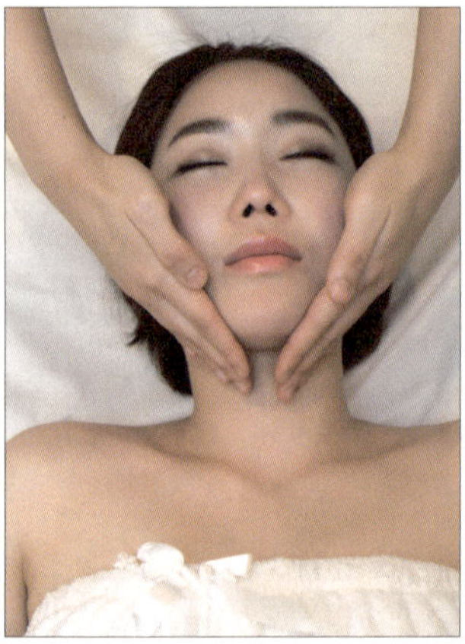

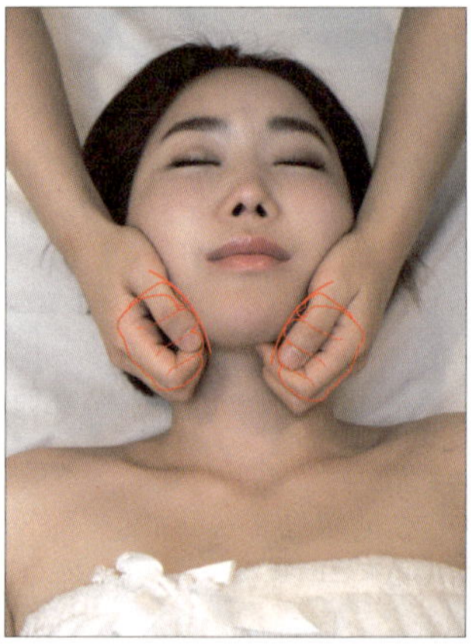

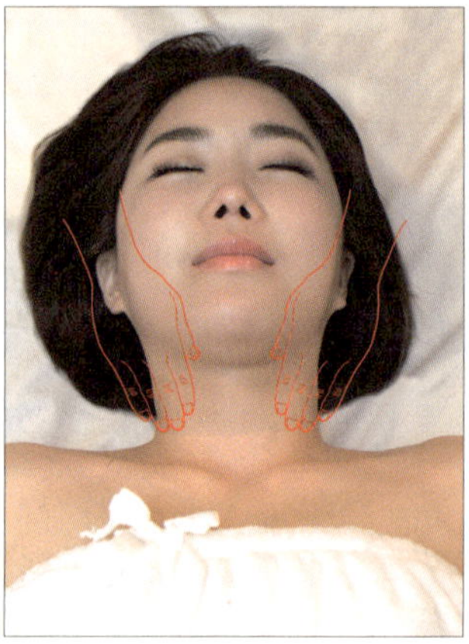

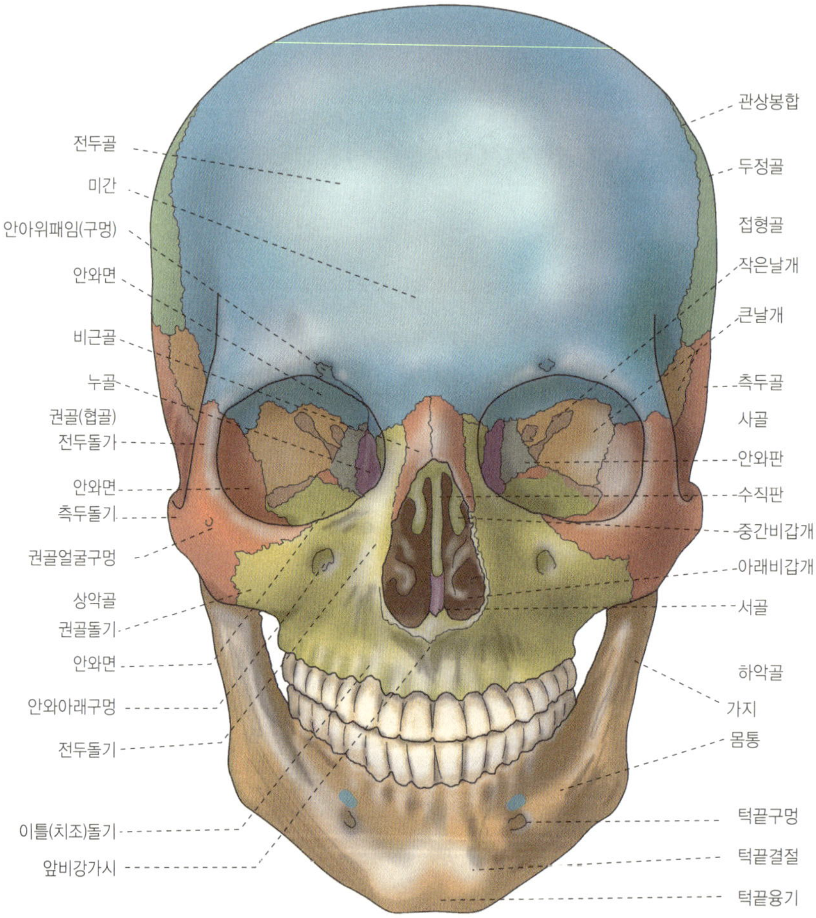

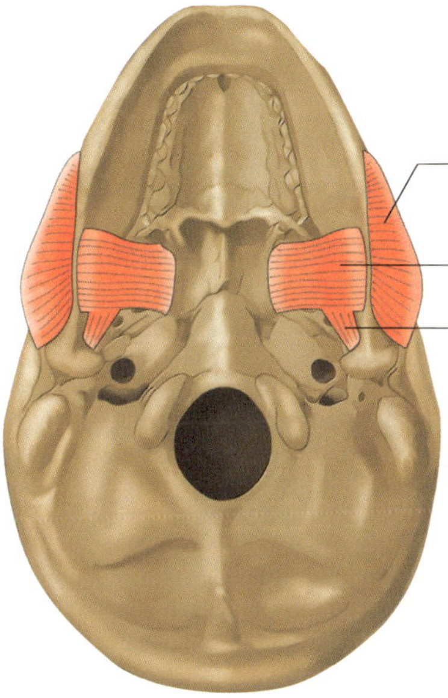

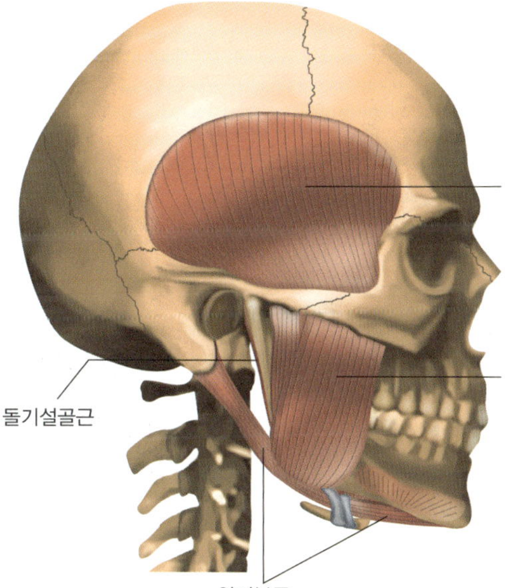

하악골(아래턱뼈) 골기 진동의 중요성과 효과(경혈 사진)

- 머리뼈를 구성하는 뼈의 한 부분으로 아래턱은 아래 치아를 떠받치고 조절하는 기능을 하는데 하악골과 연결되는 근육에 의해 쉽게 변형될 수 있다. 하악골 골기 진동은 잇몸 조직을 활성화시키고, 턱뼈 안으로는 혀와 잇몸에 정체된 피로 물질들을 소통시키며, 아래턱을 오르내리는 근막의 활주 작용이 좋아진다. 또 넓은 목근이 자극받아 림프순환이 좋아지면서 느슨하게 늘어지는 이중턱에 탄력을 부여한다.

03코스 아랫잇몸 피부진동

방법1) 양손 끝으로 아래 잇몸과 입꼬리 근막을 가볍게 흔들면서 피부 호흡을 열어 준다.

방법2) 양손 끝을 피부에 고정시킨 후 가벼운 경압법으로 아래 잇몸을 아래위로 진동시켜 준다.

방법3) 하악각 부위, 교근과 내익상근이 겹치는 곳에서 1번과 2번의 방법을 한 번 더 해 준다.

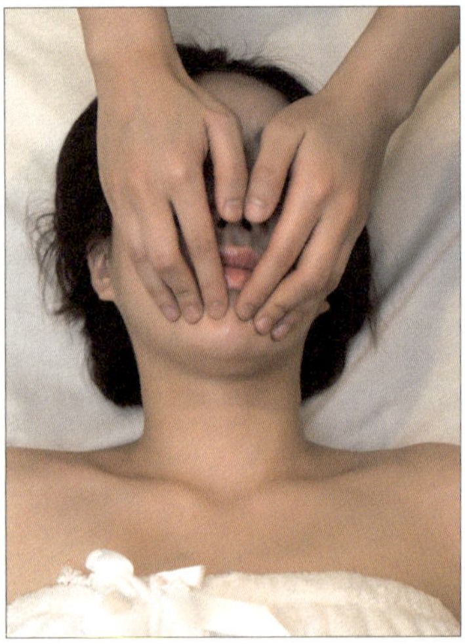

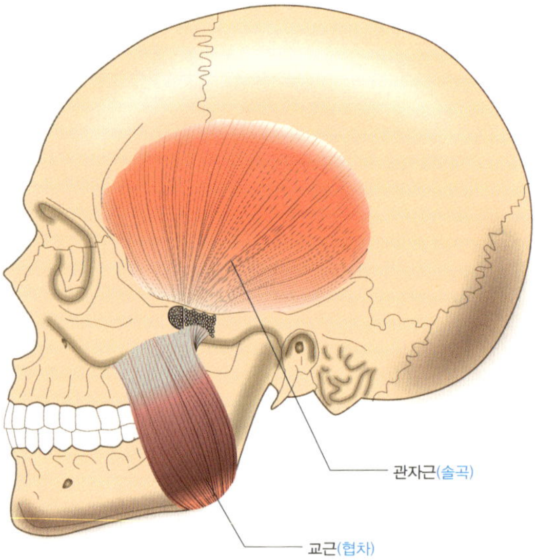

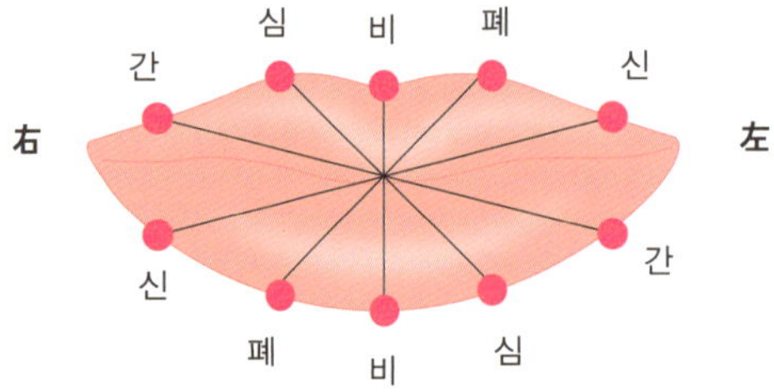

입술반사구

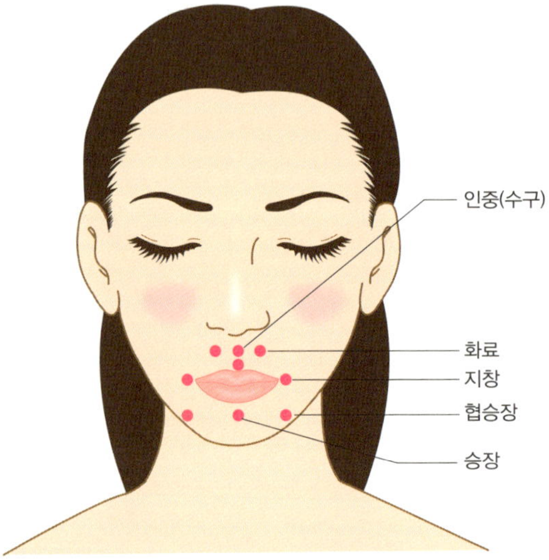

입혈자리

아랫잇몸 진동의 중요성과 효과

아래턱뼈 운동을 담당하는 근육의 작용

- 교근(깨물근)은 위턱의 광대뼈에서 기시하는데 천층은 아래턱 근육돌기 바깥 면에, 심층은 아래턱 모서리에 부착되어 입을 벌리는 운동과 음식을 씹을 때 아래턱뼈를 위로 올리는 운동을 하며, 어금니에 힘을 실어 윗니와 아랫니의 탄력을 담당한다.

- 관자근은 입을 다물 때 아래턱을 끌어올려 입을 꽉 다물게 하며, 아래턱뼈를 매달고 있다.

- 외익상근(가쪽 날개근)은 코뼈의 날개돌기 바깥쪽에서 기시하여 관자 아래턱뼈의 관절 주머니에 부착되어 아래턱을 좌우로 밀고 당기는 운동을 담당한다.

- 내익상근은 접형골 익상판 내측 면(나비뼈의 날개돌기 안쪽판)에서 기시하여 아래턱까지 한쪽 면에 부착되어 같은 쪽의 안쪽 날개근과 반대 쪽의 가쪽 날개근이 같이 작용하면서 아래턱을 좌우로 밀고 당긴다.

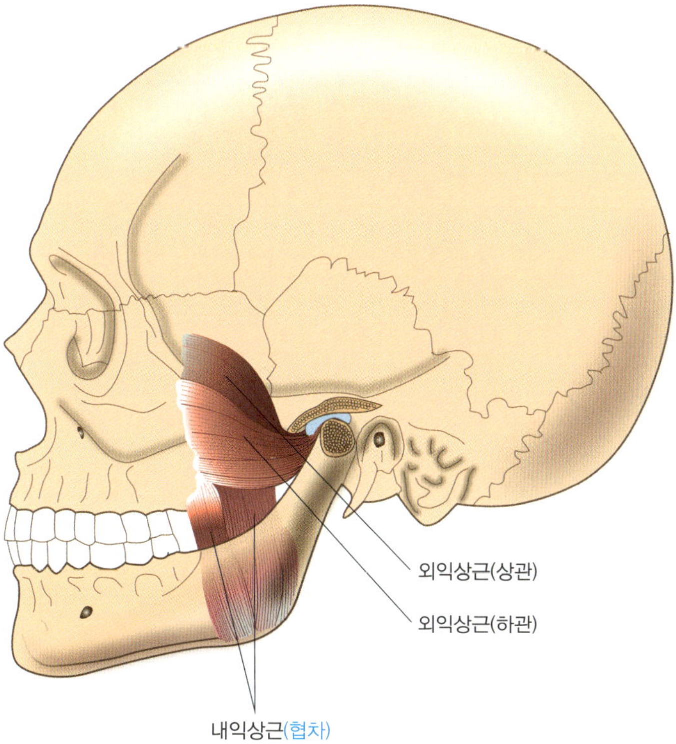

04 코스 윗잇몸과 코 피부진동

방법1) 양손 끝으로 아래 잇몸과 입꼬리 근막을 가볍게 흔들면서 피부 호흡을 열어 준다.

방법2) 양손 끝을 피부에 고정시킨 후 가벼운 경압법으로 아래 잇몸을 아래위로 진동시켜 준다.

방법3) 하악각 부위, 교근과 내익상근이 겹치는 곳에서 1번과 2번의 방법을 한 번 더 해 준다.

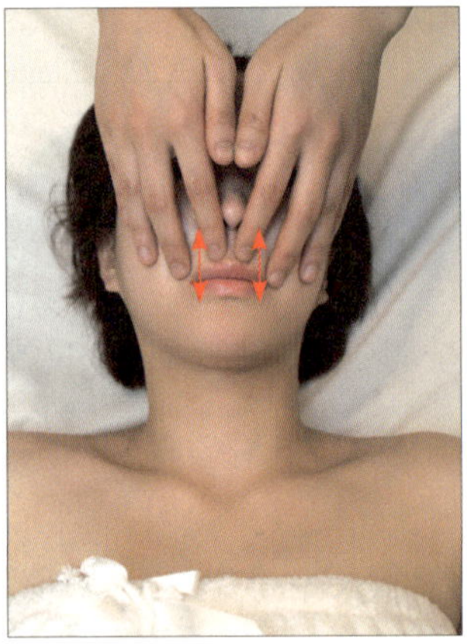

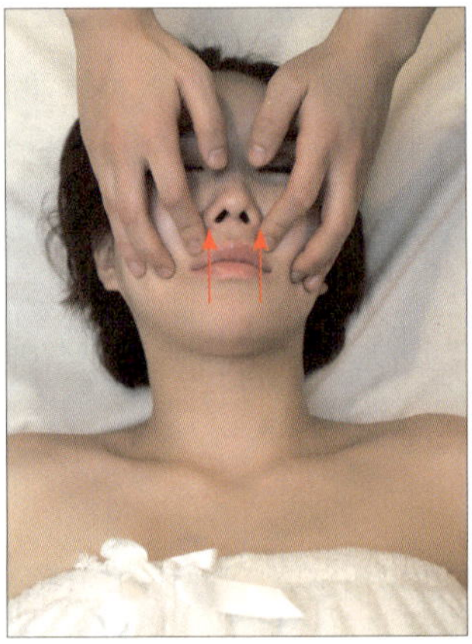

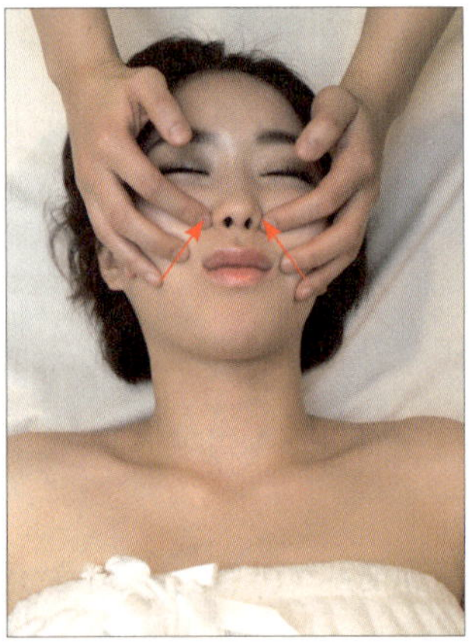

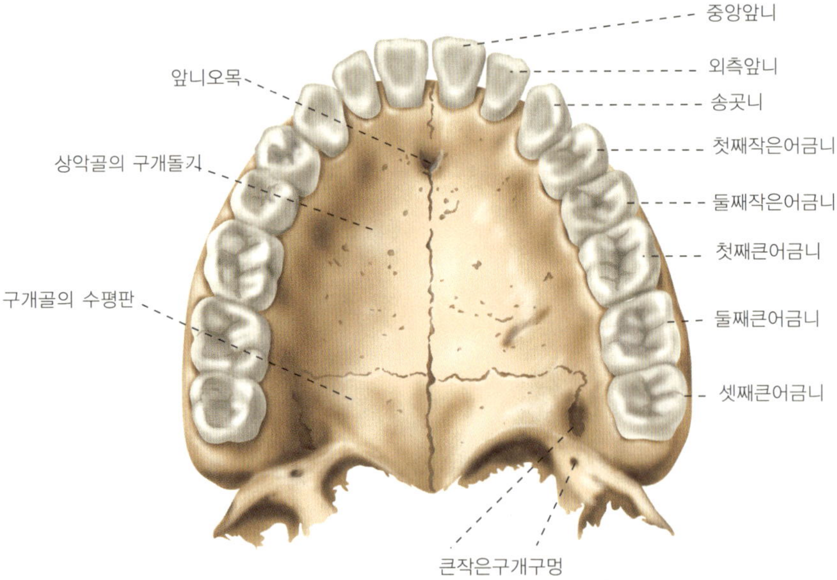

치아에서 장부 반사구

윗잇몸 진동의 중요성과 효과

- 윗입술과 코의 문제는 몸통과 척추의 소통 제한에서 비롯된다. 윗잇몸과 코 운동을 담당하는 비근(코근), 비근근(눈살근), 비중격하제근(비중격내림근), 상순거근(윗입술올림근)의 피부 호흡을 도와주면 몸통과 척추의 소통제한으로 윗잇몸과 코 주변에 적체된 림프와 정맥의 노폐물 배출이 쉬워진다.

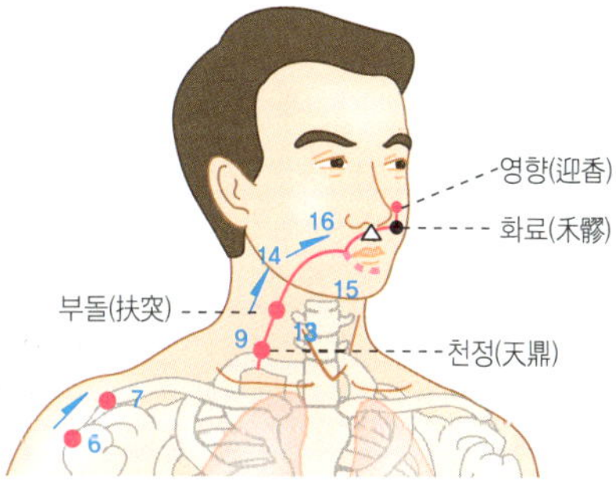

얼굴 중앙의 윗입술과 코에 문제를 주치하는 중요 경혈을 살펴보면

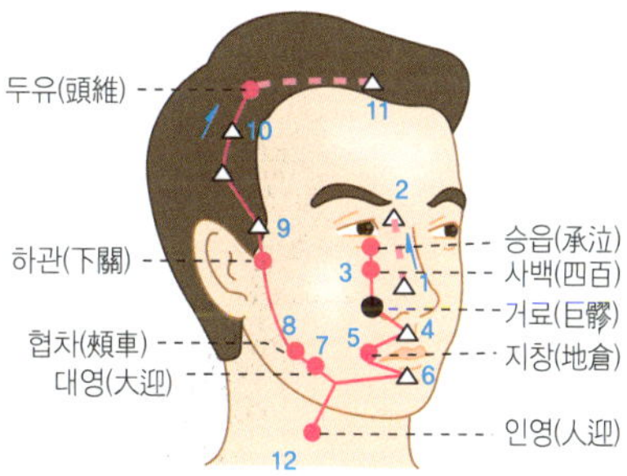

- 대장경의 화료는 코중격의 중심을 잡아 주면서, 윗입술 비대칭과 코 안의 열을 내려준다.

- 위경의 권료는 상악골의 중심을 잡으면서 얼굴 근육의 경련과 나비, 코 막힘, 콧속 열을 내려 준다.

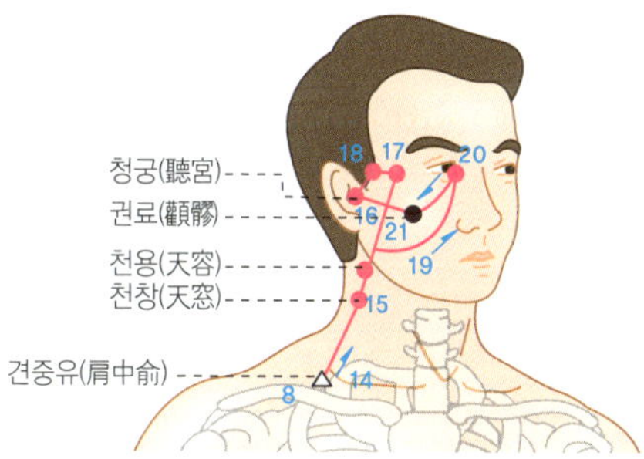

- 소장경의 권료는 볼근을 조절하면서 볼 홍조와 볼트러블, 볼살에 정체된 가스를 빼 주는 곳이다.

- 위경의 하관피부는 큰광대근과 교근을 조절하면서, 삼차신경통과 치통, 악관절의 호흡을 도와준다.

05코스 팔자주름과 입둘레근 피부진동

방법1) 턱 끝에서부터 콧방울까지 3등분으로 나누어 입둘레근을 위로 끌어올려 준다.

방법2) 팔자주름의 골짜기를 만드는 코 중간뼈 피부진동을 시켜 림프와 정맥 순환을 도와준다.

방법3) 엄지와 검지로 좌우 콧방울 깊은 곳에 박힌 피지가 분출되도록 피부진동을 시켜준다.

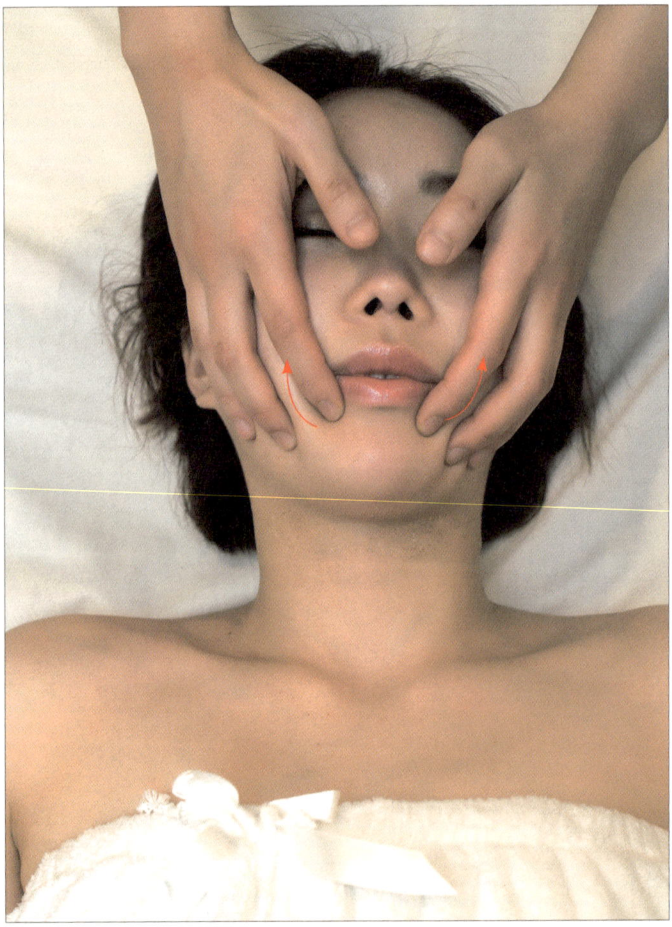

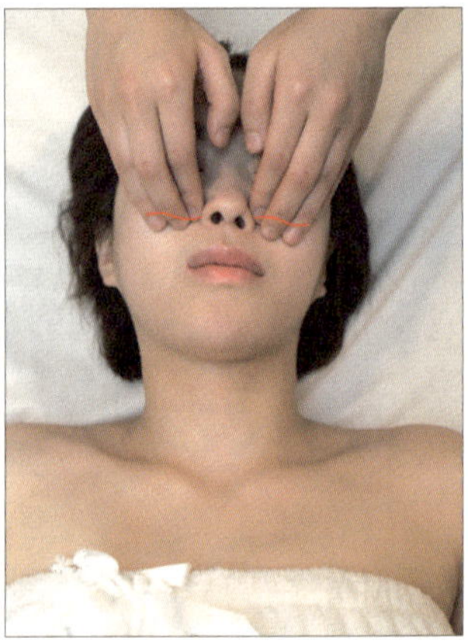

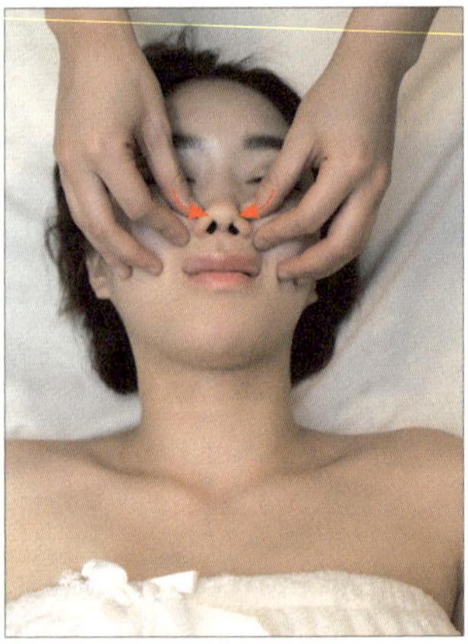

얼굴은 인체의 축소판

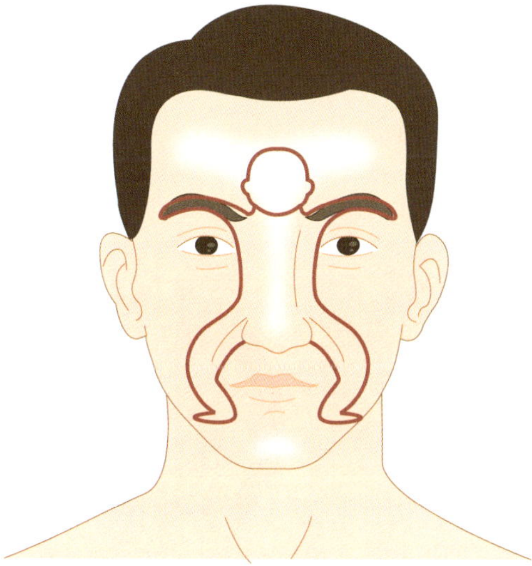

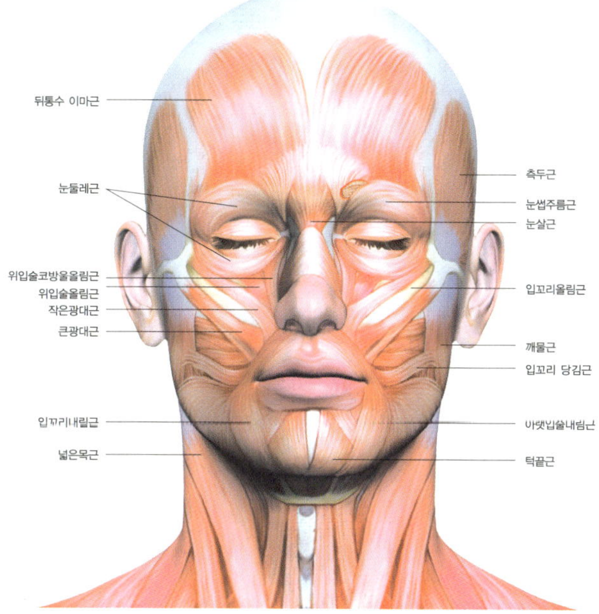

팔자주름 진동의 중요성과 효과

- 팔자주름을 만드는 입둘레근의 균형을 잡아주는 근육을 살펴보면 구각하제근(입꼬리내림근), 하순하세근(아래입술내림근), 소근(입꼬리당김근), 대관골근(큰광대근), 소관골근(작은광대근), 구각거근(입꼬리올림근), 상순거근(위입술올림근), 구륜근(입둘레근), 협근(볼근)의 탄력 저하가 팔자주름을 만든다.

- 턱끝 구멍은 얼굴로 나오는 혈관과 신경이 나온다. 지창은 얼굴마비, 유연, 삼차신경통, 얼굴 경련, 입둘레근의 균형을 잡아 주는 곳이다. 코 아래 대장경의 화료는 윗입술 비대칭과 입을 여닫는 것이 불편한 구금불개, 코 속의 열을 내리면서 코 중격을 잡아 주는 곳이다.

06코스 양미간 피부진동

방법1) 눈썹과 눈썹 사이 양미간 피부를 수직으로 진동시키면서 양미간 호흡을 도와준다.

방법2) 엄지와 검지를 이용해 눈썹주름근을 끌어 올려 준다.

방법3) 엄지와 검지를 이용해 양미간 근막을 사선으로 운동시켜 준다.

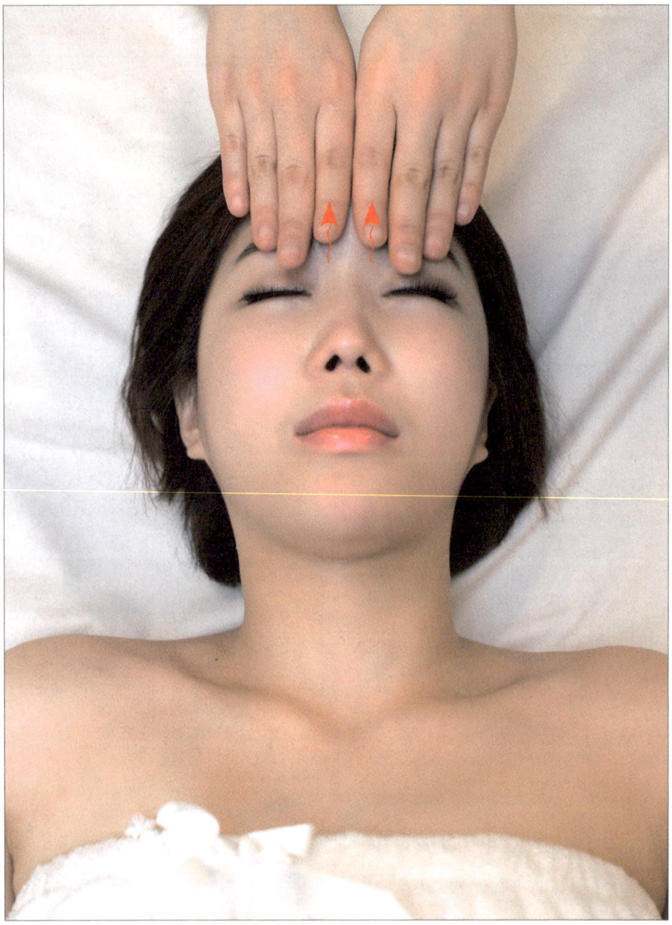

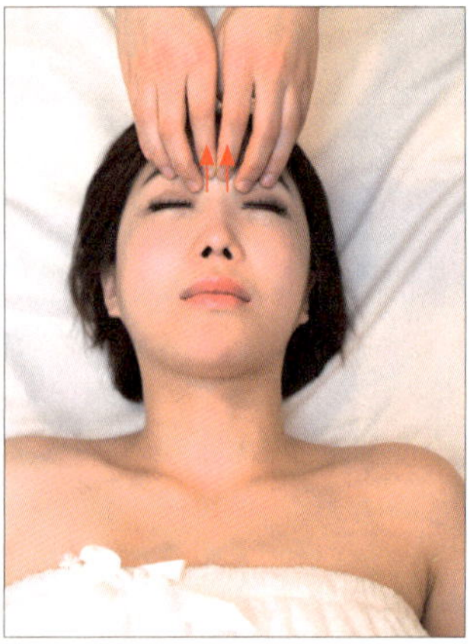

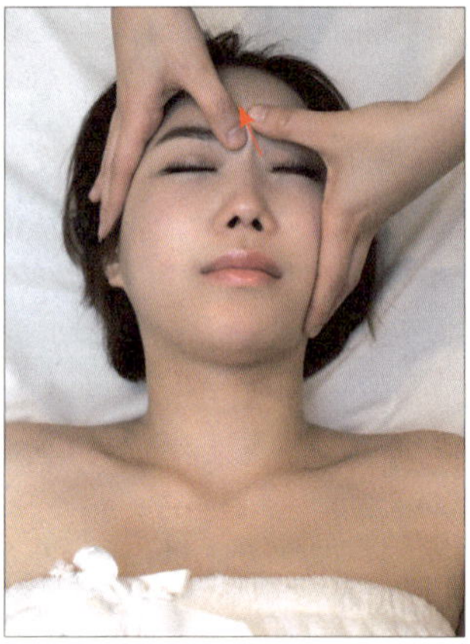

양미간 피부진동의 중요성과 효과

- 기혈인 찬근은 눈썹 사이에서 가로 주름을 만드는 비근근(눈살근)을 조절하는 문이고, 방광경의 찬죽은 양미간에 세로 주름을 만드는 추미근(눈썹 주름근)이 호흡하는 문이다.

- 방광경의 두 번째 경혈인 찬죽은 앞머리 두통, 삼차신경통, 안면신경마비, 모든 눈 질환을 주치하고, 찬근은 기혈로서 코 막힘과 코 열을 내려 주고, 광명은 눈의 열을 내려 주면서 위 눈꺼풀의 처짐을 올려 주는 곳이다.

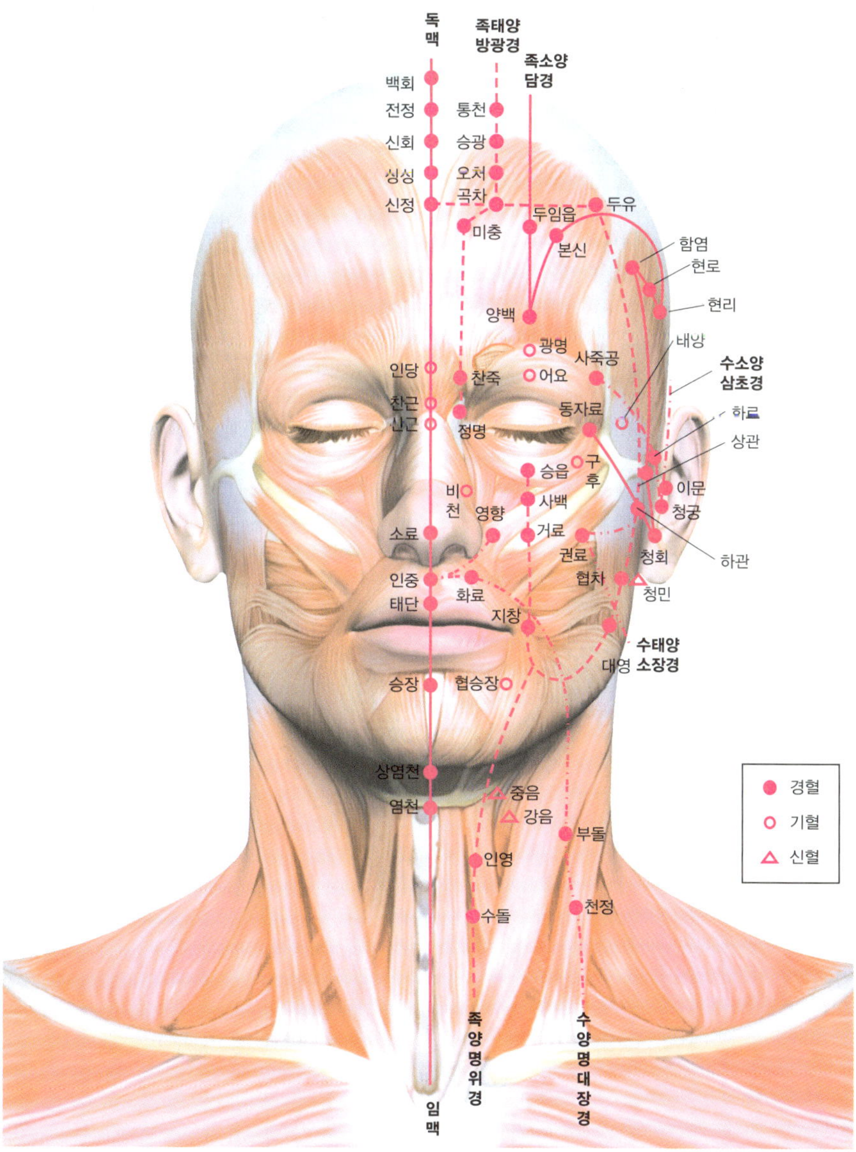

07 코스 눈썹뼈 골기진동

방법1) 손가락 두 번째 뼈마디로 눈썹 뼈를 자극하는 골기법으로 눈썹 피부호흡을 도와준다.

방법2) 엄지와 검지로 눈썹을 크게 잡고 아래위, 좌우로 흔들면서 뼈와 근막을 분리시킨다.

방법3) 엄지와 검지로 눈썹을 잡고 근을 아래로 밀어 내려 준다.

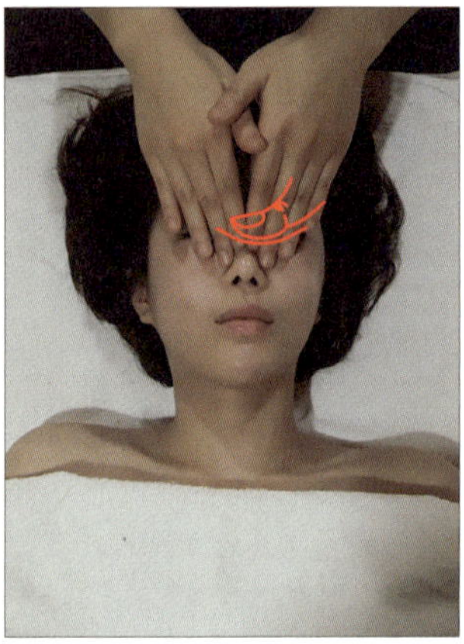

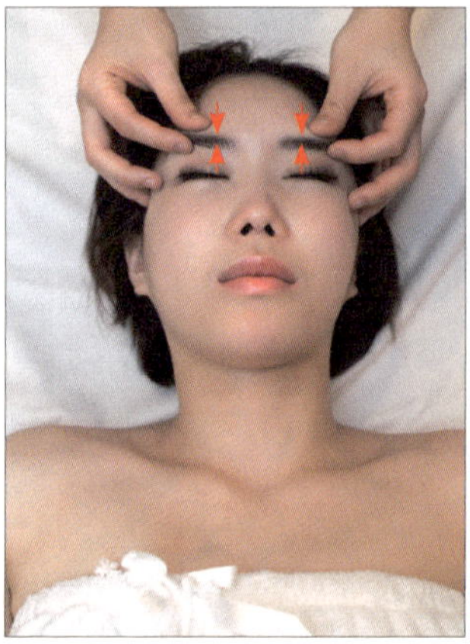

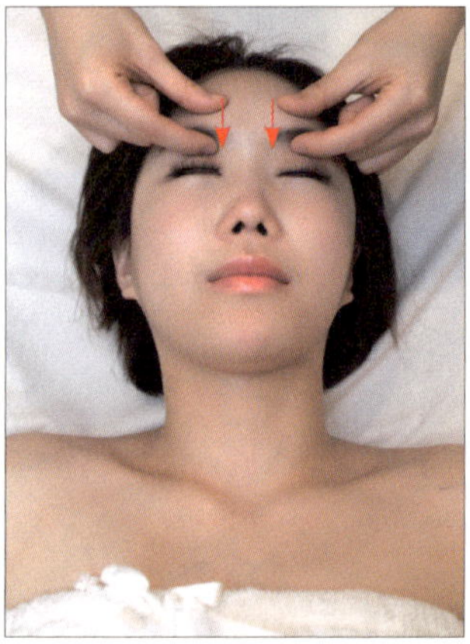

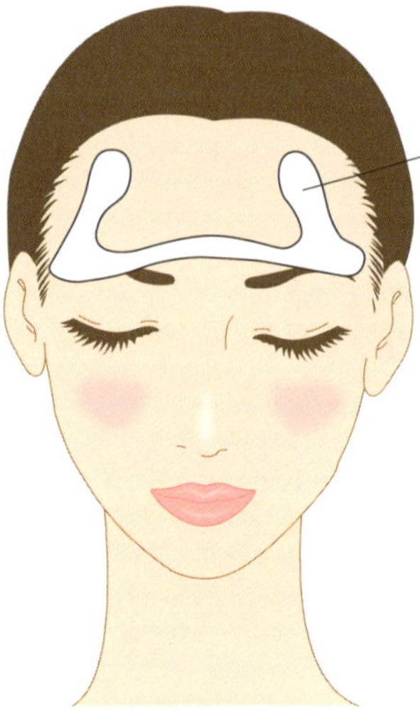

①

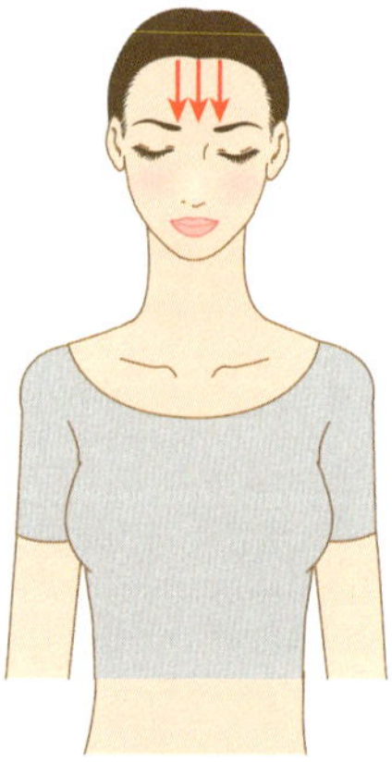

②

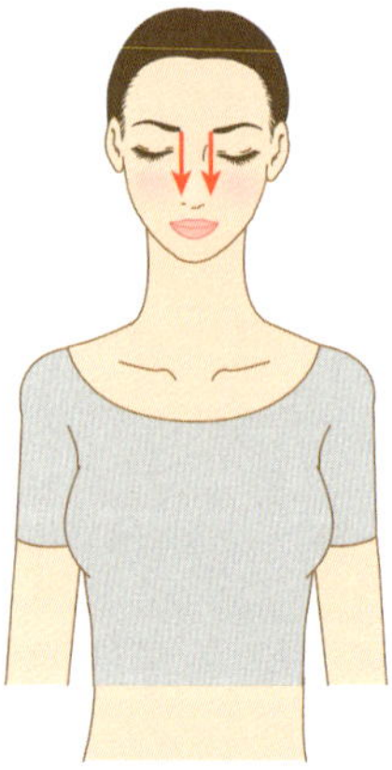

③

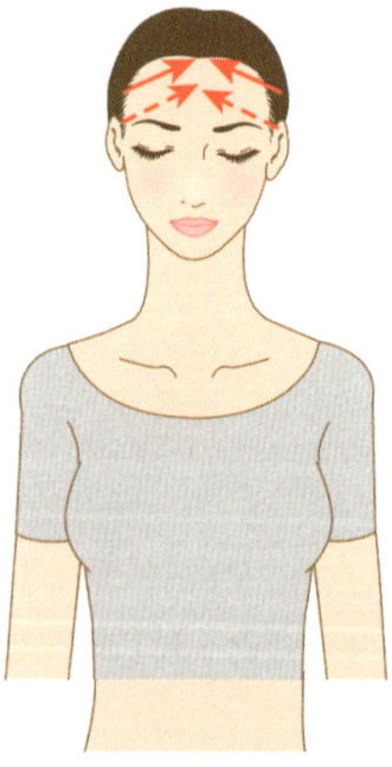

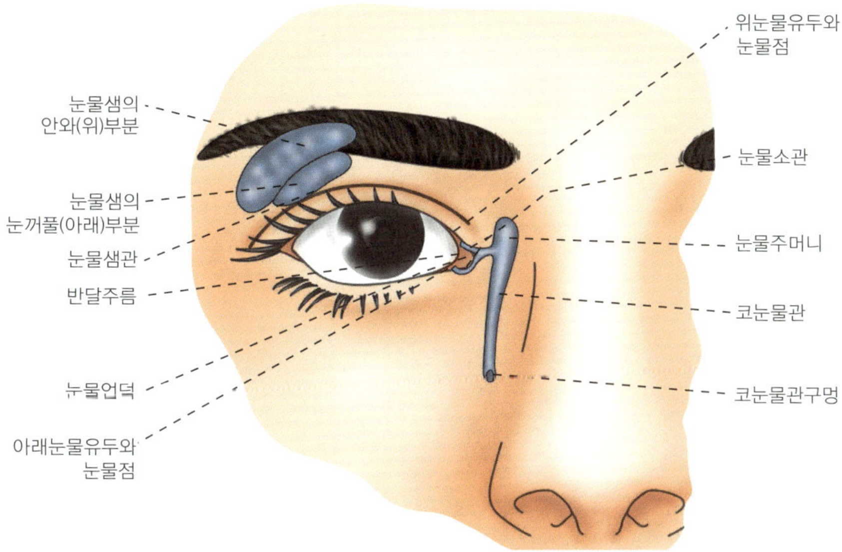

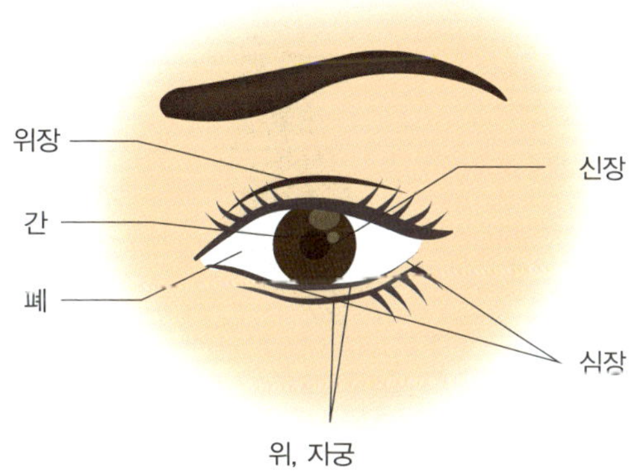

눈썹 뼈 골기 진동의 중요성과 효과

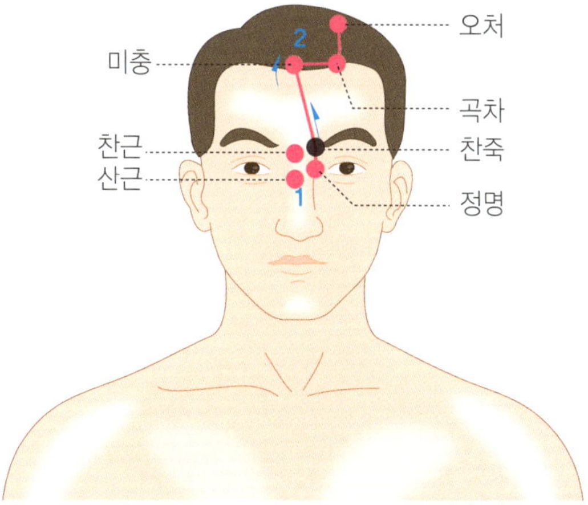

- 눈썹을 통해 호흡하는 방광경의 찬죽 양미간에 세로 주름을 만드는 추미근(눈썹 주름근)을 조절하는 문이고, 눈썹 위의 기혈인 광명은 미모하제근(눈썹내림근)을 조절하는 문이다. 눈썹 꼬리에 삼초경의 사죽공은 눈에서 나와 이마로 넘어가는 림프와 정맥 순환을 돕고, 관자근과 이마 고정지대 호흡을 돕는다. 또 눈썹은 방광 호흡을 담당하는 곳이므로 눈썹 자극은 눈과 눈썹 그리고 이마 주름에 탄력도 생긴다.

08 코스 이마 근막 3단계 릴렉스(relax)

방법1) 이마 고정지대와 전두근 피부호흡을 도와주기 위해 부드러운 애마법으로 피부진동을 시켜 준다.

방법2) 양손의 엄지를 이용해서 이마근막이 서로 엇갈리도록 근막 운동을 시켜 준다.

방법3) 눈 옆 관자근에서부터 이마 고정 지대까지 눈둘레근 외측을 빠르게 끌어 올린다. 9번 반복

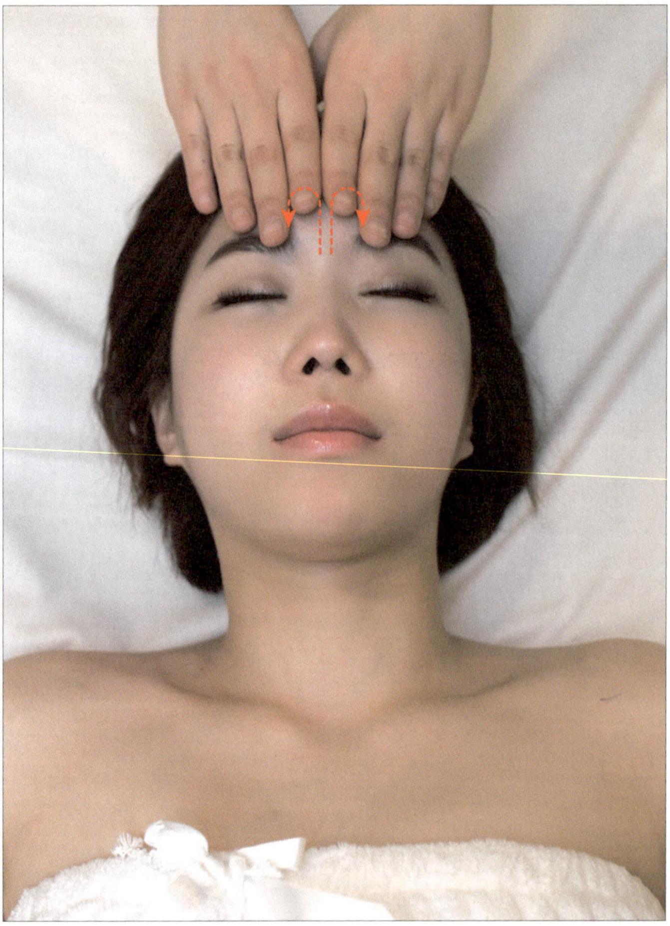

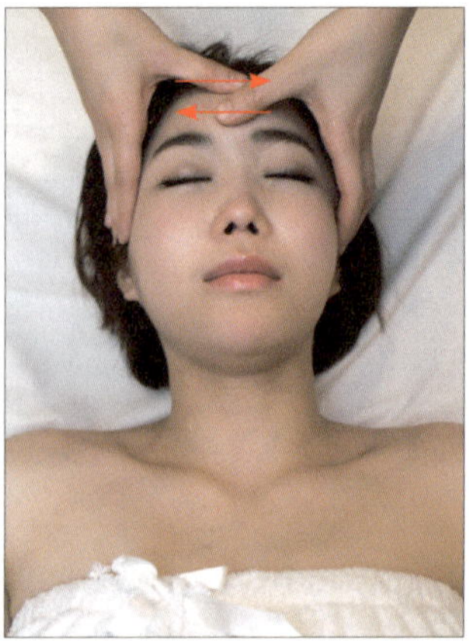

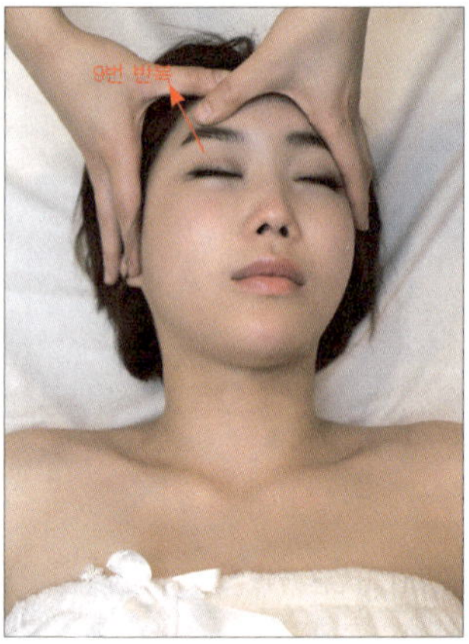

이마 근막 진동의 중요성과 효과

- 이마 운동에 관여하는 안륜근(눈둘레근), 이마 가로 주름을 만드는 후두 전두근(뒤통수 이마근), 이마 세로 주름을 만드는 추미근(눈썹주름근)은 독맥과 방광경, 그리고 담경의 영향을 크게 받는다. 따라서 이마의 문제를 도와줄 수 있는 문인 경혈을 살펴보자. 이마 중앙은 미골에서 시작해서 윗입술까지 주행하는 독맥이 내려온다. 독맥의 좌우에는 눈 안쪽 방광경의 기시점인 정명에서 시작해서 머리를 넘어 몸 뒤태를 지나 새끼발가락의 지음까지 주행하는 방광경이 올라간다. 또 좌우에 위경의 두유혈과 담경의 경혈들은 측두근(관자근)에 모여서 얼굴 중심을 잡고 있는 뇌와 두개골을 지지하고 보호하는 근막의 활주를 돕고 있다. 따라서 이마 고정 지대와 이마 근막의 호흡이 좋아지면 이마주름과 양미간 주름에 탄력이 생긴다.

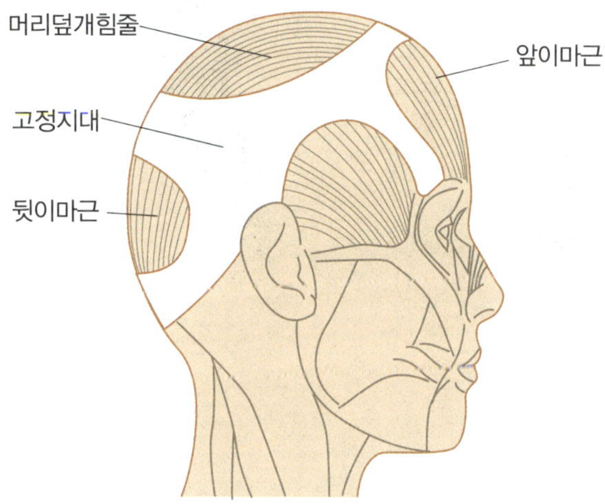

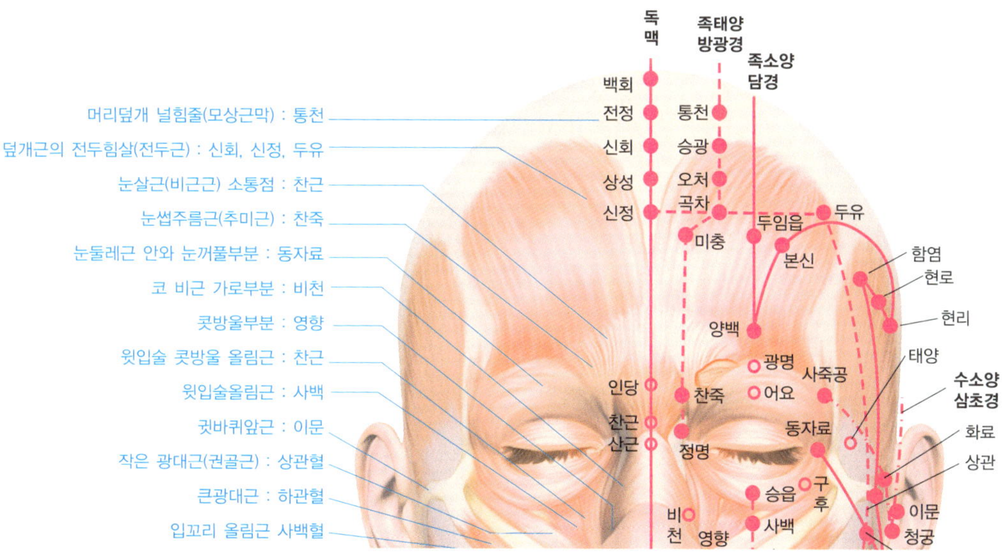

09 코스 눈 아래 둘레근(안륜근) 피부진동

방법1) 눈 아래 둘레근 위에 손끝을 대고 가벼운 분분법으로 피부호흡을 도와준다.

방법2) 손끝의 가벼운 수압으로 눈둘레근을 안쪽과 바깥쪽으로 원을 그리면서 돌려준다.

방법3) 눈 아래 둘레근 피부를 관자근 쪽으로 가볍게 밀어낸다.

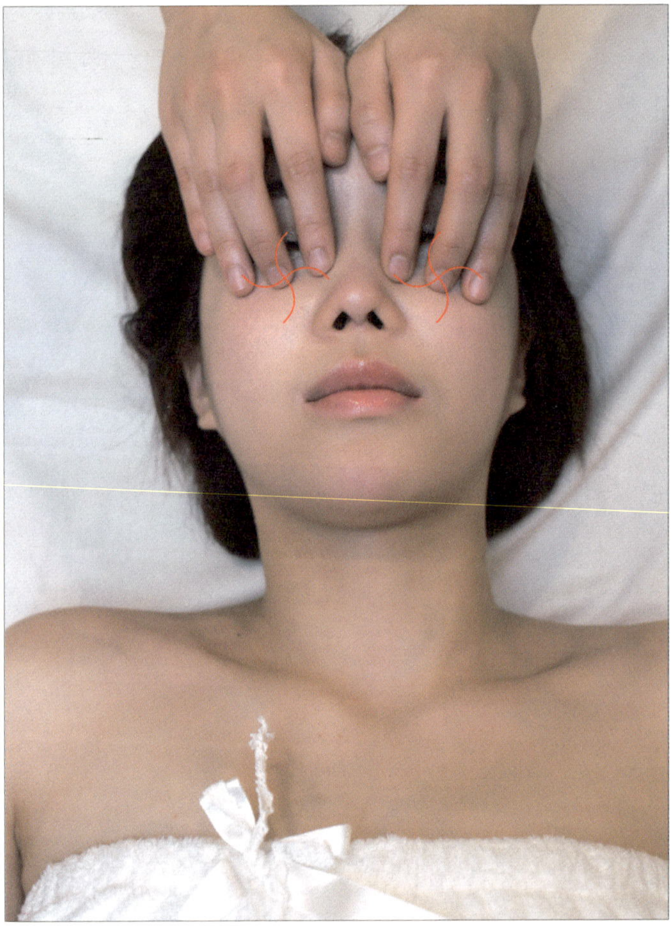

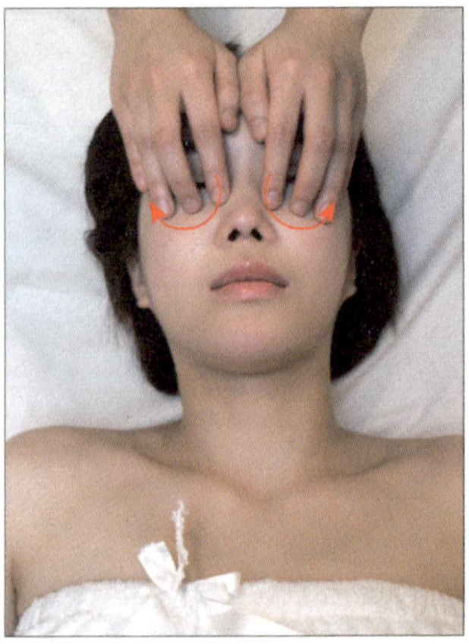

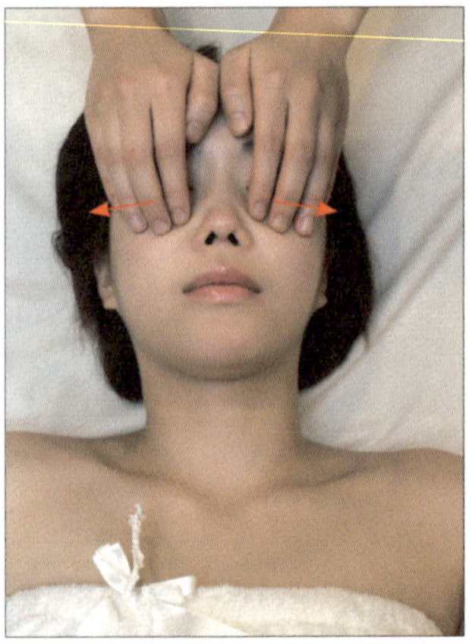

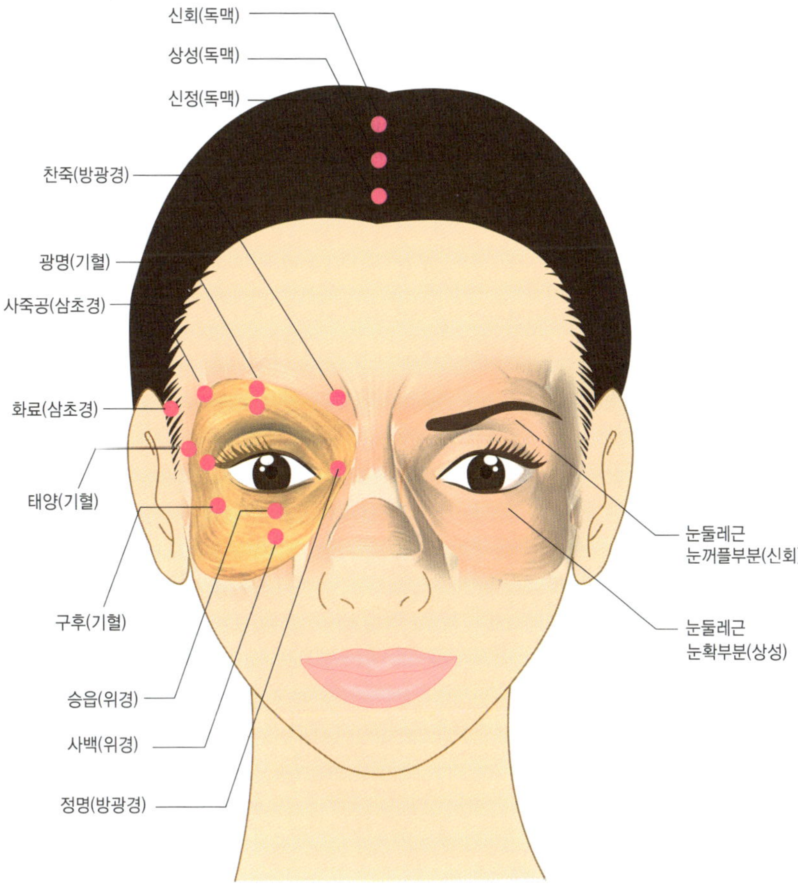

눈 아래 둘레근 진동의 중요성과 효과

- 위경의 사백혈은 눈아래둘레근과 상순거근(윗입술올림근)을 조절하는 문이고, 기혈인 구후혈 워터진동은 눈둘레근 색소 침착과 얼굴 기미를 밝아지게 하는 곳이다.

- 위경의 기시혈인 승읍혈은 근시, 눈이 붉어지면서 붓는 증상, 안검 경련, 시신경 위축을 주치하고, 사백은 얼굴 경련, 삼차 신경통 등 모든 눈 질환에 사용된다. 그래서 눈아래둘레근 피부호흡을 도와 사백피부에 탄력이 좋아지면 처진 눈 아래 피부색이 밝아지면서 탄력이 생긴다.

10코스 협근(볼근)을 피부진동 시켜 콧방울 쪽으로 끌어올리기

방법1) 볼우물 깊은 곳을 아래위로 흔들면서 피부진동을 시켜 준다.

방법2) 광대뼈 아래에서 귀 앞까지 깊은 층 근막운동을 시켜 준다.

방법3) 볼살을 깊게 잡아서 콧방울 쪽으로 천천히 밀어 올리면서 림프와 정맥 순환을 도와준다.

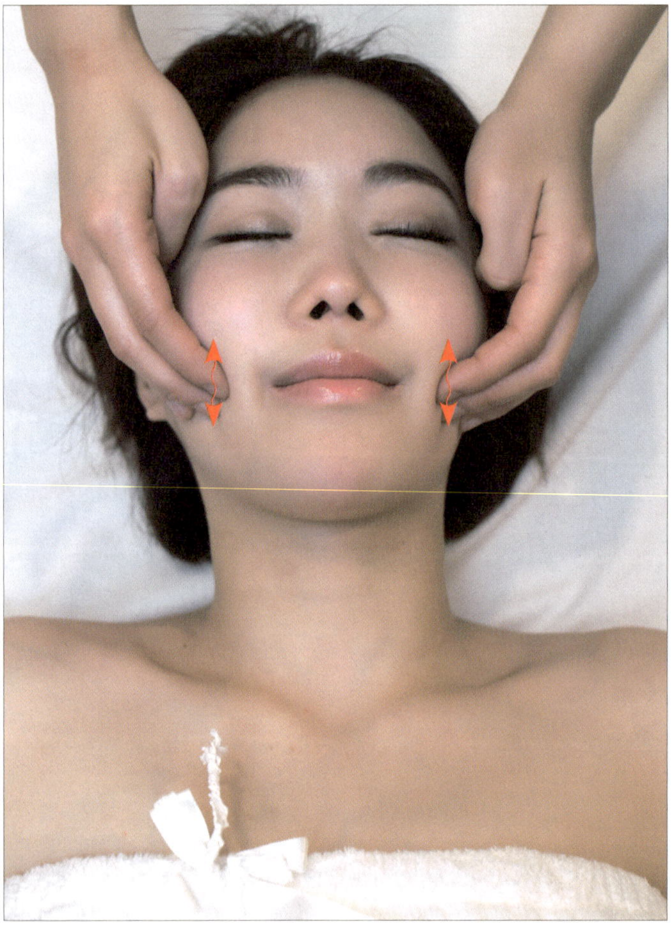

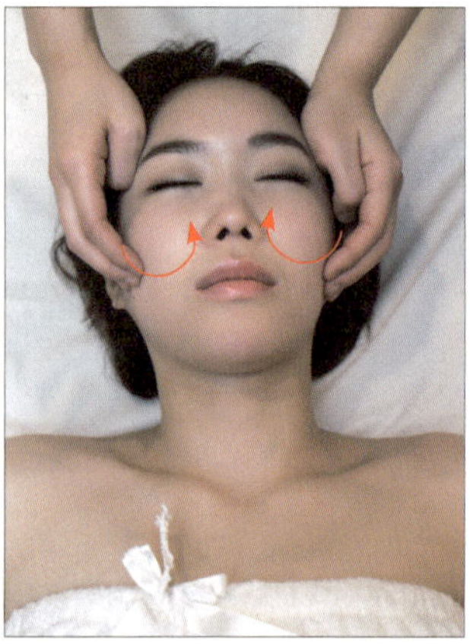

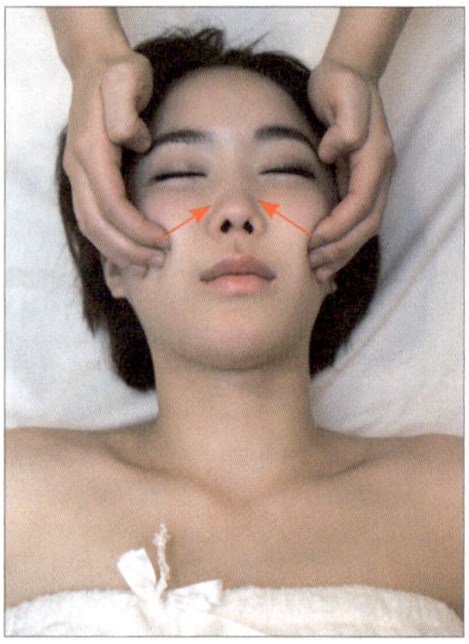

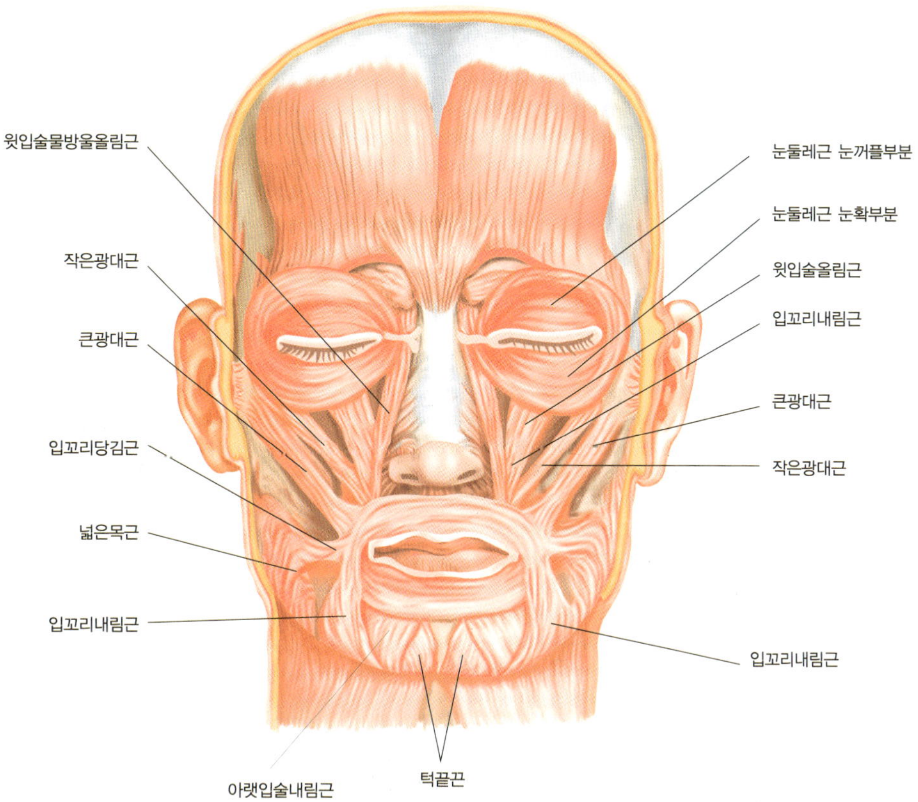

볼근 진동의 중요성과 효과

- 볼근은 구강 크기를 줄여 음식물을 씹을 수 있게 하고, 빰을 축소시켜 악기를 불 수 있게 한다. 볼에는 상악골을 조절하는 위경의 거료, 볼근을 조절하면서 볼 홍조를 내려 주는 소장경의 권료, 입꼬리에 위경의 지창과 대영이 얼굴 늘림 줄(표층근건막층)에 쌓인 피로물질과 림프와 정맥순환을 돕는다.

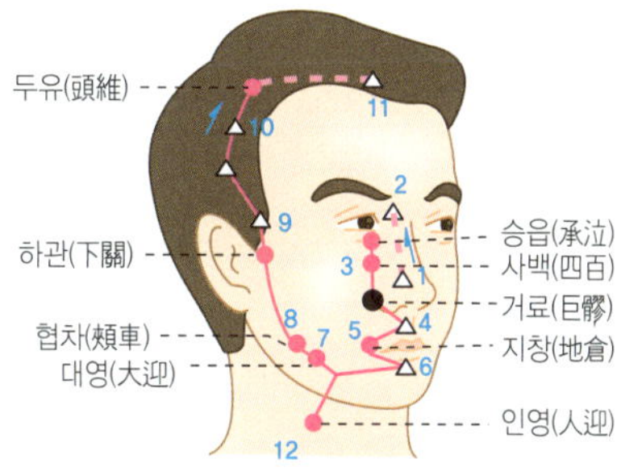

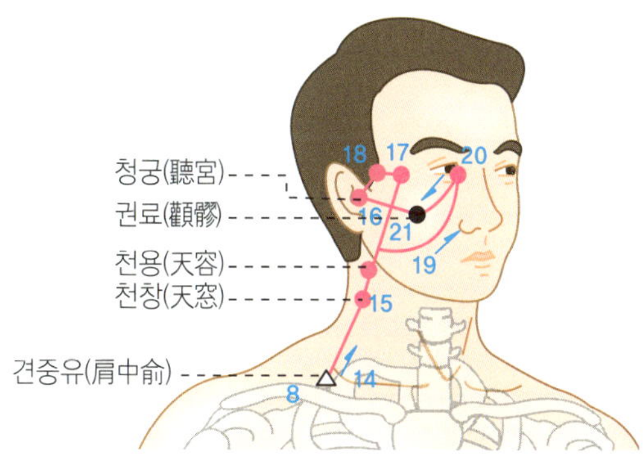

11 코스 목 림프의 소통을 담당하는 천용 피부 호흡 열기

방법1) 귀 앞에 교근과 하악각을 분분법으로 피부진동을 시켜 턱관절 호흡을 도와준다.

방법2) 목 흉쇄유돌근을 가볍게 잡아 흔들면서 목의 경동맥 호흡을 도와준다.

방법3) 턱을 아래로 내려 입을 벌리게 하는 넓은 목근 전체를 가볍게 진동시켜 림프호흡을 도와준다.

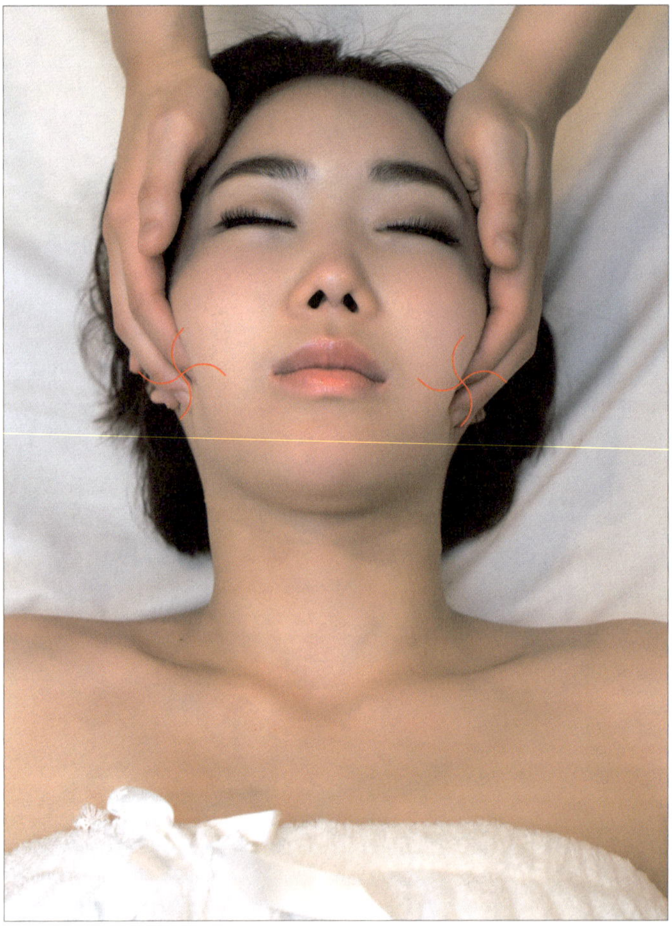

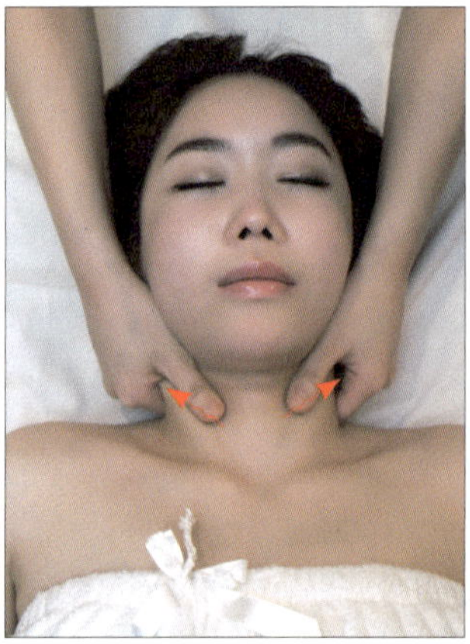

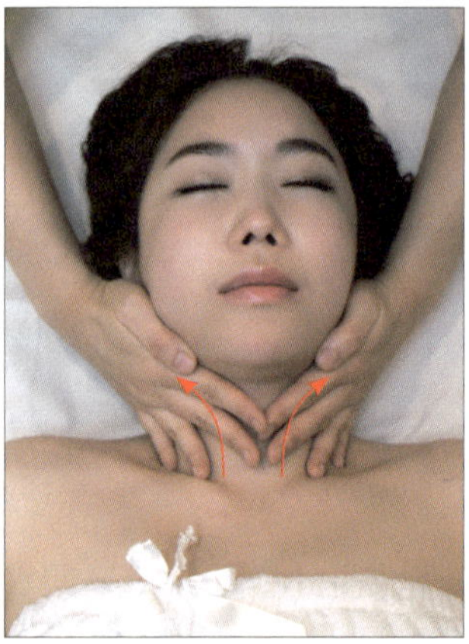

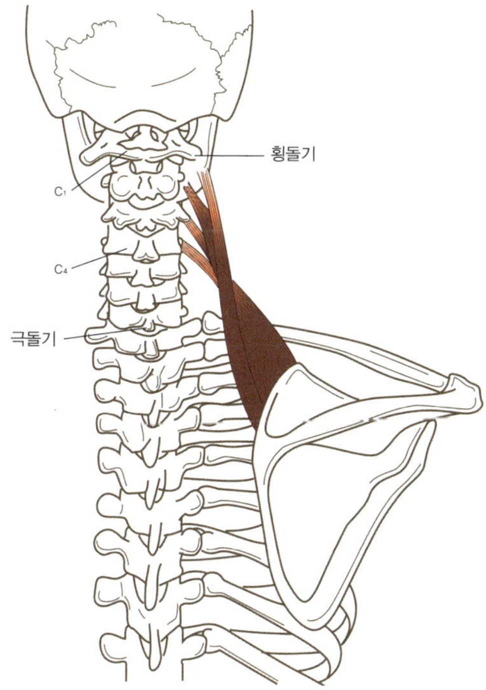

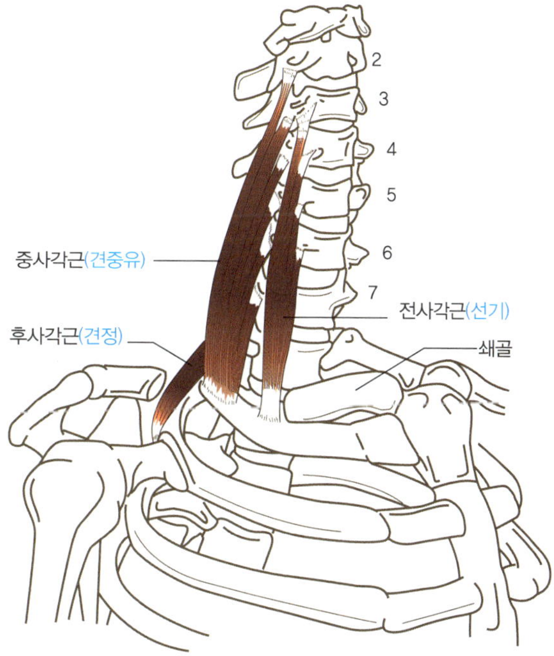

목 림프 진동의 중요성과 효과

- 큰 몸통은 오장 장부를 담고 있지만 이 장부들을 소통시키는 신경, 혈관, 인대, 림프, 근막, 근육, 경락, 수로, 경근, 피부가 뇌와 정보전달을 할 때, 좁은 곳에서 가장 정교하게 설계되어 있는 소통 시스템이 목이다. 목에 있는 경혈들이 뇌와 얼굴의 문제를 해결할 수 있는 문이고, 손은 그 문을 열 수 있는 열쇠이다. 아래턱에서 목의 얕은 근막이 가슴의 위쪽까지 연결되는 목 광경근(넓은 목근)은 얼굴 신경의 지배를 받는다. 림프 순환이 적체되면 부종, 염증, 비만과 각종 통증을 만들지만 한 번 손상되면 영원히 재생되지 않는다. 이런 이유로 목 림프 진동의 효과는 얼굴표층근건막(얼굴널힘줄)의 활주를 도와 동안의 기본이 되는 목의 피부에 탄력을 부여한다.

12코스 쇄골(빗장뼈. clavicle) 골기진동

방법1) 임맥의 천돌에서부터 좌우 쇄골을 분분법으로 자근자근 흔들어 준다.

방법2) 흉골 상단 머리에서부터 쇄골 전체를 권법으로 자극하여 넓은 쇄골 호흡을 열어 준다.

방법3) 어깨 운동을 담당하는 근육과 근막의 피부호흡을 도와준다.

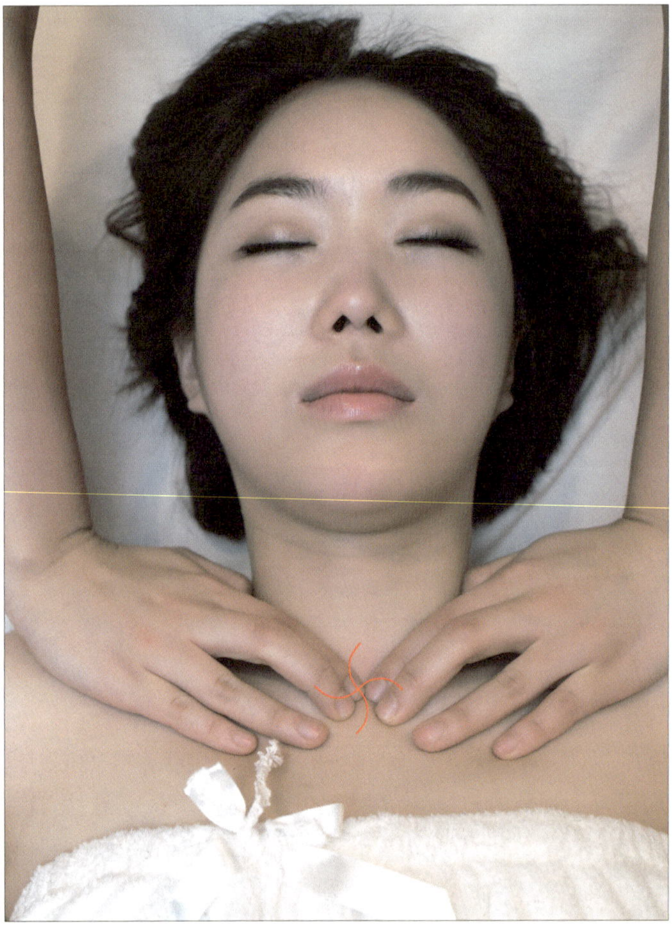

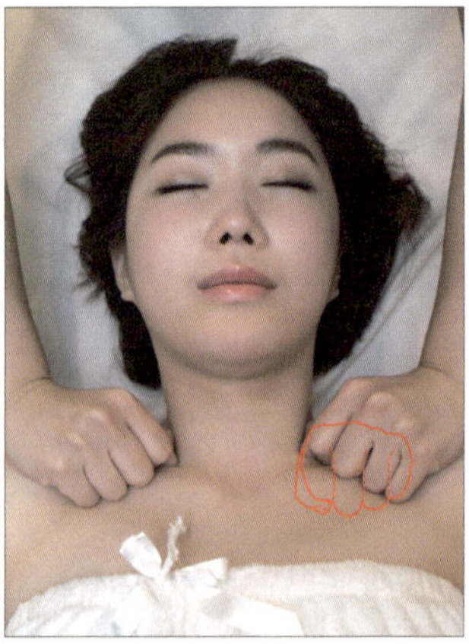

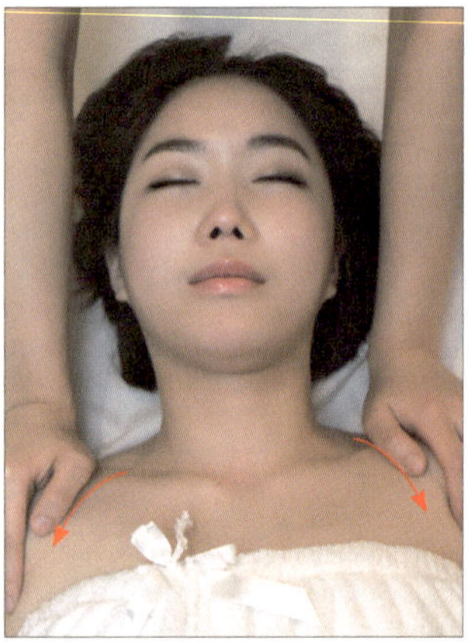

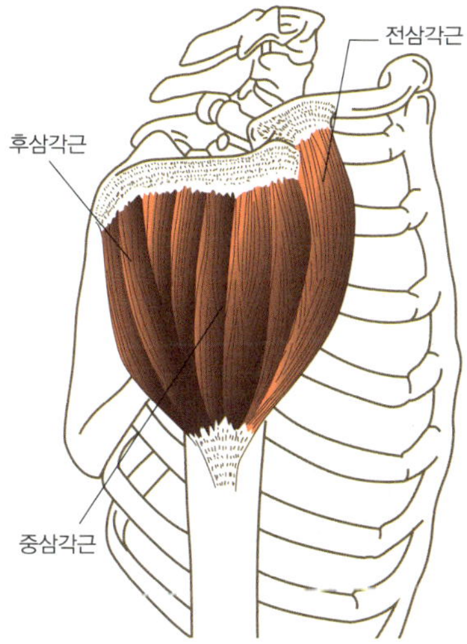

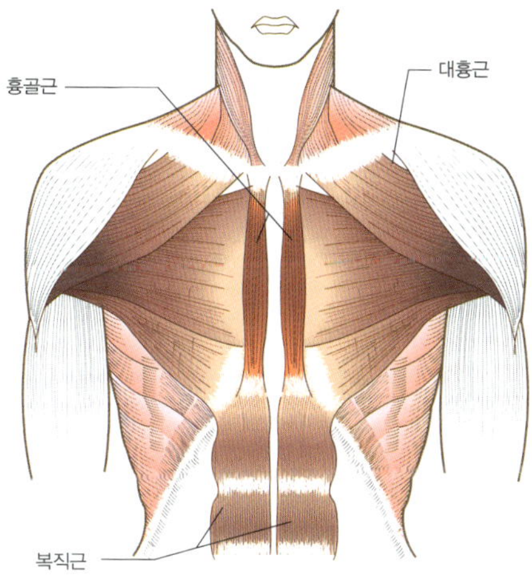

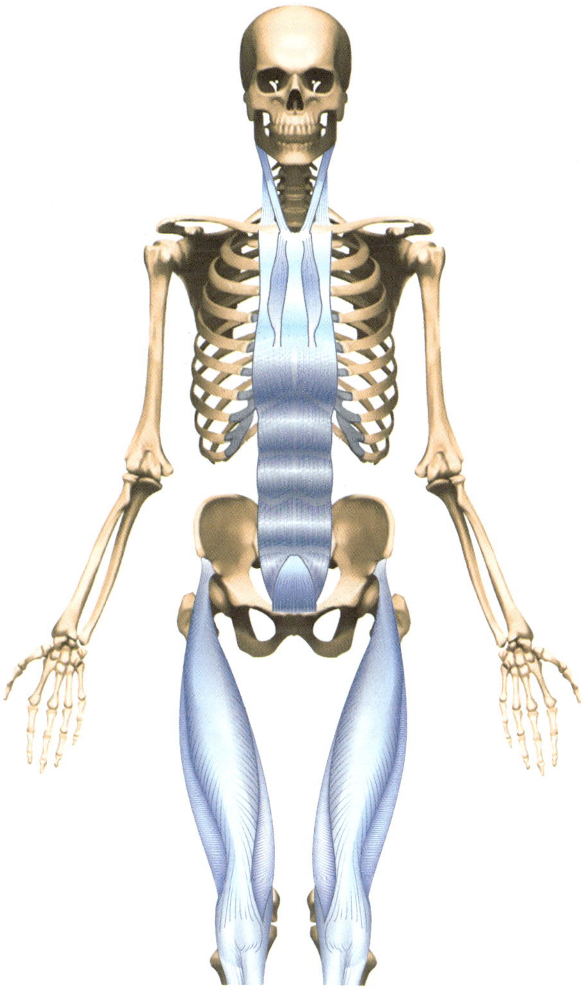

쇄골 진동의 중요성과 효과

- 쇄골(빗장뼈)은 흉골(복장뼈)의 윗부분과 어깨의 끝을 연결하는 뼈로서 어깨를 구성하는 뼈 중 하나이다. 안쪽은 복장뼈와 복장빗장관절을 형성하고, 바깥쪽은 어깨뼈의 봉우리와 봉우리 빗장관절을 형성하여 부리빗장인대에 의해 어깨뼈에 연결된다. 뒤로는 승모근이 와서 붙고, 앞으로는 대흉근이 시작된다. 그리고 치골에서 쇄골로, 쇄골에서 귀두 유양돌기와 후두골로 부착되는 근막의 활주도 쇄골의 중심을 잡아준다. 따라서 쇄골의 변형은 목의 변형을 초래할 수 있고, 목의 변형도 쇄골의 변형을 초래할 수 있다. 쇄골 골기진동은 얼굴 윤곽을 어긋나게 하는 열을 안정화시켜 준다.

3단계 12코스 : 동안 피부를 위한 워터로 피부 진동

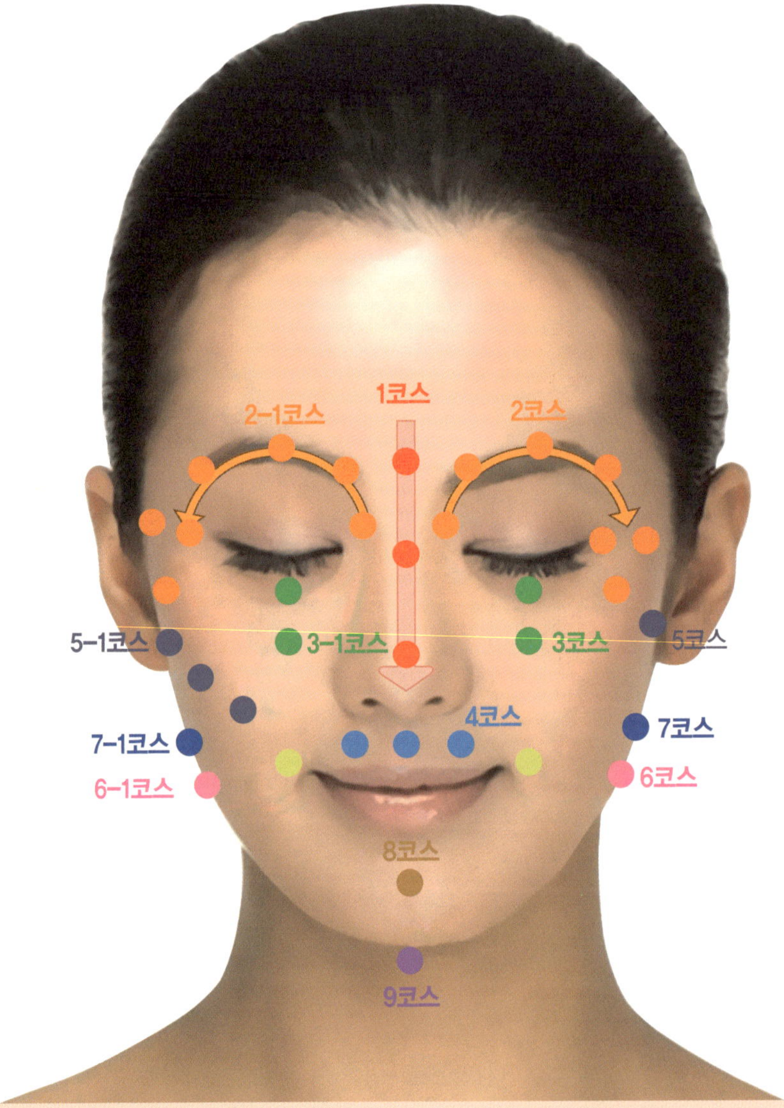

피부 호흡을 위한 워터 진동 순서

1코스 척추와 뇌 : 뇌와 눈과 코 호흡을 위한 인당

2코스 오장육부 : 뇌와 오장육부 호흡을 위한 정명, 찬죽, 광명, 사죽공, 태양, 동자료 구후

3코스 위경 : 눈둘레근과 윗입술 올림근 호흡을 위한 사백

4코스 독맥 : 윗입술과 코 중격 호흡을 위한 화료

5코스 볼근과 큰광대근 호흡을 위한 거료, 권료, 하관

6코스 넓은 목근과 입술 비대칭을 위한 대영

7코스 교근(협차)과 넓은 목근의 호흡을 위한 협차

8코스 아랫입술과 턱 근 호흡을 위한 승장과 협승장

9코스 턱 아래 이복근, 혀, 이중턱 호흡을 위한 염천

10코스 팔자주름과 입술 비대칭을 위한 지창

| 워터로 피부진동을 위한 경혈과 근육 |

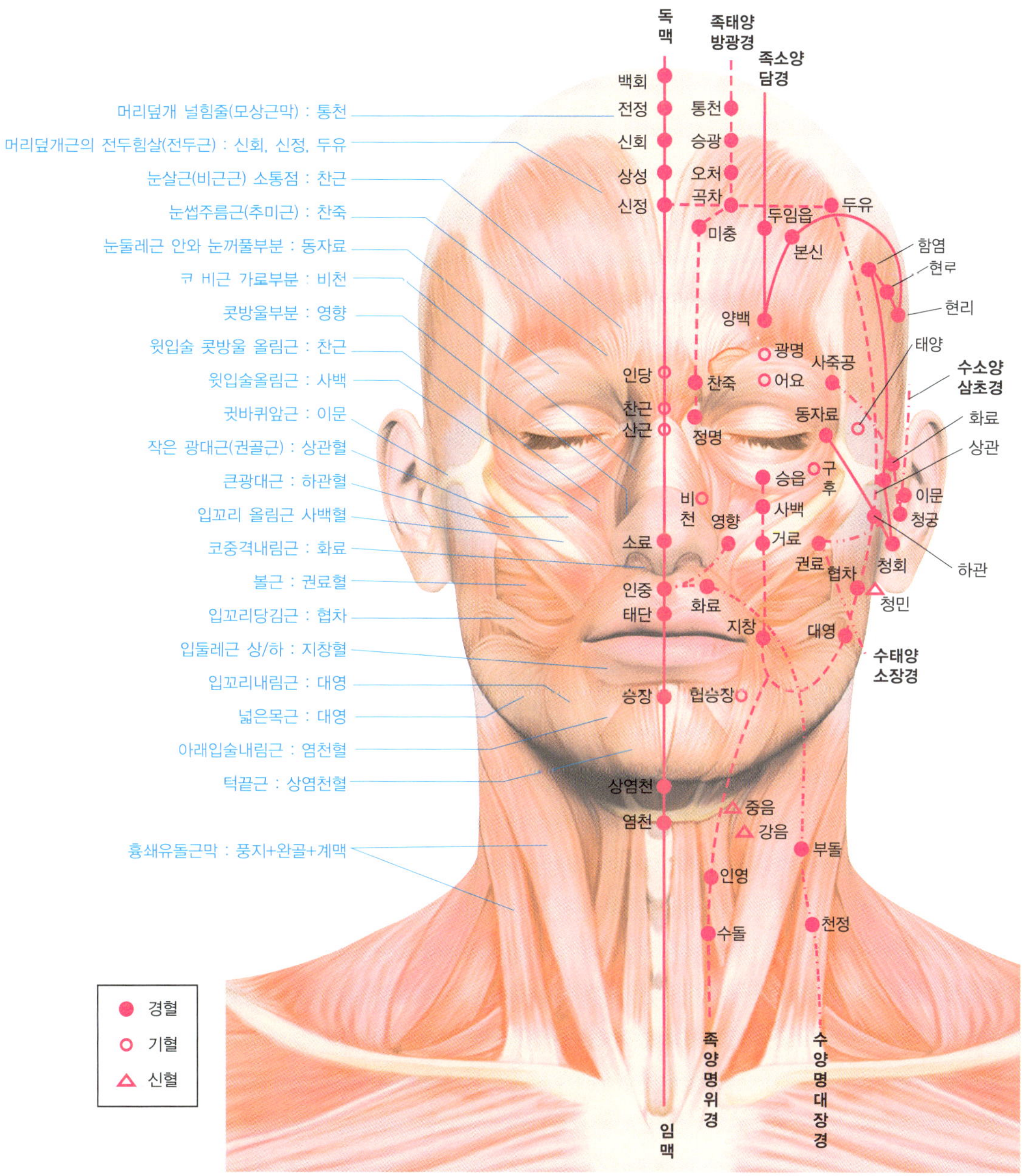

얼굴 근육이 호흡하는 중요 경혈 옆면

01 코스 이마와 코를 예쁘게 만드는 인당수 워터진동

코는 얼굴의 정중앙에서 좌우 상악골의 보호를 받으면서 돔을 형성하여 코끝 모양을 만든다. 코의 바닥은 머리 바닥 중앙에서 나비처럼 펼쳐진 접형골(나비뼈)과 눈확 부분, 상악골과 연결되는 3층집으로 뇌와 연결된다. 워터진동 1코스에 인당을 첫 순서로 정한 이유도 인당은 외부의 에너지를 뇌로 전달하는 문이기 때문이다. 복잡하게 구성된 코 곁굴은 산소 부족이 되면 코 속을 포함해 얼굴 중심 피부에 여러 가지 미용 문제를 만든다. 특히 코 주변은 땀구멍 깊이 박힌 블랙 해드나 노폐물이 수압에 의해 녹거나 빠져나오므로 다른 부위보다 섬세하게 정성을 들여야 한다.

방법1) 건(총,gun) 방향을 수직으로 세워 인당, 찬근, 산근, 비천 피부를 중심으로 피부진동을 시키면서 내려간다.

방법2) 인당을 향해 다시 올라 올 때는 엄지손가락으로 콧등의 피지를 씻어주면서 올라온다.

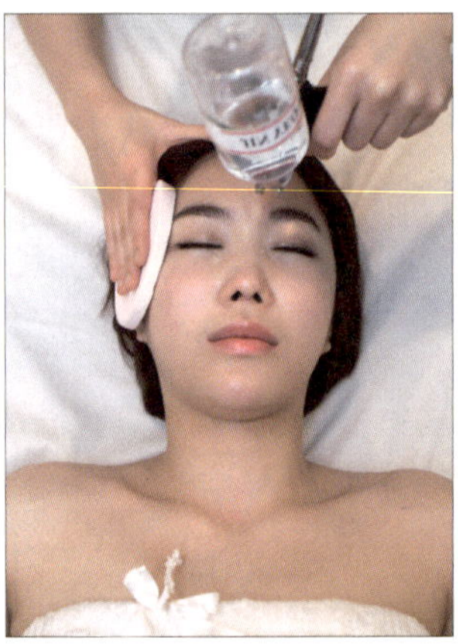

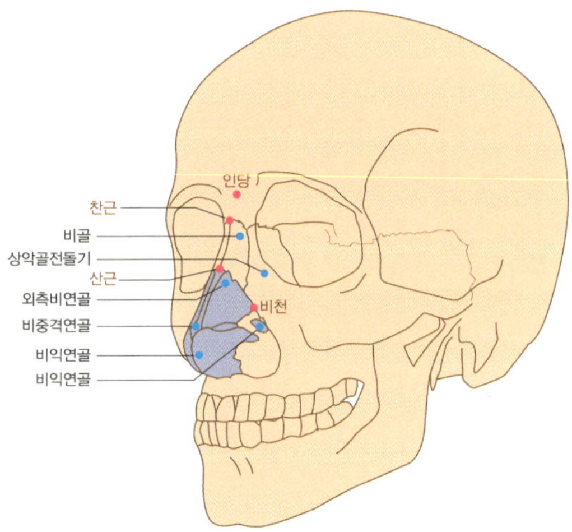

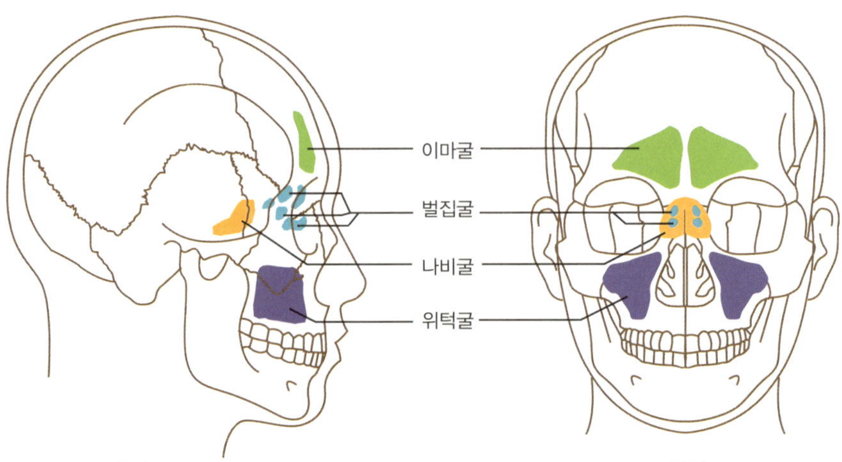

측면 정면

1코스에 연결되는 근육을 조절하는 경혈

- 인당(Yintang acupoint)은 기혈로서 제 3의 눈 또는 천목혈이라는 별명답게 얼굴과 뇌를 안정시키고, 코에서 폐 반사구이면서 전두동과 이마 근과 눈살 근에 수분과 산소를 채워 준다.

- 찬근(Changeun acupoint)은 눈썹 사이에서 가로 주름을 만드는 비근근(눈살 근)이 호흡하는 문이다.

- 산근(Sangeun acupoint)은 해부학적으로 이마뼈와 코뼈가 횡선으로 갈라지는 부위에 자리한 기혈(奇穴)이고, 코에서 심장 반사구이다.

- 비천(Bicheon acupoint)은 비근(코근) 가로 부분의 경직을 이완시키면서 코 곁굴에 산소 공급을 한다.

- 인당, 찬근, 산근, 비천은 모두 기혈(奇穴)이다. 정경혈이 없는 이유는 코는 뇌와 바로 연결되므로 조심스러운 부분이다. 그러나 워터진동은 뇌와 코의 열을 내리면서 안정화시켜 준다.

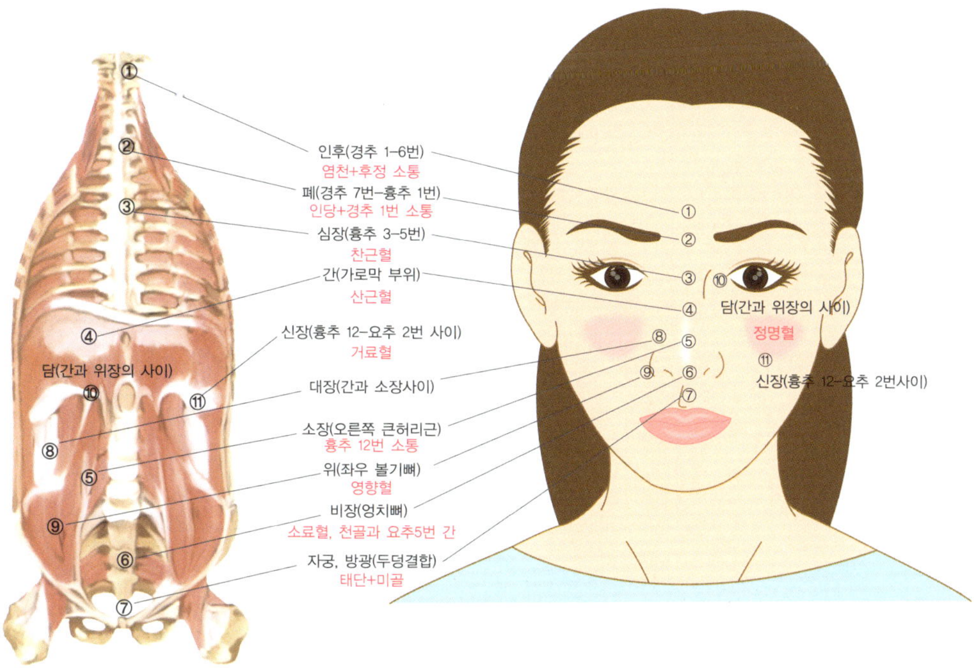

인체반사구 얼굴반사구

1코스 경혈의 중요성과 주치

진여수 워터진동 1코스를 인당으로 정했다. 인당이 뇌와 얼굴 피부를 소통시키는 중요한 곳이고, 코는 몸의 중심축인 척추와 오장육부를 대변하는 곳이다. 독맥은 미골에서부터 척추를 타고 올라올 때 요추 2번 선상에서 하초를 관장하는 신장의 문인 명문을 소통하고, 흉추 7번 선상에서 중초를 관장하는 간의 문인 지양을 소통하며, 흉추 4번 선상에서 흉추신경총과 골격근을 다스리는 심장의 문을 소통하고, 흉추 3번 선상에서 심근을 조절하면서 폐의 문인 신주를 소통한다. 경추 7번 선상 대추에서 모든 양경락과 소통하고, 뒷목의 후두하근 풍부에서 뇌로 들어가 소뇌와 소통하고, 뇌호에서 교감신경과 소통하고, 뇌호와 강간 중간에서 중뇌와 소통하고, 삐뚤어진 코를 바로 잡아 주는 강간에서 뇌궁과 소통되고, 백회에서 육부의 양경락과 소통하는데 신회는 대뇌가 호흡하는 문이다. 또 얼굴에서는 뇌와 얼굴의 혼이 드나드는 문인 인당을 지나, 코 아래 인중에서 윗잇몸과 뇌와 소통하고, 윗잇몸 천장인 은교에서 아랫입술 승장과 소통한다.

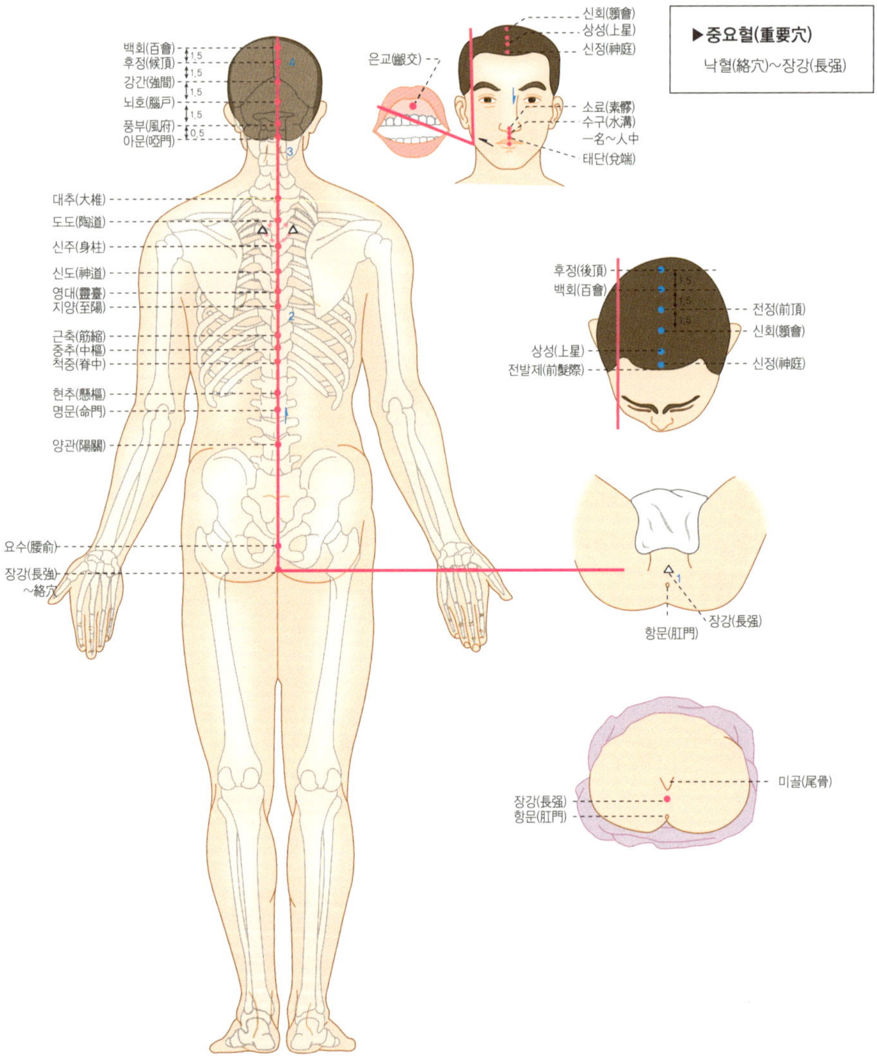

02코스 밝고 예쁜 눈을 만드는 눈둘레근 워터진동

안륜근(눈둘레근)은 얼굴 표정근육 중의 하나로 이마근과 함께 눈을 여닫는 역할을 한다. 표정근이란 안면신경의 지배로 얼굴 표정을 만드는 근육인데, 안륜근에 연결된 근육을 살펴보면 전두근은 눈썹을 올려 이마에 가로 주름을 만들고, 추미근은 눈썹을 중심으로 모아 미간에 세로 주름을 만든다. 또 코의 비근근은 코끝으로 사선 주름을 만들고, 비근은 콧구멍을 벌리게 하며, 안륜근은 눈을 감고 뜨게 한다. 이러한 눈둘레근은 코머리 부분과 이마뼈와 눈꺼풀 인대 안쪽에 부착되어 있는데 이곳이 방광경의 정명이다. 이런 이유로 워터진동 두 번째 순서를 정명으로 정하여 눈둘레근의 중심을 잡아 주는 경혈에 워터진동을 시켜서 수분과 산소를 채워주면 눈둘레근과 관자근, 이마근의 노화를 촉진하는 열을 내려 촉촉하고 탄력 있는 눈둘레근의 피부환경이 만들어진다.

방법1) 눈 안쪽 방광경의 기시혈인 정명에서부터 찬죽, 광명, 사죽공, 태양, 동자료, 구후까지 진동시켜 준다.
방법2) 태양에서부터 이마 고정지대까지 워터진동과 수기진동으로 피부를 끌어올린 후
방법3) 반대편 눈둘레근도 같은 방법으로 워터진동을 시켜준다.

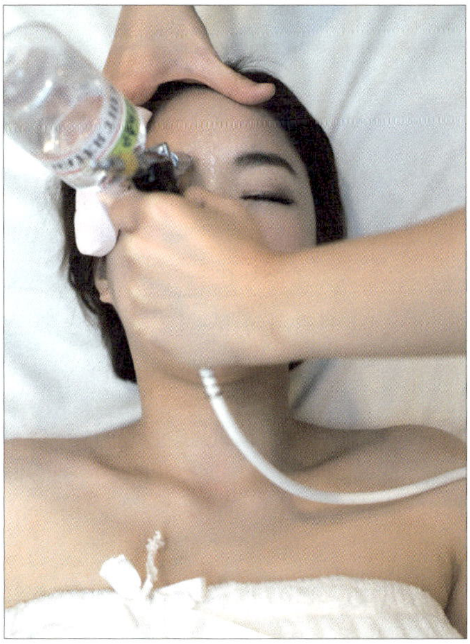

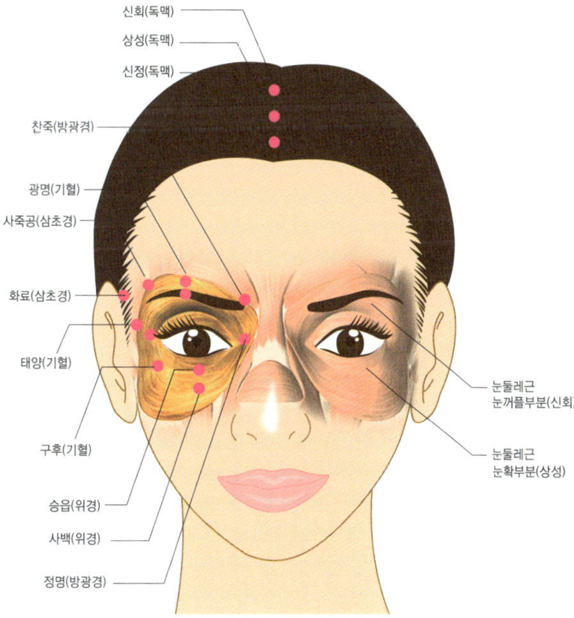

2코스에 연결되는 근육을 조절하는 경혈과 경혈의 주치

- 정명(睛明 Jeongmyeong acupoint) 은 방광경의 기시혈이고 뇌와 연결되어 시신경 다발이 모인 곳이다. 따라서 정명은 뇌가 호흡하는 문이고, 간담의 열독을 빼주는 창문이며, 눈 다크서클의 막힘을 호흡시키는 문이다.

- 찬죽(攢竹Chanjuk acupoint)은 눈썹 안쪽 끝의 오목한 곳, 미간의 세로 주름을 만드는 추미근(눈썹주름근)을 호흡하는 문이다. 두통, 삼차신경통, 안면신경마비, 모든 눈 질환을 주치하는 곳이다.

- 기혈(奇穴)인 광명(光明)과 어요는 글자의 뜻대로 눈의 피로를 풀어 주고 눈을 밝게 하면서 윗눈꺼풀의 늘어짐을 올려 주는 곳이다.

- 사죽공(絲竹空 Sajukgong acupoint)은 삼초경의 종지점으로 눈에서 나오는 혈관과 신경들이 머리로 올라가는 길목이다. 두통, 안면신경마비, 사시, 모든 눈 질환을 주치하는 곳이다.

- 기혈인 태양(太陽)은 측두근에서 얼굴로 연결되는 삼차신경 분지점이고, 전측두천문이 호흡하는 곡빈과 함께 뇌 호흡을 담당하는 문이다.

- 동자료(瞳子髎 Dongjaryo)는 눈에서 나오는 신경과 혈관 가지가 얽히는 곳으로 두통, 안면신경마비, 모든 눈 질환을 주치하면서, 상하의 눈둘레근이 호흡하는 문이다.

- 기혈(奇穴)인 구후(球後, Guhu)는 눈 아래에서 광대뼈 가장 높은 곳에 자리하므로 얼굴에서 입술 다음으로 피부가 가장 얇은 곳이다. 따라서 기미로 착각하는 색소 침착이 생기기 쉬운 곳이라 수분 충전이 필요하지만 워터진동을 할 때 가장 따끔거리는 곳이기도 하다. 이 부위는 홍조현상이 심한 피부가 많아, 수소이온클린워터를 화장솜에 적셔서 수분 팩으로 올려주면 눈가 잔주름 및 색소 침착과 홍조가 동시에 사라진다.

- 양백(陽白 Yangbaek acupoint)은 담경의 14번 경혈로서, 윗눈둘레근과 이마 고정 지대가 호흡하는 문이다. 따라서 양백 소통 제한은 이마가 눈썹 위 이마가 울퉁불퉁해지거나 색소침착, 눈꺼풀 떨림, 안면경련 등을 일으키는 곳이다.

03코스 입 꼬리를 올려 주는 사백피부 워터진동

사백은 상악골(위턱뼈) 몸에 있는 구멍 위에서 위경과 횡격막으로 소통하면서 아래 눈둘레근과 윗입술올림근이 호흡하는 문이다. 위턱뼈를 덮고 있는 아래 눈둘레근에 생기는 색소 침착은 위턱뼈 구멍을 드나드는 순환선과 눈둘레근에 정체된 열을 해소시켜야 한다.

방법1) 위경의 승읍과 사백피부는 건 방향이 눈둘레근을 밀어 내리듯이 피부진동을 시켜 주고
방법2) 코 벽과 콧방울 피지도 섬세하게 깨끗이 씻어 준다.
방법3) 반대편 승읍과 사백피부, 코 벽과 콧방울도 같은 방법으로 해 준다.

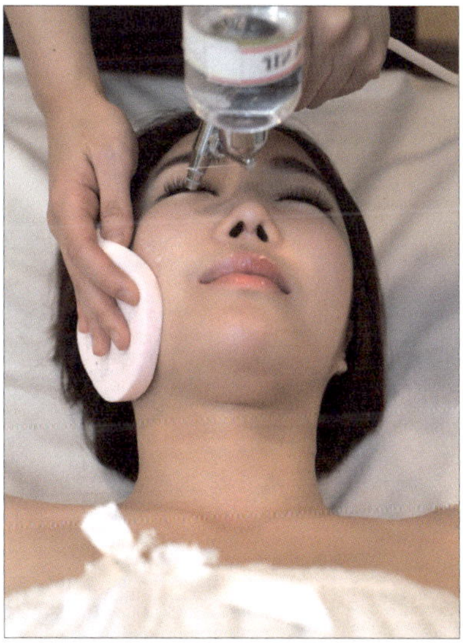

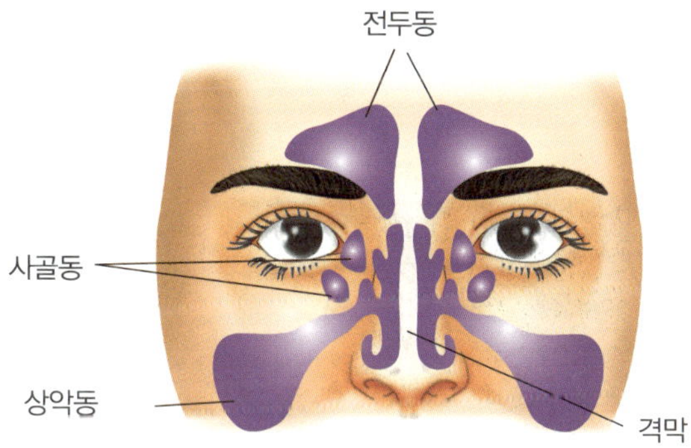

전두동

3코스에 연결되는 근육을 조절하는 경혈과 경혈의 역할

- 승읍(承泣 Seungeup)은 위경의 기시혈로서 근시, 눈 충혈, 야맹증, 안검경련, 시신경 위축을 주치한다. 사백(四白 Sabaek Seungeup)은 얼굴 살이 떨리는 경련과 삼차신경통, 모든 눈 질환을 주치한다. 사백피부는 상순거근(윗입술올림근), 구각거근(입꼬리 올림근), 비중격하제근(비중격내림근)을 조절하는 문이라 사백에 워터진동은 코와 볼에 넘치는 열을 안정화시킨다.

04코스 잇입술 비대칭을 위한 인중과 화료피부 워터진동

안면 신경의 영향을 받는 구륜근(입둘레근)의 위쪽에서 입 모양을 다양하게 만드는 윗입술은 코와 함께 운동한다. 윗턱은 좌우 두 개의 상악골(위턱뼈)이 합쳐지면서 코를 보호하듯이, 태생에서 좌우 근육이 봉합되면서 인중이 만들어져 코의 숨길이 되고 있다. 잇입술은 잇몸과 치아에 의해 변형되기도 하고, 입 둘레의 한쪽으로 쏠리면서 따라가기도 한다. 그러나 고객을 관리하다 보면 코끝이 휘어진 반대쪽이나 동쪽으로 끌려가는 경우가 더 많다. 윗입술에서 인중은 좌우 화료와 함께 코 중격이 한쪽으로 쏠리지 않도록 중심을 잡아 주고, 태단은 윗입술이 아랫입술과 교류하는 역할을 한다. 인중에 워터진동을 받을 때 기분이 상쾌해지는 것은 산소가 코를 통해 뇌로 전달되기 때문이다.

방법1) 수압의 방향을 인중과 화료에서는 건의 방향을 윗입술 쪽으로 내려 주면서 각 3초씩 진동시킨다.

방법2) 화료에서는 윗입술을 아래로 밀어 내리는 수기진동을 함께 해준다.

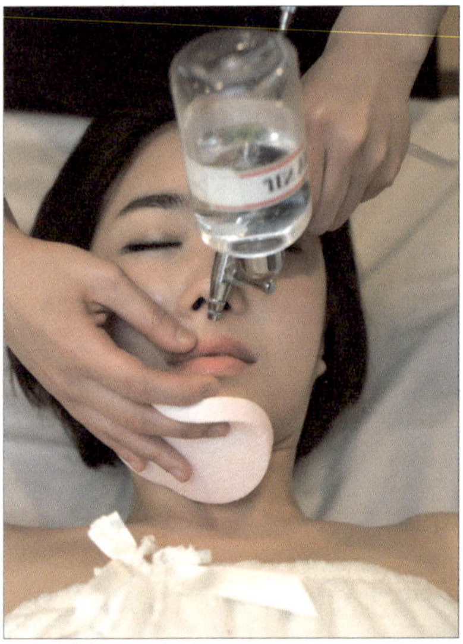

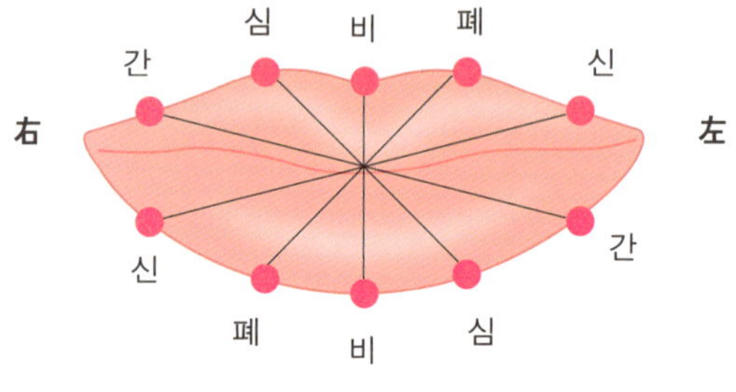

입술반사구

4코스에 연결되는 근육을 조절하는 경혈과 경혈의 역할

- 수구(水溝 Sugu Seungeup)는 독맥의 기운이 모이면서 뇌와 소통하는 곳이라 인중으로 더 많이 알려져 있다. 수구가 정신이 흐려지는 혼미, 정신병, 간질병, 질식, 더위 먹음, 호흡 쇠약 등에 주치하는 걸 보면 인중이 뇌와 연결되는 것을 알 수 있다. 태단(兌端 Taedan Seungeup)이 구토, 코가 막히는 비색, 비염, 구강염, 간질병, 정신병을 주치한다. 윗입술 역시 뇌의 영향을 받는 곳이다. 인중과 태단에 대한 워터진동은 불안정한 뇌 신경을 안정화시켜 준다. 대장경의 화료(禾髎 WaryoSeungeup)는 코 질환, 얼굴 신경 마비, 입을 여닫기가 어려운 구금불개를 주치하는 곳이고, 코중격(코 속의 칸막이)내림근과 위쪽 입 둘레근을 조절하는 문이다. 인중은 독맥 28혈중 27번째 경혈이라 뇌와 소통되므로, 윗입술에 수분과 산소를 채워 주면 윗입술 비대칭 균형을 잡아 주면서 건조한 입술과 코 속이 촉촉해진다.

▶중요혈(重要穴)

낙혈(絡穴)~장강(長强)

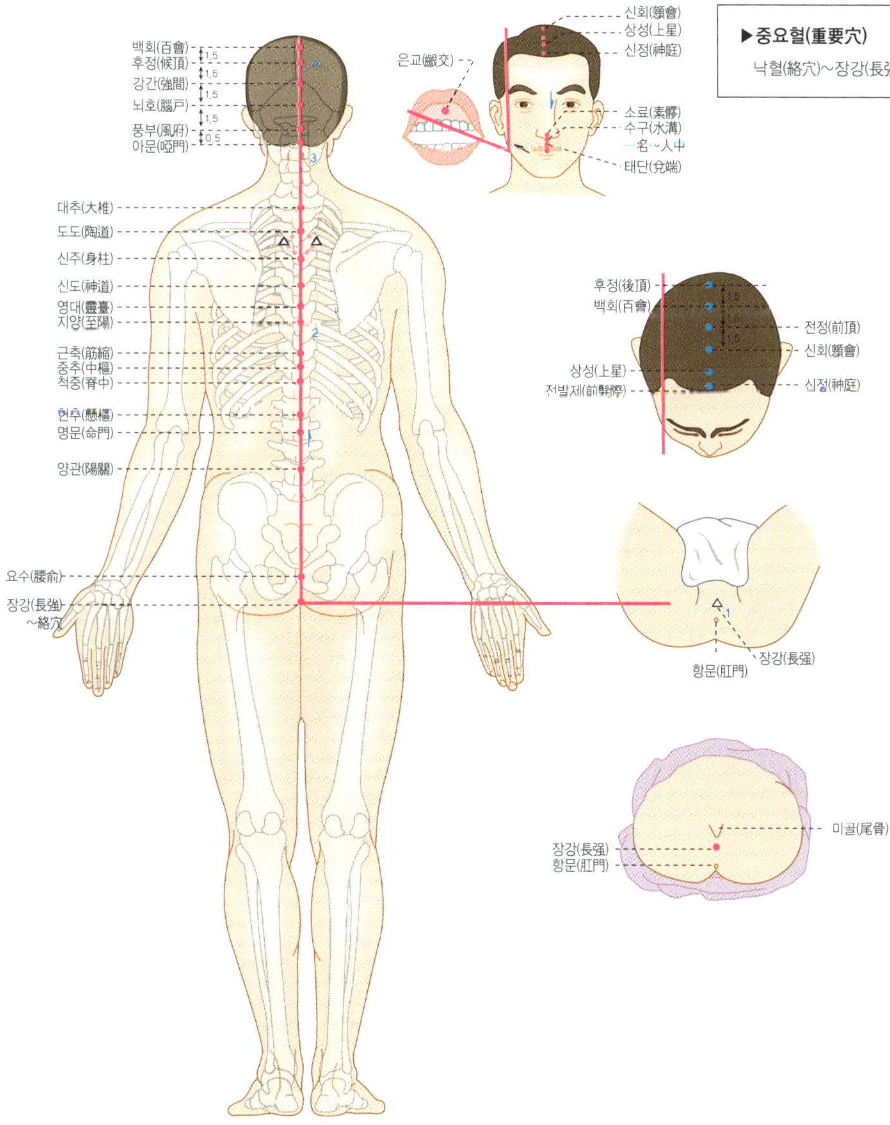

05코스 볼근과 광대근을 위한 권료와 하관피부 워터진동

상악골(maxilla, 上顎骨)은 머리뼈를 구성하는 뼈로서 좌우 한 쌍이 머리뼈 중앙에서 안면골과 코 벽의 중심을 잡고 있다. 상악골(위턱뼈) 몸에는 위턱뼈 구멍이 있는데 이곳이 위경의 사백혈이고, 윗입술올림근이 호흡하는 조절하는 문이다. 광대뼈(zygoma 관골)는 위턱뼈 위에 맞물려 눈확 바깥쪽을 에워싸고, 위로는 이마뼈와 맞물리고, 옆으로는 관자뼈와 맞물리며, 뒤로는 나비뼈와 맞물리는 봉합선을 이루고 있다. 광대뼈 몸에 있는 구멍은 기혈인 구후혈이고 얼굴 색소침착과 기미를 만드는 열을 내려 주는 곳이다. 따라서 얼굴 중심에서 상악골이 호흡하는 거료, 볼근이 호흡하는 권료, 외익상근과 큰광대근, 교근막을 조절하는 하관에 워터진동은 상악골과 관골을 덮고 있는 표정근과 저작권의 노화 원인인 열을 안정화시켜 준다.

방법1) 위경의 사백과는 아래로 수직이고, 콧방울과 옆으로 수평선상의 거료, 소장경의 권료, 귀경의 하관피부에 각 3초씩 피부진동을 시켜 준다.

방법2) 하관피부 주변을 진동시켜서 옆 볼살을 코 쪽으로 밀어 올려, 느슨하게 늘어진 볼 살이 모아지게 한다.

방법3) 반대편 거료, 권료, 하관피부도 같은 방법으로 해 준다.

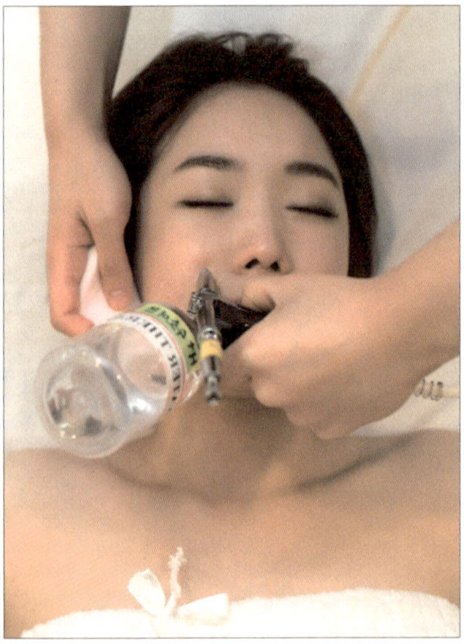

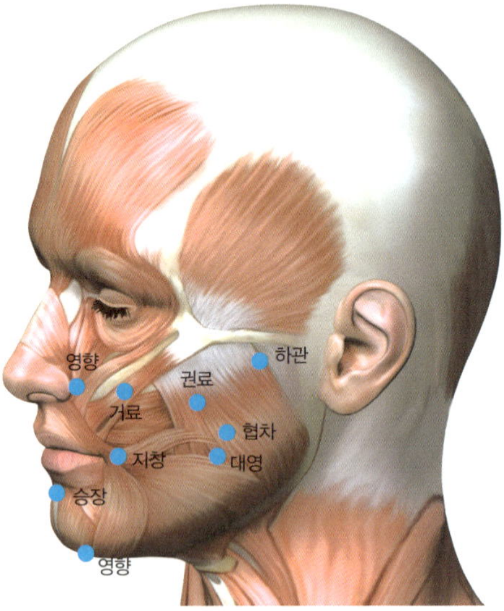

- 5코스 거료, 권료, 하관
- 6코스 대영
- 7코스 협차
- 8코스 승장
- 9코스 염천
- 10코스 지창

5코스에 연결되는 근육을 조절하는 경혈과 경혈의 역할

- 거료(巨髎 Georyo Seungeup)는 정면을 똑바로 보고 있을 때 동공에서 수직 하방의 승읍과 사백 아래에서 대장경의 영향과 수평선 교차점으로 상악골을 조절하는 곳이고, 홍조와 위경에 정체된 열을 분산시켜 느슨하게 처진 볼살에 탄력을 조절하면서 얼굴경련과 코 막힘을 주치하는 곳이다.

- 권료(顴髎 Gwollyo Seungeup)는 영향의 횡선과 눈꼬리 수직선의 교차점이다. 볼근과 귀밑샘근막을 조절하는 문이며, 볼 홍조와 광대뼈 돌출에 적용하지만 유양돌기와 염천을 이어주는 이복근의 신경조절을 담당하는 중요한 곳이다. 치통과 삼차신경통, 인면신경마비, 안변근경련을 주치하는 곳이다.

- 하관(下關 Hagwan Seungeup)은 귀 앞 광대뼈 아래에 손을 대고 입을 크게 벌리면 뼈가 튀어나오고 입을 다물면 움푹 들어간 함요처, 측두골 치유점, 교근과 외익상근 하부, 큰광대근과 귀바퀴위근, 귀밑샘근막을 호흡하는 문이다.

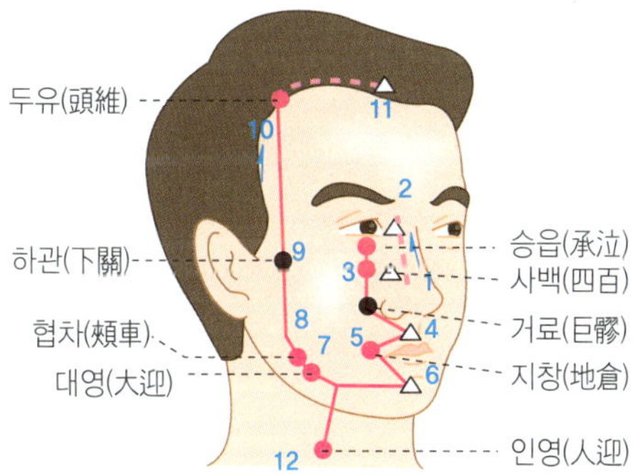

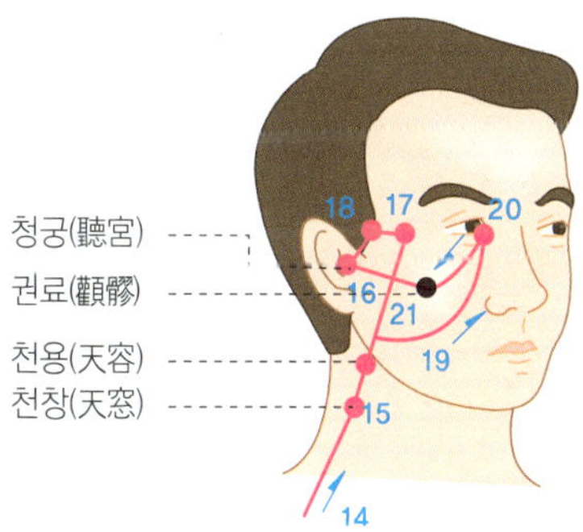

06코스 입꼬리 내림근과 넓은 목근을 위한 대영피부 워터진동

대영(大迎)은 크게 맞이한다는 뜻이다. '迎' 자를 설문으로 풀이하면 언덕(볼)에 흐르는 물(볼 재방패드)을 관장한다는 뜻이다. 볼살의 지나침과 야윔, 잇몸의 건강도 포함되므로 대영 피부에 워터진동을 시켜 주면 턱으로 흘러내리는 볼살에 탄력을 부여한다. 대영은 구각하제근(입꼬리내림근)과 넓은 목근(광견근)을 조절하는 문이기에, 워터진동은 잇몸과 아래턱 그리고 입둘레근의 노화를 촉진하는 열을 안정화시켜 준다.

방법1) 테크닉 없이 대영피부에 3초간 워터진동을 하고, 〉 반대편 대영도 같은 방법으로 해 준다.

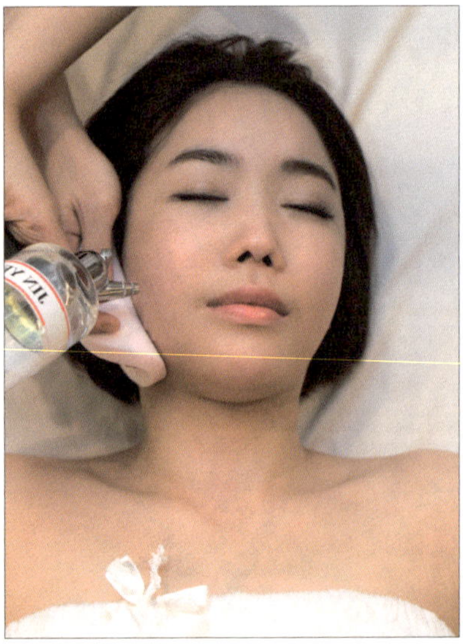

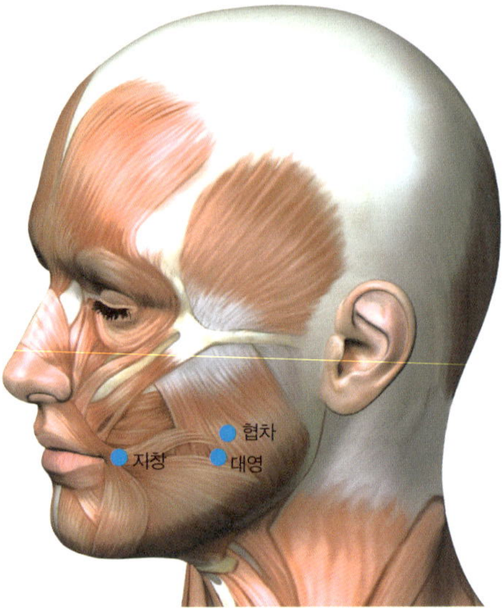

6코스에 연결되는 근육을 조절하는 경혈과 경혈의 역할

- 대영(大迎 Daeyeong Seungeup)은 지창과 하악각을 이은 선의 중간점으로, 이빨에 힘을 주면 눌릴 때 생기는 함요처이므로 바로 위에 협차가 자리한다. 얼굴 옆선을 따라 이마로 오르는 선과 아래로 내려가는 가지선과 설하신경의 치유점이다. 입꼬리 내림근과 넓은 목근의 조절 문이고, 볼이 붓고 아픈 시선염, 치통, 안면신경마비, 악관절 여닫기가 불편한 아관긴폐에 사용되는 곳이다.

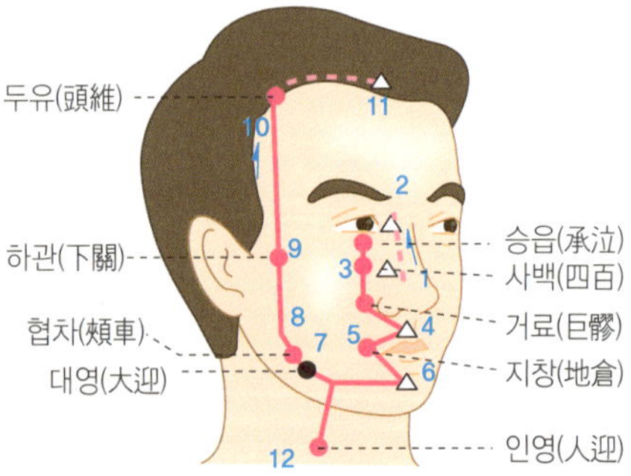

07 코스 사각턱과 교근을 위한 협차피부 워터진동

턱관절(temporomandibular joint 顎關節)은 악관절로도 불리는데 두개골과 쉽게 분리될 수 있는 얼굴의 유일한 관절이다. 턱관절은 두개골 중의 하나인 측두골(관자뼈) 아래 오목한 곳과 맞물려 있어서 '측두하악관절' 이라 부르기도 한다. 측두골과 교근(깨물근)이 아래턱이 음식을 씹거나 웃고, 울고, 말할 때 어긋나지 않도록 균형을 잡아주는 역할을 한다. 협차는 교근과 입둘레근의 균형을 잡아주는 역할을 하는 문이라, 협차에 워터진동은 소근(입꼬리 당김근)과 광경근(넓은 목근), 내익상근 노화의 주범인 열을 안정화 시켜준다.

방법1) 협차피부에 3초간 워터진동을 한 후, 반대편도 같은 방법으로 해 준다.

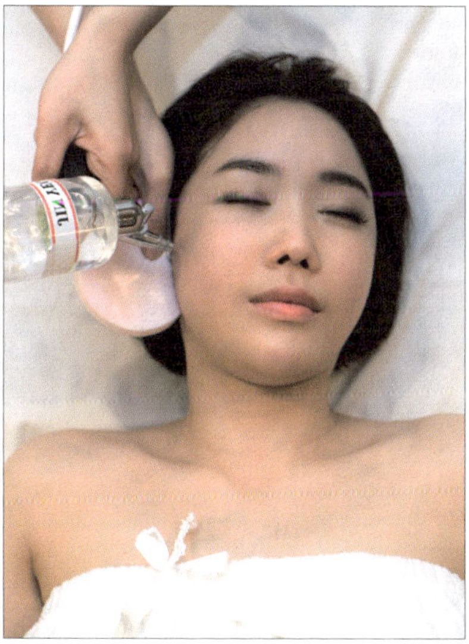

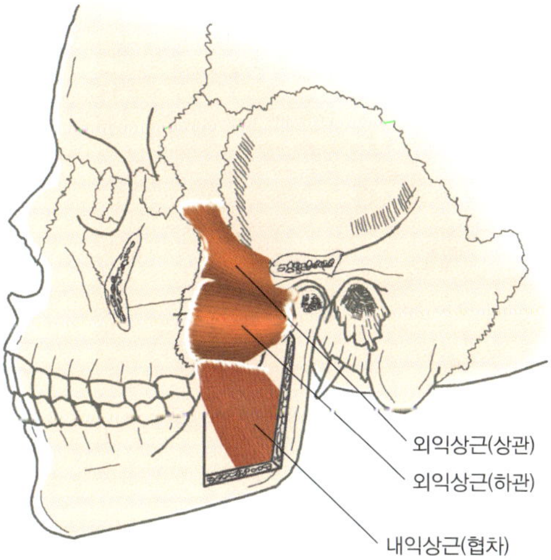

7코스에 연결되는 근육을 조절하는 경혈과 경혈의 역할

- 협차(頰車 Hyeopcha Seungeup)는 제 9뇌신경인 설인신경(혀와 인두에 분포하는 혼합신경이라 혀인두신경이라고도 한다)의 치유점인데 담경의 두규음과 삼초의 계맥과 함께 진동시켜야 한다. 이를 악물면 아랫볼이 불룩한데 이 살이 교근이고, 이것의 제일 높은 곳이 협차이다. 대영(大迎) 피부의 약 1.5cm 위에 있다. 삼차신경통, 치통, 볼이 붓고 아픈 시선염, 턱이 여닫히지 않는 아관긴폐, 얼굴마비, 옆 목이 경직되어 아픈 경항강통에 사용되는 곳이다.

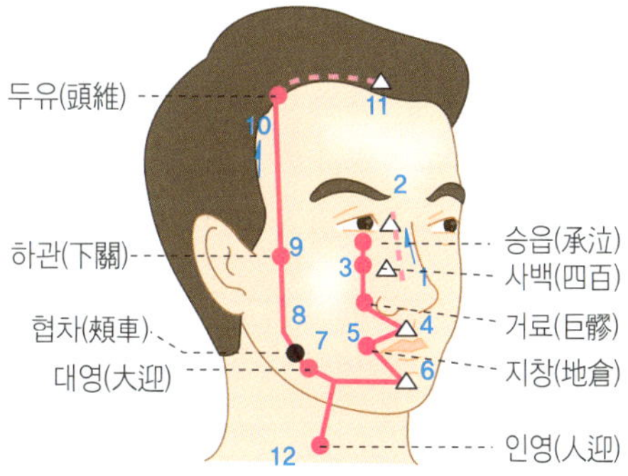

08코스 턱관절과 턱 뭉침을 위한 승장피부 워터진동

턱관절을 덮고 있는 근육은 대부분 입술을 중심으로 연결되어 있어서 입술과 턱, 치골 두덩의 중심 균형을 잡아 주는 승장에 워터진동을 시키면서 턱 근육을 진동시켜 주면 턱관절의 문제를 만드는 열을 안정화시켜 주고, 협승장은 턱 끝 구멍으로 드나드는 순환선들을 안정화시켜 줄 수 있다.

방법 1) 승장과 협승장에 워터진동을 각 3초씩 해 주고 수기진동으로 턱 뭉침을 아래로 밀어 내린다.

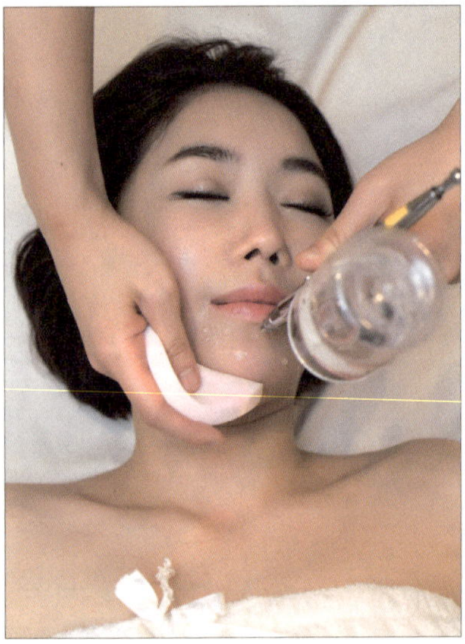

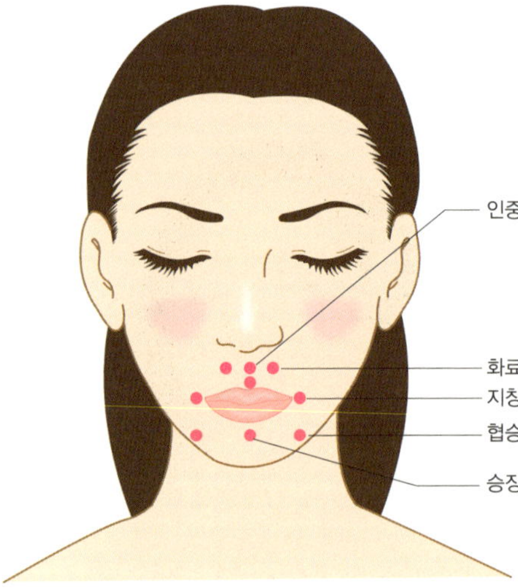

입혈자리

효과 : 구륜근(입둘레근)과 입술, 혀, 턱끝뼈구멍의 긴장을 이완시켜 주고, 턱 근육을 풀어 입 벌림을 부드럽게 하면 아랫입술이 촉촉하게 예뻐진다.

8코스에 연결되는 근육을 조절하는 경혈과 경혈의 역할

- 임맥(任脈 Conception Vessel)의 종지혈인 승장(承漿 Seungjang Seungeup)은 이곳에서 좌우로 갈라진 선이 윗입술의 독맥의 종지혈인 은교와 교회한 후 얼굴 좌우의 눈 아래 승읍으로 들어간다. 따라서 아랫입술 아래 승장 주변의 뭉침과 긴장, 그리고 턱의 긴장을 풀어 주면 입둘레근에 탄력이 생긴다.

- 승장은 안면신경마비와 삼차신경통, 턱이 여닫히지 않는 구금불개에 사용되는 곳이다.

- 협승장은 턱뼈 구멍 막힘을 열어 주면서 삼차신경통과 얼굴 경련을 안정화시켜 준다.

09코스 이중턱과 경근 림프 소통을 위한 염천피부 워터진동

경근(頸筋 cervical muscles)이란 목에 연결된 모든 근육의 총칭으로 목의 피부 아래 얇고 넓게 퍼진 광경근(넓은목근), 흉골과 쇄골과 유양돌기 운동을 담당하는 흉쇄유돌근, 그리고 후두근을 총칭하는 말이다. 광경근 안쪽에는 좌우로 10쌍의 작은 근육들이 저작운동, 연하운동, 발성운동에 관여한다. 흉쇄유돌근은 등과 후두의 근육과 함께 머리와 목이 자유롭게 움직이는 운동을 담당하고, 후두의 좌우 8쌍의 근육은 흉추와 경추에 중심축을 두고, 승모근 및 견갑골과 연계되는 근육들과 함께 목을 떠받치고 있다. 이 많은 근육들은 제각기 다른 신경의 지배를 받는데, 신경과 근육은 근막과 경혈이 조절하므로 진여수 워터진동은 중요 경혈을 진동시켜 주는 것이다.

방법1) 염천 피부에 워터를 고정 시켜놓고 이복근의 전복, 설골, 후복을 깊은 분분법으로 수기진동 시켜준다.

방법2) 처음에는 목 피부 얕은 층 전체를 부드럽게 씻어 주다가 좀 더 깊은 분분법으로 진동시켜 준다.

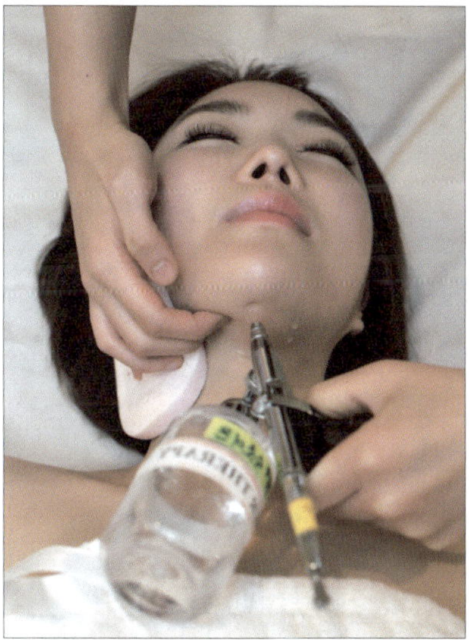

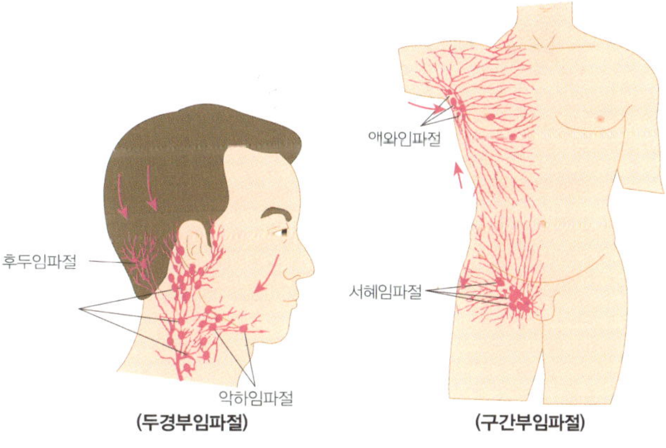

(두경부임파절) (구간부임파절)

효과 : 하순하제근(아랫입술 내림근), 이근(턱끝근), 구각하제근(입꼬리내림근), 혀를 부드럽게 한다.

9코스에 연결되는 근육을 조절하는 경혈과 경혈의 역할

- 염천(廉泉 Yeomcheon Seungeup)은 목 앞에 툭 튀어나온 후두융기(목젖) 약간 위쪽에 있는 설골(舌骨)의 밑에 쑥 들어간 곳, 이복근 중에 전복 치유점, 침샘 자극 등 혀와 관계된 고민을 풀어 주고 이중턱 고민을 풀어 준다. 혀가 굳어지는 설강, 목이 붓고 아픈 인염, 혀가 붓는 설염, 침이 저절로 흐르는 증상에 사용되는 곳이다.

10코스 팔자주름과 볼살 탄력을 위한 지창피부 워터진동

팔자주름의 깊이는 얼굴 표정근인 구륜근(입둘레근)과 안륜근(눈둘레근)에 속하는 근육들과, 저작근(씹기근육)에 속하는 교근(깨물근), 측두근(관자근), 외측익돌근(가쪽날개근), 내측익돌근(안쪽날개근)의 영향을 동시에 받는 곳이다. 표정근과 저작근은 입둘레근을 중심으로 아래턱과 귀 지창 피부에 워터진동을 시켜 주면 입둘레근과 저작근 노화의 주범인 열을 안정화시켜 준다.

방법1) 팔자주름에 탄력을 주는 지창 피부에 워터진동을 3초 시켜 주고
방법2) 지창 피부에 워터의 수압을 고정시켜 놓고, 아랫잇몸을 수기진동으로 가볍게 흔들어 준다.

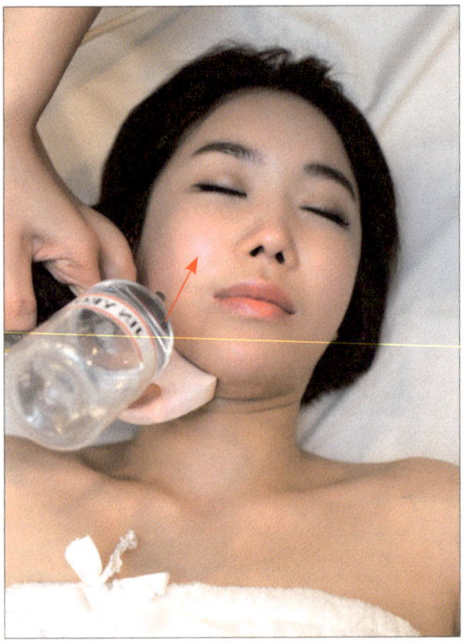

얼굴은 인체의 축소판

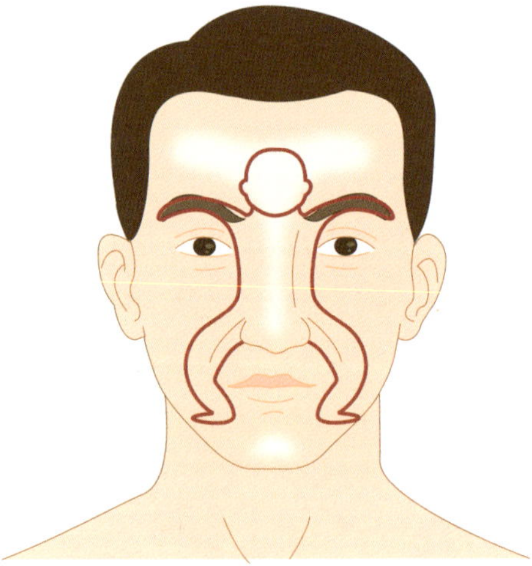

10코스에 연결되는 근육을 조절하는 문인 지창의 역할과 효과

- 지창(地倉 jichang Seungeup) 입을 다문 자세로 입꼬리에서 외측으로 약 1.2 cm 되는 지점이다. 입꼬리당김근과 볼근 위에 자리하면서 입둘레근 전체의 탄력과 팔자주름의 탄력, 입술 비대칭을 조절하는 문이다. 얼굴경련, 삼차신경통, 입술비대칭의 호흡을 도와준다.

11코스 팔자주름 양백으로 끌어올리기

앞을 똑바로 바라보는 자세에서 동공 수직 상방 눈썹 중앙에 있는 어요에서 위로 1cm 정도 되는 곳이 양백이다. 해부학으로는 눈둘레근과 전두근 연결선상이고, 측두근과 전두근을 연결하는 이마 고정 지대와 이마와 후두근을 이어주는 후두전두근에도 힘을 부여한다.

방법1) 교근, 볼근, 광대근, 관자근을 수기진동과 워터진동으로 이마의 양백과 신정까지 끌어올린다.

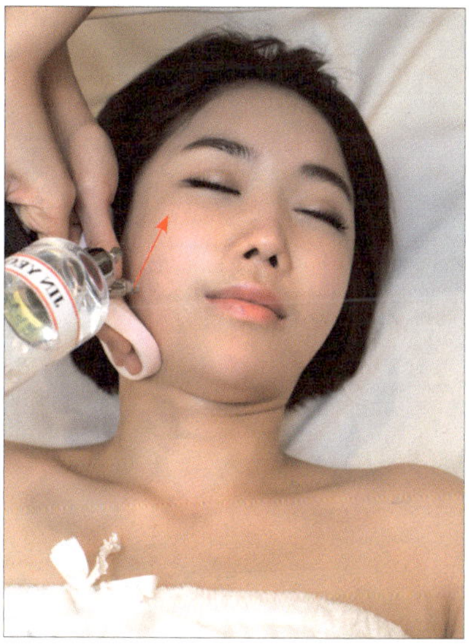

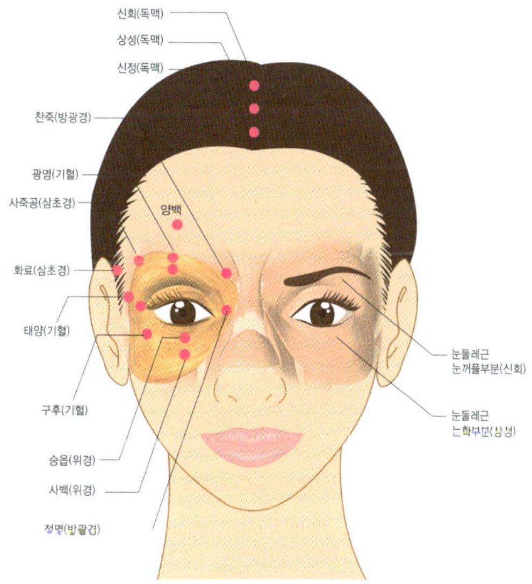

11코스에 연결되는 근육을 조절하는 경혈과 경혈의 역할

- 양백(陽白 Yangbaek Seungeup)은 이마 눈둘레근 위에서 중간층모상근막과 눈확 위 신경이 호흡하는 문이다. 양백을 진동시키면 턱 옆선과 꺼진 이마에 탄력을 부여하고 윗눈꺼풀 처짐을 올려 준다. 양백의 주치는 두통과 눈의 문제, 삼차신경, 안면근경련, 얼굴과 이마 비대칭에 사용되는 곳이다.

12코스 헤어라인과 인당 피부에서 마무리하기

두피 헤어라인에는 혈관과 신경이 머리띠처럼 촘촘하게 배열되어 있어 예수님 머리의 면류관을 연상시킨다. 혈관 띠에는 얼굴과 두피로 연결하는 작은 혈관들이 무수히 많다. 혈관 외에도 신경과 림프, 그리고 모세혈관이 그물망처럼 촘촘하게 두개골을 덮고 있다. 따라서 두피 케어 시에 도구나 기기를 사용하면 뇌가 스트레스를 받게 되므로, 단단해진 두피는 따뜻한 타월로 이완시켜 준 후 머리와 이마 그리고 눈의 열을 내려 주는 두피 헤어라인을 부드러운 수압으로 진동시켜 주어야 한다. 이 경혈들을 워터로 진동시켜 주는 효과는 노화의 주범인 열을 내려 주는 것이다.

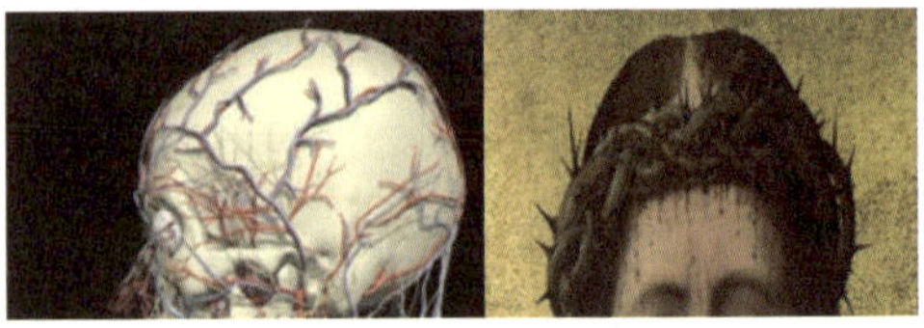

방법1) 여성은 좌측에서 우측으로, 남성은 우측에서 좌측으로, 이마 헤어라인에 워터진동을 시켜 준다.

방법2) 워터진동을 하는 부위의 머리카락 뿌리 가까이를 잡고 살짝 살짝 튕기듯이 당겨 준다.

방법3) 마른 타월로 젖은 두피를 말리면서 측두근과 모상근막을 가볍게 이완시켜 준다.

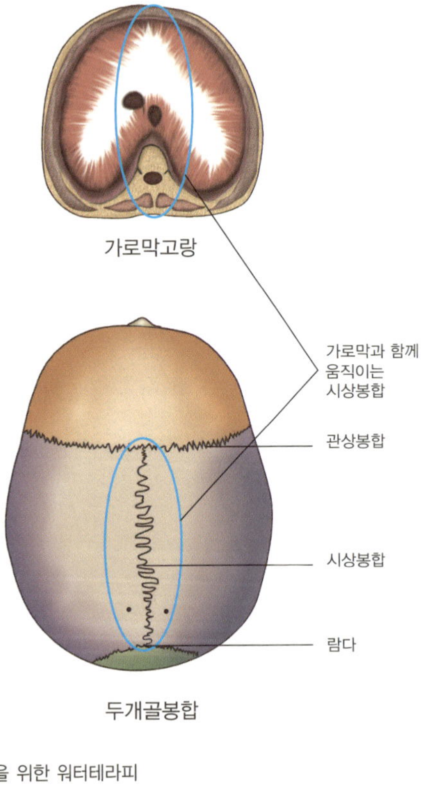

효과 : 두피와 얼굴로 연결되는 막힘을 소통시켜 작은 얼굴, 동안 피부를 만드는 문(경혈)들의 호흡을 도와준다. 두피에 수분과 산소가 채워지면 전신으로 연결되는 혈관과 정맥, 근육, 림프, 피부 수로에 근막과 신경이 안정된 정보 전달을 한다.

마시는 물과 피부로 스며드는 물은 몸의 자동감지조절장치와 자동분배장치 시스템에 의해 그 정보가 근막과 신경에 전달된다. 따라서 피부에 워터진동을 시켜 주는 것은 몸과 피부에 안정된 수분과 산소를 제공하는 피부미용의 새로운 패러다임이다.

12코스에 연결되는 근육을 조절하는 경혈과 경혈의 역할

- 담경의 솔곡(率谷 Solgok)은 측두근과 측두근막, 삼차신경, 뇌하수체가 호흡하는 문이다.

- 위경의 두유(頭維 Duyu)는 상층모상근막, 이마 고정 지대, 전두근, 관자근이 호흡하는 문이다.

- 담경의 양백(陽白 angbaek)는 중간층 모상근막, 꺼진 이마, 처진 윗 눈꺼풀이 호흡하는 문이다.

- 독맥의 신정(神庭 Sinjeong)은 전두근(앞이마 근), 관자근막, 추미근과 코가 호흡하는 문이다.

- 독맥의 신회(顖會 Sinhoe)는 심층모상근막, 후두전두근(뒤통수 이마 근)과 대천문이 호흡하는 문이다. - 독맥의 상성(上星 Sangseong)은 이마주름과 연결되이 눈확 부분, 관사근낙과 전두근을 이완시켜 주는 곳이다.

- 독맥의 전정(前頂Jeonjeong)은 위관자근막, 이마 주름, 이마 고정 지대, 관자근이 호흡하는 문이다.

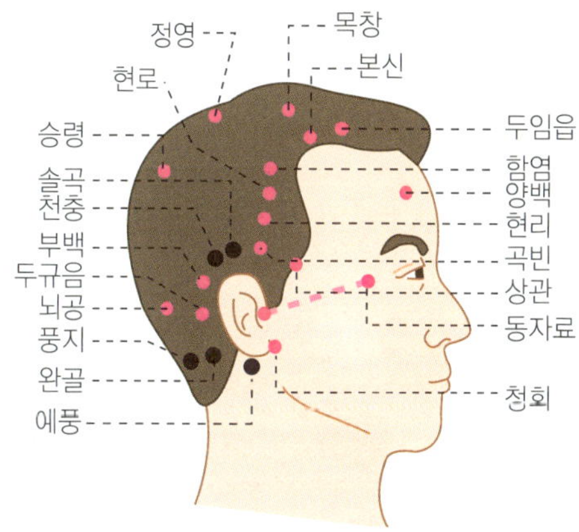

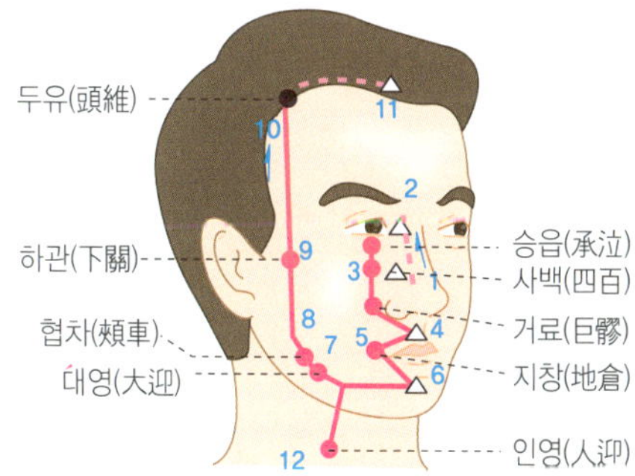

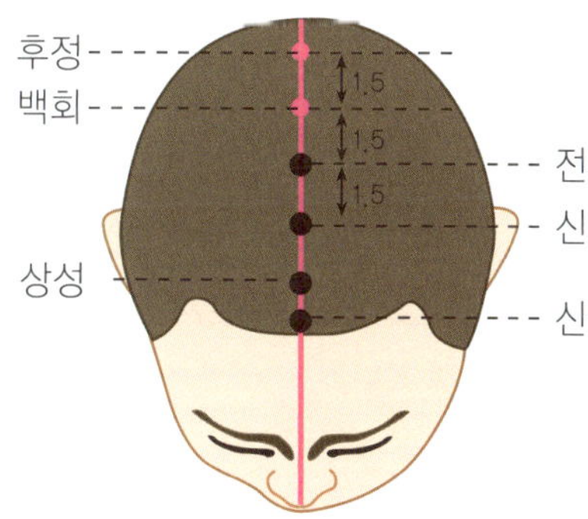

11~12코스는 늘어진 볼살을 한 번 더 끌어 올리는 방법으로 얼굴 옆 라인 전체를 이마 고정 지대까지 끌어올려 준다. 세월의 무게로 인해 이마 고정 지대에서 경직되어 턱으로 늘어지는 근막과 근육을 머리 모상근막 쪽으로 올려 주기 위해서, 귀바퀴위근, 측두근 및 측두근막, 전두근을 수기진동과 워터진동을 병행하면서 피부근막을 이마 고정 지대인 담경의 양백까지 끌어 올린다. 그리고 얼굴과 두피의 경계선인 헤어라인에서 마무리해 주면 두피와 얼굴 열이 잘 내리고, 늘어진 볼살이 올라붙기에 작은 얼굴과 동안 피부가 만들어진 전후의 사진을 찍을 수 있다.

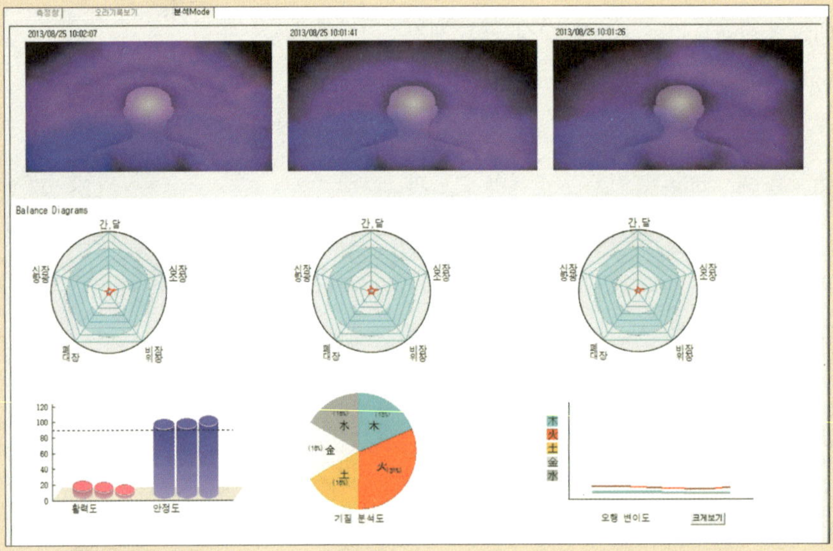

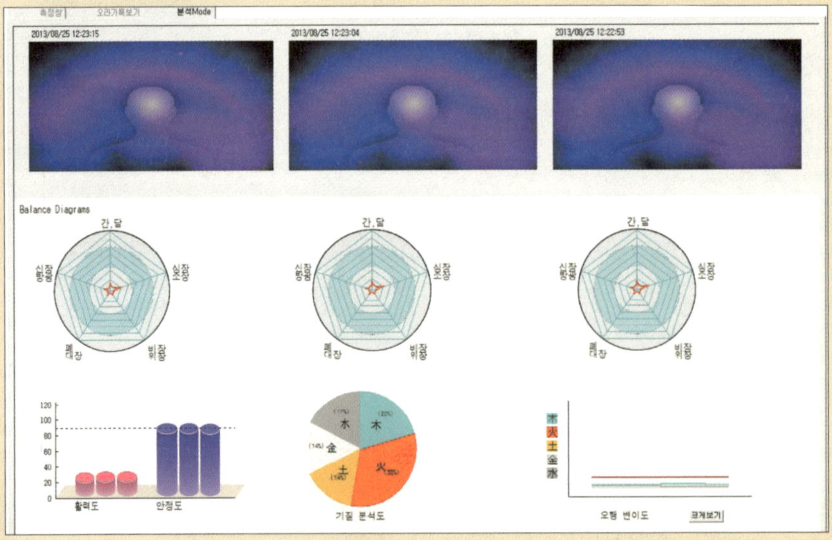

| 노화 피부 워터관리 전후의 오로라 사진 |

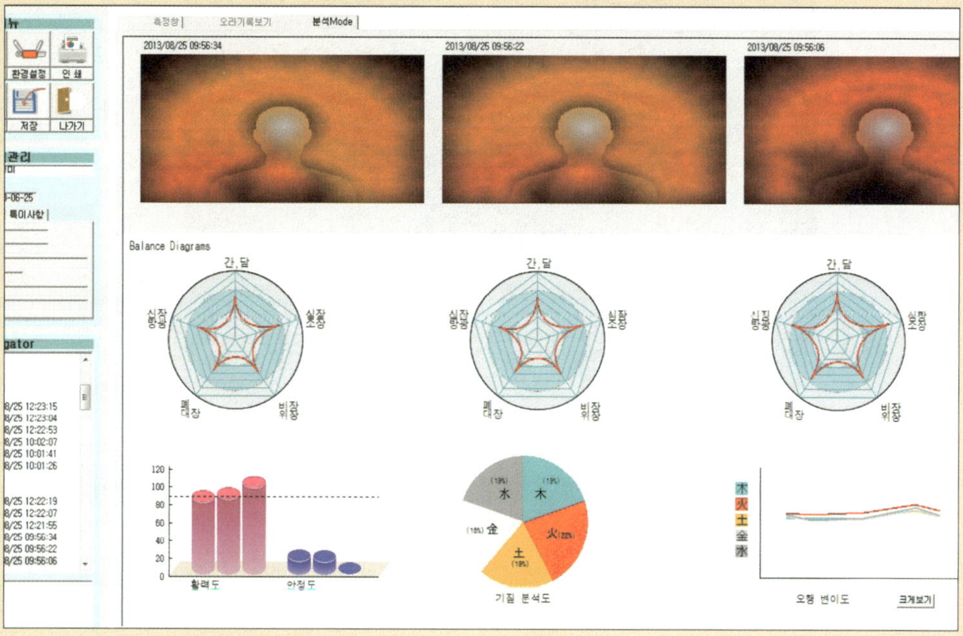

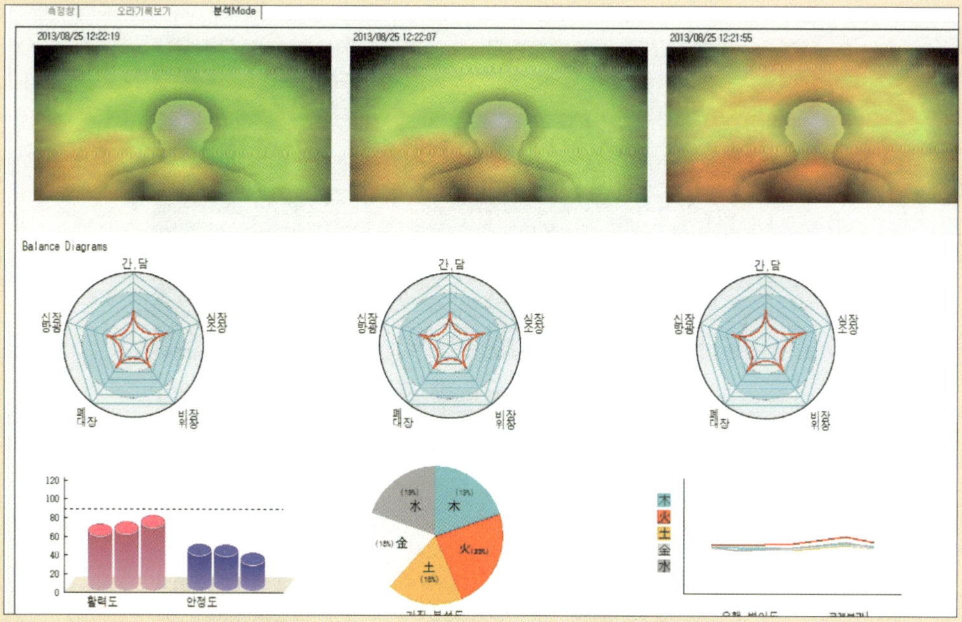

| 노화 피부 워터관리 전후의 오라 사진 |

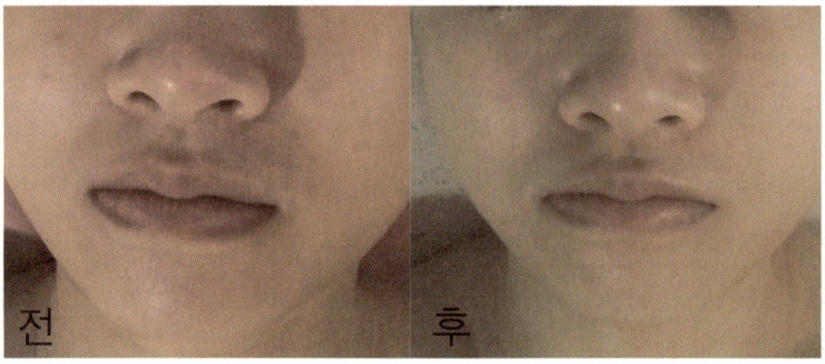
전
후

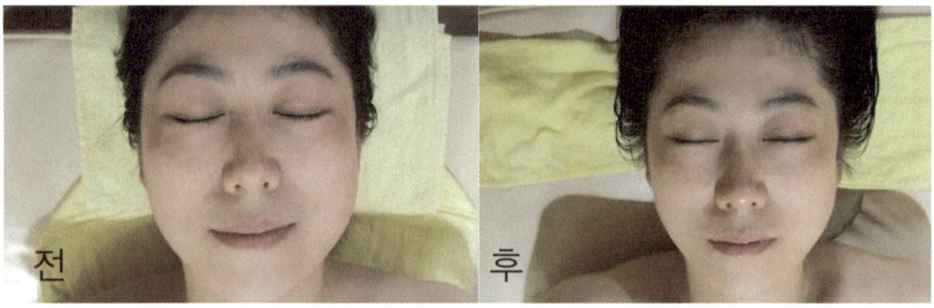
전
후

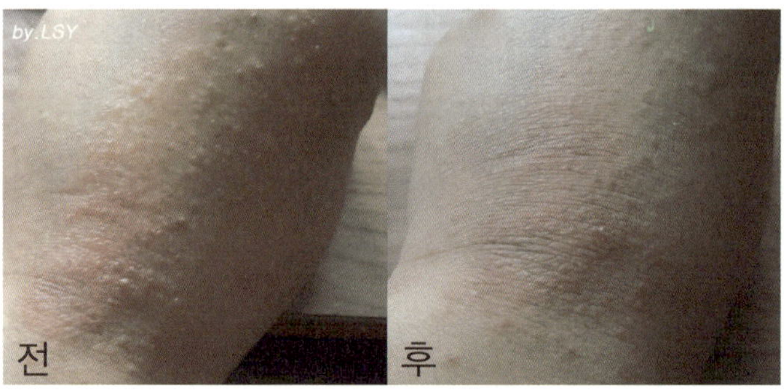
by LSY
전
후

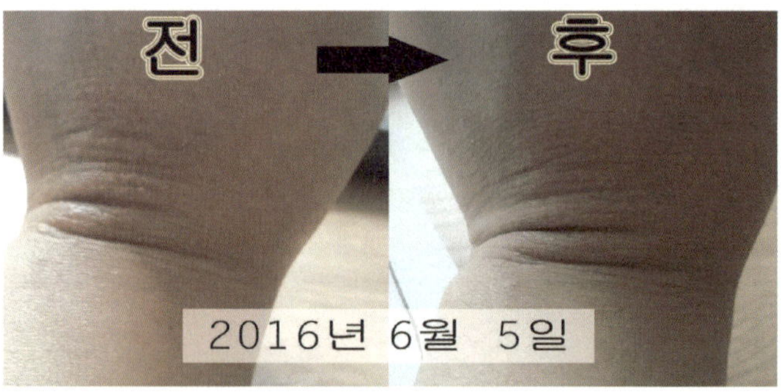
전
후
2016년 6월 5일

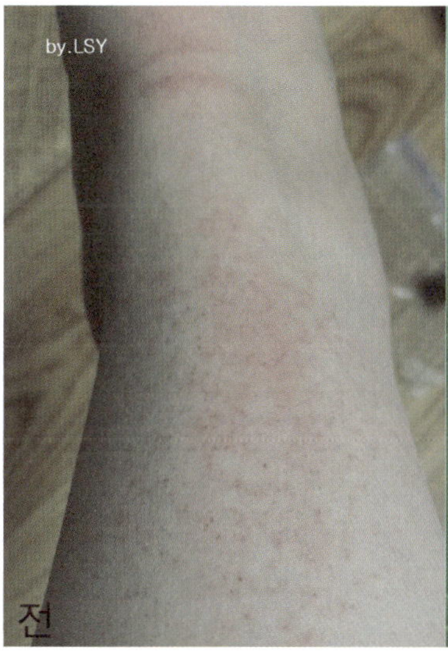
by.LSY
전
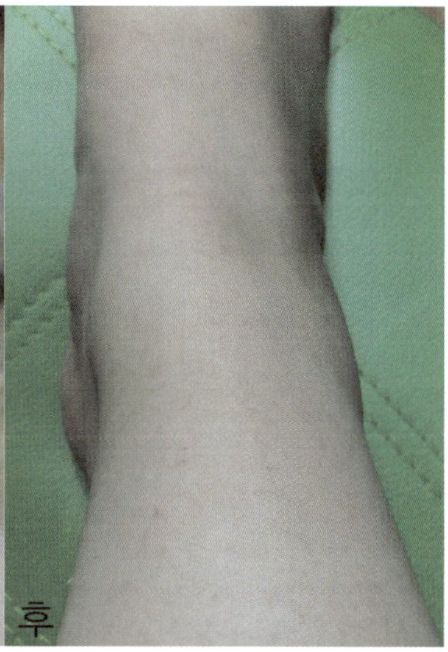
후
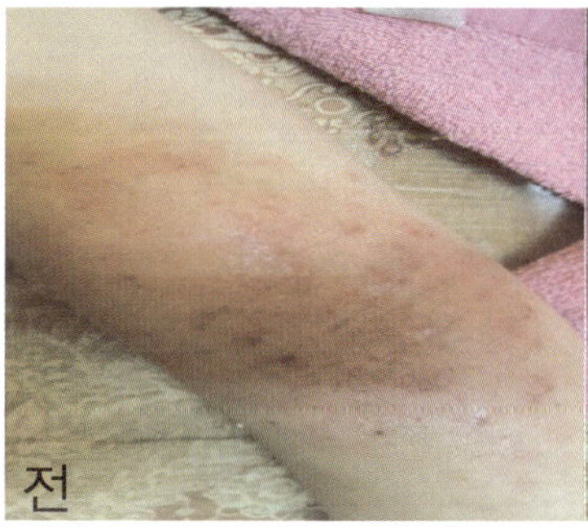
전
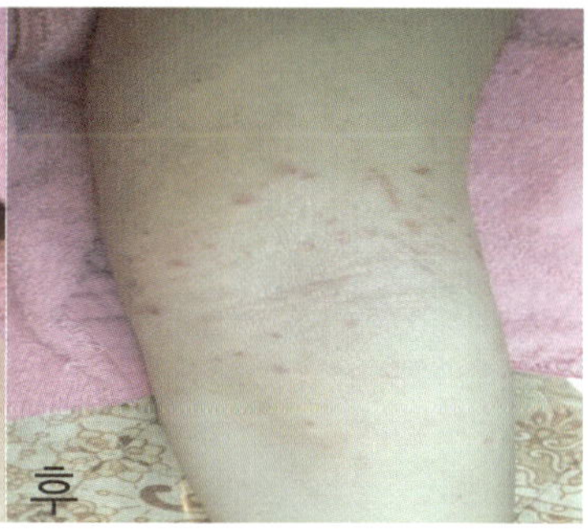
후
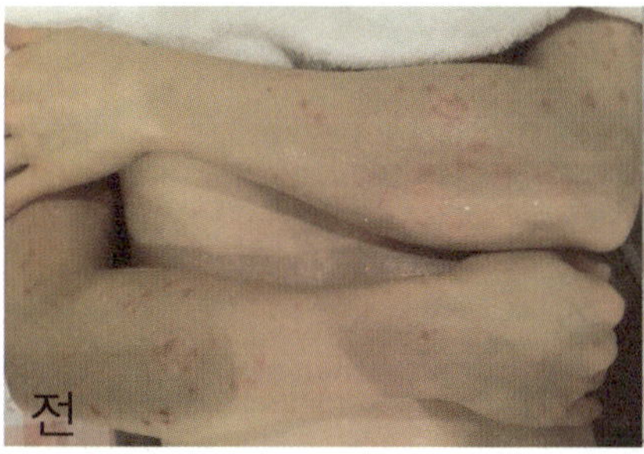
전
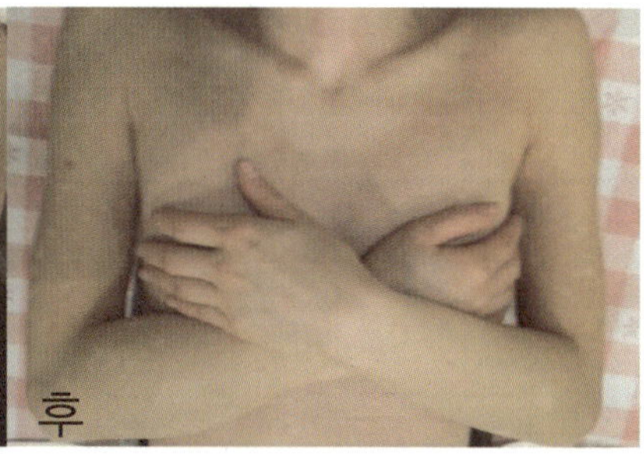
후
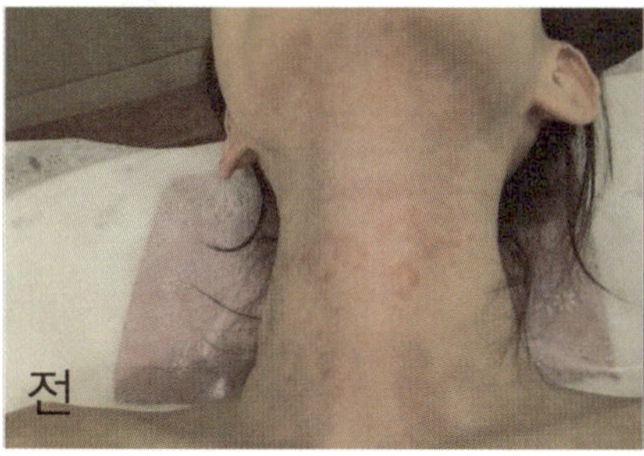
전
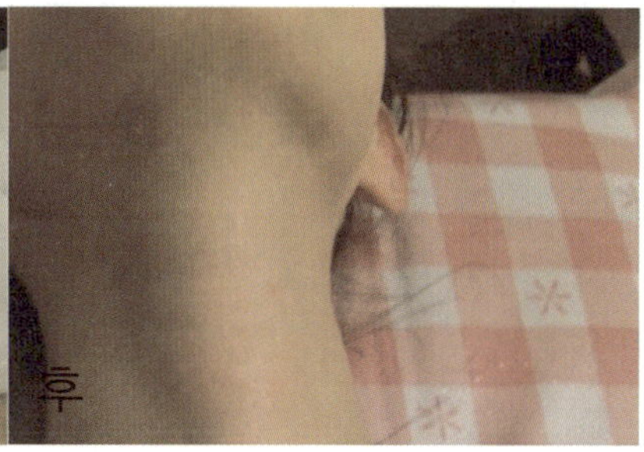
후

사용후기

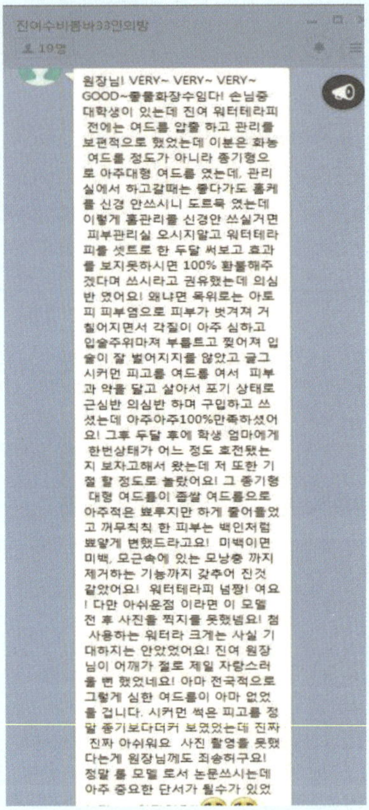

| 제주 김영심원장님 후기글 |

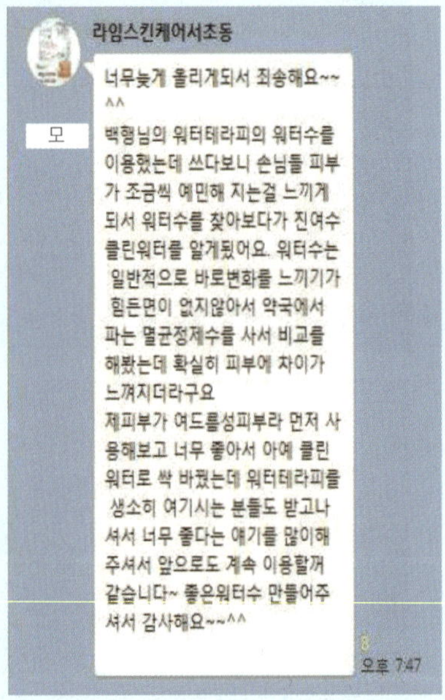

| 서초동 라임케어 원장님 보내주신 글 |

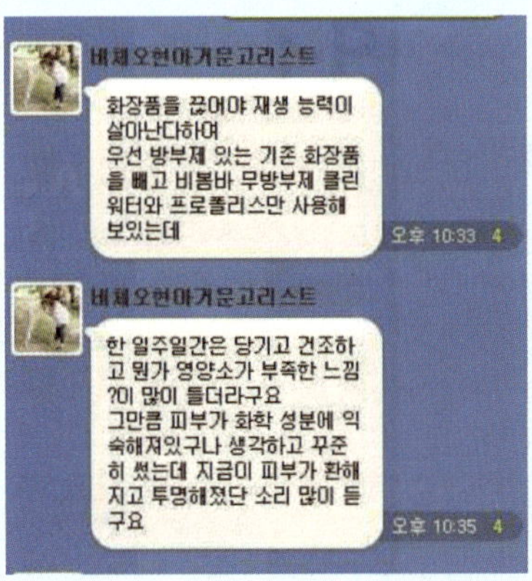

| 비봄바체험단 오현아거문고 리스트님 톡 글 |

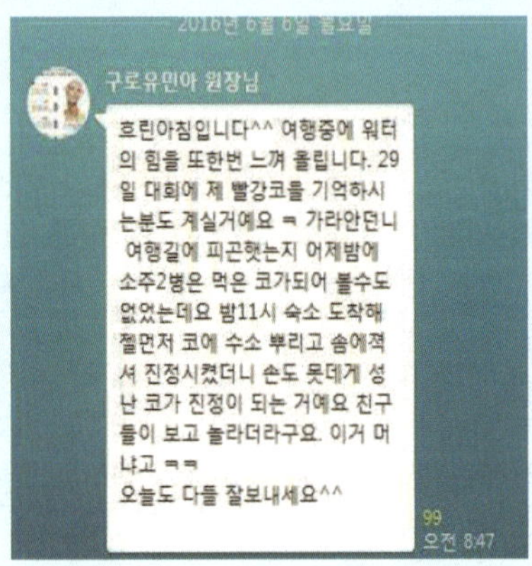

| 구로동 민스킨케어 유민아원장님 후기글 |

사용후기

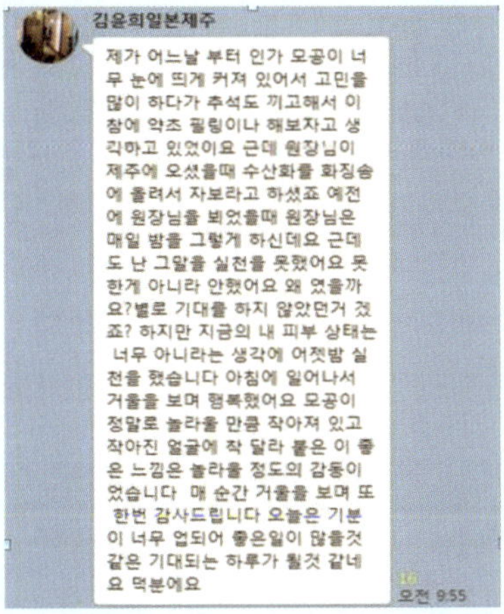
김윤희일본제주

제가 어느날 부터 인가 모공이 너무 눈에 띄게 커져 있어서 고민을 많이 하다가 추석도 끼고해서 이참에 약초 필링이나 해보자고 생각하고 있었이요 근데 원장님이 제주에 오셨을때 수산화를 화장솜에 올려서 자보라고 하셨죠 예전에 원장님을 뵈었을때 원장님은 매일 밤을 그렇게 하신데요 근데도 난 그말을 실천을 못했어요 못한게 아니라 안했어요 왜 였을까요?별로 기대를 하지 않았던거 겠죠? 하지만 지금의 내 피부 상태는 너무 아니라는 생각에 어젯밤 실천을 했습니다 아침에 일어나서 거울을 보며 행복했어요 모공이 정말로 놀라울 만큼 작아져 있고 작아진 얼굴에 착 달라 붙은 이 좋은 느낌은 놀라울 정도의 감동이었습니다 매 순간 거울을 보며 또 한번 감사드립니다 오늘은 기분이 너무 업되어 좋은일이 많을것 같은 기대되는 하루가 될것 같네요 덕분에요

오전 9:55

| 지금은 일본 간 제주 김윤희 원장님 후기글 |

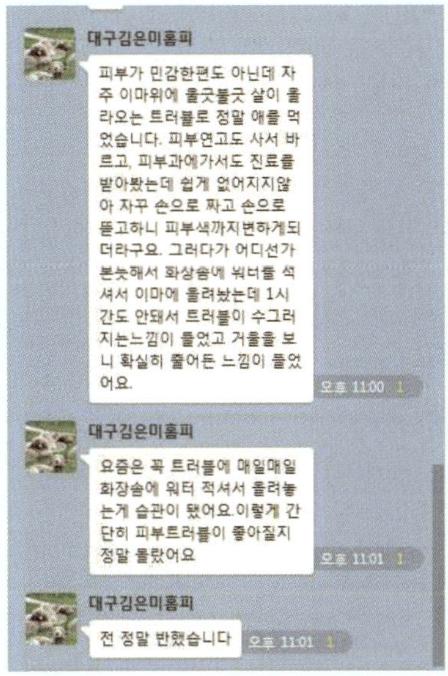
대구김은미홈피

피부가 민감한편도 아닌데 자주 이마위에 울긋불긋 살이 올라오는 트러블로 정말 애를 먹었습니다. 피부연고도 사서 바르고, 피부과에가서도 진료를 받아봤는데 쉽게 없어지지않아 자꾸 손으로 짜고 손으로 뜯고하니 피부색까지변하게되더라구요. 그러다가 어디선가 본듯해서 화상솜에 워터를 석셔서 이마에 올려놨는데 1시간도 안돼서 트러블이 수그러지는느낌이 들었고 거울을 보니 확실히 줄어든 느낌이 들었어요.

오후 11:00

대구김은미홈피

요즘은 꼭 트러블에 매일매일 화장솜에 워터 적셔서 올려놓는게 습관이 됐어요.이렇게 간단히 피부트러블이 좋아질지 정말 몰랐어요

오후 11:01

대구김은미홈피

전 정말 반했습니다

오후 11:01

| 진여수 홈페이지와 비봄바쇼핑몰을
관리해 주시는 김은미 선생님 후기글 |

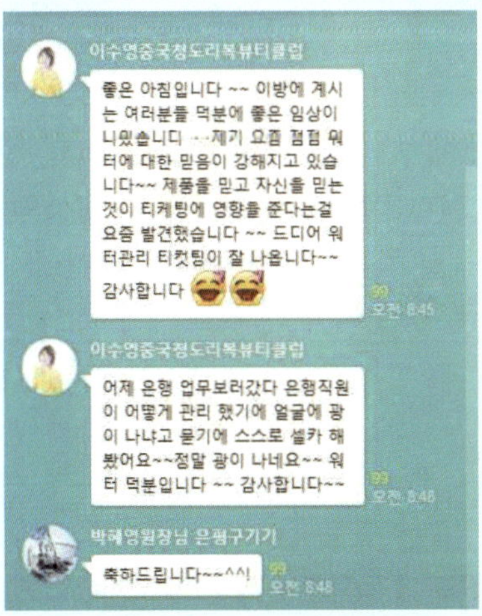
이수영중국청도리복뷰티클럽

좋은 아침입니다 ~~ 이방에 계시는 여러분들 덕분에 좋은 임상이니있습니다 ···제가 요즘 점점 워터에 대한 믿음이 강해지고 있습니다~~ 제품을 믿고 자신을 믿는 것이 티케팅에 영향을 준다는걸 요즘 발견했습니다 ~~ 드디어 워터관리 티컷팅이 잘 나옵니다~~ 감사합니다

오전 8:45

이수영중국청도리복뷰티클럽

어제 은행 업무보러갔다 은행직원이 어떻게 관리 했기에 얼굴에 광이 나냐고 묻기에 스스로 셀카 해봤어요~~정말 광이 나네요~~ 워터 덕분입니다 ~~ 감사합니다~~

오전 8:48

박혜영원장님 은평구기기

축하드립니다~~^^!

오전 8:48

| 중국 청도에서 진여수클린워터를
사용하는 이수영원장님 후기글 |

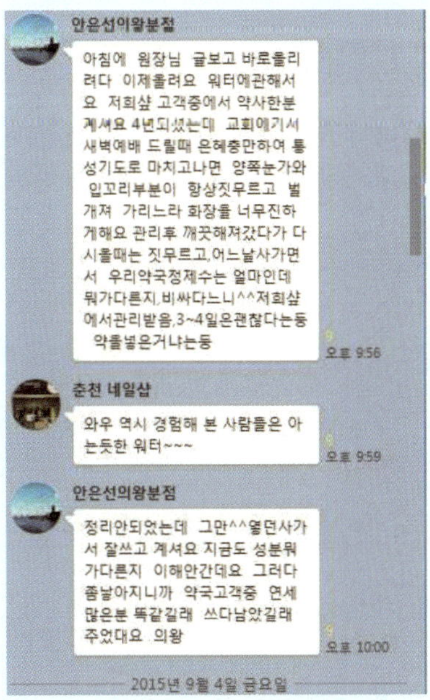
안은선의왕분점

아침에 원장님 글보고 바로올리려다 이제올려요 워터에관해서요 저희샵 고객중에서 약사한분계셔요 4번되셨는데 교회에기서 새벽예배 드릴때 은혜충만하여 통성기도로 마치고나면 양쪽눈가와 입꼬리부분이 항상짓무르고 벌개져 가리느라 화장을 너무진하게해요 관리후 깨끗해져갔다가 다시올때는 짓무르고,어느날사가면서 우리약국정제수는 얼마인데 뭐가다른지,비싸다느니^^저희샵에서관리받음,3~4일은괜찮다는둥 약을넣은거냐는둥

오후 9:56

춘천 네일샵

와우 역시 경험해 본 사람들은 아는듯한 워터~~~

오후 9:59

안은선의왕분점

정리안되었는데 그만^^옇던사가서 잘쓰고 계셔요 지금도 성분뭐가다른지 이해안간데요 그러다 좀낳아지니까 약국고객중 연세많은분 똑같길래 쓰다남았길래 주었대요 의왕

오후 10:00

2015년 9월 4일 금요일

| 김여진핸드경락 기술전수를 이수하신
의왕 안은선원장님 후기 후기글 |

사용후기

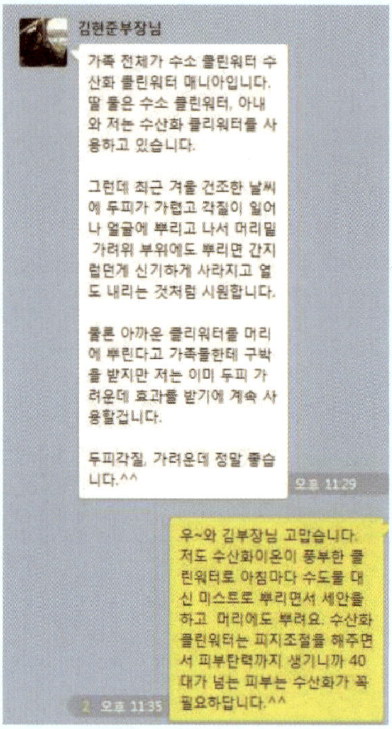

| 제게 고전무용을 가르쳐 주시던 지영숙 선생님 남편의 후기글 |

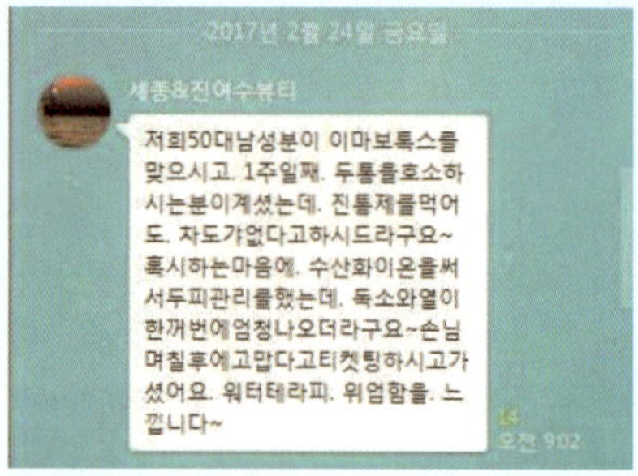

| 김여진핸드경락 기술전수를 마치고, 포항에서 세종 진여수뷰티를 운영하시는 장예린 원장님 후기글 |

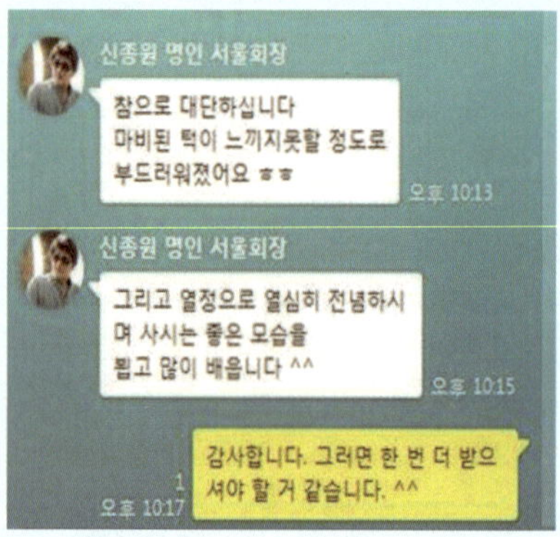

| 명인협회 서울회장님의 경험 후기글 |

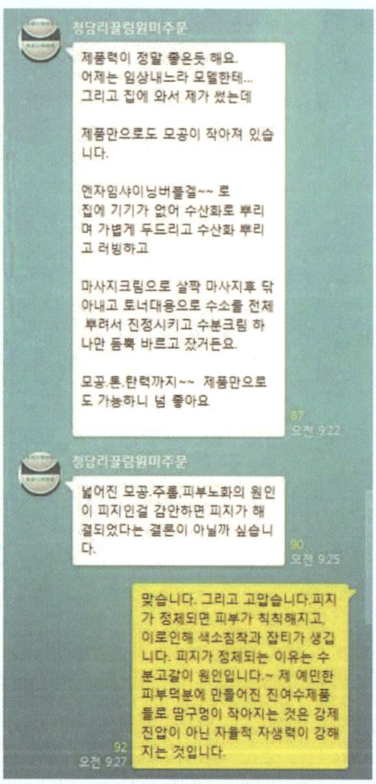

| 덕소에서 진여수클린워터를 사용하시는 이향미원장님 후기글 |

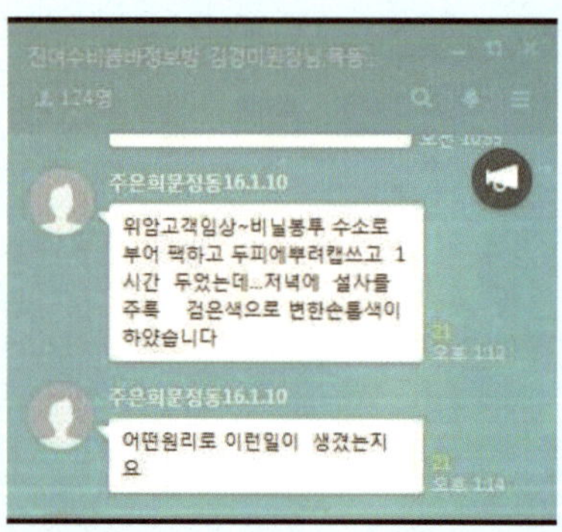

| 문정동 주은희원장님의 고객케어 후기글 |

사용후기

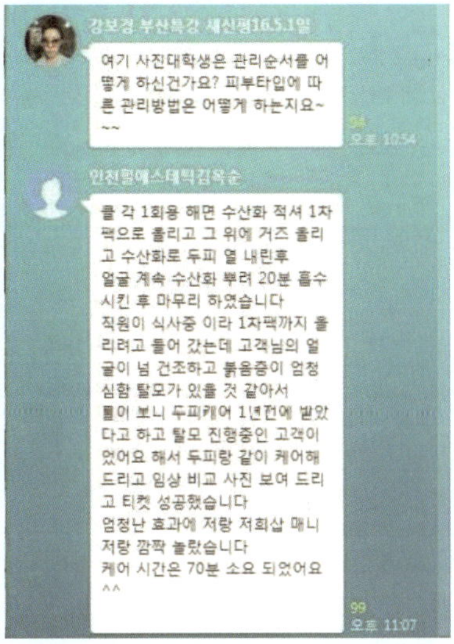

| 인천 힐에스테틱 김옥순 원장님 후기글 |

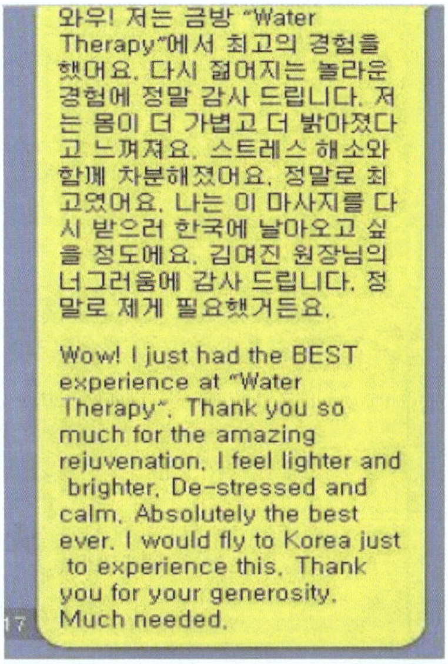
와우! 저는 금방 "Water Therapy"에서 최고의 경험을 했어요. 다시 젊어지는 놀라운 경험에 정말 감사 드립니다. 저는 몸이 더 가볍고 더 밝아졌다고 느껴져요. 스트레스 해소와 함께 차분해졌어요. 정말로 최고였어요. 나는 이 마사지를 다시 받으러 한국에 날아오고 싶을 정도에요. 김여진 원장님의 너그러움에 감사 드립니다. 정말로 제게 필요했거든요.
Wow! I just had the BEST experience at "Water Therapy". Thank you so much for the amazing rejuvenation. I feel lighter and brighter. De-stressed and calm. Absolutely the best ever. I would fly to Korea just to experience this. Thank you for your generosity. Much needed.

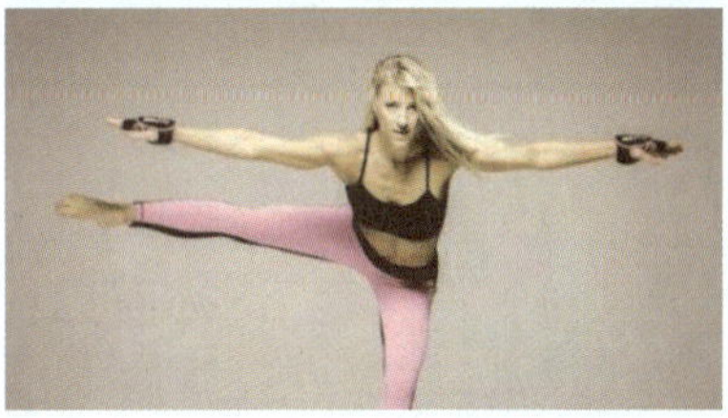

| 미국의 필록싱 최고 강사 코트니는 한국에 나올 때마다 압구정동을 찾아옵니다. 막걸리에 파선을 아주 좋아하는 분입니다. |

저는 2005년.방송 준비생 시절부터 김여진 원장님과 함께 해온 고객입니다.
원장님 덕에 아나운서도 됐고 현재는 쇼호스트로 활동하고 있는 방송인입니다.

직업이 직업인지라 선후배들이 좋다는 에스테틱도,경락 샵도 많이도 다녀봤지만
10년째 원장님을 떠나지 못하는 건 원장님 손이 최고라는 걸 알았기 때문이에요.^^

늘 사람 몸에 대해 공부하시고 새벽마다 일어 학원까지 나가시고...
항상 몸이 굳은 채 방문하는 제 몸에 행복을 주시는 분이라 이렇게 긴 후기를 씁니다.

미스 시절부터 임신 초기부터 출산 후까지..그러고 보니 제 삶의 너무나 중요한 순간 저는 원장님의
도움을 끝없이 받았네요.몸을 연구하고 사람에게 물이 얼마나 중요한지..몸의 순환이 어떻게 이뤄지는지를
박사님처럼 공부하고 잘 아시는 분이시기에 저는 원장님이 만든 거의 모든 화장품을 다 써 왔어요.

물론 백화점에도 좋은 상품 많죠..저도 화장품 방송도 많이 하고 있습니다.
하지만 물 자체가 다른 원장님 화장품은 한 번 써보시면 어떻게 이렇게 순하고 내 피부가 편하게 받아들이는 화장품이 있을까
싶으실거에요.
같은 여자로서..항상 젊게..기쁘게 아름답게 살고 싶은 여자로..그리고 한 아이의 엄마이자 한 남자의 아내로서..
보다 많은 분들이 비봄바 화장품을 만나셔서 아름답게 살면 좋겠습니다.
우리 원장님이 광고도 잘 할 줄 모르는 고지식한 분이라서 이렇게 좋은 화장품이 더 널리 알려지지 못하는게 아쉽네요.

더불어 저는 시간이 허락될 때마다 얼굴관리를 원장님께 받아요.관리까지 함께 하면 제품에 시너지 효과가 있다는 것도
살짝 알려 드려요.

원장님 이렇게 귀한 화장품...오랜 고객이라고 선물로 주셔서 감사해요!!
앞으로 번창하세요.저도 오래오래 함께 하겠습니다.
기도합니다.아멘..

| 이분 덕분에 진여수에는 지금도 아나운서가 많이 옵니다. 이 후기 글이 오래 된 거지만, 진여수 케어를 자식에게 대물림 하고 싶다는 이유를 올려 보려고 합니다. 이분은 광대뼈가 고민이지만 그 흔한 수술을 하지 않고, 진여수케어로 유지하고 있는 자연미인입니다. 이러한 고객님이 계셔서 진여수가 발전하고 있기에 이 지면을 통해 감사의 인사를 올립니다. 수형씨 고맙습니다.^^ |

사용후기

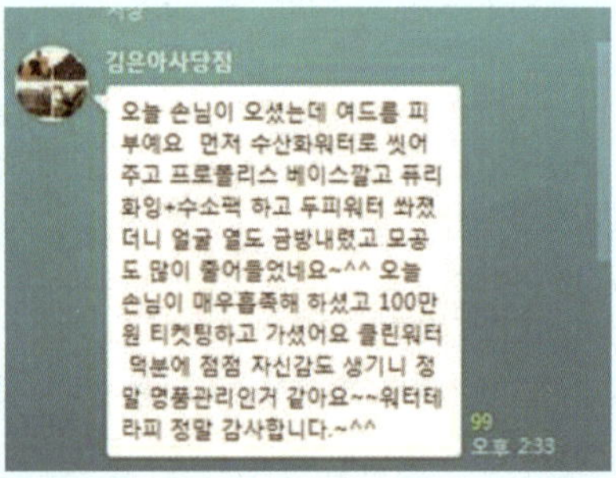

| 사당점 김은아원장님 후기글 |

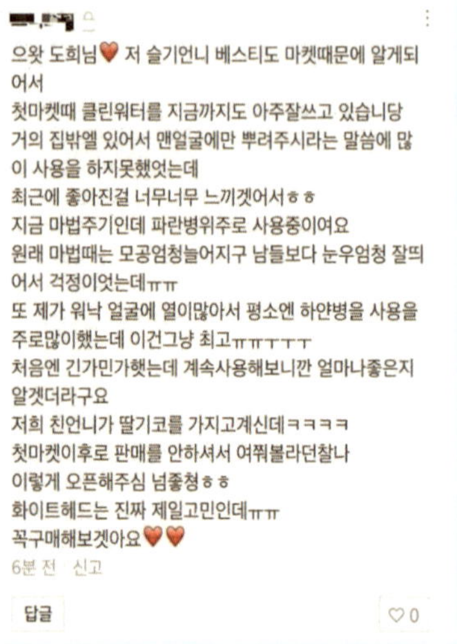

| 블로그 공구를 운영하고 있는 모델 김도희씨 블로그에 올라온 후기글 |

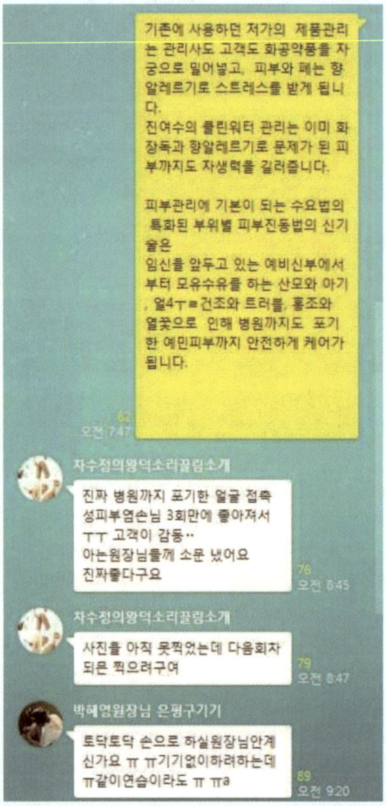

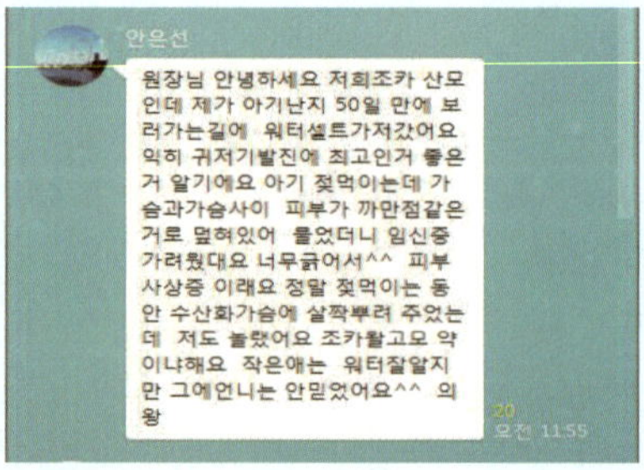

| 안은선님 후기글 |

사용후기

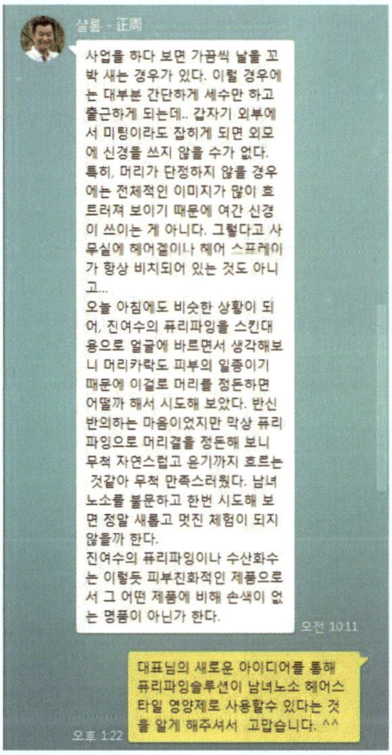

| 정주님 후기글 |

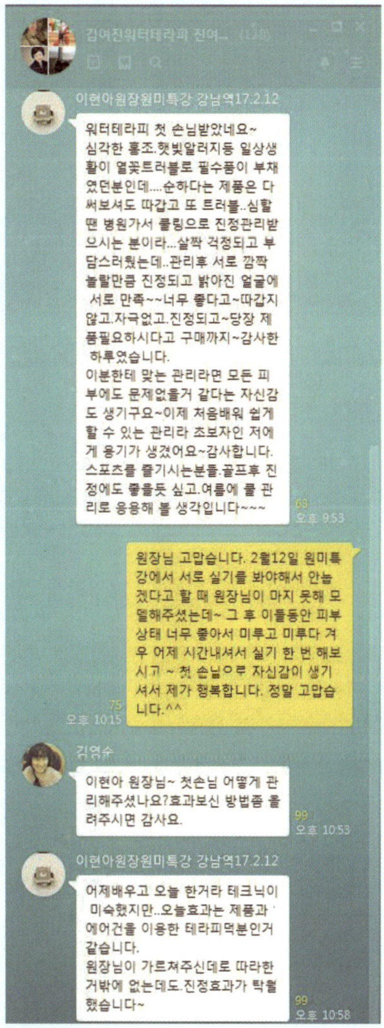

| 원미특당 이현아 원장님 후기글 |

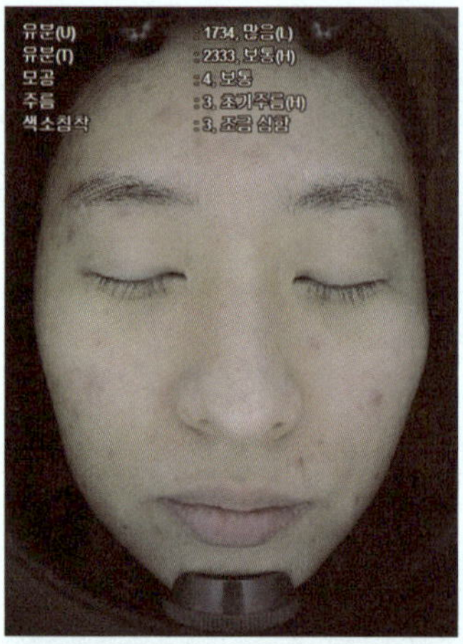

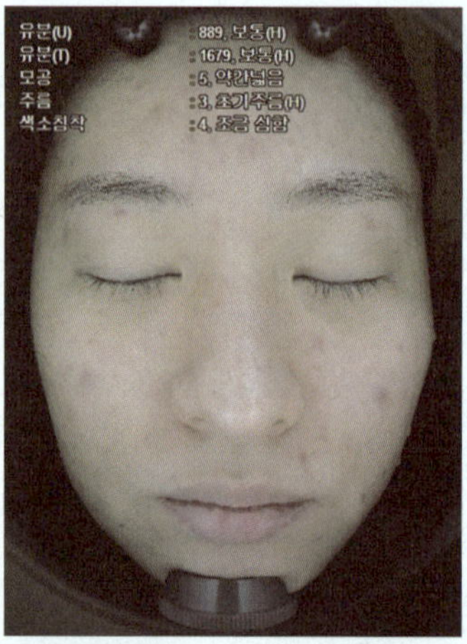

이 사진은 수산화이온이 풍부한 클린워터로 워터진동을 시켜 얼굴의 U라인과 T존 부위 유분 함량이 줄어 든 전 후 사진이다. 얼굴 전체에 화농성트러블이 심했었는데 U라인은 1734에서 889로 줄었고, T존 부위는 2333에서 1679로 줄었다. 모공을 메우고 있던 피지가 줄어 든 후 사진은 전 사진보다 피부색이 밝아졌다.

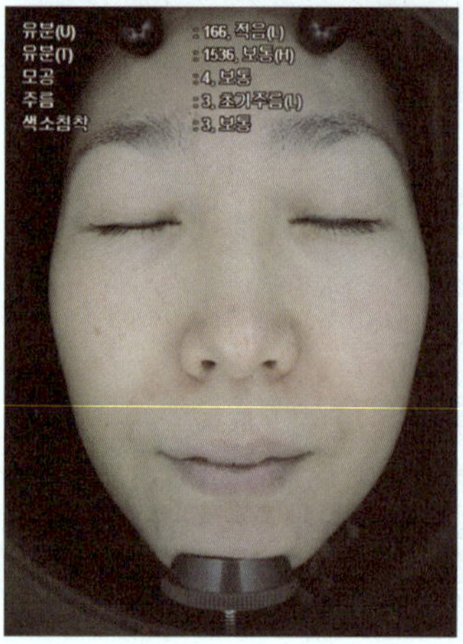

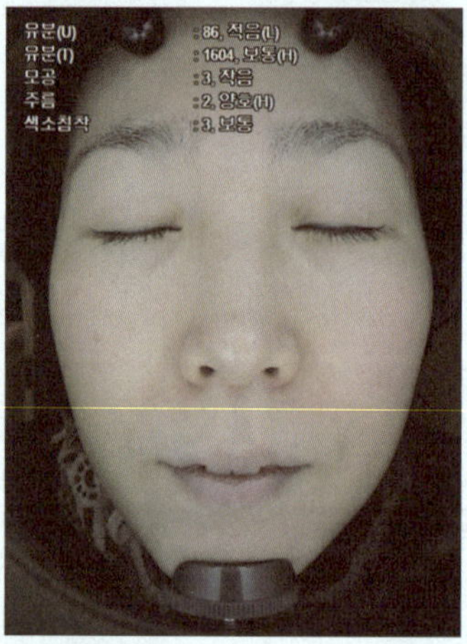

이 사진은 코와 입 주변에만 트러블이 약간 있는 건성피부 였는데, U라인은 166에서 889로 줄었고, T존 부위는 1536에서 1604로 오히려 유분 함량이 늘어났고, 초기주름이 양호하게 나왔다. 워터진동 후에 코와 입주변에 열은 다 내리고, 피부색이 환하게 밝아졌다.

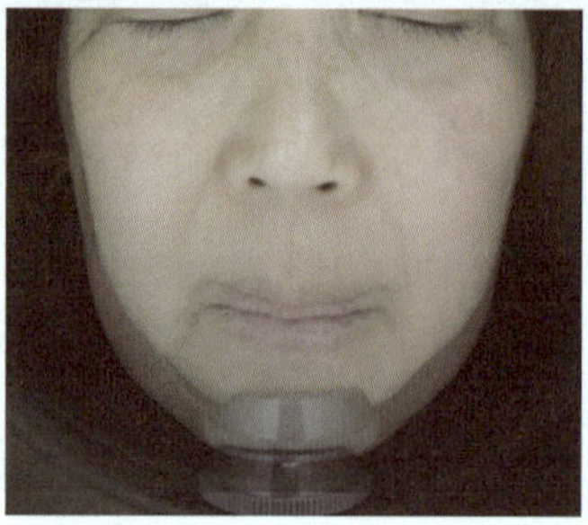

이 사진은 관리 전 사진과 관리 후 사진을 겹치게 한 것인데, 턱 라인에 그림자 부분만큼 늘어진 부분이 올라붙어서 커진 얼굴이 작아진 사진이다.

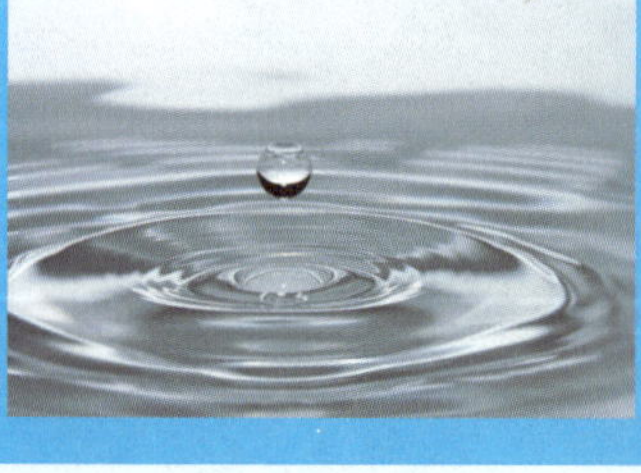

이상과 같이 피부에 열을 내리고 수분과 산소를 채워준 전 후 사진은 시간이 지나면서 점점 건강한 피부환경으로 자생력을 길러간다는 것이 워터테라피의 장점이다.

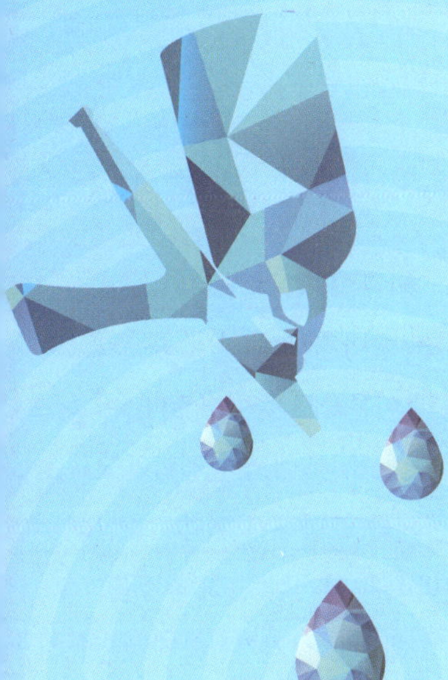

두피 워터테라피

얼굴미용을 위한 4천문 두피 워터테라피

- 얼굴 미용을 위한 4천문 두피 워터테라피의 중요성
- 한글 오행 중에 물과 관련된 경락과 경혈 이야기
- 두피(頭皮)에서 삼초 설문해자
- 두피가 얼굴 피부와 소통해야 하는 이유는 ?
- 뇌의 종류와 각 뇌 호흡을 담당하는 중요 경혈
- 12뇌 신경의 호흡을 담당하는 중요 경혈
- 선천성 호흡과 후천성 호흡을 도와주는 중요 경혈
- 안면 두개에 대한 워터진동은 봉합선에 산소를 채워 준다.
- 안면 비대칭을 만드는 뇌척수막
- 두피의 기능은 두피 기억력에 의해 달라진다.
- 모발의 구조가 머릿결을 결정한다.
- 두피의 특징
- 두모를 건강하게 만들면 탈모에 도움이 된다.

뇌의 안정을 위한 두피 워터테라피

- 두피 워터진동 매뉴얼 테크닉을 개발하게 된 동기
- 사천문의 호흡을 도와주는 두피 워터진동
- 증상별 두피 워터진동 매뉴얼 테크닉
  - · 고혈압(hypertension)
  - · 저혈압(low blood pressure)
- 원형 탈모와 신경성 탈모
- 비듬과 가려움, 두피 트러블 매뉴얼 테크닉
- M자형 탈모 매뉴얼 테크닉
- 얇은 두피 매뉴얼 테크닉
- 머리숱이 많아지게 하는 매뉴얼 테크닉
- 탈모 진단과 예방하는 방법

{ 얼굴 미용을 위한 4천문 두피 워터테라피 }

| 얼굴 미용을 위한 4천문 두피 워터테라피의 중요성 |

얼굴을 아름답게 가꾸기 위한 메뉴얼 테크닉 중에 모발은 피부의 부속기관에 속한다. 따라서 두피와 얼굴 피부는 같은 리듬으로 함께 호흡하고 있기에, 두피 호흡이 좋아지면 얼굴피부도 좋아지므로 뇌의 종류와 역할 그리고 각 뇌의 호흡을 담당하는 문인 중요 경혈을 찾아서 두피 워터진동의 이론으로 정립하였다. 머리는 두피에서 두개골까지, 1)두피층, 2)피하조직층, 3)모상근막층(머리 덮개 늘임줄 근), 4)성긴결합조직층, 5)골막층(뼈 바깥 막), 두개골(머리뼈)의 6층집으로 구성되어 있다. 두피는 뇌를 포함해서 아래 5층집이 호흡하는 문이고, 피하조직층은 모발의 모근이 만들어지는 층이며, 모상근막층은 앞이마 근과 후두근, 좌우 측두근과 연결되어 등배부 쪽과 함께 운동하는 중요한 곳이다. 모상근막 아래층에 성긴결합조직층은 넓은 섬유간극에서 형질세포, 대식세포, 비만세포, 지방세포, 색소세포가 활동하는 공간이다. 골막층은 뼈를 덮고 있는 성유성 결합 조직이 뼈와 성긴결합조직층을 연결한다. 따라서 두피에는 앞이마와 측두근에서 골막층과 두개골까지 고정하는 고정점이 존재하고, 이 고정점의 운동성 제한이 양미간 주름과 이마 주름을 만든다.

여기까지는 해부학 이론을 요약한 것이고 이러한 이론과 황제내경의 경락 이론을 바탕으로 삼아, 얼굴 미용을 위한 4천문 두피 워터테라피를 개발하게 되었다. 머리와 얼굴에 정체된 열은 마사지와 화장품만으로 해결 될 수 없다는 건 누구나 아는 사실이다. 저자는 33년 동안 경락마사지를 임상연구 해 오면서 두피 호흡이 얼굴 피부 호흡과 연결된다는 사실을 발견하게 되었다. 그리고 긴 시간의 임상 연구를 통해 두개골 호흡을 담당하는 4천문과 브레인(뇌)이 호흡하는 중요 경혈을 찾아서, 워터진동으로 두피 호흡을 열어

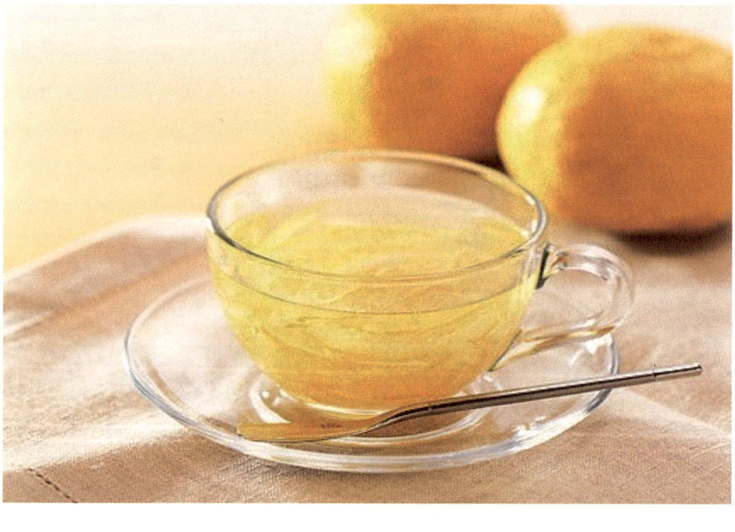

주는 '4천문 두피 워터테라피' 를 고객 관리에 활용하고 있다.

| 한글 오행 중에 물과 관련된 경락과 경혈 이야기 |

전신의 14경맥과 기경팔맥과 한글 오행 중에 물과 관련되는(ㅁ, ㅂ, ㅍ) 경락은 '폐경(肺經)' 과 비경(脾經)이다. 다음의 설명들도 물과 직접 관련이 있는 비장과 폐경의 역할과 몸에서 수(水)에 속하는 경혈을 찾아 살펴보기로 한다. 척추 3~4번 극돌기 선상의 신도(神道)는 폐의 문이고, 좌우 방광 2선에 백호(魄戶)는 물 즉 산소의 문이다. 백호는 간의 혼문(魂門)과 함께 몸의 정신인 혼(불)과 백(물)을 호흡하는 문이다.

비경은 흉추 11번 척중 좌우에서 비수혈로 자리하는 비장의 문이고, 간의 복모혈인 장문과 삼초의 복모혈인 석문으로 정보 전달을 한다. 비장은 오장 중에 유일하게 흉추 9번에서 가로로 매달려 횡격막(가로막)과 몸통의 중심을 잡아 주는 역할을 한다. 간경의 13번 장문혈(배꼽과 수평 위치)은 비장의 막이면서 비경의 복모혈이다. 또 팔회혈에서는 오장의 기운이 모이는 장회(臟會)이다. 비장과 폐의 기능과 작용을 보면 토생금의 원리로 비장에서 만들어진 정기가 폐로 올라가 피부로 영양과 산소를 보내 준다.

오행 속성 귀류표(五行屬性歸類表)

자연계(自然界)								오행(五行)	인체(人體)										
오취(五臭)	오과(五果)	오곡(五穀)	오미(五味)	오색(五色)	오방(五方)	계절(季節)	기후(氣候)		장(臟)	부(腑)	오관(五官)	형체(形體)	오신(五神)	오지(五支)	오정(五情)	오액(五液)	오성(五聲)	발전 과정	오음 정화
누릴 조(臊)	자두 이(李)	보리 백(麥)	신 산(酸)	청(靑)	동(東)	춘(春)	풍(風)	목(木)	간(肝)	담(膽)	눈 目	힘줄 근(筋)	넋 혼(魂)	소(爪)	노(怒)	눈물(淚)	호(呼)	생(生)	− + (그,쿠)
그을릴 초(焦)	살구 행(杏)	기장 서(黍)	쓸 고(苦)	적(赤)	남(南)	하(夏)	열(熱)	화(火)	심(心)	소장(小腸)	혀(舌)	혈맥 맥(脈)	귀신 신(神)	모(毛)	희(喜)	땀(汗)	언(言)	장(長)	− + (루,느)
향기 향(香)	대추 조(棗)	조 속(粟)	달 감(甘)	황(黃)	중앙(中央)	장하(長夏)	습(濕)	토(土)	비(鼻)	위(胃)	입(口)	살(肉)	뜻 의(意)	유(乳)	사(思)	눈곱 귀밥	가(歌)	화(化)	− + (후,이)
비릴 성(腥)	복숭아 도(桃)	벼 도(稻)	매울 신(辛)	백(白)	서(西)	추(秋)	조(燥)	금(金)	폐(肺)	대장(大腸)	코(鼻)	가죽 피(皮)	넋 백(魄)	식(息)	비(悲)	눈물 콧물 재채기	곡(哭)	수(收)	− + (시,지)
썩을 부(腐)	밤 율(栗)	콩 두(豆)	짤 함(鹹)	흑(黑)	북(北)	동(冬)	한(寒)	수(水)	신(腎)	방광(膀胱)	귀(耳)	뼈 골(骨)	쓿은 정(精)	발(髮)	공(恐)	침	신(呻)	장(藏)	− + (비,미)

경혈로는 독맥의 4번째 경혈인 '명문(命門)' 과 16번 경혈인 '풍부(風府)' 혈이다. 요추 2~3번 극돌간의 '명문' 은 신장(콩팥)의 문이다. 명문 좌우에는 신장을 진단하고 치료하는 신수혈과 지실혈이 있는데 명문에 워터진동을 시켜 주면 정보는 대둔근의 환도와 고관절을 조절하는 위경의 비관으로 전달된다. 16번 풍부는 시상하부 반사구이고, 바로 위에는 소뇌 반사구가 있다. 좌우는 해부학에서 의문핵으로 표기한다. 풍부에 워터진동을 시켜 주면 그 정보가 뇌로 전달된다. 미골의 장강에서 기시하는 독맥이 풍부에서 뇌로 들어가기 때문이다. 또 귀 뒤에 담경의 10번 부백(浮白)은 부교감신경과 송과체가 호흡하는 문이다. 부백 바로 위 9번 천충은 접형골(나비뼈)이 호흡하는 문이고, 바로 옆 8번 솔곡은 뇌하수체와 삼차신경, 그리고 측두근이 호흡하는 문이다. 담경의 경혈은 대부분 뇌와 관련되지만 특히 물과 관련해서는 부백의 의미가 깊

다고 볼 수 있다.

| 두피(頭皮)에서 삼초 설문해자 |

두피를 한글 오행으로 보면 ㄷ 의 '두' 자는 '火' 에 속하고, ㅍ 의 '피' 는 '水' 에 속하므로 머리는 물과 불의 균형이 무너지면 뇌를 포함한 얼굴 이목구비(耳目口鼻)에 노화를 재촉하는 소통 제한이 생긴다.
또 두피(頭皮)의 '두' 자를 설문해자로 풀어보면 콩 두(豆)자와 머리 혈(頁)자가 만난 형성자이다. 콩 두(豆)자는 제사를 모실 때 굽이 높은 제기 모양의 상형자이다. '두' 자 위에 일(一) 자는 머리와 얼굴을 이어주는 이마 경계선이고, 음식을 담는 쟁반을 상징하는 구(口)자는 얼굴이며, 아래 'ㅛ' 자는 얼굴을 받치고 있는 좌우의 흉쇄유돌근과 쇄골로 보인다. 또 머리 '혈頁' 자의 맨 위에 ㅜ 자는 머리와 머리털 또는 이마로, 눈 목(目)자는 얼굴에서 입과 코, 눈을 가로로 삼등분 나눈 상형을 삼초로 설명할 수 있다. 아래 여덟 팔(八)자는 코 옆에 깊이 패이는 팔자주름 나타낸다. 또 몸통의 삼초는 치골에서 배꼽까지의 하초를 신장과 방광이 주관하고, 배꼽에서 횡격막까지의 중초는 간과 담이 주관하며, 횡격막에서 어깨까지의 상초는 폐와 대장이 주관한다.

삼초를 다스리는 경락 중에 하초는 요추1번 선상 독맥의 5번 경혈인 현추가 조절한다. 현추는 임맥의 중극으로부터 수기를 받아 허리를 돌아서 배꼽 아래 임맥의 석문혈에서 에너지를 생성, 위로 올라간다. 중초는 흉추7번(방광경근기시점) 간의 문인 지양에서 몸통을 돌아 간의 복모혈인 기문과 심장의 복모혈인 거궐과 소통한다. 상초는 흉추 3번 신주(심근조절점)에서 폐의 문인 폐수혈과 백호를 지나 임맥의 옥당(에너지집열판)과 소통한다. 눈 목(目)자를 옆으로 눕히면 눈 모양이 되는데, 삼초의 소통 제한은 얼굴 이목구비에서 가장 먼저 눈으로 나타난다. 눈은 깔때기 모양으로 생겨 안쪽이 뇌와 연결되므로 눈은 뇌가 호흡하는 문이고, 뇌의 변화가 비추어지는 창문이 된다. 실제로도 눈에는 오장육부 반사구와 전신의 이상 변화가 나타난다. 홍체학보다 수천 년 먼저 편집된 황제내경에서는 뇌와 연결되는 눈동자 가운데 동공은 신장(뇌), 눈동자는 간, 눈 흰자위는 폐, 눈꺼풀은 위장, 눈꼬리와 눈머리인 내외자는 심장, 눈 아래는 비장의 영역이라고 설명한다.

| 두피가 얼굴 피부와 소통해야 하는 이유는 ? |

두피는 머리 부위를 덮고 있는 피부로서 영어 명칭만 봐도 두피는 얼굴 피부의 일부라는 것을 알 수 있다. scalp는 두개골을 덮고 있는 구조의 영문 첫 글자가 모인 이름으로서, 피부(Skin), 결합조직(Connective tissue), 늘림줄(모상건막, Aponeurosis), 성긴 결합 조직(Loose connective tissue), 머리뼈막(두개골막, Pericranium)의 앞 글자들을 모은 용어다. 이렇게 두개골 상부를 덮고 있는 두피는 피부, 결합 조직, 머리덮

개늘림줄(모상근막), 성긴결합조직, 머리뼈막, 뼈 등 6층으로 구성되어 있다. 여기에 좌우의 관자근, 머리 뒤의 후두근, 이마의 전두근, 옆머리의 관자근과 연결되는 질긴 섬유성 막인 늘림줄이 있는 것이 다른 부위의 피부와는 차별화된 특수 구조물이이다. 그러나 눈에서 나오는 혈관과 신경이 머리로 올라가고, 측두근이 턱 운동을 담당하는 것과, 모상건막이 앞이마주름과 양미간 주름을 만드는 연결성을 봐도 두피는 얼굴피부에 속한다. 이렇게 두피의 '두' 자를 이해하면 두피는 뇌와 얼굴피부를 연결하여 오장육부와 사지의 말단까지 소통되는 피부임을 알 수 있다.

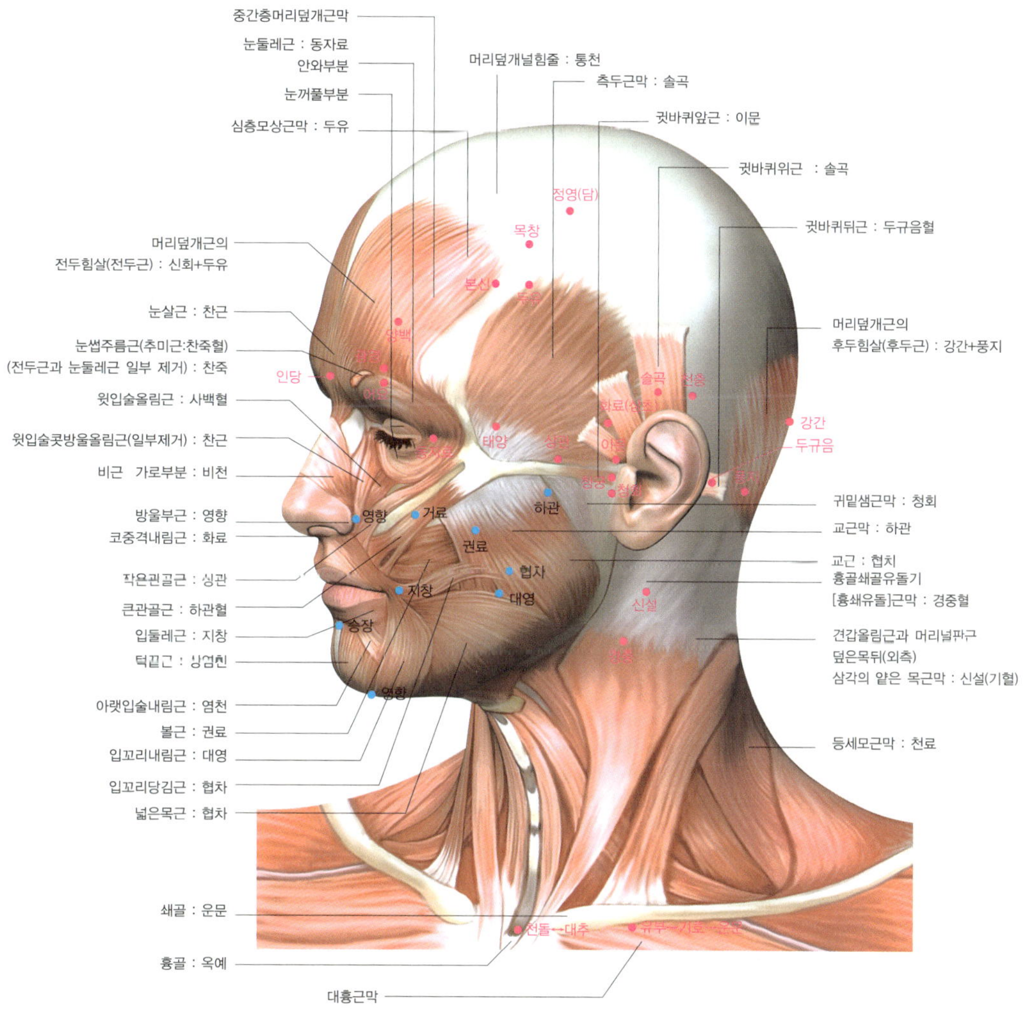

| 뇌의 종류와 각 뇌 호흡을 담당하는 중요 경혈 |

연수(延髓) : 교뇌의 하부, 척수의 상부에서 제 4뇌실 아래 뒤쪽을 이루고 있다. 등과 복부의 중앙에 세로로 달리는 홈이 척수까지 이어진다. 연수는 생명의 중추라 할 수 있는 것은 간뇌시상하부와 마찬가지로 연수가 뇌출혈이나 뇌혈전으로 침범되면 생명을 유지 할 수 가 없기 때문이다. 추체교차로인 연수는 호흡중추, 심장활동중추, 혈관중추 소화기에 관한 중추, 타액분비중추, 깨무는 반사중추, 흡반사중추, 구토중추, 등이 연수에 속한다. 12뇌신경 중에 미주신경과 부신경, 설하신경은 연수에서부터 기시한다. 연수의 호흡을 담당하는 문은 귀 뒤 삼초경의 계맥혈과 완골 중간에 자리하고 있다.

교뇌(橋腦) : 연수 바로 위와 중뇌의 밑에 위치하며, 대뇌와 연수 및 소뇌와 대뇌를 연결하면서 근육들의 협력 작용을 돕는 신경 전도로이다. 삼차신경, 안면신경, 외전신경, 내이신경의 핵이 존재한다. 12뇌신경 중에 삼차 신경, 안면신경, 외전신경, 내이신경이 교뇌로부터 기시한다. 교뇌의 호흡을 담당하는 문은 귀 뒤 연수반사구 바로 위에 자리하고 있다.

중뇌(中腦) : 대뇌 아래 정중에 위치한다. 대뇌반구에 오르내리는 섬유들이 통과하는 통로와 중계소 및 특수신경의 중추작용을 하며 동안(動眼)신경핵, 활차(猾車)신경핵, 적핵(赤) 즉 시각, 청각의 반사중추와 운동중추가 있는 곳이다. 중뇌의 호흡을 담당하는 문은 독맥선상 강간혈과 뇌호혈 중간에 자리하고 있다.

소뇌(小腦) : 중뇌, 교뇌, 연수와 통한다. 전신의 수의근(隨意筋)의 긴장과 수축을 조절하며, 몸의 평형과 운동의 평형적 협조를 의식과 관계없이 반사적으로 행한다. 반사의 수용기는 근건과 관절 등에 있는 심부 수용기로서 여기에 생긴 흥분이 척수와 소뇌를 통해 소뇌피질의 골격근에 도달한다. 소뇌가 손상되거나 종양이 생기면 운동 동작이 원활하지 못하고 목적이 있는 동작을 하면 손발이 떨면서 불확실하다. 또한 길항근의 조절이 약해져서 손의 내외 회전이 어려워지고, 걸음을 똑바로 걷기가 어렵다. 소뇌의 호흡을 담당하는 문은 독맥의 풍부혈 바로 위에 자리하고 있다.

간뇌(間腦) : 중뇌와 대뇌반구 사이에서 제3 뇌실을 둘러싸고 있다. 뇌간의 후상부에 송과체가 있고, 그 하부에는 뇌하수체가 돌출되어 있다. 간뇌는 5대 감각의 중추와 이들 감각에 대한 무의식적 반사 운동의 중추, 자율신경계의 통합 중추 및 체온과 혈당 등의 조절 중추가 있는 중요한 곳이다. 간뇌의 호흡을 담당하는 문은 독맥의 후정혈 좌측 아래에 자리한다. 제3 뇌실의 측벽을 이루는 두 개의 회백질 덩어리 중 크면서 시상 바닥에 있는 것을 시상하부라 한다.

시상(視床) : 뇌에 있는 지각 신경로의 중개 핵으로서 척수에서 뇌간을 통하여 올라가는 지각 신경은 여기서 뉴런을 바꾸어 대뇌 피질로 보내진다. 만약 시상이 손상되면 완전 의식 상실이 되거나 반대로 통각이 예민해진다. 시상의 호흡을 담당하는 문은 풍부 옆 우측 방광선 시상 하부 바로 위에 자리한다.

시상하부(視床下部) : 자율 신경계의 최고 중추가 있는 곳이며, 모든 내장, 혈관, 선의 작용을 조절하고 호흡과 수면도 지배한다. 또한 뇌하수체 호르몬 분비를 조절하고, 식욕, 성욕, 감정 등의 본능적 욕구를 일으키며, 대뇌피질에 영향을 준다. 시상 하부가 손상되면 정신 기능뿐만 아니라 수면, 신진대사, 위장기능, 체온조절, 수분 조절, 혈관 운동 조절 기능까지 이상을 일으켜 생명 유지가 어렵다. 호르몬을 여닫는 스위치인 시상 하부의 호흡을 담당하는 문은 독맥의 풍부 바로 옆 방광선에 자리한다.

대뇌(大腦) : 전두엽, 측두엽, 두정엽, 후두엽이 대뇌에 속한다. 대뇌는 대뇌반구와 대뇌 핵으로 나누어진다. 대뇌 피질은 운동, 지각, 정신 등 정신계의 최고 중추이다. 대뇌 피질을 조절하는 신혈은 담경의 목창(目窓)혈과 정영(正營, 정명이라고도 함)혈 중간에 자리하고 있고, 대뇌 수질의 호흡을 담당하는 문은 귀 위 담경의 정영혈 바로 뒤에 자리하고 있다.

대뇌 핵인 중심구

중심전회 (precentral gyrus, 中心前回, vordere Zentralwindung) : 전두엽의 중심구 바로 앞에 있는 중심전회의 피질에는 운동 중추가 있다. 여기서 원심성의 추체로가 나와 반대 측의 반신 골격근에 분포한다. 중심전회의 호흡을 담당하는 문은 독맥의 백회 바로 앞에 자리하고 있다.

중심후회(postcentral gyrus, 中心後回, hintere Zentralwindung) : 5층에 있는 추체세포의 축색은 추체로 및 추체교차를 지나서 반대 측의 뇌간 및 척수에 있는 신체의 지각 핵에서 끝난다. 중심후회의 호흡을 담당하는 문은 후두골의 후정혈 바로 아래에 자리하고 있다.

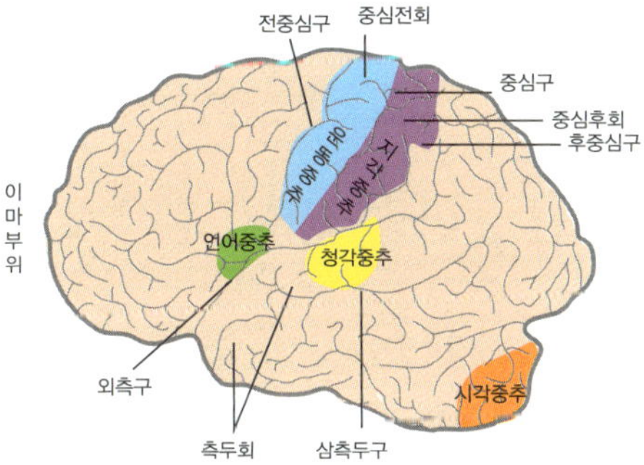

뇌의 구조	뇌의 기능
대뇌(큰골) 포인트~생각	정보의 기억, 추리, 판단과 감정, 의지 등 정신활동을 담당하며, 신경계 전체의 중추적 작용으로 연합력, 지각력, 운동력이 피질에서 작용 전정과 신회 중간
소뇌(작은골) 운동	온 몸의 근육 운동과 몸의 평형과 균형을 유지하는 일을 하며, 공간 운동 조절과 조건반사, 감각 기관을 관장함. 풍부 바로 위
간뇌(사이골) 항상성 유지	후각 이외의 모든 감각을 대뇌 피질로 연결하는 중계소 역할을 함. 일정한 체온을 유지할 수 있는 것도 간뇌 덕분이며 혈압, 혈당량을 조절함. 후정 옆
중뇌(가운데골) 시각	시각, 청각에 관여하고 척추로 운동 신경을 전달하는 일을 맡는다. 눈동자의 움직임과 홍채의 수축 작용을 조절하는 일을 함, 강간과 뇌호 중간
연수(숨골) 반사 및 생리	심장의 활동 중추, 호흡 중추, 혈관 중추, 소화에 관한 중추, 타액분비 중추, 깨무는 반사 중추, 삼키는 중추, 구토 중추, 기침 재채기의 반사중추 등 심폐기능과 소화기와 연관된 생명의 중추 기능이 연수에서 이뤄지고, 척수의 시작. 진동 효과 : 비만(치) 계맥 뒤
교　뇌	삼차 신경, 안면 신경, 외전 신경, 내이 신경의 핵이 존재한다. 진동 효과: 골반 균형 조절(디), (계맥 바로 위)
척수신경	척수로부터 좌우 31쌍의 척수 신경이 나오고 있다. 경 신경8쌍, 흉 신경 12쌍, 요 신경 5쌍, 천골 신경 5쌍, 미골 신경 1쌍
뇌하수체	송과체, 갑상선, 부갑상선(상피소체), 흉선, 신상체(좌/우 부신), 췌장, 성선(性腺 정소, 난소), 호르몬 조절 스위치

뇌구조와 기능

뇌는 판단한다, 고로 존재한다.

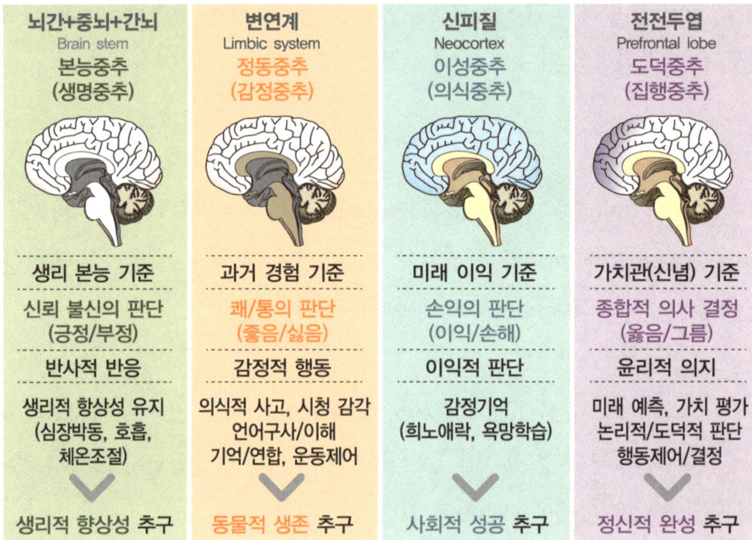

〈마이다스아이티 교육자료에서 참고〉

| 12뇌 신경의 호흡을 담당하는 중요 경혈 |

뇌 신경은 총 12쌍으로 후각 신경, 시각 신경, 동안 신경, 도르래 신경, 삼차 신경, 얼굴 신경 등으로 나뉜다. 뇌 신경은 전부 12쌍인데 1번 뇌 신경과 2번 뇌 신경은 대뇌에 위치하며, 나머지는 뇌 줄기(대뇌와 척수를 이어주는 부분으로 생명을 유지하는 데 중추적인 역할을 함)에 존재한다.

1. 제 1뇌 신경 후각 신경(嗅覺神經)의 호흡을 담당하는 문은 담경의 뇌공혈이다.

후각이란 냄새를 인식하는 기능을 담당하는 감각 신경으로서 12뇌 신경 중 가장 짧다. 비강 상부의 후부 점막에 분포되어, 가는 후각 섬유의 줄기로 시작되는 후각 섬유들은 비강의 천정인 사골의 판을 뚫고 올라가 뇌의 후각 중추로 정보 전달을 한다.

2. 제 2 뇌 신경 시각 신경(視覺神經)의 호흡을 담당하는 문은 강간혈 횡선의 담경에 자리한다.

안구의 망막에 있는 신경 세포층에서 받아들인 빛의 자극을 시각으로 전달하는 감각 신경으로 뇌저(뇌 바닥)에서 시속(視束) 교차에 의해 반대쪽 안구에 분포한다.

3. 제 3 뇌 신경 동안 신경(動眼神經)의 호흡을 담당하는 문은 승령과 시신경 반사구 중간이다.

눈 돌림 신경은 안구(눈알)를 움직이는 운동 신경으로서 안구의 상, 하, 내측, 사선근과 눈꺼풀을 들어 올리게 하는 상안검의 운동, 속눈썹과 홍체의 근육 운동을 맡고 있다. 제4 뇌 신경(도르레 신경), 제6 뇌 신경(각 돌림 신경)와 함께 눈알의 움직임에 정보 전달을 한다.

4. 제 4 뇌 신경 활차 신경(猾車神經의 호흡을 담당하는 문은 승령과 동안 신경 중간이다.

도르래 신경은 안구의 상사근(上使筋) 즉 눈 위의 횡선 근육 운동만 담당하는 운동 신경이다.

5. 제 5 뇌 신경 삼차 신경(三叉神經)의 호흡을 담당하는 문은 담경의 솔곡이다.

삼차 신경은 머리의 피부 및 점막의 지각 신경 섬유와 저작근을 지배하는 운동 섬유로 구성되는 혼합 신경이다. 교뇌의 측방에서 나와 측두골 전면에서 가지가 셋으로 나누어진다. 제1지는 앞머리와 눈으로, 제 2지는 상악으로, 제3지는 하악으로 분포되어 얼굴, 입, 코의 점막의 감각을 담당하는 곳으로 정보 전달을 한다.

6. 제 6 뇌 신경 중 외전 신경(外轉神經)의 호흡을 담당하는 문은 삼초경의 화료이다.

갓돌림 신경은 교뇌 아래에서 나와 뉴 위를 횡선으로 지나 눈으로 들어가서 안구를 옆으로 돌리도록 작용하는 안구의 뇌측 직근을 지배한다. 안면의 표정근과 타액이나 눈물 분비도 담당한다. 미각 섬유와 타액선의 분비를 지배하는 부교감 섬유는 운동 섬유와 다른 뿌리를 갖고 뇌에서 출발하는데 이것을 중간 신경이라 한다.

7. 제 7 뇌 신경 중 안면 신경(顔面神經)의 호흡을 담당하는 문은 담경의 곡빈이다.

얼굴 신경은 대부분의 표정근을 지배하지만 일부는 미각에 관여하는 지각 섬유도 섞인 혼합 신경이다. 즉 얼굴의 모든 표정을 지배하는 운동 섬유와 미각을 감지하는 지각 섬유, 혀와 턱, 눈물을 분비하는 부교감 신경이 있다. 안면 신경의 손상은 얼굴이 어긋나고 눈이 감기지 않는 구안와사가 나타나는데 이 증상에 음식을 씹을 수 있는 것은 씹는 작용은 저작근이 하기 때문이다.

8. 제 8 뇌신경 내이 신경(內耳神經)의 호흡을 담당하는 문은 삼초경의 예풍이다.

청 신경으로도 불리는 속귀 신경은 교뇌의 아래에서 나와 귀속을 거쳐 귀 밖으로 나오는 지각 섬유로서 청각을 조절하는 와우 신경과 몸의 평형 감각을 조절하는 전정 신경이 있다. 멀미와 어지럼증에 관련되고, 몸의 위치 감각 및 균형과 관련하여 다른 뇌 구조물(소뇌 등)과 기능적으로 연결되어있다.

9. 제 9 뇌신경 설인 신경(舌咽神經)의 호흡을 담당하는 문은 위경의 협차이다.

혀 인두 신경 혀와 인두에 분포하는 혼합 신경이다. 혀의 뒤 3/1의 미각, 인두 및 경동맥의 감각, 인두근의 자율 신경 반사 운동을 담당한다.

10. 제 10 뇌 신경 미주 신경(迷走神經)의 호흡을 담당하는 문은 소장경의 천용이다.

연수의 앞 외측에서 시작하는 자율 신경은 목의 정맥을 지나 목 속의 동맥과 정맥 사이의 뒤쪽을 따라 내려가 흉복부의 내장에 분포하는 혼합 신경으로서 후두근과 인두에 후두, 식도, 기관지, 폐, 심장, 위장, 소장, 대장 등 복부 내 점막의 지각을 감지하고 목 주변의 혀에 분포하고, 부교감 섬유는 흉부 및 복부 장기의 평활근과 선에 분포하며, 심장의 상하 신경에 분포한다.

11. 제 11 뇌 신경 부신경(副神經)의 호흡을 담당하는 문은 대장경의 부돌이다.

더부 신경으로 불리는 운동 신경으로서 척수로부터 나온 신경 섬유는 목 근육과 상부 등 근육 즉 흉쇄유돌근과 승모근의 움직임을 지배하고, 연수에서 나온 연수근은 경 정맥공을 나와 미주 신경에 혼합되어 두개근과 인두의 분지가 된다.

12. 제 12 뇌 신경 설하 신경(舌下神經)의 호흡을 담당하는 문은 위경의 대영이다.

혀 밑 신경으로도 불리는 설하 신경은 연수의 앞에서 나와 혀의 근육에 분포하여 혀의 운동과 모양을 조절한다.

뇌 신경(운동 및 감각분포)

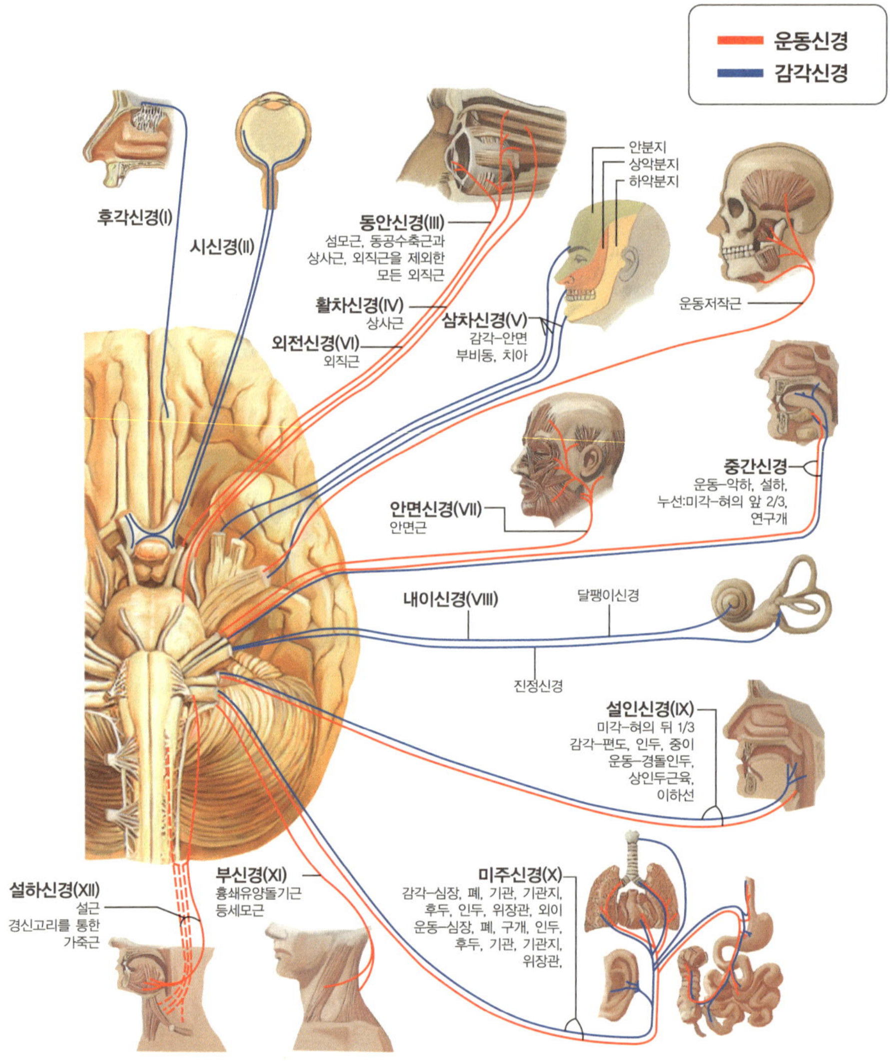

1. 후각신경(嗅覺神經) 조절점 뇌공혈
2. 시각신경(視覺神經) 조절점 강간혈 횡선의 담경
3. 동안신경(動眼神經) 승령과 시신경 반사구 중간
4. 활차신경(滑車神經) 승령과 동안신경 중간
5. 삼차신경(三叉神經) 조절점(담경의 솔곡)
6. 외전신경(外轉神經) 조절점(삼초경의 화료)
7. 안면신경(顔面神經) 조절점(담경의 곡빈)
8. 내이신경(內耳神經) 조절점(삼초경의 예풍)
9. 설인신경(舌咽神經) 조절점(위경의 협차)
10. 미주신경(迷走神經) 조절점(소장경의 천용)
11. 부신경(副神經) 조절점(대장경의 부돌)
12. 설하신경(舌下神經) 조절점(위경의 대영)

| 선천성 호흡과 후천성 호흡을 도와주는 중요 경혈 |

선천성 호흡을 담당하는 두개골에 분포한 각 반사구에 대한 워터진동은 뇌와 얼굴뼈에 산소를 채워 준다. 두개골(머리뼈)은 뇌두개와 안면두개로 나누어지고, 두개뼈는 15종류 23개의 뼈로 구성되어 있다. 뇌두개는 모두 6종 8개의 뼈로 구성되어 있는데 전두골 1개는 앞머리와 이마를 형성하고, 두정골(마루뼈) 2개는 윗머리 좌우에 후두골(뒤통수뼈) 1개는 뒷머리를 형성하고 있다. 측두골(관자뼈) 2개는 좌우 귀 위에, 접형골 1개는 전두골과 두정골, 측두골과 광대뼈의 중심에서 두개골과 안면두개의 균형 조절을 하고 있다. 또 접형골과 전두골 사이에 사골(벌집뼈 ethmoid bone, 篩骨) 1개는 전두골(앞이마뼈), 접형골(나비뼈), 누골, 상악골, 광대뼈와 연결되면서 비강 위를 덮고 있는데 체와 같이 많은 구멍이 뚫려 있어 그곳으로 후신경이 지나간다. 두개골 중에 측두근과 나비뼈는 연골성으로 골화되고, 전두골, 두정골, 사골은 막성으로 골화된다.

이상과 같이 뼈와 뼈가 연결되는 봉합면의 움직임을 선천적 호흡이라 한다. 선천적 호흡을 담당하는 두개골 호흡은 후두골과 천골, 측두골과 장골, 접형골과 미골이 같은 방향으로 운동한다. 따라서 천골의 균형이 어긋나면 후두골 운동이 저하되어 접형골의 변화가 생긴다. 접형골의 변화는 골반을 형성하는 뼈들의 운동성 제한으로 인해 골반과 연결되는 광대뼈와 눈, 코, 입의 좌우가 어긋나는 불균형이 나타난다. 또 선천성 호흡을 담당하는 봉합면들은 후천성 호흡을 담당하는 횡격막(가로막)이 중심이 되는 폐 호흡과 서로 소통하므로, 횡격막이 막히면 머리와 얼굴에 열이 정체된다. 머리와 얼굴에 정체된 열은 얼굴에서 눈으로 가장 빠르게 나타난다. 눈의 막힘을 여닫는 문은 후두골의 풍부, 풍지, 뇌호, 뇌공이다.

따라서 뼈와 뼈가 바치 톱니바퀴처럼 연결되는 것을 봉합선이라 한다.

관상 봉합 : 앞뒤로는 전두골과 두정골과 연결되고, 좌우로는 접형골과 연결된다. 관상 봉합의 호흡을 담당하는 경혈은 독맥의 신회혈이다.

시상 봉합 : 앞으로는 관상 봉합과 연결되고, 좌우로는 두정골을 연결시키고, 뒤로는 인자 봉합과 연결된다. 시상 봉합이 관상 봉합과 연결되는 곳이 대천문이고, 후두골과 연결되는 곳이 소천문이며, 그 중앙이 백회이다.

인자 봉합 : 위로는 두정골과 후두골을 연결하고, 좌우로는 측두골과 유양돌기에 연결된다. 인자 봉합의 호흡을 담당하는 경혈은 독맥의 강간혈이다.

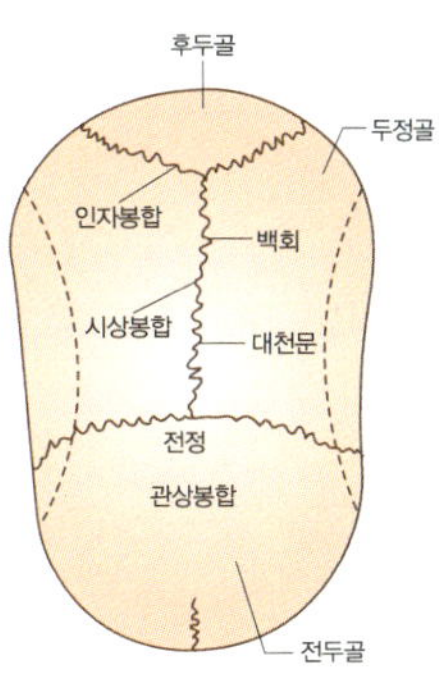

윗면

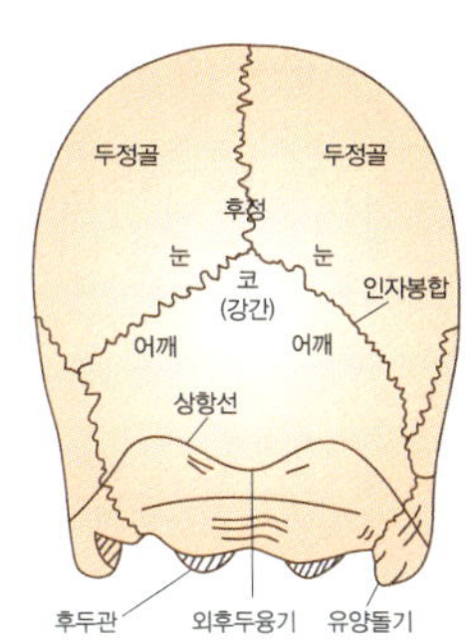

뒷면

이 외에도 대천문과 소천문, 전측 두천문과 후측 두천문이 있다.

대천문(大泉門) : 대천문은 마름모꼴로서 전두골과 좌우 두정골 사이에서 관상 봉합과 시상 봉합이 연결되는 중심점이 된다. 생후 24개월 전후로 하나의 뼈처럼 굳어지지만 두개 순환이 잘 되는 사람은 이곳에 엄지를 대고 있으면 뇌 호흡이 감지된다. 경락으로는 독맥의 22번 경혈인 신회가 관상 봉합의 호흡을 담당하는 문이다. 신회는 대천문과 전두근의 호흡을 담당한다. 신회는 코 신경도 조절하고, 신회 바로 위에는 방사능 해독 조절점이 있다.

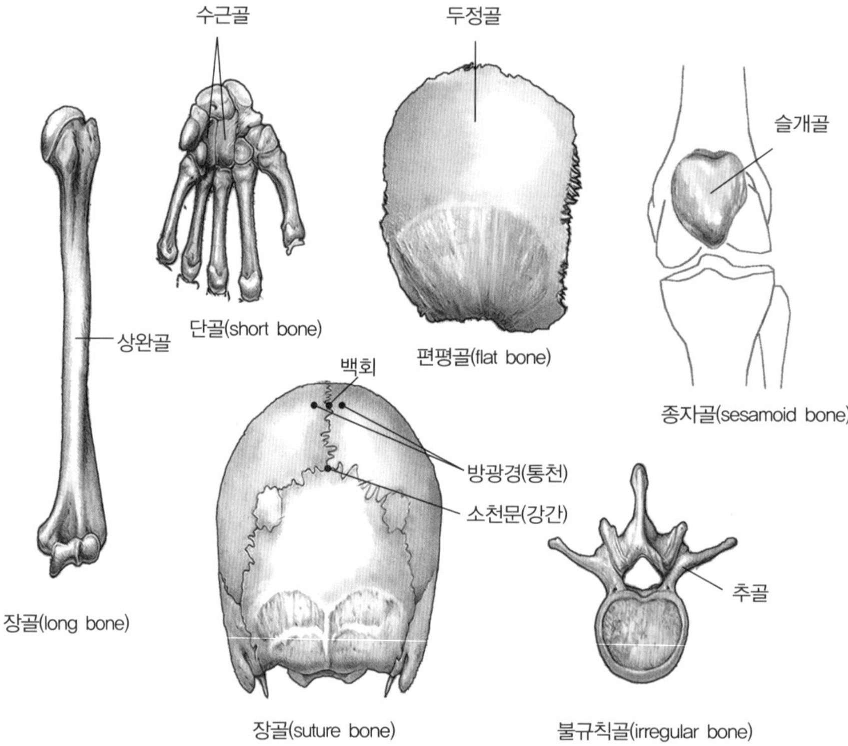

소천문(小泉門) : 소천문은 삼각형 모양으로 좌우 두정골과 후두골 사이에 있으며, 시상 봉합과 인자 봉합이 연결되는 중심점이다. 생후 12개월 전 후로 닫히지만 닫힌 후에도 뇌가 호흡하는 문이다. 경락으로는 독맥의 18번 경혈인 강간이 시상 봉합과 인자 봉합 간에 호흡을 담당하는 문이다.

전측 두천문(前側頭泉門) : 전측 두천문 접형골의 날개 위쪽 두정골과 측두골이 연결되는 교차점이다. 경락으로는 담경의 7번 경혈 곡빈이 전측 두천문의 호흡을 담당한다.

후측 두천문(前側頭泉門) : 측두골 유돌부(側頭骨乳突部)의 위쪽 두정골과 측두골, 후두골이 연결되는 곳이 후측 두천문이다. 경락으로는 담경의 12번 완골혈이 후측 두천문의 호흡을 담당하는 문이다.

접형골(蝶形骨) : 두개저 중앙부를 차지하고 있는데 나비와 같은 형상이라서 나비뼈로 부른다. 말안장 모양의 오목한 곳에 뇌의 일부인 뇌하수체가 들어있다. 접형골은 미골과 직접 소통하므로 미골의 변형이 접형골의 변형으로 이어진다. 접형골의 변형은 접형골과 함께 팔다리와 체간의 근 골격을 이루는 뼈인 후두골과 측두골의 변형으로 이어지고, 이로 인해 얼굴 안면골들이 좌우로 어긋나게 된다.

두피의 중요 경혈을 진동시켜 주는 워터진동은 그 파동이 근막을 타고 두개골 호흡을 담당하는 4천문과 봉합선으로 전달되어 적체된 열은 내려 주고, 뇌와 얼굴뼈에 산소를 채워 주는 역할을 한다.

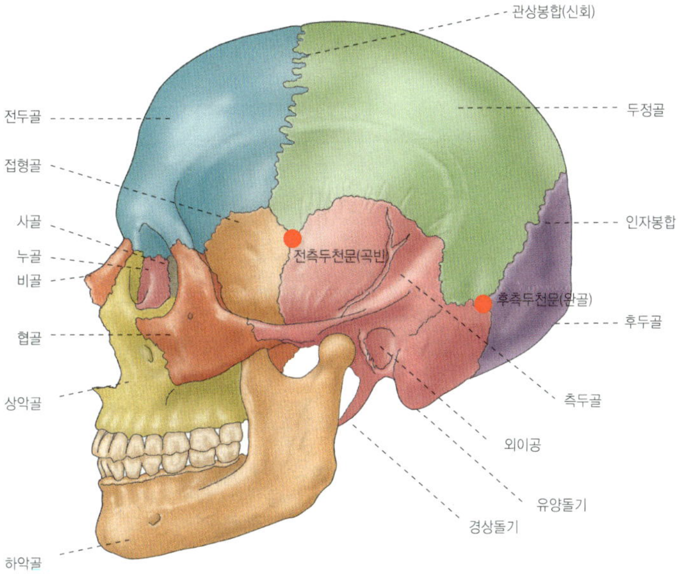

뇌의 존재

나는 판단한다, 고로 존재한다.
체중대비 2% 인체에너지의 20% 사용

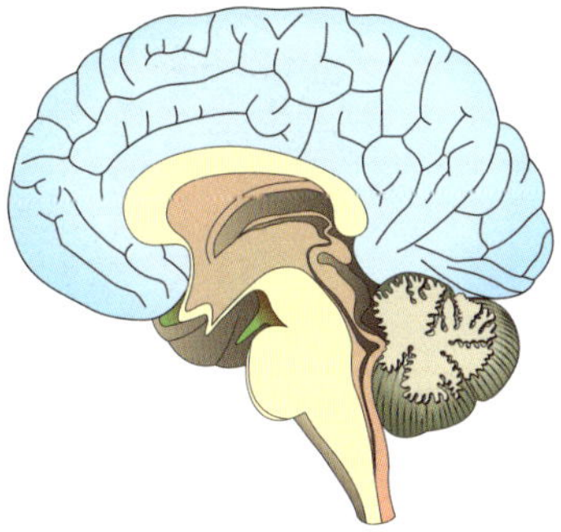

뇌는 1000억개의 뉴런과 수백조개의 시냅스를 **통해 사람의 일거수일투족을 제어하여 인생을 만든다.**

| 안면 두개에 대한 워터진동은 봉합선에 산소를 채워 준다. |

안면골(얼굴뼈)은 9종 15개의 뼈로 구성되어 선천성 호흡을 담당하는 두개골과 음양의 대립을 하고 있다.
코 벽을 이루는 비골 2개와 코 중격의 일부를 이루는 서골(vomer, 鋤骨) 1개는 위쪽은 접형골과 사골, 아래쪽은 구개골과 상악골과 연결된다. 또 안와의 내벽을 이루는 누골 2개, 비강의 외측 벽을 이루는 하비갑개 2개, 윗니 8개를 담고 있는 상악골 2개, 뺨의 상방에 불규칙하게 돌출된 권골(협골) 2개, L자의 뼈로서 비강의 측벽을 이루는 구개골 2개, 아랫니 8개를 담고 있는 하악골 1개, 후두 상부와 설근의 하부가 되는 설골 1개로 구성되어 있는 안면골은 모두 얇은 꺼풀의 막성으로 골화된다. 단, 설골(hyoid bone . 舌骨)만 다른 뼈와 연결되지 않는 독립된 뼈로서 많은 근이나 인대가 부착되어 오장육부와 근막을 통해 호흡하고 있다.
따라서 막성으로 골화(骨化)되는 안면골은 연골성으로, 골화되는 팔다리 체간의 근 골격을 구성하고 있는 뼈와 두개골 중 후두골, 측두골, 접형골과 더불어 선천적 호흡으로 머리와 얼굴과 몸의 골격을 조절하고 있다.
이러한 봉합선 호흡을 담당하는 중요 경혈에 워터진동은 각 봉합선에 정체된 열을 내려 그 파동이 뇌를 포함한 전신으로 정보 전달을 할 때 근막의 자극은 근육으로, 경근의 자극은 혈관으로, 경락의 자극은 진피층으로, 수로의 자극은 피하지방으로 퍼져 나간다

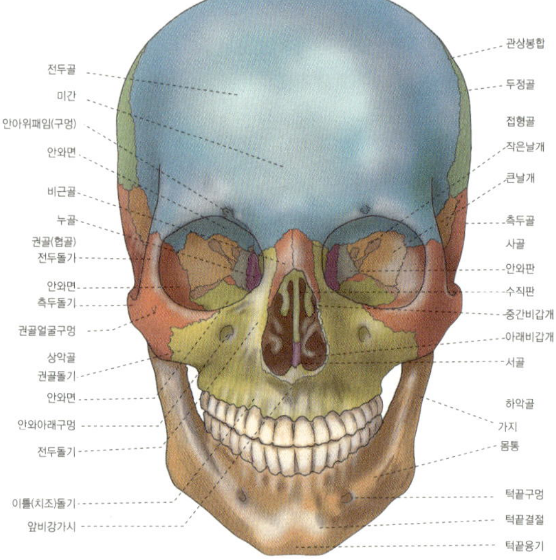

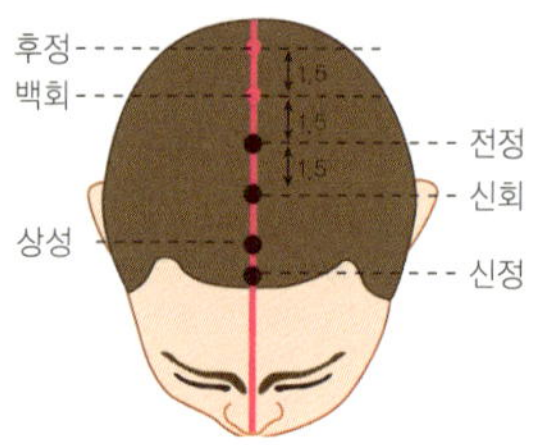

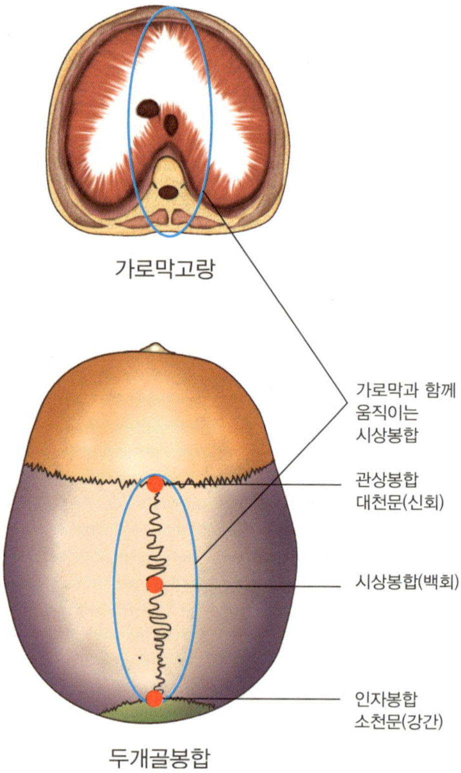

| 안면 비대칭을 만드는 뇌척수막(meninges, 腦脊, 髓膜) |

뇌척수막에 붙어 있는 눈은 뇌에서 발생하고, 뇌척수액이 뇌의 림프 역할을 한다.

따라서 눈을 포함해서 뇌를 싸고 있는 뇌척수막이 꼬리뼈 끝에 부착되어 있고, 척추 끝이 천골과 골반으로 연결되므로 천골을 통해 얼굴의 변형을 읽을 수 있으며, 골반을 통해 두개골과 어깨의 변형을 읽을 수 있다. 또 연질막과 거미막 사이를 흐르는 뇌척수액의 순환을 담당하는 뇌척수막은 전신의 조직으로 정보를 전달한다. 특히 신경에 영양을 공급하며, 호르몬은 뇌척수액을 타고 정보 전달을 한다. 뇌척수액은 하루에 500ml정도 생산되어 350밀리 정도가 흡수되고, 두개골에서 천골까지 순환되는 양은 150밀리 정도 된다. 하루에 4번 뇌척수액이 모두 교체되는데 밤 12시와 낮 12시, 오전 6시와 오후 6시에 선천성 호흡에 의해 이루어진다.

뇌척수막은 전두근과 후두근, 측두골, 접형골에 의해 고정되어 있고, 척수 안에서는 경추 2번과 선골 2번 부위에 부착되어 있으며, 척추강 안에서는 떠서 존재한다. 이 막이 떠 있어야 하는 이유는 척추가 고정되어 있으면서도 유연성 축을 가지고 다양한 움직임을 만들어 내야 하기 때문이다. 따라서 선천적 호흡을 담당하는 뇌척수막의 운동성 제한이 후천적 호흡을 담당하는 횡격막 운동을 제한하면 두개골과 얼굴 윤곽이 어긋나면서 머리와 얼굴에 열을 정체시켜 노화를 촉진하므로, 피부의 진피, 표피, 피하지방에 비유할 수 있는 뇌막의 역할을 다음과 같이 요약해 본다.

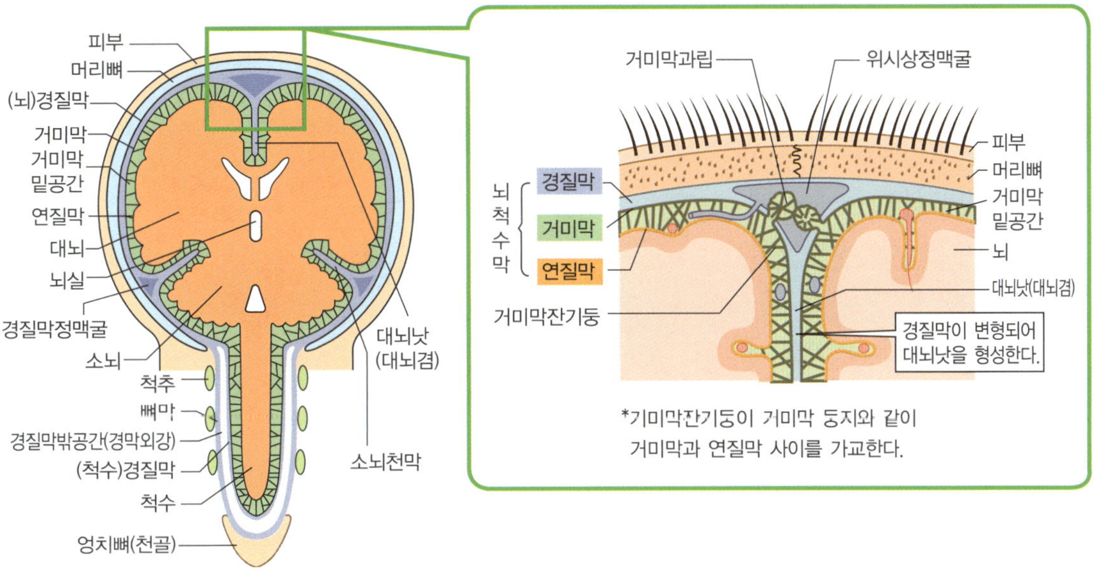

뇌막 (腦膜, meninges) 또는 수막(髓膜.meninges)으로 불리는 뇌척수막은 3층의 막으로 구성되어 뇌척수막 안을 통해 지나간다. 수막의 바깥쪽은 두개골이나 척주로 연결되는데, 바깥쪽에서부터 경막(硬膜) · 지주막(蜘蛛膜) · 연막(軟膜)의 3층 안의 뇌와 바깥의 두개골과 두피를 합치면 6층집이 된다. 우리가 자주 듣는 수막염은 이 부분에 비이러스나 세균 따위가 급성 감염을 일으키는 것을 말하는데 3층 중에 어느 층에서 감염이 되는지에 따라 감염의 이름이 달라진다. 두피워터진동은 염증을 일으키는 주범인 열을 빠르게 내려주므로 뇌측수막층에 대해 알아보기로 한다.

경막(Dura mater) : 대뇌반구열(大腦半球裂)이나 소뇌반구의 사이, 대뇌와 소뇌 사이에 각각 경막이 들어가 있다. 뇌막 중에 가장 두껍고 튼튼하며, 척수 부분에서는 골막과 수막 두 장으로 되어 있다. 골막과 수막은 대부분의 장소에서 융합되어 있으나 어느 부위에서는 안팎으로 분리되어 그 사이에 정맥동과 신경줄기가 지나는 촘촘한 섬유조직으로 이루어져 있다. 경막은 뼈에 밀착되어 골막의 역할을 수행하는 한편 대뇌와 소뇌 사이를 분리해 주는 대뇌낫과 소뇌천막, 그리고 접형골에 부착되어 뇌를 고정하는 역할도 한다.

거미막(지주막, Arachnoid membrane) : 지주막은 바깥쪽의 경막과 안쪽의 연막에 약하게 붙어 있다. 경막보다 얇지만 연막 표면에 많은 결합 조직 섬유로 얽어져있다. 혈관은 없고, 얇은 결합 조직성 막 공간에 뇌척수액과 산소가 가득 찬 넓은 공간이 있으므로 지주막하강(subarachnoid space)이라 부른다. 이곳의 구조가 거미줄을 닮았다하여 거미막으로 불리기도 하는데, 이 막이 중추 신경계를 충격으로부터 보호하는 역할을 한다.

연질막(연막, Pia mater) : 연질막은 뇌 · 척수 표면에 밀착해 있는 얇은 결합 조직성의 막으로, 혈관이 많이 분포해 있다. 그 혈관은 다시 뇌실질(腦實質)까지 들어가 있어 연막을 뇌실질에서 분리할 수 없다.

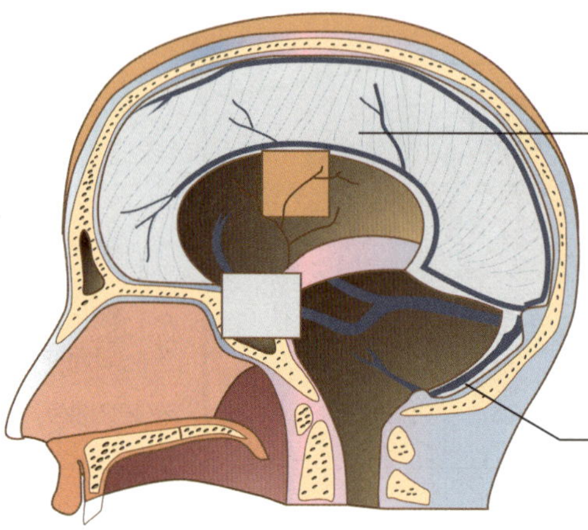

연질막은 지주막하강의 공간과 이어져 뇌와 척수와 직접 연결되는 얇고 섬세한 섬유층이다. 이곳은 혈액 공급이 풍부한 조직으로 이곳을 흐르는 모세 혈관들이 운반해 온 영양분과 산소는 후에 뇌로 공급된다. 또 연질막은 소화기계의 막이 접형골과 후두골의 접합부에 부착하여 접형골을 중심으로 뇌척수막과 연관성이 깊다. 이런 이유로 접형골을 얼굴 균형을 잡아 주는 중심축으로 보는 것이다. 또 대뇌낫은 코 바로 위 앞이마 인당 부위에 존재하고, 소뇌천막은 측두근을 감싸고 접형골 뒤에 부착되어 있다. 따라서 세로 면인 시상명의 대뇌낫과 수평면의 소뇌천막이 중심축으로 고정되어 있어서 이 두개의 고정 축을 바탕으로 선천적 호흡과 후천적 호흡이 일어나면서 뇌척수막의 균형을 잡아준다. 따라서 연질막에 영양분과 산소량에 따라 외피인 모발에서 다양한 변화가 나타난다.

| 두피의 기능은 두피 기억력에 의해 달라진다. |

모발의 부피감으로 머리까지 커 보이는 두꺼운 머리카락, 머리통에 딱 달라붙어 머릿속이 훤히 보이는 힘없고 얇은 머리카락, 하루만 안 감아도 기름이 번들거리면서 냄새나는 지루성 머리카락, 머리끝이 갈라지면서 빗질이 매끄럽지 못한 머리카락은 연질막의 영양상태를 균등하게 도와줄 수분과 산소를 채워 주어야 한다.

머리를 덮고 있는 피부지만 모발이 자라므로 외적인 미용변화를 줄 수 있고, 외부의 열기와 냉기 즉 자외선, 더위, 추위로부터 체온조절을 담당한다. 외부의 충격을 보호하고, 감각수용, 체온조절, 중금속배출, 열과 독소배출, 그리고 기억력을 가지고 기능적 역할을 담당하므로 두피에 좋은 기억력을 부여해야한다. 좋은 기억력을 만들어주는 방법으로는 뇌호흡을 담당하는 4천문의 호흡을 도와주고, 두피가 스트레스 받는 케어보다 건강한 두피 환경을 만들어주는 워터로 피부진동 방법은 두피에 좋은 기억력을 부여한다.

| 모발의 구조가 머릿결을 결정한다. |

모발의 내부는 3개의 층으로 구성되어 있다. 중심에는 연필의 심처럼 모수질이라는 심이 있고, 그 주위에는 머리의 모피질이 에워싸고 있다. 모피질을 비늘 상태로 에워싸고 있는 모표피는 머리카락의 광택과 감촉을 결정하는 역할을 한다. 모발의 구조는 몸속의 영양 상태와 심리적인 안정에 의해 만들어진다. 그러나 외적인 아름다움을 위해 두피 워터진동을 시켜주면, 몸 내면의 상태까지 좋아지므로 보다 더 건강한 모발의 구조를 도와줄 수 있다.

모표피(Cuticle)

모표피는 머리카락의 광택과 감촉을 결정한다. 죽순 껍질이나 생선 비늘처럼 겹겹이 겹쳐져서 모발 내부를 감싸고, 모발의 호흡을 담당하는 화학적 저항성이 강한 층이다. 한 장의 모표피 두께는 0.005㎜이고 4~20정도 겹쳐져 있다. 현미경으로 관찰이 가능한 모표피는 모표피 길이의 20% 전후이고, 80%는 순차적으로 겹쳐져 있다. 겹겹이 겹친 모양을 문리(紋理)라고 하고, 모표피마다 각각 다른 성질의 기억력을 가지고 있으며, 외수피는 친유성이고 내수피는 친수성이다.

머리카락의 두께를 결정하는 모피질(Cortex)

모발의 유연성과 두께를 좌우하는 모피질은 피질세포(케라틴 단백질)와 세포 간 결합물질(말단 결합 · 펩티드)로 구성되어 있다. 각화된 케라틴 피질세포가 모발의 길이 방향(섬유질)으로 비교적 규칙적으로 나열된 세포집단으로 모발 대부분(85~90%)을 차지하고 있다. 수많은 섬유질이 꼬아져(굵은실)있는 모피질은 섬유질과 섬유질 사이에는 간충물질로 가득 차 있으며, 접착제 역할을 해준다. 모피질은 멜라닌 색소를 함유하고 물과 쉽게 친화하는 친수성으로 염색 시에 활용한다. 모피질은 탄력, 강도, 감촉, 질감, 색상을 좌우하며 모발 성질을 나타내는 중요한 부분이다. 머리카락의 두께는 머리카락을 구성하는 요소의 하나인 모피질의 양으로 결정되는데 머리카락이 두꺼운 사람은 모피질이 많고 얇은 사람은 모피질이 적다.

모수질(Medella)

모발의 중심부에서 연필심 같은 굵은 심이 자란다. 모수질은 공동으로 가득 찬 벌집 모양의 다각형의 세포가 길이 방향으로 나열되어 있다. 그러나 사이사이에 듬성듬성 없는 것도 있고, 아무것도 없는 것도 있다. 굵은 모발일수록 수질에 탄력이 있고, 가는 모발은 수질이 없는 것도 있다. 일반적으로 모수질이 많은 모발은 웨이브 펌이 잘 만들어지고, 모수질이 적은 모발은 웨이브 형성이 잘 안되며, 펌 후에 쉽게 늘어진다. 모발이 가는 사람은 얼굴 피부도 얇고 건조하다.

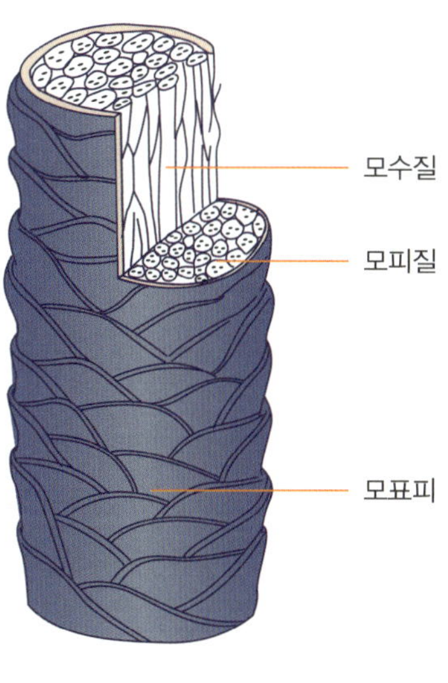

모발의 성분과 pH

모발 성분은 70~80%가 단백질이다. 단백질은 알칼리의 영향을 받으면 구조가 느슨해져 팽윤과 연화가 된다. 반대로 산성에는 강하며, 조여져서 단단해진다. 그러나 강한 산에서 모발은 분해되며 강 알칼리에는 용해된다. pH란 산성, 알칼리성의 강도를 숫자로 나타내는 표시법인데 피부와 모발이 가장 건강한 상태의 pH는 약 4.5 ~ 6.5 정도가 건강한 모발을 유지하게 한다. 매일 사용하는 화공약품의 샴푸는 강 알칼리라 머릿결이 건조해지기 쉬우므로, 샴푸 후에 린스 역할을 해주는 수소이온클린워터를 뿌려주면 모근과 모발이 건강해진다.

모발의 주기(Hair cycle)

모발은 태어날 때 결정되는 모유두에서 자란다. 모발은 새로운 모유두에 의해 새롭게 모발이 생성되지 않는다. 모유두의 수가 감소하면 할수록 모발수도 감소하며, 모발을 자라게 하기 위해서는 모유두가 중요하다. 그러나 모유두는 일생 동안 활동을 지속하지는 않는다. 어느 정도 활동을 계속하다가 일시 활동을 멈춘다. 모발의 주기는 모발이 자라는 성장기, 모유두가 축소하기 시작하는 퇴화기, 모유두가 활동을 멈추고 모발을 두피에 머무르게 하는 휴지기, 모유두가 새로운 활동을 시작하거나 새로운 모발을 발생시켜 오래된 모발을 탈락시키는 활동기로 나눈다.

모발의 성장기는 남성 3~5년, 여성이 4~6년 정도이다. 퇴화기는 30~45일, 휴지기는 4~5개월 지나 자연탈모되며 휴지기의 마지막이 되면 새로운 모발이 생성되는 활동기(발생기)가 시작된다.

모발의 주원료인 단백질을 지켜라.

모발이 성장하기 위한 영양분은 모발의 주원료인 단백질(18종의 아미노산)과 비타민, 미네랄 등이 필수 영양소이다. 단백질은 보통의 식사를 하더라도 부족하지 않지만 세포 내에서 효소의 일을 도와 신진대사를 증진시키는 비타민과 미네랄이 부족하면 탈모를 일으키는 원인이 되기도 한다. 그러나 다이어트를 반복하는 저칼로리 식사는 머리카락 굵기가 가늘어지면서 보통 15%의 휴지기 모가 30% 정도 증가한다고 알려져 있다.

내분비 장애도 모발 건강에 중요하다.

머리에서 머리카락을 자라게 하는 두모(頭毛)에 작용하는 호르몬은 성 호르몬 중 여성 호르몬의 영향을 받는다. 그러나 몸에서 체모를 자라게 하는 호르몬은 남성 호르몬이다. 따라서 호르몬의 과잉과 부족 현상도 머리카락의 숫자와 머릿결의 건강에 영향을 미친다. 따라서 호르몬의 균형을 조절하기 위해 물을 많이 마시길 추천한다.

혈관 장애는 소통 제한에서 발생한다.

두피에는 많은 혈관과 신경이 얽혀있는데 모두 목과 얼굴로 연결된다. 따라서 목과 얼굴을 오르내리는 혈관 주변이 굳어지거나 막힘 현상이 생기면 모발로 영양과 산소를 실어 나르는 모세혈

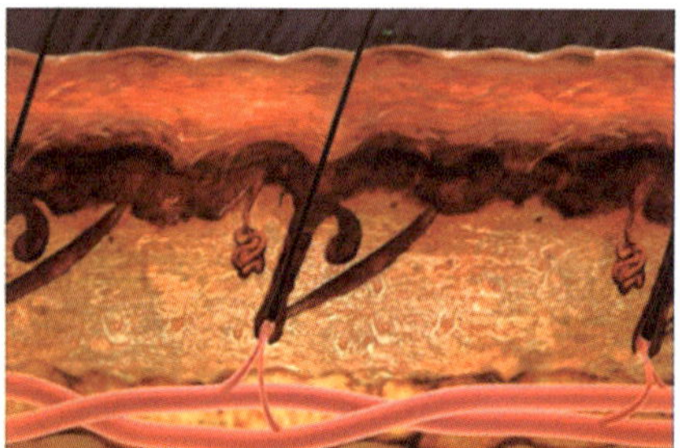

탈모가 발생하게 되는 원인
1. 가을 · 겨울이 되면, 남성호르몬 증가하게 되고,
2. 대기가 건조하고, 일조량이 감소로 두피가 약해지며,
3. 또한 여름철 자외선에 노출되고 피지분비가 증가했던 것이 모낭과 두피를 약하게 해 가을 · 겨울이 되면 탈모로 이어짐

관도 막히게 된다. 건강한 머리카락의 조건은 모세혈관의 영양 상태와 관련이 있으며, 모세혈관이 축소되면 영양 보급이 약해지므로 모발의 성장기를 단축시키고 탈모와 연결될 수 있다. 모발의 성장기를 단축시키고 탈모와 연결될 수 있다. 또 자율 신경의 불안정은 잠재적 불안감이나 긴장의 원인이며, 이는 원형 탈모증의 원인이 되기도 한다.

| 두피의 특징 |

머리카락의 성장기와 휴지기 : 두피 아래의 모낭에서 머리카락이 자라는데, 머리카락이 계속해서 자라는 것이 아니고, 머리카락은 일정주기로 성장기와 휴지기를 반복한다. 머리카락의 성장기는 3~5년, 휴지기는 3~5개월 정도 됨.

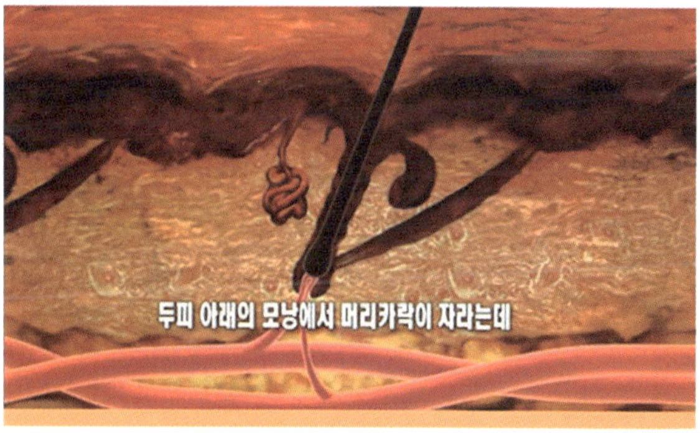

- 두피는 외피(표피와 진피), 두개피, 두개 피하 조직의 3개 층으로 구성되어 있다.
- 두피에는 피부의 부속기관 중 하나인 모소엽(모낭)과 혈관이 풍부하다.
- 모발의 생성과 성장을 담당하는 모구와 진피의 세포층에서 나온 모유두는 모세혈관계에 의하여 동맥과 정맥으로 연결되어 있어서 머리에 상처가 나면 다른 피부보다 피를 더 많이 흘리게 된다.
- 두피의 신경 분포는 매우 조밀한 가운데 피부의 신층부에서 솟아오른 보낭에 5~12개의 신경 섬유가 모발을 매개로 하여 감각을 느끼게 한다.
- 내분비계와 관련이 깊어 남녀 모두 남성 호르몬의 비율이 증가하면 탈모나 두피 트러블이 생긴다.
- 머리를 덮고 있는 표피에 모발이 자라므로 머리뼈와의 사이에 근육층이 없다.
- 외부의 자극이 뇌로 바로 전달되므로 두피 관리에 사용되는 제품이나 기기는 뇌 건강과 연결된다.
- 두개피(頭蓋皮 . bone skin) : 두개골을 에워싸고 있는 근육과 연결되는 신경조직으로, 탄력성은 없고, 외피와 더불어 방어 작용과 상처를 보호한다.
- 두개 피하 조직(頭蓋皮下組織) : 지방이 없이 얇은 층이라 이 층이 이완되면 얼굴 피부가 늘어진다.
- 결합 조직(結合組織) : 여러 개의 가닥이 모여서 한 묶음으로 구성되어 그 묶음이 뼈와 연결된다. 결합 조직의 대부분은 단백질의 일종인 아교질이 풍부한 콜라겐 (Collagen)과 엘라스틴(Elastin)으로 구성되어, 혈액과 조직 사이 물질의 교환과 지방세포로서의 에너지 저장, 감염 예방으로 손상된 후 회복을 담당하기도 한다.
- 머리 덮개 늘임줄(모상근막) : 두피의 세 번째 층에서 이마근과 뒤통수근을 연결하는 강하고 질긴 섬유 조직으로, 같은 쪽으로의 소통 제한은 이마주름을 만들고, 관자근 쪽으로의 소통 제한은 턱살을 늘어지게 한다.
- 성긴 결합 조직 : 잠재 공간을 많이 함유하고 있어 두피에 수분과 산소 공급이 잘 되는 곳이다.
- 머리뼈막 : 치밀한 층으로 머리 덮개 뼈(두개골)에 부착되어 있다.

– 두모 (頭毛 . capillus) : 머리카락이 자라는 피부

| 두모를 건강하게 만들면 탈모(alopecia) 예방에 도움이 된다. |

탈모란 정상적으로 자라야 할 부위에 모발이 없는 상태로서 필요 이상의 모발이 빠져나가는 것도 탈모라 한다. 모발은 생장기와 퇴행기 그리고 휴지기의 3단계를 거쳐 두피로부터 분리되어 빠져나가는데, 인체의 두모(頭毛)에서는 생장기는 수년, 퇴행기는 2~3주, 휴지기는 수개월이 걸린다. 두모 중에 성장기에 있는 모발이 85%, 휴지기에 있는 모발은 15% 정도로 탈모의 예비군은 15,000본 정도이고 이것이 5개월 전후로 빠지면 하루 평균 100본 정도의 자연 탈모가 이루어진다. 또 생장기에서 머리카락을 잡아당기면 저항에 의한 통증이 있지만, 휴지기에서는 저항 없이 빠지면서 통증이 없다.

두모가 한 부위에서 무더기로 빠져서 피부가 매끈매끈 해지는 것은 원형탈모증과 대머리이며, 중간에 듬성듬성 머리숱이 줄어드는 탈모도 많다. 이 외에도 신경성 탈모증, 펌 시술 불량에 의한 손상, 헤어드라이나 아이롱 등 전기기구에 의한 손상, 일광과 대기오염에 의한 손상, 염색, 탈색에 의한 손상도 머리숱이 점점 줄어드는 탈모의 원인이 된다. 앞에서 열거한 이론들은 통계학적으로 그렇다는 것이지 실제로 머리카락은 한 구멍에서 두 가닥이 자라게 해야 건강한 두모라 할 수 있다. 가족관계에 비유하면 부부 중에서 한 사람이 죽고 나면 남아있는 사람은 힘이 약해진다. 식물을 모종할 때도 두 포기씩 심어야 하는 종자가 있다. 전기도 음극과 양극이 함께 작용해야 하듯이 머리에도 열과 냉의 조화 즉 두한족열이 만들어지도록 노력하는 것이 실질적 도움이 된다.

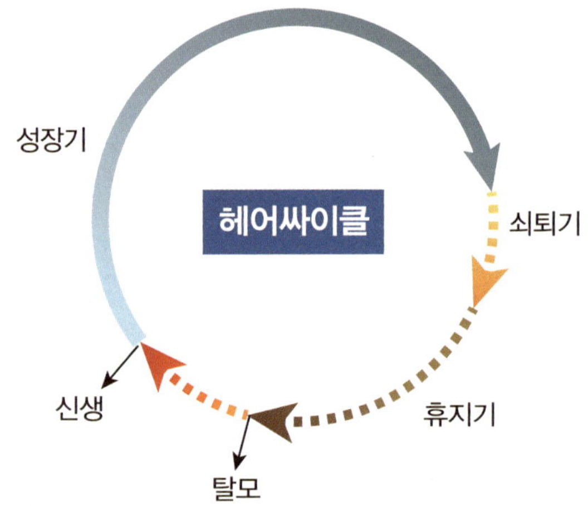

뇌의 안정을 위한 두피 워터테라피

| 두피 워터진동 매뉴얼 테크닉을 개발하게 된 동기 |

핸드경락 마사지만 하다가 워터진동을 접목하니까 피부가 너무 좋아졌다. 얼굴에 워터진동 매뉴얼 테크닉이 끝나고 수분 팩을 올려둔 후 얼굴 열을 빠르게 내리기 위한 목적으로 헤어라인 피부호흡을 열어주고, 클린워터로 헤어라인에 워터진동을 시켜 주었다. 일주일에 두 번씩 케어를 받는 고객이 앞이마를 걷어 올리면서 '원장님 저 앞머리가 훤하던 것이 이제는 안보여요' 또는 '원장님 여기 좀 보세요. 잔머리가 엄청 올라와요.' 심지어는 '두피케어 받고부터는 머리가 안 아파요.' '잠을 잘 잘 수 있어서 좋아요' 등 머리가 맑아지고 가벼워졌다는 인사를 많이 들으면서 얼굴피부 문제가 머리에 정체된 열의 문제임을 알게 되었다. 작년에는 피부과에서 근무하는 분이 지루성 트러블이 병원 케어로도 잘 안 낫는다면서 두피 케어 후 클린워터를 중국으로 보내는 일을 하기도 했다. 여성의 경우에는 두피 케어 후에 아래로 이물질이 빠져나가서나, 장 청소가 되는 경우도 있었다.

| 사천문의 호흡을 도와주는 두피 워터진동 |

두피 워터진동은 황제내경과 해부생리학 이론을 토대로 저자의 30년 경험에서 발견한 두피 매뉴얼 테크닉이며, 중요 경혈에 워터진동을 시켜 주는 방식이다. 두피에는 많은 혈관과 신경, 경락과 근막, 림프와 수로, 경근과 12피부가 소통하는 곳이다. 따라서 열이 정체되어 예민해진 두피에 워터진동으로 열을 내려 주면 머리가 가벼워지고, 눈이 시원해지면서 얼굴 피부 열도 내려간다. 진여수 두피 워터진동은 증상에 따라 진동시키는 순서가 다른 것이 특징이다. 특히 저자가 찾은 사천문의 호흡을 도와주는 피부 진동은 세계 최초로 개발된 매뉴얼 테크닉이다.

대천문이 호흡하는 신회 진동은 관상 봉합의 호흡을 도와주고, 소천문이 호흡하는 강간은 시상 봉합의 호흡을 도와준다. 또 전측두천문이 호흡하는 곡빈은 얼굴 비대칭을 만드는 가슴 쪽이 열리면서 어깨와 팔 움직임이 좋아지고, 후측두천문이 호흡하는 완골은 위로는 얼굴과 머리가 가벼워지며, 아래로는 후두골과 뒷목 뼈를 따라 등줄기로 내려와 다리가 가벼워진다.

저자가 개발한 두피 워터진동 매뉴얼을 통해 굳어서 막힌 사천문 호흡을 도와주고, 얼굴과 머리에 정체된 열을 내려, 가벼운 머리로 집중력이 높아지며, 피부 고민이 사라지는 작은 얼굴 동안 피부가 되길 바라면서 증상별에 따른 매뉴얼테크닉을 소개한다.

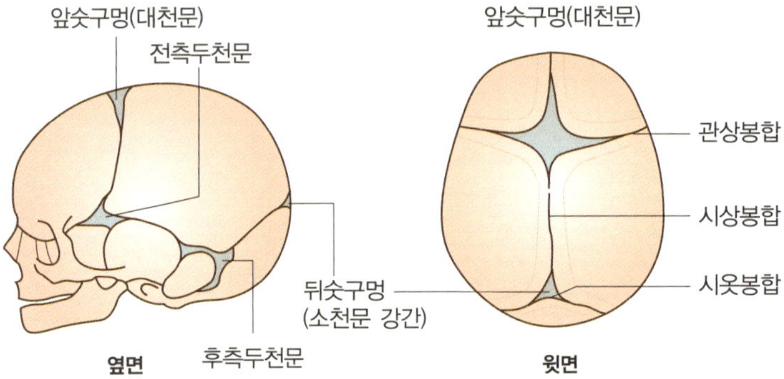

대천문의 위치

| 증상별 두피 워터진동 매뉴얼 테크닉 |

고혈압(hypertension)

영국 브리스톨 대학 연구팀은 고혈압의 원인이 심장이나 콩팥 또는 혈관보다는 뇌에 기인할 수 있다는 연구 결과를 발표하였다. 이로 인하여 고혈압 치료에 새로운 방법이 개발될 것으로 보인다. 영국에서는 5명당 1명의 비율로 고혈압 환자가 존재하는데, 연구팀은 뇌의 혈관 내막에 존재하는 JAM-1 단백질이 백혈구 세포를 붙잡고 있어서 혈액 순환을 방해함에 따라 염증이 발생하고, 뇌에 산소 공급이 힘들어진다고 주장하였다. 브리스톨 대학의 Julian Paton 박사 연구팀은 이번 연구 결과를 보고한 Hypertension 학술지의 논문 보고서에서 이러한 일련의 현상으로 인하여 혈압 상승이 유발된다고 발표하였다.(참고자료 출처 차병원)

고혈압은 당뇨병과 더불어 유전과 생활 습관 질병으로 불리는데, 혈관 속을 흐르는 혈액의 압력이 높은 상태를 말한다. 평소에 혈압이 높아도 특별한 증상을 느끼지 못하는 경우가 많아 고혈압을 '침묵의 살인자'라고도 부른다. 혈압은 컨디션과 주변 생활 환경에 따라 달라지는 경우가 많고, 고혈압 증상이 있는 분들은 나름대로 고혈압에 대한 정보가 많다. 그러나 저자는 경험상 혈압이 머리를 오르내리는 목의 소통 제한으로 인해 머리의 사천문(대천문, 소천문, 전측두천문, 후측두천문)이 막혀 머리에 정체된 열이 뇌 속의 산소를 고갈시키기 때문이라는 말을 하고 싶다.

실제로 두피 워터진동으로 두통과 불면증, 얼굴 홍조, 어지럼증, 피부 건조증이 사라지는 경우가 많았다. 이러한 현상은 병이 아니라 막힘으로 인한 열 정체 현상이기 때문이다.

고혈압 두피 매뉴얼 테크닉

방법1) 혈액의 압력이 낮아 질 수 있도록 발과 목의 피부 호흡을 도와주는 매뉴얼 크닉을 한다.

방법2) 수산화 이온 클린워터로 백회를 중심으로 신회와 상성, 신정까지 피부 진동을 시켜 준다.

방법3) 남성은 다시 우측 완골에서 곡빈을 지나, 전두골과 두정골을 연결하는 관상 봉합선을 따라 반대편 곡빈과 완골까지 피부 진동을 시켜주고, 여성은 좌측부터 시작해서 우측으로 간다.

방법4) 수소 이온 클린워터로 두피 전체에 골고루 한 번 더 뿌려서 산소와 영양을 채워 준다.

저혈압(low blood pressure)

고혈압과는 달리 저혈압은 얼마 이하의 혈압이라고 정확히 규정할 수 없으나 일반적으로 혈압이 100/60 mmHg 이하인 경우를 저혈압이라고 한다. 또한 기립성 저혈압은 누웠다가 일어날 때 수축기 혈압이 20 mmHg, 확장기 혈압이 10 mmHg 이상 떨어지는 경우로 정의한다.

원인 및 증상

여러 가지 선행 심장 질환, 신경계 질환, 약물, 체액 감소, 출혈 등에 의하여 저혈압이 발생할 수 있다. 그러나 평소에 시행한 신체검사 등에서 특별한 원인 없이 혈압만 낮게 측정되는 경우도 흔히 있다. 그런데 저혈압에 의한 증상을 명확히 기술하기는 어렵다. 측정된 혈압이 저혈압 수치에 속하더라도 별다른 저혈압 증상이 없을 수 있지만 정도가 심하면 실신을 일으키기도 한다. 이와는 반대로 어지럽거나 기운이 없고, 쉽게 피곤하거나 하여 본인 스스로 빈혈이나 저혈압을 의심하지만 검사에서 빈혈 소견이 없고, 측정한 혈압도 정상 범위에 있는 경우도 있다.

기립성 저혈압 환자의 경우에는 그 증상이 비교적 명확하다. 특히 아침에 잠자리에서 갑자기 일어날 때 심한 어지러움을 느낀다. 정상 성인에게서 흔히 관찰되는 신경 매개성 실신은 외부 자극에 체내 자율 신경계가 부적절하게 반응하면서 일시적으로 심한 저혈압 또는 심상 박농이 느려서 발생할 수 있다. 이 경우에도 증상이 비교적 명확하다. 장시간 서 있거나, 화장실에서 대소변을 보다가 갑자기 속이 메스껍거나, 가슴이 답답하고, 온몸에 힘이 빠지면서 앞이 캄캄해지고, 경우에 따라 쓰러져서는 외상을 입는 수도 있다. 의식을 잃는 경우가 수 초 내지 수 분이고, 의식이 회복되면 다른 증상도 함께 사라지게 된다.(자료출처 삼성서울병원)

고혈압과 달리 저혈압은 본인이 그 증상을 명확히 기억하기에 조심하면서 대처법도 알고 있다. 이와 같이 저혈압 체질의 두피 메뉴얼도 경험에 의해 만들어진 것이다.

저혈압 두피 매뉴얼 테크닉

방법 1) 손가락 마디마디를 진동시켜 손끝에 열을 발생시키는데 특히 중지를 많이 자극한다.

방법2) 손목과 주관절, 견관절과 목 림프 진동으로 피부 호흡을 도와준다.

방법3) 수산화 이온 클린 워터로 장강 피부에 워터진동을 시켜 뇌압을 올려 준다.

방법4) 남성은 앞머리 신회에서부터 이마를 지나 인당까지 피부 진동을 시켜 준다.(여성은 좌측부터)

방법5) 남성은 다시 우측 완골에서 곡빈을 지나, 전두골과 두정골을 연결하는 관상 봉합선을 따라 반대편 곡빈과 완골까지 피부진동을 시켜 주고, 여성은 좌측부터 시작해서 우측으로 간다.

방법6) 수소 이온 클린 워터로 두피 전체에 골고루 한 번 더 뿌려서 산소와 영양을 채워 준다.

| 원형 탈모와 신경성 탈모 |

남녀 불문하고 연령대도 불문하는 원형 탈모를 일종의 자가 면역 질환으로 보지만 아직까지 명확한 원인은 밝혀지지 않고 있다. 사회로부터 또는 부부간이나 가족으로부터 특별한 스트레스나 충격을 받을 경우 원형 탈모가 생길 수 있다. 특징적 증상은 탈모 부위가 원형으로 빠지는 것이다. 경계가 명확하며, 탈모 부위가 매끄럽다. 처음엔 한 곳에서 빠지지만 심해지면 여러 곳에서 다발적으로 발생한다. 일반적인 원인은 정신적인 스트레스를 지속적으로 받을 때는 서서히 원형탈모가 진행되고, 갑자기 빠지는 원형 탈모는 충격적인 스트레스로 인한 혈행 장애로 인해 발생한다. 그러나 빠른 시간 안에 막힌 혈행을 소통시키면서 머리 열을 내려 주면 불안정한 신경계가 안정화되면서 회복되는 경우가 많다. 원형 탈모증은 타인에게는 전염되지 않으며 고혈압, 내분비 이상, 위궤양, 당뇨병, 난소 기능 저하와도 연관된다. 또 원형 탈모의 종류는 다양하다. 전형적인 원형 탈모와 함께 두피 전체 모발이 소실되는 전두 탈모증, 두피뿐만 아니라 전신 모발의 소실이 나타나는 범발성 탈모증, 그리고 탈모가 측두부와 후두부의 바깥 둘레를 따라 띠 모양으로 발생하는 사행성 두부 탈모증도 있다.

원형 탈모는 급격한 스트레스로 인해 심장의 열이 소장경에 소통 제한을 만든 것이므로 어깨에서 소장경 견중유의 호흡을 도와주어야 한다. 신경성 탈모는 간의 열이 정체되어 담경에 소통 제한을 만든 것이므로 어깨에서 담경의 견정 피부의 호흡을 도와주어야 한다.

원형 탈모와 신경성 탈모 매뉴얼 테크닉

방법1) 어깨에서 소장경의 15번 견중유와 담경의 21번 견정 피부의 호흡을 도와준다.

방법2) 머리에서 백회를 시작으로 4천문 호흡을 도와준다.

방법3) 수산화이온클린워터로 원형탈모 부위에서 시계 방향으로 원을 그리면서 피부진동을 시켜 준다.

방법4) 남성은 다시 우측 완골에서 곡빈을 지나, 전두골과 두정골을 연결하는 관상 봉합선을 따라 반대편 곡빈과 완골까지 피부 진동을 시켜주고, 여성은 좌측부터 시작해서 우측으로 간다.

방법5) 수소 이온 클린 워터로 두피 전체에 골고루 한 번 더 뿌려서 산소와 영양을 채워 준다.

| 비듬과 가려움, 두피 트러블 매뉴얼 테크닉 |

두피의 건강 상태는 그 사람의 영양 상태와 심리적인 요소가 직접적인 원인 제공을 하지만 두피에 수분이 고갈되어도 비듬과 가려움을 동반한다. 비듬이 없는 두피는 없지만 두피에 비듬이 많을수록 가려움 정도도 심해진다. 흔히 두피가 가려우면 흰머리가 나려고 가렵다는 설도 있지만 두피가 가려울 때는 피부에 기생하는 미생물들의 숫자가 많아지면서 모근을 갉아먹을 때 느끼는 증상이다. 또 미생물과는 다른 곰팡이 균의 서식이 비듬이나 가려움의 원인이 되기도 한다. 유전, 음식, 호르몬, 스트레스에 의한 긴장도 두피 열을 가중시키는 원인이다. 비듬이 많으면 흔히 지루성 피부염으로 생각하지만 지성 두피는 기름기가 많으면서 건조하고, 건성 두피는 머릿결이 푸석푸석해지면서 각질이 많이 일어나며, 두피가 붉고 예민해지거나 트러블이 지속적으로 올라온다. 지루성, 비듬성, 건성 두피는 두피를 오르내리는 목의 순환선들이 막혀서 머리에 열이 정체된 것이다. 비듬과 가려움을 해소하기 위해서는 어깨와 뒷목 피부 호흡을 도와주고, 두정골과 후두골이 연결되는 인자 봉합선 중간에 소천문 호흡을 돕는 강간 피부와 인자 봉합선을 따라 두피 호흡을 도와주고, 두피 워터진동을 시켜준다.

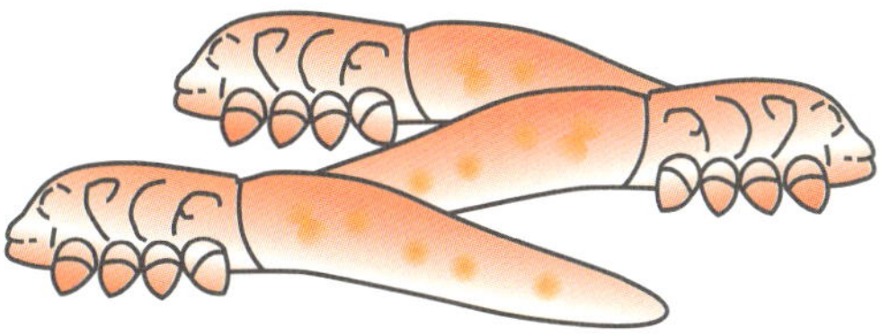

| M자형 탈모 매뉴얼 테크닉 |

방법1) 어깨 견중유와 견정 피부 호흡을 도와준다.

방법2) 머리의 4천문과 이마 고정지대의 피부 호흡을 도와준다.

방법3) 남성은 다시 우측 완골에서 곡빈을 지나, 전두골과 두정골을 연결하는 관상 봉합선을 따라 반대편 곡빈과 완골까지 피부 진동을 시켜주고, 여성은 좌측부터 시작해서 우측으로 간다.

방법4) 수소 이온 클린 워터로 두피 전체에 골고루 한 번 더 뿌려서 산소와 영양을 채워 준다.

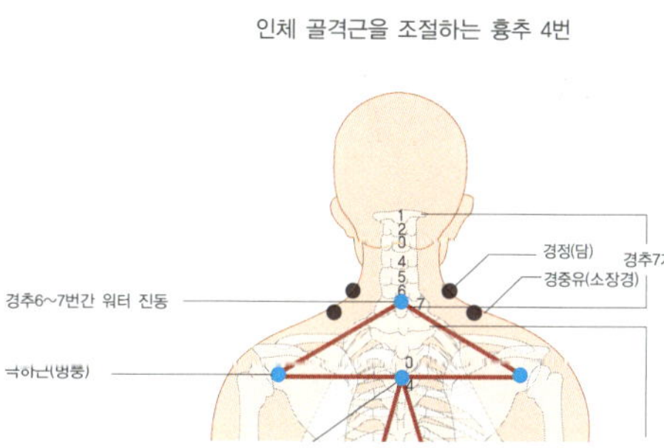

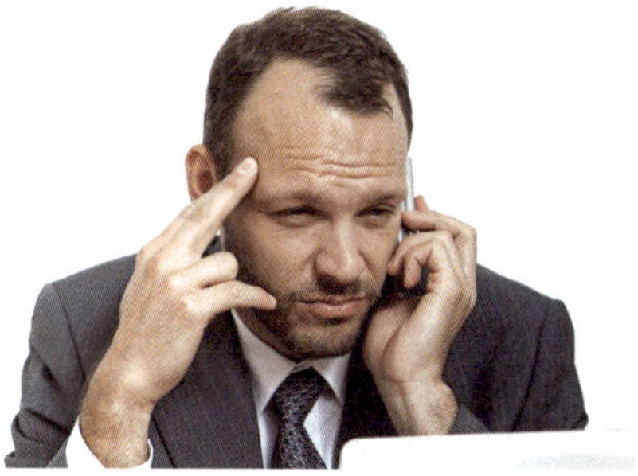

| 얇은 두피 매뉴얼 테크닉 |

방법1) 등과 목의 피부 호흡을 도와준다.

방법2) 따뜻한 타월로 두피를 감싸고 가볍게 두피 전체를 이완시켜 준다.

방법3) 미지근한 워터로 남성은 우측 완골에서 곡빈을 지나 전두골과 두정골을 연결하는 관상 봉합선을 따라 반대편 곡빈과 완골까지 피부 진동을 시켜 주고, 여성은 좌측부터 시작해서 우측으로 간다.

방법4) 수소 이온 클린 워터로 두피 전체에 골고루 한 번 더 뿌려서 산소와 영양을 채워 준다.

| 머리숱이 많아지게 하는 매뉴얼 테크닉 |

방법1) 발과 발가락에서 피부 호흡을 도와준 후 방광경의 부양을 중심으로 발목 호흡을 도와준다.

방법2) 등과 목의 피부 호흡을 도와준다.

방법3) 두피 전체를 빗으로 가볍게 긁어준다.

방법4) 미지근한 워터로 남성은 우측 완골에서 곡빈을 지나, 전두골과 두정골을 연결하는 관상 봉합선을 따라 반대편 곡빈과 완골까지 피부 진동을 시켜 주고, 여성은 좌측부터 시작해서 우측으로 간다.

방법5) 수소 이온 클린 워터로 두피 전체에 골고루 한 번 더 뿌려서 산소와 영양을 채워 준다.

두피 호흡을 위한 매뉴얼테크닉

방법1) 독맥 선상의 백회, 전정, 신회, 상성, 신정까지 피부 호흡을 위한 매뉴얼 테크닉을 해준다.

효과 : 좌우 두정골을 연결하는 시상봉합과 앞머리와 이마 그리고 코 호흡을 도와준다.

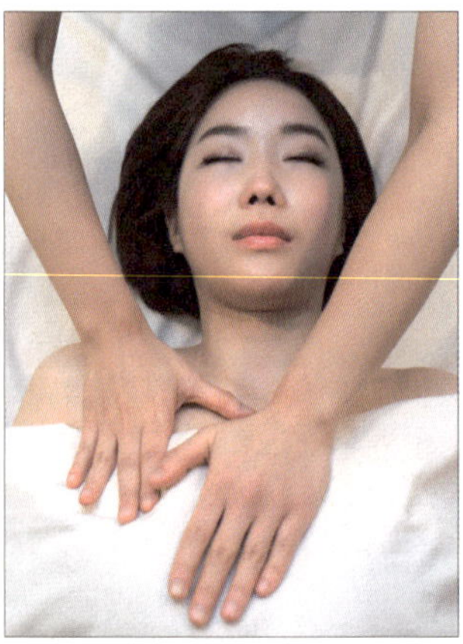

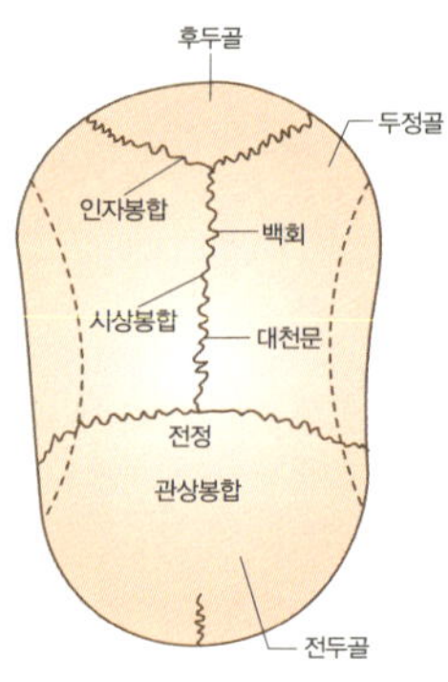

윗면

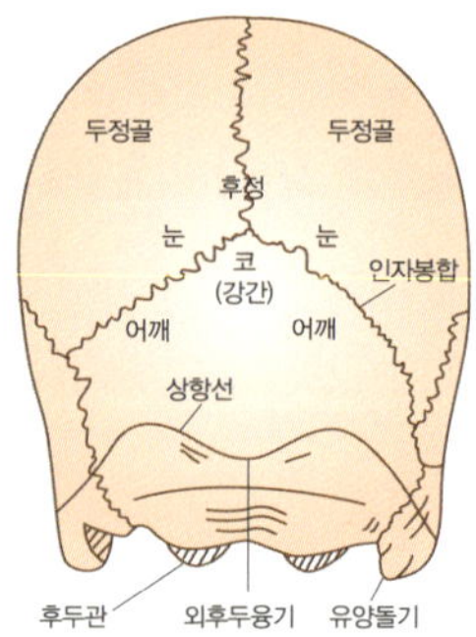

뒷면

방법2) 방광 선상의 미충, 오처, 승광, 통천까지 피부 호흡을 위한 매뉴얼 테크닉을 해준다.

효과 : 이마에서 뒷머리 후두골까지 연결되는 모상근막의 호흡을 도와준다.

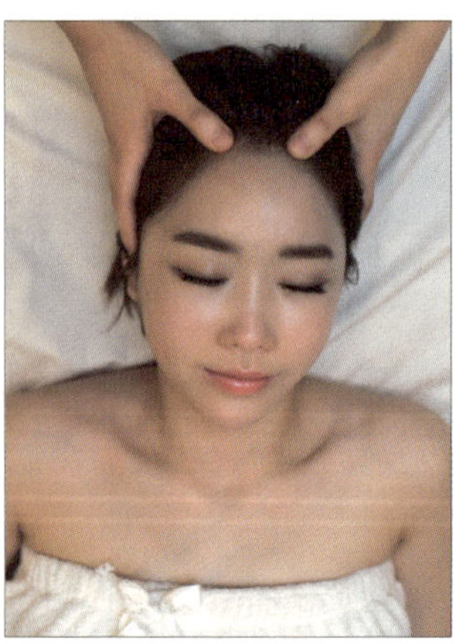

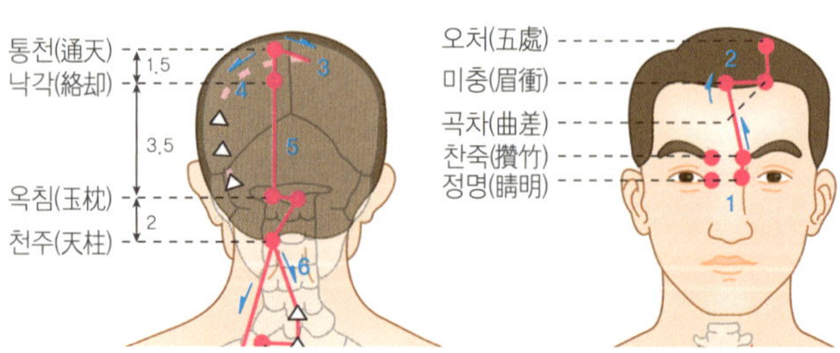

방법3) 좌우 방광선 모상근막을 지그재그로 밀어주면서 피부 호흡을 위한 매뉴얼 테크닉을 해준다.

방법4) 측두근과 두피고정지대 호흡을 도와주기 위해서 두피 매뉴얼 테크닉을 해 준다.

효과 : 이마와 눈의 열을 내리고 대천문과 시상 봉합의 호흡을 도와준다.

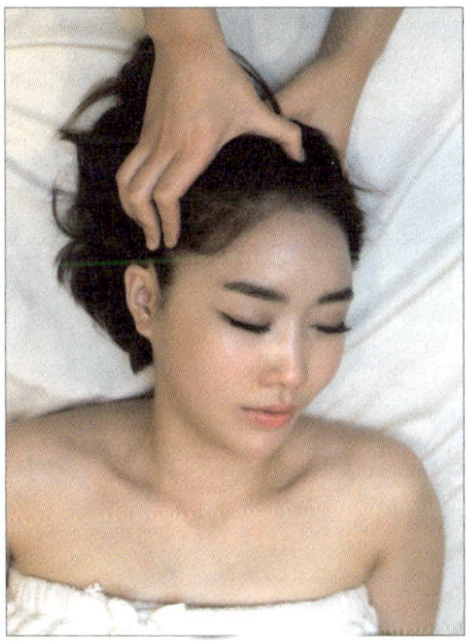

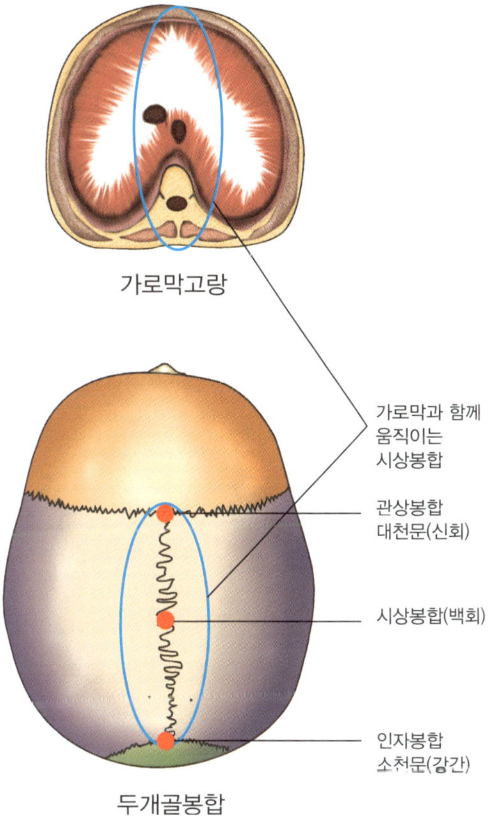

효과 : 전측두천문이 호흡을 담당하는 곡빈, 접형골 호흡을 담당하는 천충, 뇌하수체와 삼차신경, 측두근이 호흡을 담당하는 솔곡, 멜라토닌 호르몬을 분비하는 송과체가 호흡하는 부백의 호흡을 도와준다.

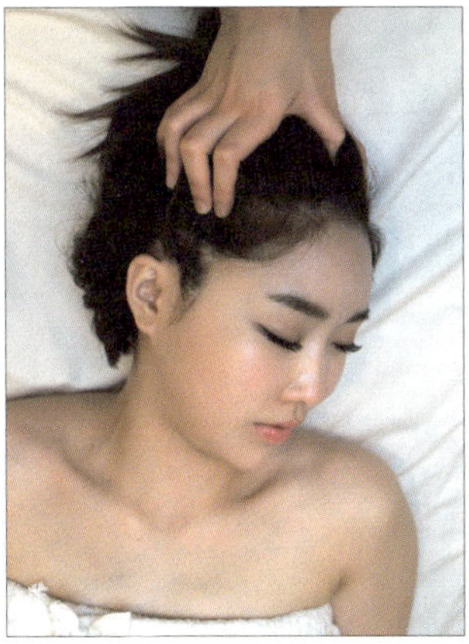

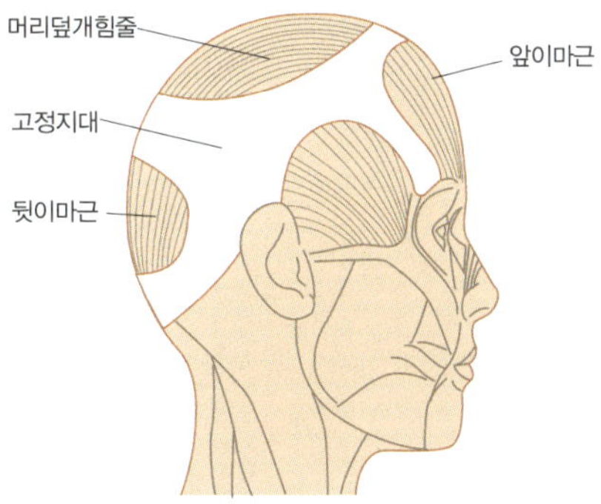

방법5) 귀에서 뇌와 얼굴반사구가 모여 있는 귓볼을 중심으로 귀 호흡을 위한 매뉴얼 테크닉을 해 준다.

효과 : 귀 자극은 전신을 자극해주는 효과가 있어 얼굴과 두개골을 연결하는 피부 호흡을 도와준다.

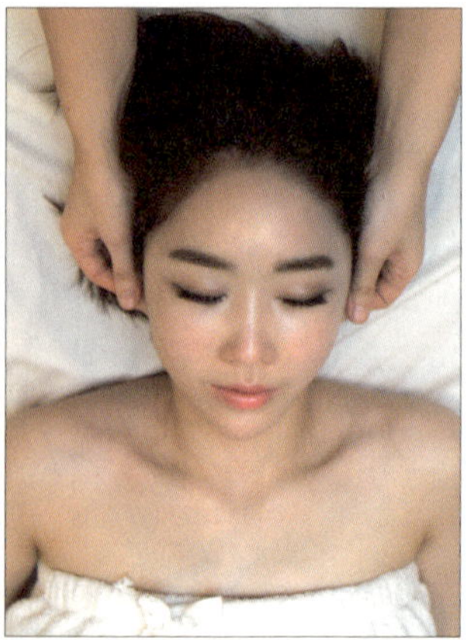

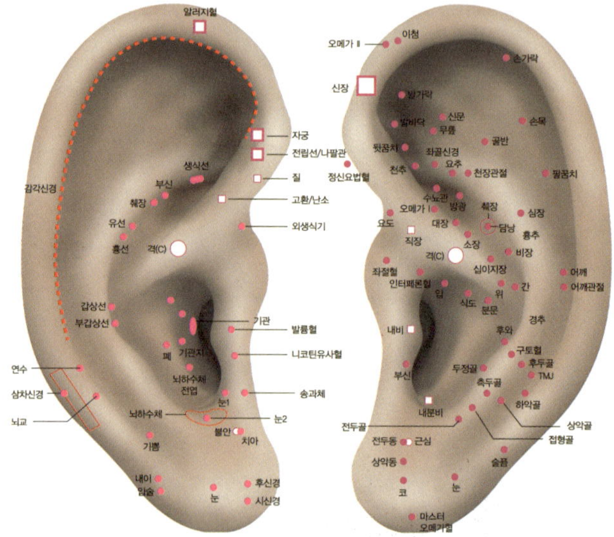

방법6) 유양돌기 뒤 완골에서부터 흉쇄유돌근을 잡고 가볍게 흔들면서 피부 진동을 시켜 준다.

효과 : 얼굴과 머리로 오르내리는 목의 림프 피부 호흡을 돕고, 좌우 어긋난 목의 긴장도 풀어 준다.

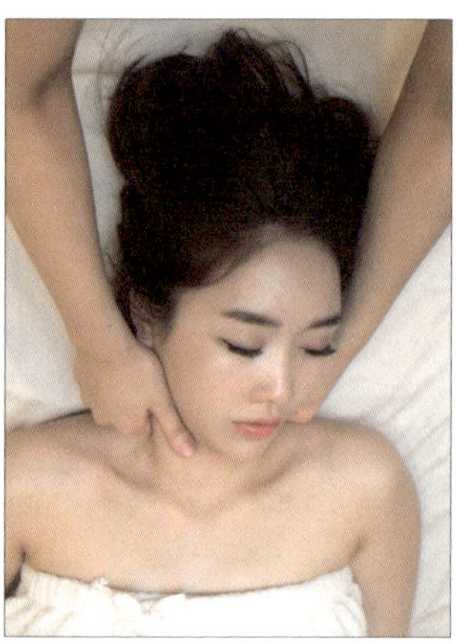

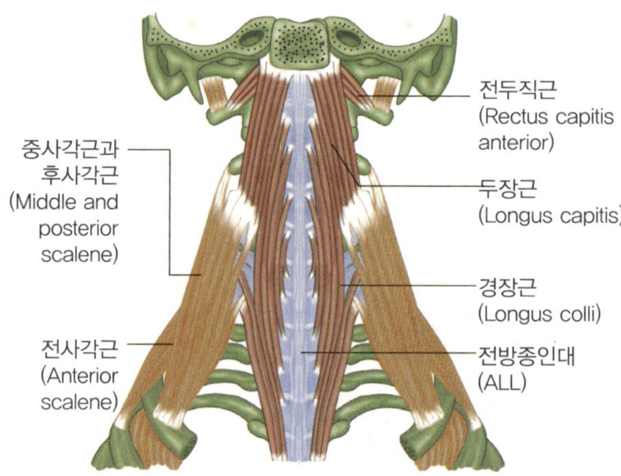

방법7) 가볍게 주먹을 쥐고 흉골상단과 쇄골에 골기법으로 뼈를 진동시켜 뼈에 열을 내 준다.

효과 : 폐와 어깨를 매달고 있는 쇄골에 붙어 있는 피부 호흡과 폐 호흡을 도와준다.

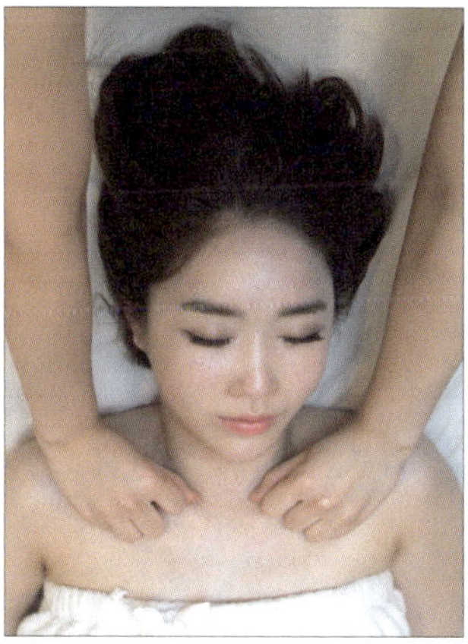

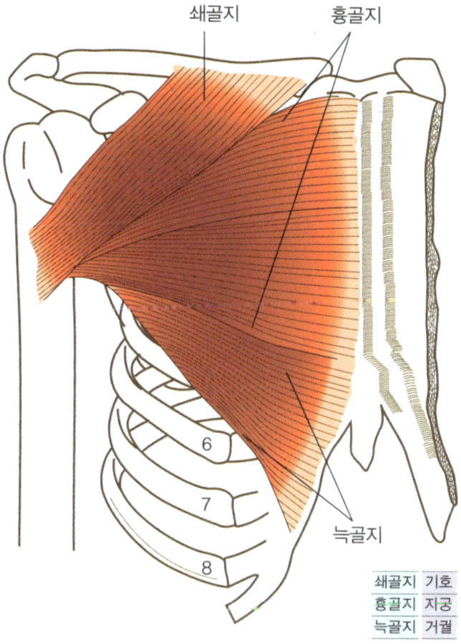

방법8) 좌우 큰가슴근을 한줌 잡고 가볍게 흔들어주고, 어깨 삼각근과 견정도 매뉴얼 테크닉을 해 준다.

효과 : 얼굴과 버리로 오르내리는 림프 호흡과 팔에서 목과 얼굴로 연결되는 피부 호흡을 도와준다.

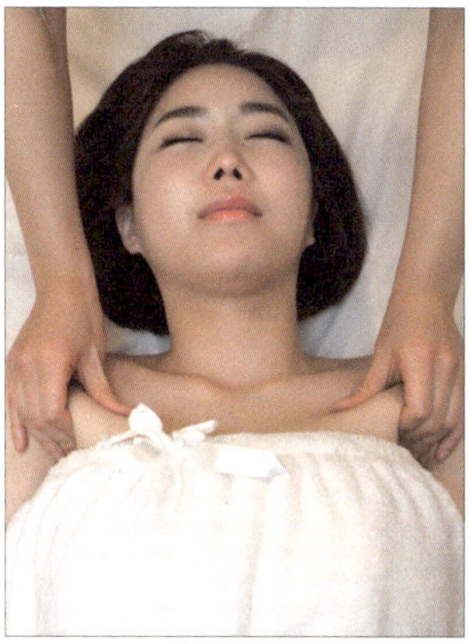

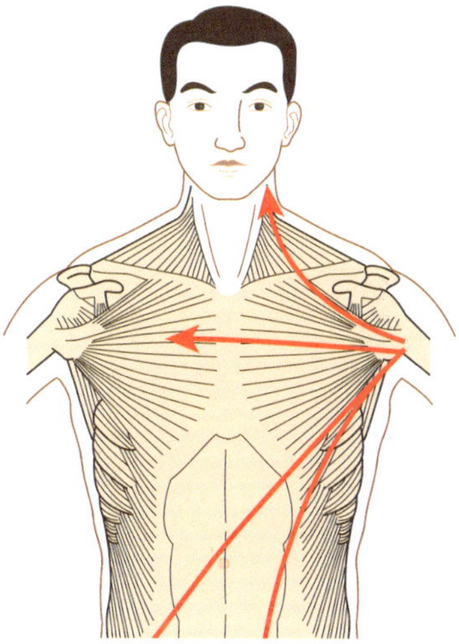

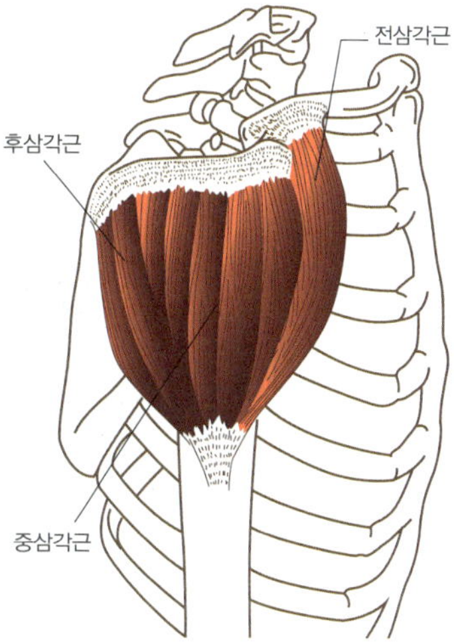

방법 9) 후두골에 양손을 받히고 풍부, 풍지, 완골을 기준점으로 삼아 후두골 매뉴얼 테크닉을 해 준다.

효과 : 후두골은 시상과 시상하부, 소뇌, 교뇌, 뇌정맥의 호흡을 도와주고, 얼굴 이마와 두피 호흡도 도와준다.

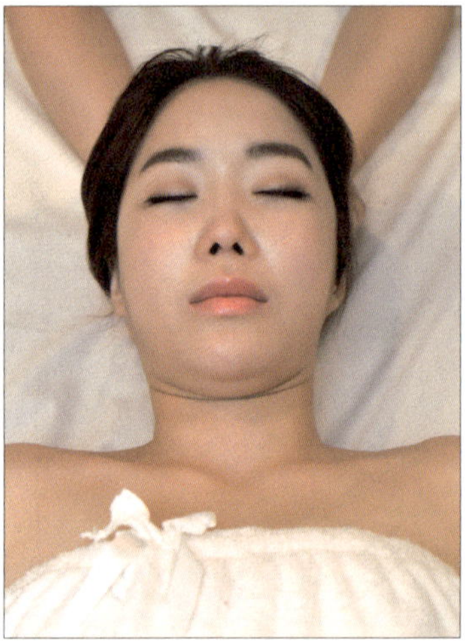

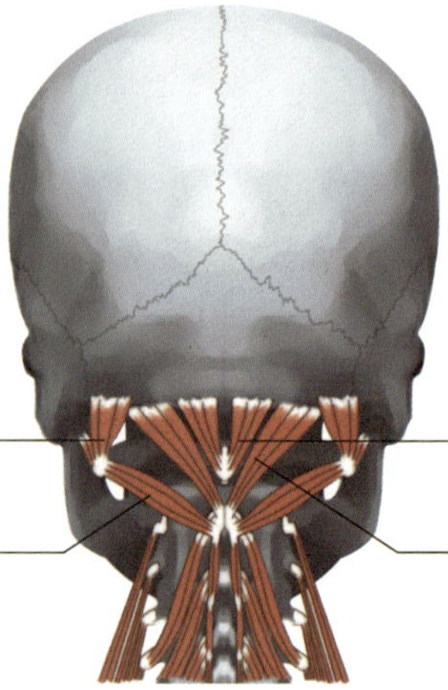

두피 워터진동 매뉴얼 테크닉 실기편

방법1) 수산화 이온 클린 워터를 준비해서 남성은 우측 완골에부터 피부 진동을 시켜준다. 이때 머리카락 뿌리를 가볍게 잡고서 살짝살짝 당겨 준다.

완골의 작용 : 완골은 담경의 12번 경혈로서 두통과 불면증, 이명과 안면 신경 마비를 만드는 열을 내려 주는 곳이다. 특히 중요한 것은 4천문 중에 후척두 천문이 호흡하는 문이고, 광대뼈를 조절하는 문이기도 한다.

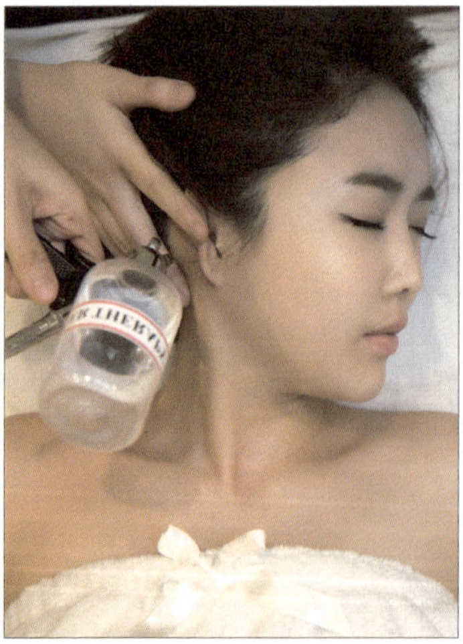

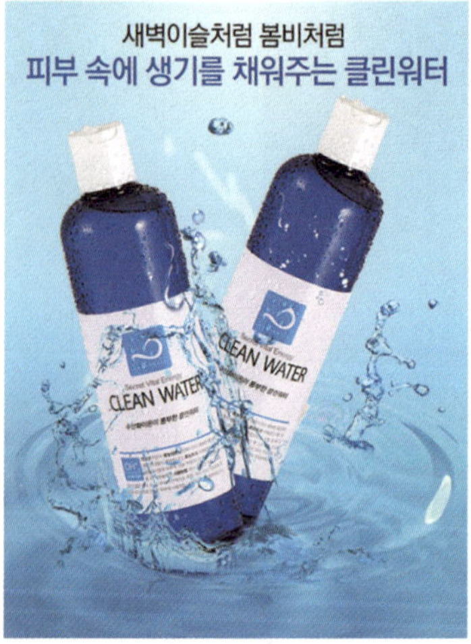

방법2) 귀밑 우묵한 예풍 피부에 워터 진동을 시켜 준다.

예풍의 작용 : 이명, 치통, 안면 신경 마비 등 귀와 눈에 정체된 열과 입술 비대칭을 호흡하는 문이다.

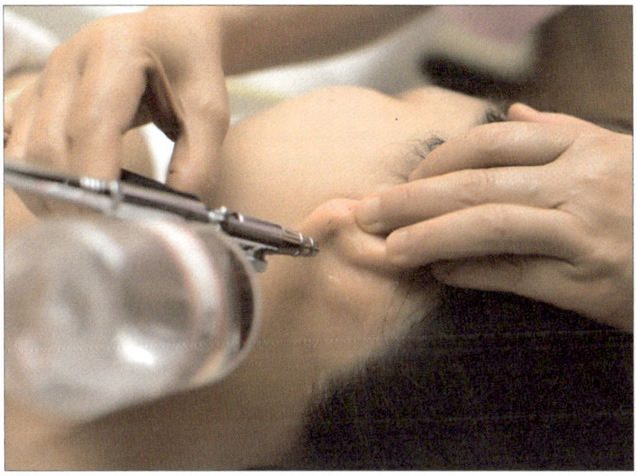

방법3) 귀 뒤 뼈 삼초경의 계맥 뒤에서 아래위로 자리하는 소뇌와 교뇌 반사구에 피부 진동을 시켜 준다.

계맥의 작용 : 두통, 이명, 구토를 주치하는 것은 계맥 아래 위가 소뇌와 교뇌의 호흡 문이기 때문이다.

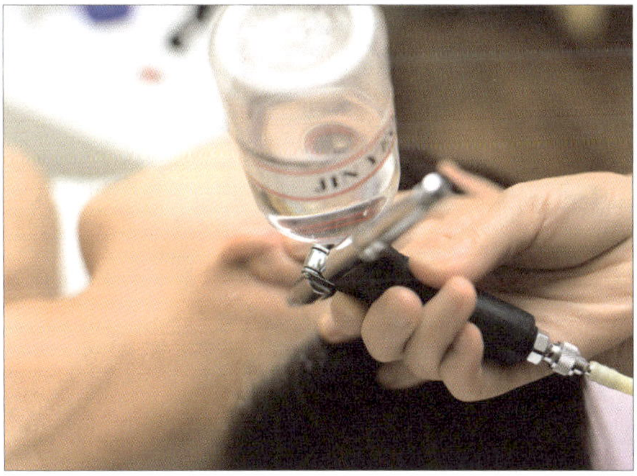

방법4) 귀 위에 곡빈, 솔곡, 천충, 부백을 중심으로 측두근 피부 워터진동을 시켜 준다.

곡빈의 작용 : 곡빈이 편두통과 삼차신경, 안면근 경련을 주치하는 것은 전측두 천문이 호흡과 연관이 된다.

천충의 작용 : 편두통, 어지럼증, 눈병과 구토, 눈 옆 꺼짐을 주치하는 것은 접형골 호흡을 담당하기 때문이다.

솔곡의 작용 : 치통, 편두통, 간질병, 갑상선 부종을 주치하는 것은 뇌하수체와 삼차신경, 측두근이 호흡하는 문이기 때문이다.

부백의 작용 : 이명, 두통, 치통, 기관지염을 주치하는 것은 수면과 인간의 잠재 능력을 발휘하는데 관계되는 멜라토닌 호르몬을 분비하는 송과체가 호흡하는 문이기 때문이다. 송과체는 정신계와 물질계를 연결하는 문으로 알려지고 있다.

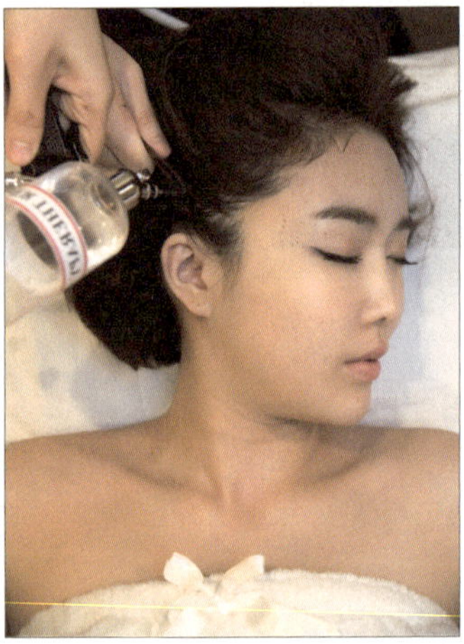

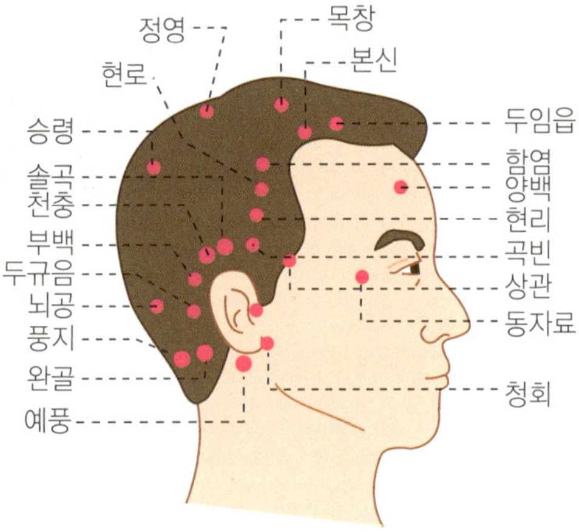

방법5) 목창, 정영, 승령 피부에 피부 워터진동을 시켜준다.

목창의 작용 : 신회와 나란히 관상 봉합의 호흡 문이면서 대뇌 피질이 호흡하는 문이고, 역삼각형 얼굴에 사용한다.

정영의 작용 : 중추 신경이 호흡하는 전정과 나란히 자리하는데 바로 뒤에 대뇌 수질이 호흡하는 문이다.

승령의 작용 : 백회와 나란히 하면서 뇌 중심 전회의 운동 중추가 호흡하는 문이다.

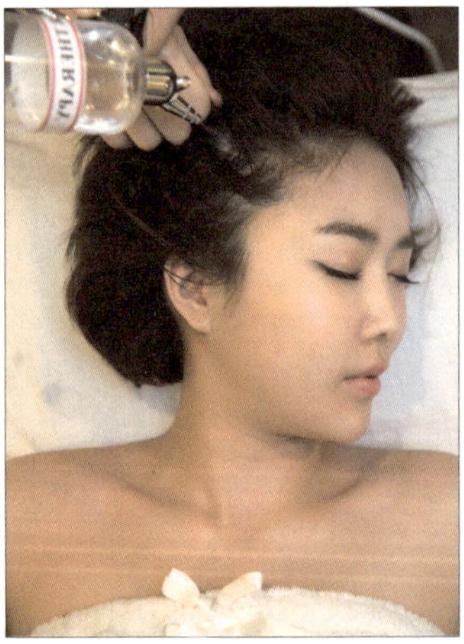

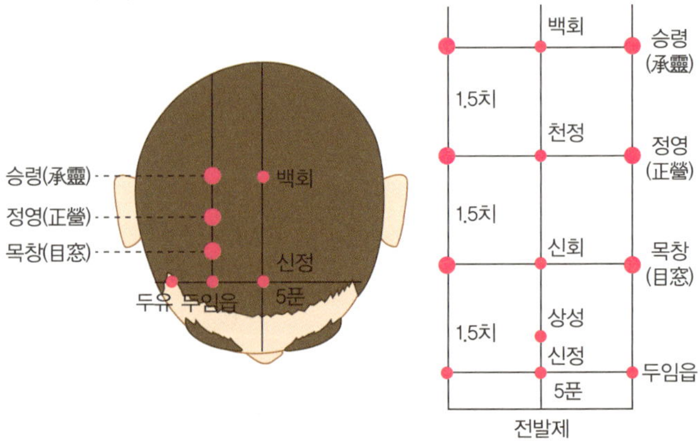

방법6) 백회, 신회를 중심으로 모상근막을 살짝살짝 당겨주면서 피부 진동을 시켜 준다.

백회의 작용 : 육체와 정신의 균형을 잡아 주는 곳으로 4천문과 소통하고, 항문의 탈항과 횡격막과 소통된다.

신회의 작용 : 신회가 두통과 비염을 주치하는 것은 관상 봉합선과 대천문 호흡을 담당하는 곳이기 때문이다.

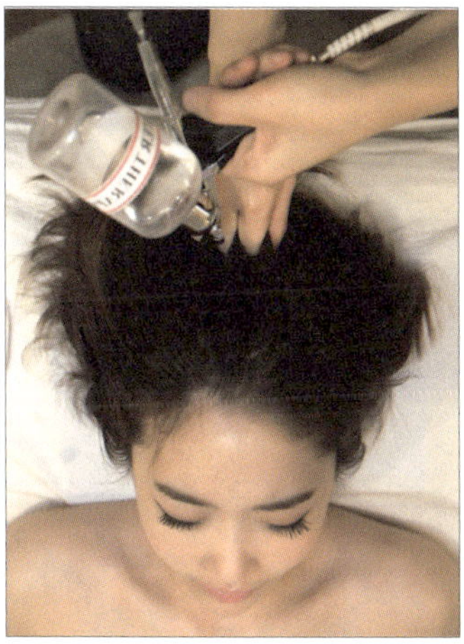

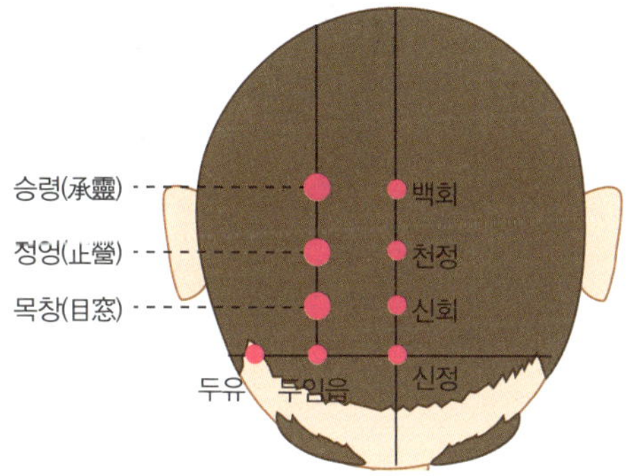

방법7) 신회피부를 진동시킨 후 관상봉합선을 따라 우측 승력, 정영, 목창, 천충, 솔곡, 곡빈, 부백, 계맥, 예풍, 완골까지 좌측과 같은 방법으로 워터로 피부 진동을 시켜 준다.

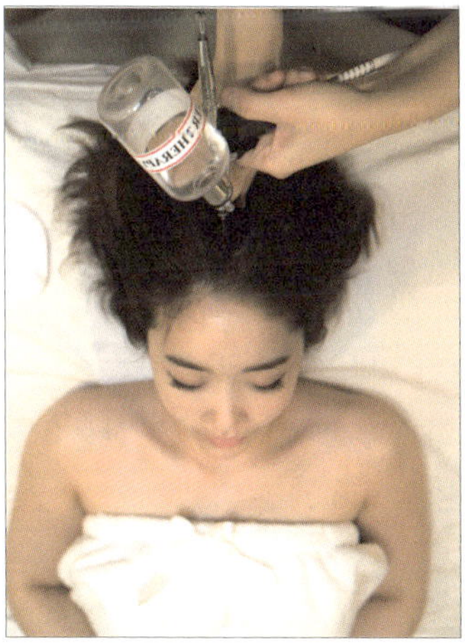

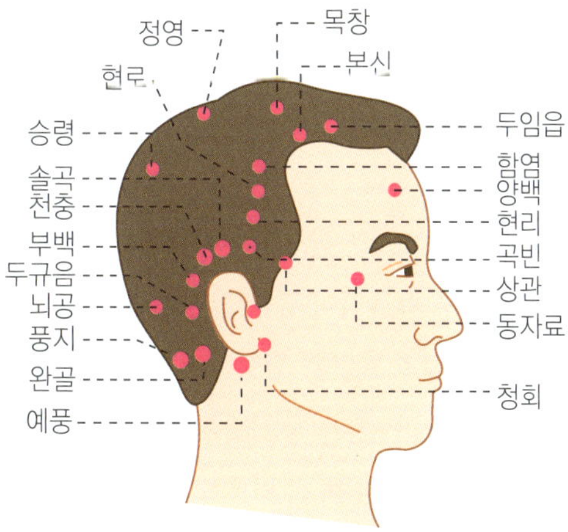

방법8) 두피 워터진동이 끝난 후, 수소이온 클린 워터로 두피 전체에 한 번 더 뿌려 준다.

수소 이온 클린워터는 물 분자끼리 서로 끌어당기는 힘에 의해 피부 수축 작용으로 모근이 튼튼해지고, 모발에 보습과 윤기를 부여하여 머릿결이 좋아진다.

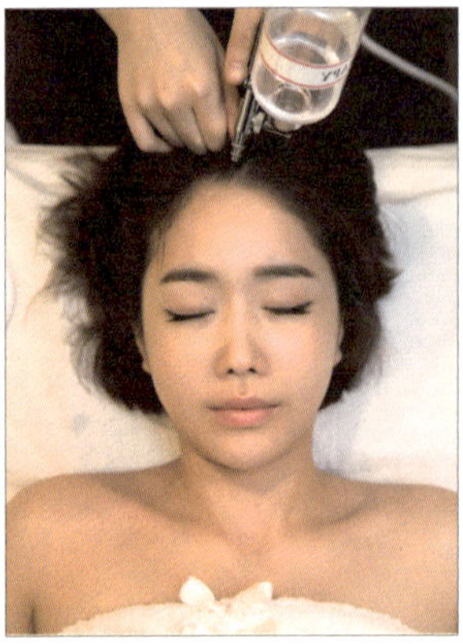

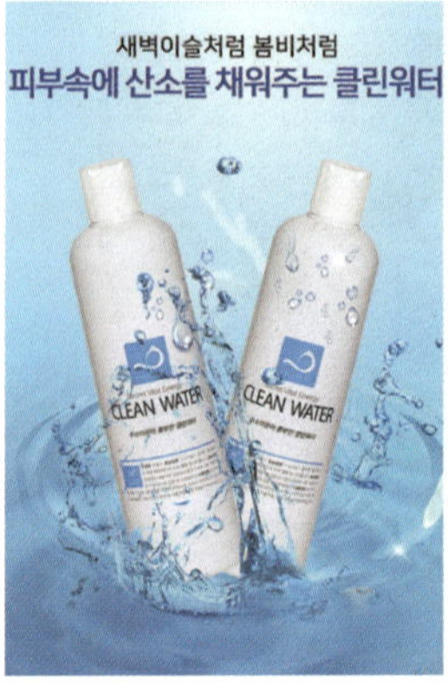

| 탈모 진단과 예방하는 방법 |

머리카락을 한 가닥 뽑았을 때 잘 안 뽑히고 꼬불꼬불한 모양으로 아프게 뽑히면 건강한 모발이며, 힘없이 일자로 쑥 뽑히면서 두피가 아프지도 않으면 탈모 가능성과 노화 모발이다.

두피를 토닥토닥 두드려 주거나 머리카락을 잡고 자근자근 당겨 주면 두피에 탄력이 좋아진다. 두피도 밤새 피부 호흡을 하느라 이완되므로 아침 샴푸는 모발이 더 빠질 수도 있다.

머리는 저녁에 감고 드라이의 찬바람으로 말리는 것도 탈모 예방에 도움이 된다. 머리를 감을 때 대야에 물을 담아 물속에서 두피를 헹구면 엉치와 등과 뒷목을 스트레칭 한다. 샴푸를 사용하지 않고, 흐르는 물로만 두피 마사지를 3분 이상 해주면 최상의 두피 관리가 된다. 머리를 감고 나면 찬바람으로 빨리 말려 주어야 세균이나 유해물질이 달라붙는 걸 예방한다. 술, 담배, 잦은 다이어트, 스트레스로 인한 순환 장애도 머리 열을 정체시켜 탈모의 원인이 된다. 검은콩이나 단백질이 풍부한 음식이나 해산물을 많이 먹는 것도 탈모 예방에 도움이 된다. 중요한 건 하루에 4.5리터 이상의 미지근한 물을 마셔서 몸속의 수분 고갈을 해소시켜야 한다. 더 중요한 건 머리와 얼굴에 정체된 열을 내려 주는 것이다.

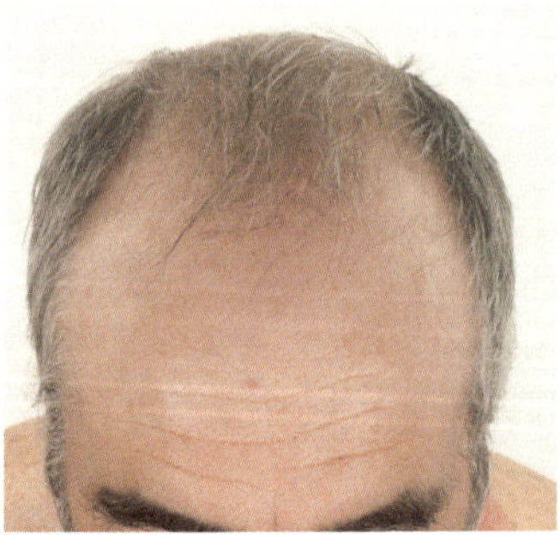

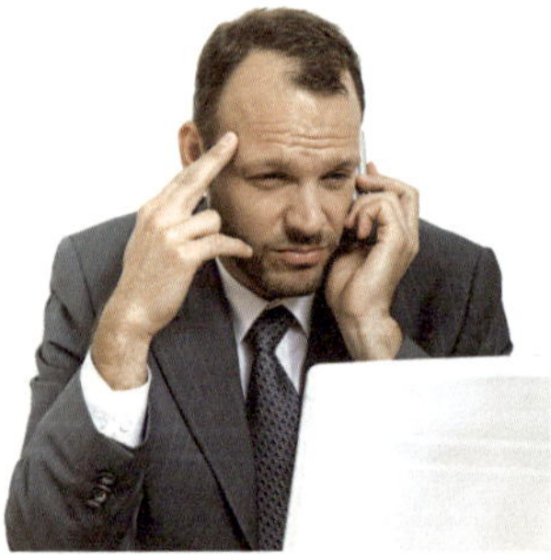

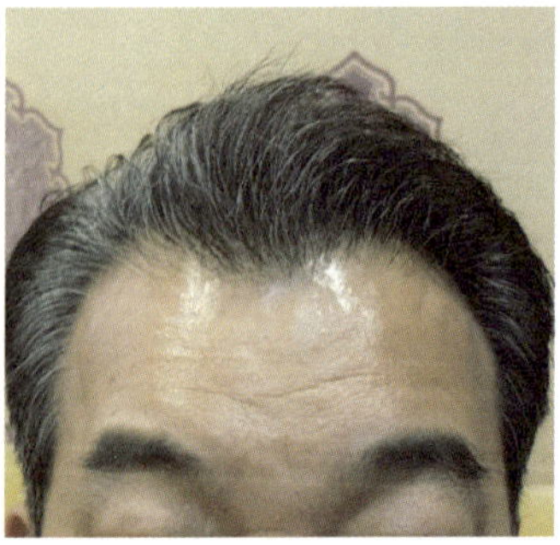

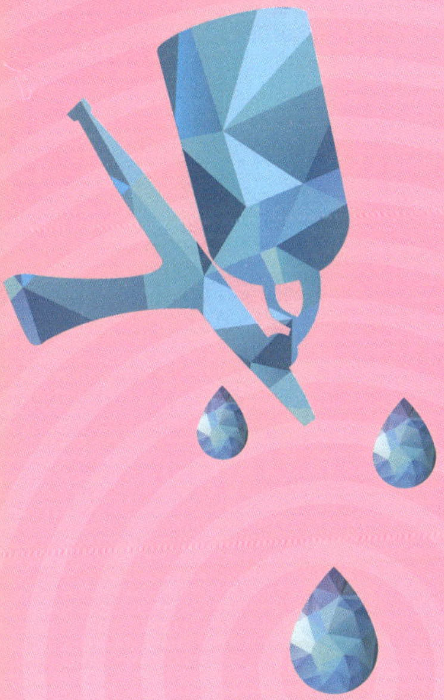

비만을 대물림 하지 않아도 되는 다이어트 이야기

- 비만은 아빠 탓인가 엄마 탓인가?
- 어머니로부터 물려받는 미토콘드리아가 비만의 원인
- 세포는 아무 물이나 받아들이지 않는다.
- 물을 이해하기 위한 지질의 종류와 역할
- 생체막의 구성 성분인 콜레스테롤의 역할
- 물을 이해하기 위한 지질 단백질의 종류와 역할
- 세포와 세포 사이의 조직액(림프)과 수로
- 물은 몸속에서 현금처럼 사용된다.
- 비만세포를 줄이면 피부환경이 좋아진다.
- 건강한 다이어트를 위한 오장육부의 활동시간표
- 새벽 인시(寅時 3시 ~ 5시)에 폐와 피부호흡이 활발하다.
- 아침 묘시(卯時 5시 ~ 7시)에는 뇌척수액이 교환되는 첫 번째 시간
- 오전 진시(辰時 7시 ~ 9시)는 위장에 진기를 채워)주어야 한다.
- 오전 사시(巳時 9시 ~ 11시)에는 비장의 조혈작용으로 피와 살을 만든다.
- 오전 오시(午時 11시 ~ 오후1시)는 뇌척수액이 교환되는 두 번째 시간
- 오후 미시(未時 1시 ~ 3시)에는 소장의 소화를 돕기 위해 물을 많이 마셔야 한다.
- 오후 신시(申時3시 ~ 5시)까지 신명나게 일해야 방광이 활성화된다.
- 오후 유시(酉時 5시 ~ 7)에는 신장을 통해 뇌척수액이 교환되는 세 번째 시간
- 저녁 술시(戌時 7시 ~ 9시) 술시에 먹는 과식은 복부비만의 원인이 된다.
- 밤 해시(亥時 9시~ 11)에 마시는 따뜻한 물은 지방을 분해시키는 약이 된다.
- 밤 자시(子時 11시 ~ 새벽1시)에 잠이 들어야 가벼운 아침을 맞이한다.
- 새벽 축시(丑時1시 ~ 3시) 간이 장군지관의 임무를 수행하는 시간
- 하고 싶지 않는 과식을 하게 되는 이유
- 살이 찌는 이유는 간단하다. 뇌가 물을 달라고 하는데 음식을 주기 때문이다.
- 대물려 주지 않는 다이어트 작전과 실천
- 대물려 주지 않는 다이어트 24 작전과 실천하기
- 날씬해지고 싶은 사람이 미역을 많이 먹어야 하는 이유

| 비만은 아빠 탓인가 엄마 탓인가? |

영화 '가타카' 를 보면 신생아가 태어나자마자 의사가 유전자 분석기에 태아의 피를 한 방울 떨어뜨려 검사하는 장면이 나온다. 컴퓨터는 즉시 태아의 DNA를 분석해 그의 인생을 예측한다. "이 아이는 키가 최대 175cm까지 자랄 것이고 30세에 당뇨병에 걸릴 확률이 70%며, 심장병의 위험이 있습니다."

영화만큼은 아니지만 DNA 검사는 이미 질병을 검사하기 위해 쓰이고 있다. 그렇다면 검사에 쓰인 DNA는 어디서 왔을까. 세포의 핵이라고 생각하는 사람이 많겠지만 DNA는 세포의 핵 뿐 아니라 미토콘드리아라는 세포 내의 소기관에도 존재한다. 따라서 DNA 검사를 하려면 미토콘드리아의 DNA까지 검사해야 한다. 사람의 DNA 중 1%밖에 차지하지 않는 미토콘드리아의 DNA가 우리 몸에 어떤 영향을 미칠까?

우선 미토콘드리아에 대해 살펴보자. 기억력이 좋은 사람이라면 중학교 생물시간에 미토콘드리아에 대해서 배운 기억이 날 것이다. 세포 안에는 여러 소기관이 존재하는데 그 중 에너지 생성을 담당하는 존재가 바로 미토콘드리아다. 포도당과 산소를 사용하여 생체가 쓰는 에너지인 ATP를 만들어 낸다.

미토콘드리아가 없으면 세포는 포도당 1분자에서 기껏해야 2분자의 ATP밖에 못 만들지만 미토콘드리아가 있으면 포도당 1분자로 38분자의 ATP를 만들 수 있다. 에너지 효율로 따지면 약 40%나 된다. 인간이 최첨단 기술로 만든 엔진의 20% 남짓한 효율과 비교하면 미토콘드리아는 가히 '고효율 생체발전소' 고 할 수 있다.

때문에 에너지를 많이 만들어야 하는 세포일수록 미토콘드리아가 많다. 인체를 움직이는 근육 세포, 생체 독소를 정화하는 간 세포, 소화액을 만드는 상피 세포에 많이 존재한다.

같은 세포라도 미토콘드리아는 에너지를 많이 필요로 하는 부위에 모여 있다. 난자를 찾아 움직이는 정자에는 꼬리 부위에 미토콘드리아가 집중 분포한다. 세포 내에서 물질을 수송하는 부위, 예를 들어 소화액을 분비하는 세포막 가까운 곳에 주로 분포한다. 결론적으로 미토콘드리아는 에너지가 많이 필요한 곳에 있으면서 끊임없이 에너지를 만들어 공급한다.

그럼 미토콘드리아 DNA는 우리 몸에 어떤 영향을 미칠까? 에너지를 만드는 기관인 만큼 미토콘드리아는 에너지대사와 관련이 깊은 질병인 당뇨, 비만과 관련이 깊다. 이와 관련해 최근 미토콘드리아의 DNA 유형에 따라 당뇨나 비만에 걸릴 가능성이 달라진다는 주장이 설득력을 얻고 있다.

우선 미토콘드리아 DNA가 N9a형인 사람은 당뇨와 비만에 걸릴 확률이 낮다. 서울대 의대 이홍규 교수팀은 한국인 당뇨병 환자 732명과 일본인 당뇨병 환자 1289명의 혈액을 조사해서 미토콘드리아 DNA를 분석했다. 그 결과 정상인 중에서 N9a형을 가진 비율은 5.3%였으나 당뇨병 환자 중에서 N9a형을 가진 비율은 3%에 불과했다. 이 교수는 "N9a형 DNA를 가진 사람이 없는 사람보다 당뇨병에 걸릴 위험이 거의 절반에 가깝다."고 분석했다.

이는 N9a형 DNA를 가진 미토콘드리아가 에너지 생산을 더 활발히 하기 때문이다. 미토콘드리아는 세포가 필요하지 않은 영양분까지 모두 태워 에너지를 만든다. 영양분이 저장되지 않기 때문에 비만이 될 확률도 그만큼 낮으며, 비만으로 인한 당뇨병 위험도 줄어든다. N9a형 DNA의 미토콘드리아를 가진 사람은 추위에도 잘 견딘다고 한다.

이 교수 연구팀은 체질량 지수(BMI)가 높은 사람일수록 미토콘드리아의 에너지 생성 효율이 떨어진다는 연구결과도 내놨다. 우선 혈액의 미토콘드리아를 제거한 세포에 실험 대상자의 세포(혈소판)를 융합한 '사이브리드'라는 세포를 만들었다. 조사 결과 체질량 지수가 높은 사람의 사이브리드의 에너지 소모 능력이 체질량 지수가 낮은 사람의 그것보다 떨어지는 것으로 나타났다. 즉 미토콘드리아 기능이 저하될수록 비만의 원인이 된다는 뜻이다.

재미있는 건 미토콘드리아의 DNA는 오직 어머니로부터 유전된다는 사실이다. 정자와 난자가 만나 수정이 이뤄질 때 정자의 핵만 난자와 결합한다. 결국 수정란에 존재하는 미토콘드리아는 난자에 있던 것이다. 자식은 아버지와 어머니를 반씩 닮지만 미토콘드리아의 DNA만큼은 어머니를 닮는다고 할 수 있다. 미토콘드리아와 비만의 관계가 더 밝혀지면 비만과 당뇨를 어머니 탓으로 돌리는 사람이 늘어날지도 모르겠다.

출처 : [네이버 지식백과] 비만은 아빠 탓인가 엄마 탓인가? (KISTI의 과학향기 칼럼, KISTI)

| 어머니로부터 물려받는 미토콘드리아가 비만의 원인 |

세포의 기능은 핵과 세포질, 즉 원형질의 기능이 대부분을 차지한다. 세포질을 구성하는 물질이나 세포질을 둘러싼 물질 및 소체의 변화와 행동에 의해 여러 가지 화학변화와 물질 변환, 그리고 에너지 변환이 일어나서 생명 활동을 계속할 수 있다. 핵분열이나 세포분열도 세포 내의 물질이나 에너지 변환에 의하여 일어나는 세포의 움직임이다.

유전자를 가진 핵은 유전의 주체이다. 미토콘드리아는 효소 활동이나 에너지의 중심이 되며, 리보솜은 단백질합성, 색소체인 엽록체는 광합성을 한다. 세포벽은 용액을 자유로이 통과시키지만 세포막은 세포 내외(細胞內外)에 물질인 용액을 선택적으로 흡수하고 배출시키는 작용을 한다. 또 흡수한 수분에 의하여 세포 내에 삼투압이라는 압력을 만든다. 세포를 세포액보다 높은 농도의 용액에 넣으면 세포 속의 수분을 밖으로 밀어내고, 농도가 낮은 용액에 넣으면 세포 속으로 수분이 들어온다.

수분이 빠져 나갔을 때는 식물 세포에서는 원형질이 세포벽에서 떨어져 수축한다. 이 현상을 원형질 분리라고 한다. 원형질은 조금씩 유동이 있는데 현미경 상으로는 거의 볼 수가 없다. 아메바의 세포, 식물의 자주달개비의 수술세포, 차축조의 마디 사이 세포 등에서는 세포액이 격하게 움직이는 것을 볼 수 있다. 그 원인은 세포질 자체의 수축성에 의한 것으로 생각되며, 근육의 수축과 닮았다고 추측해 본다.(출처 네이버 두산백과)

이상의 내용을 살펴보면 건강한 다이어트는 물을 많이 마셔서 미토콘토리아의 효소 활동을 도와, 세포액이 격하게 움직여서 비만 세포를 물리친다면, 자식에게 비만의 유전을 물려주지 않게 될 것이다.

또 지나친 다이어트의 후유증인 골다공증, 불임, 빈혈, 기억력 저하, 피부 탄력 저하, 호르몬 저하로 인한 여러 가지 자궁 내 문제, 다양한 이름의 알레르기 등으로부터 해방될 수 있다.

위에 내용을 다음에 소개하는 그림으로 풀어 보면 우리가 얼마나 많은 물을 마셔야 하는지를 공감할 수 있을 것이다.

| 세포는 아무 물이나 받아들이지 않는다. |

세포 안에는 단백질이나 이온을 포함한 산소와 영양물질이 녹아있고, 세포 밖의 물은 물질의 농도가 높은 쪽으로 흘러든다. 세포가 아무 물이나 받아들이지 않지만 그럼에도 세포 안으로 유해한 물질이 들어가는데 그것은 세포의 주성분인 산소와 물 부족으로 인해 세포가 건망증이나 기억 상실증이 걸려서 그렇다고 한다.

인체는 물이 부족할 때 여러 가지 신호를 보낸다. 목마름, 목의 간질거림이나 따금거리는 현상, 마른 기침, 뒷목 뻐근함, 어깨가 무거워지는 증상, 허기, 두통, 속 쓰림, 피로감 등 다양한 신호를 보내온다. 이때는 음식을 먹기 전에 물을 먼저 마셔야 하는데, 물 대신 음료를 더 찾는 것은 뇌세포가 카페인과 인공 감미료인 아스파탐에 자극되어 완전히 새로운 활동 모드로 변환되었기 때문이다. 이미 뇌가 물 기억 상실증에 걸린 이런 사람은 맹물은 속이 메스꺼워서 못 마신다고 한다. 카페인은 '합법적' 인 중독성 마약이라는 점을 기억하라고 의학박사인 벳맨겔리지는 강조한다.

| 물을 이해하기 위한 세포의 문 인지질(phospholipid, 燐脂質) |

인지질을 요약하면 지방에 인산기가 결합된 분자의 총칭으로 세포막을 구성하는 데 매우 중요한 역할을 한다. 지방과 비슷하지만 글리세롤에 두 개의 지방산(fatty acid)과 인산기(phosphate)가 결합되어 있는 형태의 분자이다. 지방과는 달리 극성 부분과 무극성 부분을 모두 지닌 양친매성(amphipathic) 물질이기 때문에 생체막의 주요 구성 성분으로 매우 중요하다. 생체 내에서 자연적으로 꼬리 부분은 꼬리 부분끼리 모이고, 머리 부분은 물 쪽과 닿으면서 인지질 이중막(phospholipid bilayer)을 이루게 되는데 이것이 대부분의 세포막의 기본 구조이다. 그뿐 아니라 여러 세포 소기관과 뇌, 신경계에도 많이 분포되어 있어 신경 전달과 효소 작용에도 중요한 역할을 한다.

여기까지의 내용은 네이버 시사 상식 사전에서 참고한 것인데. '물은 답을 알고 있다.' 의 저자 뱃멘겔리지 의사는 인지질을 '자동감지조절장치' 라고 표현하고 있다.

• 세포막(2)

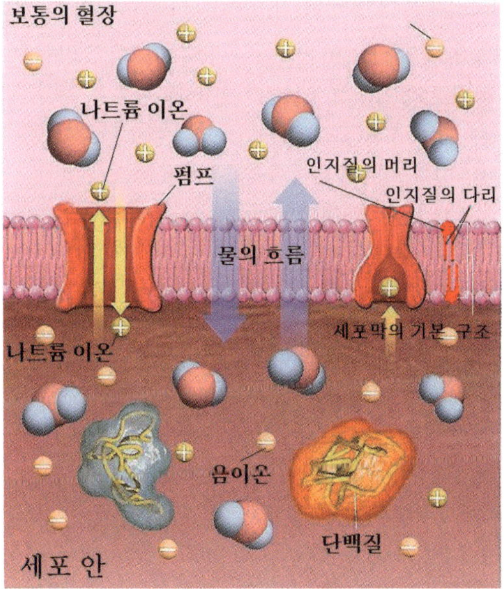

❖이온 채널
 이온은 단백질을 활성화하거나 세포 안팎의 전기적인 균형을 변화시키는 등 다양한 작용을 한다.

1) 이온의 통과
 칼슘 이온, 칼륨 이온, 나트륨 이온 등의 이온을 통과시키는 단백질
 이온의 종류나 이온을 통과시키는 목적에 따라 채널의 종류가 달라진다.

2) 통로가 열렸을 때 이온의 농도가 높은 쪽에서부터 낮은 쪽을 향해 이온이 통과한다. 뿐만 아니라 농도가 낮은 쪽에서 높은 쪽으로 필요한 물질의 분자를 옮기는 펌프 같은 성능까지 가지고 있다.

Jin Yeo Research Center

| 물을 이해하기 위한 지질의 종류와 역할 |

1)지질은 생체 구조나 에너지 대사에서 생명 유지에 필수적인 역할을 한다.

2)지방산은 세포 내의 미토콘드리아에서 β 산화되어 에너지를 생산한다.

3)인지질은 인산기를 가지고, 유리콜레스테롤은 수산기를 가지기 때문에 어느 정도 물에 녹는다.

| 생체막의 구성 성분인 콜레스테롤의 역할 |

1) 콜레스테롤은 주로 간에서 합성되며, 체내에서는 생체막의 구성 성분이나 스테로이드 호르몬(부신 겉질

호르몬, 성호르몬)의 전구체로서 이용된다.

2) 또 쓸개즙산의 원료가 되기도 하고 그 유화 작용, 미포(micelle)형성 작용으로 지방의 흡수를 돕는 등 체내에서 중요한 역할을 한다.

3) 쓸개즙산으로 배설된 콜레스테롤은 대부분 돌 창자 말단에서 재흡수 되어 문맥을 거쳐 간으로 돌아와 재이용된다.

4) 인지질과 콜레스테롤의 역할 : 인지질은 인산기를 포함하고 있기 때문에 극성을 가지고 있어서 안정된 생체막을 형성할 수 있다. 또 콜레스테롤도 마찬가지로 극성을 가지고 있어 생체막의 일부로 이용된다.

5) 트리글리세리드의 역할 : 트리글리세리드(TG)는 간이나 지방 세포에 축적되었다가 에너지가 부족할 때 리파아제에 의해 글리세롤과 유리지방산(FFA)으로 분해된다.

글리세롤은 간을 중심으로 흡수되며 당신생에 의해 글루코오스로 변환되어 에너지로 이용된다. 유리지방산은 세포 내의 미토콘드리아에서 β 산화되어 에너지로 이용된다.
글리세롤 인지질은 생체막의 주요 구성 성분인 동시에 세포외 자극에 대해 빠르게 대사하여, 세포 내 정보 전달 기구에 중요한 역할을 담당하는 것이 밝혀졌다.

| 물을 이해하기 위한 지질 단백질의 종류와 역할 |

지질은 전혀 물에 녹지 않는 비극성 지질과 물에 친화성을 보이는 극성 지질로 분류할 수 있다. 극성이란 분자의 전하가 한쪽으로 치우친 것을 말하는데 극성을 가진(극성이 큰 것) 물질의 대표적인 예는 물이다. 반면, 극성이 없는(극성이 작은 것) 물질의 대표적인 예는 기름이다. 극성이 유사한 것끼리는 쉽게 녹고, 극성이 다른 것끼리는 녹지 않는다. 비극성 지질은 물(혈액)에 그대로 녹지 않고 아포 단백질이나 극성 지질로 둘러싸인 형태로 혈중에 존재하는데 이 결합체를 지질 단백질이라고 한다.

아포 단백질은 지질 단백질의 구성 성분으로 물에도 지방에도 친화성을 보이기 때문에 지질 단백질의 형성과 안정화에 크게 관여한다. 그 밖에 지질 대사에 관련된 효소를 활성화시키는 중요한 역할을 한다.

인지질에 관한 내용은 [네이버 지식백과] 지질 총론에서 발췌한 내용을 그대로 빌려 온 것이다. 인간의 생명 건강에 물과 산소가 얼마나 중요한 건지를 설명하기 위해, 비만의 유전을 만드는 미토콘토리아와 세포의 문인 인지질에 대한 내용을 여러 전문가들의 내용을 빌려왔다. 워터테라피로 건강한 피부환경을 만들어가고 있는 저자가 새로운 피부 미용법을 제안하기 위해, 과학적으로 밝혀진 물의 이해가 필요해서이다.

| 세포와 세포 사이의 조직액(림프)과 수로 |

교통수단을 편리하게 하기 위해 뚫어대는 터널이 땅속의 수맥을 차단시켜 주변의 지하수를 음용수로 삼고 있는 주민들이 불편을 겪고, 큰 강 주변에는 대도시가 형성되는 등 물길을 따라 민심과 도시문화가 형성된다. 몸속에서도 순환하는 물이 부족하면 피하 지방층에서 진액의 형태로 흐르는 수로에 조직액이 비정상적으로 증가하여 부종을 만든다.

또 조직의 세포 간극에 존재하는 조직액을 림프라고도 한다. 모세관에서 밖으로 침출(浸出)한 혈액 성분으로서 조직에 산소와 영양을 공급하고, 배설물을 운반하는 신진대사를 담당한다. 조직 사이에 수로가 말라 버리면 물을 이동수단으로 삼아 각 세포에 영양을 실어 나르는 신경 세포가 정상적인 정보 전달을 할 수 없게 된다. 특히 카페인이 든 음식은 물 확보 전쟁을 더 재촉한다.

| 물은 몸속에서 현금처럼 사용된다. |

입을 통해 들어간 순수한 물은 몸속에서 바로 물질 교환이 이루어진다. 그러나 순간의 피로를 달래기 위해 마시는 카페인 음료들은 당장 현금이 필요한 세포들에게 부도 어음을 주는 것과 같다. 카페인을 마시면 잠이 달아나고, 일시적으로 기분이 좋아지는 것은 몸속에 세포들이 물을 서로 차지하려고 벌이는 전쟁에 의해 세포들의 활동이 왕성해지기 때문이다. 저자가 물에 대해 이야기 하는 것은 빙산의 일각이다. 고객과 더불이 경험하는 일과이므로 좀 더 구체적인 과학적 근거를 위해 다음의 그림으로 물에 대한 이해를 추가하기로 한다.

• 세포막(세포의 안과 밖으로 나누어, 물질과 신호를 주고 받음)

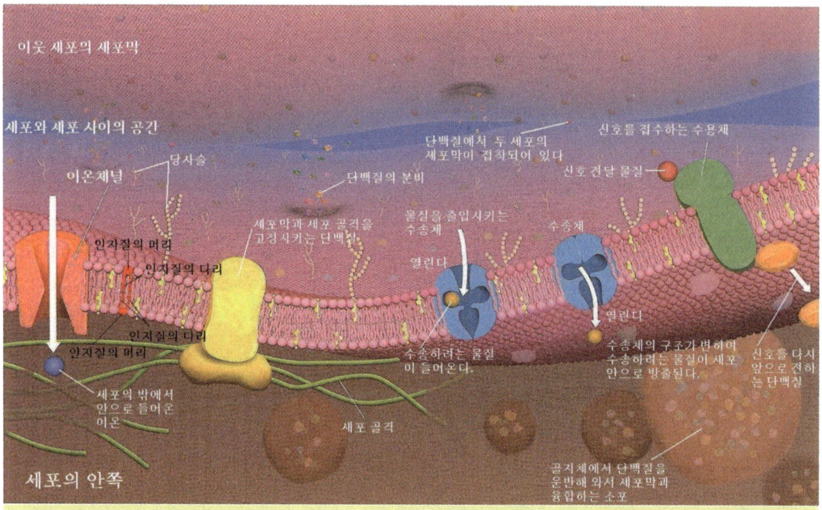

❖ 세포막은 세포 안에서 세포 밖으로, 또는 세포 밖에서 세포 안으로, 다양한 물질의 출입을 관리하는 곳이다

Jin Yeo Research Center

그림에서처럼 세포와 이웃 세포의 막 사이에는 조직액이 흐르는 공간이 있다. 조직액은 모세혈관으로부터 노출되었기에 혈액의 단백질 이외의 수용액 성분과 똑같다. 조직액은 모세혈관 벽을 자유롭게 통과하면서 혈액과 교통하며 물질을 교환한다. 그리고 림프관을 통해 혈액과 교류하는 조직액은 세포에 영양을 공급함과 동시에 세포의 대사 물질인 배출물을 받아들인다. 다시 그림으로 돌아가서 분홍색 구슬 띠로 형성된 인지질을 살펴보자. 세포막을 형성하는 인지질의 머리는 세포 밖에서 세포 안으로 들어가려고 하는 신호전달 물질들을 분별하는 자동 감지 조절장치 역할을 한다. 따라서 인지질 머리에서 감지되는 물질을 세포 안으로 들여보내도 좋다는 신호를 보내면 인지질 머리의 수송체가 열려, 그림처럼 중간에서 수용체의 구조가 변하여 수송하려는 물질이 세포 안으로 들어가게 된다.

이 복잡한 시스템 속에서 저자가 강조하고자 하는 부분은 물이다.
세포와 세포 사이를 흐르는 조직액이 모세혈관으로부터 혈장이 생리적으로 누출되어 대부분은 림프관으로 들어가 림프액으로 사용되고, 다시 혈관계로 되돌아가는 물질 대사를 행할 때, 혈액 속의 산소가 물에 의해 만들어지고, 물길을 따라 수송되므로, 워터진동은 피부에 산소 공급을 도와주는 진동과 파동을 만들어 준다.

• 세포막(1)

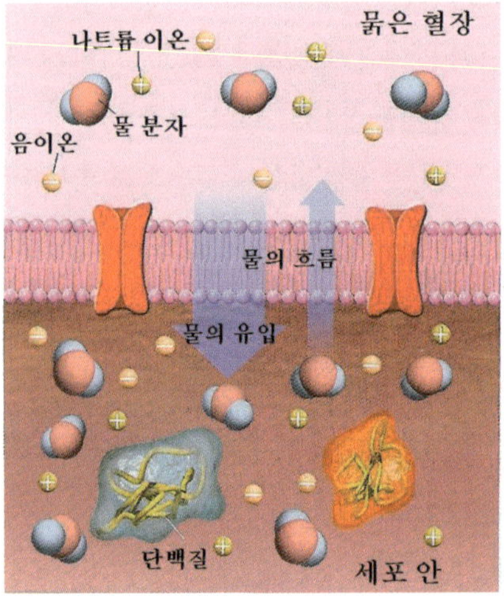

❖세포 안에는 단백질이나 이온 등 많은 물질이 녹아 있다. 물은 물질이 농도가 높은 쪽으로 흘러든다.

Jin Yeo Research Center

| 비만세포를 줄이면 피부환경이 좋아진다. |

비만 세포는 천식, 고초열, 아토피성 습진, 즉시형 알레르기의 주요인이 되는 면역 세포이다. 면역 세포는 탐식 작용, 이물질의 존재를 알리는 항원 제시 작용, 항체 생산 작용, 이상 세포 살해 작용을 하지만 하나의 세포에 5가지 기능이 모두 갖추어져 있는 것이 아니라, 여러 종류의 세포가 제각기 전문성을 가지고 작용한다.
비만 세포의 표면에는 IgE 형태의 항체가 붙을 수 있는 표면 인자가 있다. 기질에 붙은 후 비교적 바로 떨어지는 다른 항체와 달리 IgE는 비만 세포에 붙으면 거의 떨어지지 않는다. 이 때 IgE에 붙는 물질(즉, 알레르겐)이 인체 내로 들어 와서 IgE와 결합하게 되면, 그 IgE와 결합하고 있는 비만 세포가 활성화가 된다. 활성화된 비만 세포는 신경 전달 물질인 히스타민을 외부로 분비하여 알레르기 반응을 유발시킨다.

최근 항원 제시 세포의 기능을 수행하는 과정에서 면역 조절 인자를 분비하여 능동 면역을 활성화 시키고, 선천 면역을 개시하는 역할을 수행하는 것도 보고되었다. 즉 비만 세포는 유전이 되고, 그것은 어머니로부터 물려받기에, 여성들의 살 빼기 작전에는 건강한 후세를 위해서라도 저녁 한 끼 굶는 것을 적극 추천한다.

하루 중에 위장이 왕성하게 활동하는 시간대에 잘 먹어야 하기 때문이다. 그리고 피를 정화시키는 신장이 정소 활동을 하는 시간부터 다음 날 아침까지 단식하면 최상의 다이어트가 된다.

| 건강한 다이어트를 위한 오장육부의 활동시간표 |

오장육부의 정해진 활동시간으로 보면 부지런한 아침형 인간이 점점 줄어드는 건 결코 반가운 일이 아니다.

비만인과 야윈 사람 모두 비만 세포는 200만 개이다. 비만인이 체중이 많이 나가고 몸이 불어나는 것은 몸속이 냉해지니까 그곳에 체온을 유지하기 위해 지방을 축적하느라 지방세포가 풍선처럼 부풀러지기 때문이다. 이로 인해 상대적으로 근육 량은 적어진다. 광고마다 비만 고객을 확보하려고 10일에 10kg 빼 준다는 광고들이 즐비하다. 이러한 방법이 미혼 여성들에겐 악순환의 고리가 된다. 고객을 관리하는 사람이 잘못된 다이어트의 부작용을 알고 있다면 과연 언니, 동생, 딸처럼 귀한 고객에게 이런 무리한 방법을 권할 수 있을까 싶다. 무리한 단식이나 살 빼기는 생리불순, 기억력 감퇴, 빈혈이나 골다공증, 불임, 우울증, 피부 수분 고갈의 원인이 될 수 있기 때문이다. 경락이 순환하는 유주를 하루 24시간과 연관 지어 오장육부가 왕성하게 활동하는 시간을 알아보면 저녁만 안 먹어도 아름답게 건강한 몸매를 만들 수 있다는 사실을 알게 된다.

| 새벽 인시(寅時 3시 ~ 5시)에 폐와 피부 호흡이 활발하다. |

인시는 대장과 표리 관계에 있는 폐의 기운이 왕성한 시간이다. 폐는 모든 장기와 서로 상응할 때 그 기운이 보이는 물질을 낳게 하므로 서로 '상' 에 스승 '부' 자를 써서 상부지관(相傅之官)이고, 기(산소)와 피모(皮毛)를 주관하므로 기지본(氣之本)이며, 혼백(魂魄) 중에 '魄' 을 주관하므로 백지관(백지관)이라 한다.

우주 공간과 사람의 몸은 인시가 되면 모두 청정한 기운으로 정화되어 있으므로 새로운 하루를 시작하는 시간이다. 폐의 기운이 왕성한 시간이라서 기관지가 약한 사람은 잔기침을 하고, 폐병 환자들의 콜록거리는 소리가 커진다. 그러나 건강한 어르신들의 경우 저절로 잠이 깨어지는 것은 몸이 자연의 질서를 따르기 때문이다. 이 시간에 일어나서 전신을 가볍게 문질러 주면 회춘이 된다고 하는 이유는, 폐가 피부 살갗을 주관하므로 이 시간에 피부를 문질러 주면 피부 호흡이 강해져서 몸의 신진대사가 활발해지므로 노화가 지연 된다. 따라서 금생수(金生水)의 원리로 신장과 방광의 기운도 강하게 작용해서 배설 기능이 작동하기 시작한다.

또 명상이나 양생을 위한 수련을 통해 영적 능력을 얻기 위한 사람들은 자시에 많이 하지만 부귀를 얻고자 할 때는 밤보다 새벽에 더 좋은 우주 에너지를 받을 수 있기에 새벽기도가 좋다. 자시 이전의 꿈은 잡 꿈이 많고, 새벽꿈은 미래지향적이고 예지력이 높아서 대체적으로 그날 일어날 일과 앞으로 다가올 일을 예시해 주는 경우가 많다. 인시에 폐가 우주 에너지를 충분히 받으면 대장의 기운이 왕성한 묘시에 대변이 잘 나오게 된다.

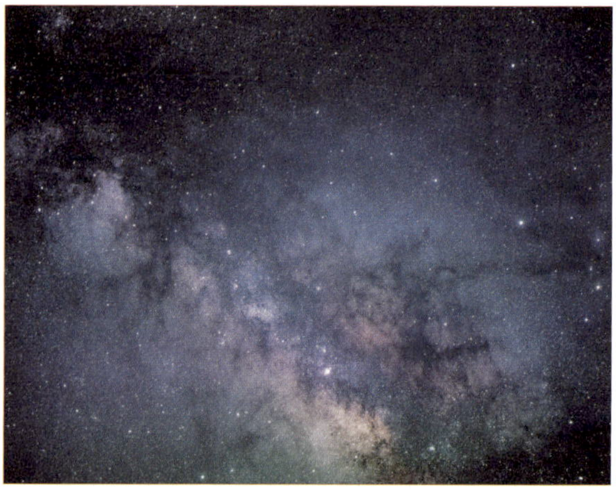

폐의 기능을 좋아지게 하려면 평소에 가슴 위 쇄골을 좌우 45번씩 마사지 해 주고, 엄지손가락을 45번 비틀어 주며, 다른 한손으로 손목을 잡고서 45번 흔들어 주면 폐의 사기(邪氣)가 빠진다. 다시 주관절을 다른 한 손으로 잡고 팔을 굽혔다 폈다를 45번 해 주면서 폐의 냉기를 뺀다. 팔뚝을 잡고 피부 진동을 45번 시켜 주면 폐의 기운을 돋울 수 있다.

오행에서 폐를 도와주는 곡식은 수수이고, 과일은 복숭아이며, 고기는 말고기이다. 폐가 좋아지면 피부가 좋아지므로, 숨을 잘 쉬어 주는 길고 안정된 호흡과 그것을 유도하는 명상이 좋다. 기분을 전환시키는 여행도 권장한다.

폐의 에너지를 강화시켜주는 소리 진동은 시~~ 이므로 가슴에 손바닥을 대고 시~~ 를 9번 반복

| 아침 묘시(卯時 5시 ~ 7시)에는 뇌척수액이 교환되는 첫 번째 시간 |

대장이 비워져야 피부 건조증이 사라진다.

묘시는 폐와 표리 관계에 있는 대장의 기운이 왕성한 시간이고, 뇌척수액이 교환되는 시간이다. 묘시에 몸

속이 시원해지는 기분을 못 느끼면 묘하게도 피부가 망가진다. 묘시는 자연에서도 몸에서도 큰 변화가 일어나는 시간이다. 자연에서는 태양이 솟아오르기 시작하고, 몸에서는 밤에 오장의 영양 운동을 경영하던 위기(衛氣)가 몸속에서 피부 밖으로 출근하는 시간이다. 피부를 에워싸고 외부로부터의 사기를 막아주는 위기가 피부 밖으로 나와 피부에서 작용하기 시작하면, 피부에 수분 조절을 담당하는 대장의 기운이 강하게 작용하여 묶은 찌꺼기를 몸 밖으로 내보내게 된다. 하루가 기분 좋으려면 아침에 기분이 좋아야 하고, 하루가 가벼우려면 아침에 묵은 찌꺼기를 시원하게 내보내는 것이다.

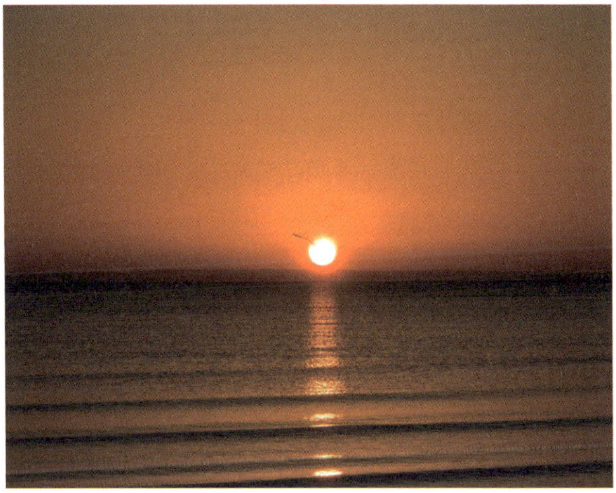

집안에 음식 쓰레기를 오래 두면 온 집안에 악취가 나고, 골목에 쓰레기가 쌓이면 온 동네에 악취가 풍기듯이, 몸속에 묵은 찌꺼기가 제때 못 나가면 처음엔 그 악취를 혼자서 느끼지만, 결국 다른 사람도 맡을 수 있다. 실제로 변비가 심한 고객을 피부 진동 시킬 때 악취가 난다. 대장은 돌아나가는 길이 넓고 굽어지는 곳이 32곡이나 된다 하여 회장(回腸) 또는 광장(廣場)으로 불리기도 한다.

대장의 주 임무는 소장으로부터 내려 받은 찌꺼기를 몸 밖으로 이끌어내는 전도지관(傳導之官)이다. 인시에 폐가 우주의 맑은 공기를 몸속으로 끌어들이면, 폐와 표리 관계인 대장은 폐로부터 전달받은 신선한 기운의 탄력을 받아 묵은 찌꺼기를 몸 밖으로 내보낸다. 대장이 가벼워지면 어깨가 가벼워지고 피부가 밝아진다.

대장은 피부 수분 조절과 진액을 담당하므로 이 시간대에 대변을 보지 못하고 몸속에 담고 있으면, 어깨와 목이 무거워진다. 얼굴에서는 눈이 무겁고, 코 주위에는 피지 분비가 많아 땀구멍이 커지면서 피부 건조증을 느끼게 된다. 묵은 독가스로 인해 피부색이 칙칙해지는 것은 당연하다. 감기가 심할 때 변비가 생기는 것도 대장과 폐는 상호 표리 관계이기 때문이다.

해부학으로 두개골에서 천골의 선천성 호흡을 담당하는 뇌척수막이 안으로는 뇌를 싸고 있고, 밖으로는 머리뼈를 중앙에 두고 겉으로부터 다섯 층이 존재한다. 다섯 층 중에 가장 심층인 거미막과 연질막 사이에 뇌척수액이 흐르는데 뇌척수액은 하루 4번 교환된다. 시간은 아침 묘시와 오시와, 저녁 유시와 자시인데 대장이 왕성하게 활동하는 아침 6시에 뇌척수액이 교환된다.

대장의 기운이 막히면 입 안이 잘 마르고, 코가 막히며, 목이 붓기도 한다. 외형상으로는 어깨와 팔이 아프고 대장 경락이 시작되는 검지가 아프게 된다.

대장의 기능을 좋아지게 하는 방법으로는

- 복부에서 배꼽을 중심으로 시계 방향으로 마사지해 주면 좋다. 소장의 모혈인 관원과 대장의 모혈인 천추가 자극을 받아 복부가 따뜻해지므로 변비가 해결되면서 얼굴 열이 내려 피부 건조가 사라진다.
- 아침에 잠이 깨면 잠자리에서 손바닥끼리 마찰을 시켜 손바닥을 뜨겁게 한다. 이를 대장 반사구가 있는 이마와 눈썹을 문질러 열을 내주면 눈썹에 연결된 미주 신경이 자극받아 변의가 느껴진다.
- 대장에 좋은 음식은 아침 잠자리에서 일어나는 즉시 소금으로 양치를 하고, 따뜻한 물을 1리터 정도 마시면서 대장을 시계 방향으로 돌리면서 운동시켜 준다.

대장의 에너지를 강화시켜주는 소리 진동은 지~~ 이므로 배꼽을 손바닥으로 덮고 지~~~ 를 45번 반복

| 오전 진시(辰時 7시 ~ 9시)는 위장에 진기를 채워 주어야 한다. |

진시는 비장과 표리 관계에 있는 위장의 기운이 왕성한 시간이다. 위장을 일컬어 창고처럼 쌓이는 곳이라 하여 창름지관(倉稟之官)이라 하는데 큰 창고라 하여 태창(太倉)이며, 그 색이 누렇다고 해서 황장(黃腸)이라고도 한다. 또한 그 기능이 물과 곡기가 모여드는 바다로 여겨 수곡지해(水穀之海)라 한다. 몸은 선천적인 신기(腎氣)를 주고받으면서 생장 · 발육하지만, 수곡의 정기에 의한 영양을 공급해 주지 않으면 그 기능은 지속될 수가 없다. 즉 신장은 선천의 근(根)이 되고, 비위는 후천의 본(本)이 된다. 위장에서 제대로 숙성되지 않은 음식물은 비장에서 그 기운을 실어 나르지 못하므로 비위가 협동하여 만들어 내는 피에 힘이 없어 살에 탄력과 면역력이 약해지고 피부 노화가 촉진된다. 위장은 새로운 것을 받아들이는 장기이고, 대장은 묵은 것을 내보내는 장기이다. 묘시에 묵은 찌꺼기가 나가고 속이 텅 비어 있으니 하루를 움직일 수 있는 에너지인 아침은 꼭 먹어야 위장이 건강해진다.

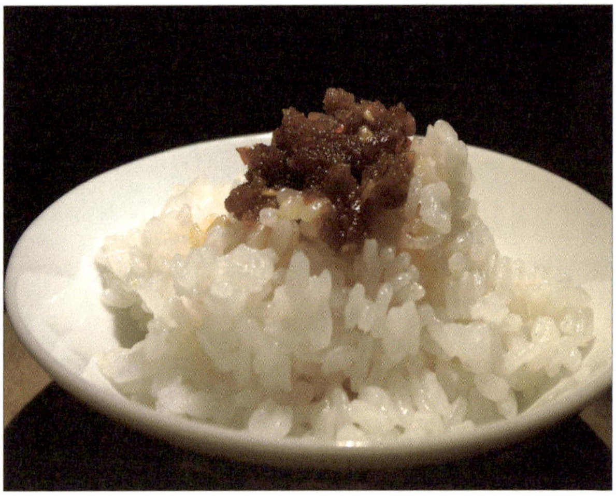

어른들께 '진지 드세요.' 또는 '진지 드셨어요?' 라는 인사말은 하루 동안 필요한 진기를 잘 저장 하였는지를 여쭙는 인사법이라 생각한다. 인시에 폐를 통해 선천적인 에너지를 채우고, 묵은 찌꺼기를 내보냈으니, 새로운 에너지를 채워야 하기에 아침밥은 하루를 위한 힘이 된다. 또 아침밥을 먹기 전에 집 간장으로 마른입을 적셔 주면 위액을 증가시켜 음식을 받아들일 준비가 되고, 음식물에 대한 해독 작용을 돕는다.

새로운 것을 받아들이려면 그릇이 비어 있어야 하는데 위장에 묵은 기운이 남아 있으면 그 묵은 기운(가스)은 머리나 얼굴에서 열꽃으로 발산하거나, 트림이나 하품으로 가스를 내 보내거나, 또는 방귀로 가스를 배출한다. 위장의 기운이 갑자기 막히면 목과 어깨가 아프면서 얼굴이 붓고, 식은땀이 나면서 입이 삐뚤어지기도 한다. 또 코가 막히거나 코피가 나기도 하며, 발에서는 세 번째 발가락이 잘 움직이지 않는다.

반면에 위장이 좋은 사람은 아무렇게나 먹어도 배만 나오지 위장에 큰 탈이 생기지 않는다. 이런 사람들은 소식을 하면 무병장수를 누릴 수 있다. 반대로 위장이 약한 사람은 볼 살이 야위고, 비장이 약한 사람은 눈 밑이 잘 늘어지거나 색소침착이 있고 잔주름이 쉽게 생긴다.

위장이 건강해지려면 근심과 걱정을 줄이고 긍정적인 마음과 규칙적인 식사가 약이다.
위장에 좋은 음식은 냉이 된장국, 아욱 된장국 등 된장의 효소가 위장을 편안하게 도와준다.

위장의 에너지를 강화하는 소리 진동은 이~~ 이므로 명치 아래 손을 대고 이~~~ 45번 반복

| 오전 사시(巳時 9시 ~ 11시)에는 비장의 조혈 작용으로 피와 살을 만든다. |

사시(巳時)는 위장과 표리 관계인 비장의 기운이 왕성한 시간이다. 아침에 땅은 모든 식물들에게 생기를 부여하고, 술시와 해시에 성장한다. 그러나 인체는 식물과 반대로 사시에 조혈 작용이 이루어지므로 진시에 음식이 들어와야 하는 이유가 된다. 비장은 위장에 들어온 곡기를 받아 피와 살을 포함한 진액(호르몬)을 만드는 중요한 역할을 하기 때문이다. 또 사시에는 나무들이 탄소 동화 작용을 하는 시간이다. 식물들이 술시와 해시에 성장하여, 새벽에 내린 이슬을 흡수한다. 사시에는 이산화탄소를 흡수하고, 산소를 방출하므로 이 기운을 받기 위해 절에서는 사시 기도를 올리고, 기공사는 명상을 하며, 일반인들은 산을 오른다. 따라서 직장에서는 비상한 존재가 되려면 이 시간에 뱀처럼 꾸물거리지 말고, 비상한 머리를 사용해서 용처럼 몸을 활발히 움직이는 일을 해야 조혈 작용이 좋아진다.
언제는 아침밥을 안 먹어야 좋다고 강조하던 선진국들이 아침밥을 안 먹는 아이들의 아이큐가 떨어진다고 해서 이제는 아침밥을 꼭 먹어야 한다며 말을 바꾸고 있다. 그럼에도 불구하고 우리나라의 일부 사람들은 아침은 굶고, 저녁을 많이 먹어야 다이어트가 된다고 주장한다. 최근에는 탄수화물 섭취를 끊고서 고기만 먹는 지방질 섭취만으로 살이 빠진다며 방송에서 인기를 얻는데, 살은 좀 빠질지 몰라도 지방질 다이어트는 위암이나 췌장암에 걸리기 쉽다.
 비장에 기가 갑자기 막히면 명치가 당기고 아프며, 혀뿌리가 굳어지는 느낌이 들기도 한다. 또 식욕이 없으며, 트림이 나기도 하고, 설사를 할 수도 있으며 우측 엄지발가락이 아플 수도 있다. 좌측 엄지발가락은 간의 이상 변화가 나타나는 곳이다.

비장을 활성화시켜 주는 방법은 가슴 마사지를 많이 해주고, 엄지발가락을 45번 비틀어 주며, 내측 설상골과 골간근 호흡을 담당하는 비경의 원혈일 태백, 발의 주상골 호흡을 담당하는 공손, 전경골근 호흡을 담당하는 삼음교, 경골 호흡을 담당하는 혈해의 호흡을 도와준다.
비장을 도와주는 곡식으로는 좁쌀이 있고, 과일은 대추가 좋으며, 육류로는 소고기가 도움이 된다.

비장의 에너지를 높여주는 소리 진동은 후~~ 이므로 왼쪽 갈비뼈 아래 손을 대고 후~~ 45번

| 오전 오시(午時 11시 ~ 오후1시)는 뇌척수액이 교환되는 두 번째 시간 |

오시(午時)는 소장과 표리 관계에 있는 심장의 기운이 왕성한 시간이므로, 몸을 많이 움직여서 심장을 도와주어야 한다. 심장은 사시에 비장으로부터 올려 받은 피를 전신에 공급하느라 하루 중 가장 왕성한 활동을 하게 된다. 심장은 오장육부의 임금과 같은 역할을 하므로 군주지관(君主之官)이고, 피는 생명의 근본이니 생지본(生之本)이며, 정신을 조정하므로 임금은 백성의 신(神)이 된다. 이러한 이유로 심장은 음의 장기이지만 오행의 속성은 임금을 상징하는 군화경(君火經)이라 한다.
해부학으로 두개골에서 천골의 선천성 호흡을 담당하는 뇌척수막이 안으로는 뇌를 싸고 있고, 밖으로는 머리뼈를 중앙에 두고 겉으로부터 다섯 층이 존재한다. 다섯 층 중에 가장 심층인 거미막과 연질막 사이에 뇌척수액이 흐르는데 뇌척수액은 하루 4번 교환된다. 시간은 아침 묘시와 오시, 저녁 유시와 자시인데 심장이 왕성하게 활동하는 오시 중에 낮 12시에 뇌척수액이 교환되는 시간이다. 따라서 심장이 제 역할을 다 할 수 있도록 돕는 것은 아침 묘시에는 따뜻한 물을 많이 마셔 주고, 진시에는 아침 식사를 황제처럼 잘 먹어야 사시에 비장이 조혈 작용을 할 수 있다. 오시에 심장이 이 피를 받아서 뇌척수액에 산소와 영양을 듬뿍 실어 보낼 수 있게 된다.

심장병의 종류는 동맥경화, 지방성, 고혈압, 신장병성 심장병 등 여러 원인이 있지만, 심장의 속성이 화(火)이므로 심장과 소장에서 직접 암이 생기지 않고, 심장의 문제는 설암으로 나타난다. 얼굴에서 화 기운은 혀에서 나타나는데 심장에 열이 지나치면 혀가 풀어져서 쓸데없는 말이 많아지고, 혈이 부족하면 혀가 굳어서 언어가 불분명해진다. 혀의 작용에서 심장이 60%, 폐가 40%이다. 혀의 설근은 경추 3번에 뿌리를 두고 있고, 혀의 문제는 우측 목에서 나타난다. 폐는 소리를 밖으로 밀어내는 작용을 하므로 언어가 불분명해지는 것은 좌측 목에서 나타난다. 이런 이유로 혀가 비대칭일 경우에는 우측 목을 중심으로 피부 진동을 시켜 주고, 언어가 불분명한 경우에는 좌측 경추 3번 목을 중심으로 피부 진동을 시켜 준다.

심장을 건강하게 도와주는 방법에는 많이 걷는 것이 최고다. 두 번째는 발바닥에서 심장 반사구를 많이 마사지 해주는 것이다. 그리고 심장 경락이 시작하는 겨드랑이를 한줌 잡고 흔들어서 림프와 근막의 호흡을

도와주고, 주관절 소해를 진동시켜 피에 온도를 높여준다. 손목을 돌리고 흔들어 주면 심장의 피가 잘 돌게 된다. 기보다는 혈이 많아 다혈소기(多血少氣)라 하고, 심장은 좌우 18혈의 경혈을 거느리며, 피부의 털을 기르면서 정신을 주관한다. 심장을 도와주는 곡식은 기장쌀이고, 심장을 도와주는 과일은 살구이며, 육류로는 양고기이다.

심장을 진동시키는 소리는 루~~ 이므로 심장에 손을 대고 루~~를 해보자

| 오후 미시(未時 1시 ~ 3시)에는 소장의 소화를 돕기 위해 물을 많이 마셔야 한다. |

미시는 심장과 표리 관계인 소장이 왕성하게 활동하는 시간이므로 미시에는 미치도록 일에 푹 빠져 있어야 한다. 오늘의 일을 내일로 미루지 말고, 몸의 활동을 많이 해야 소장의 역할이 제대로 이루어진다. 사회조직에서 소장직이 위아래 조직의 질서와 화합을 잘 조정해야 하듯이, 심장과 표리관계인 소장의 역할은 수성지관(受盛之官)이며, 붉은 장기여서 적장(赤腸)이라 한다. 소장의 기능은 위장에서 소화된 수곡을 받아들여 그 정기는 비장으로 귀속시킨다.

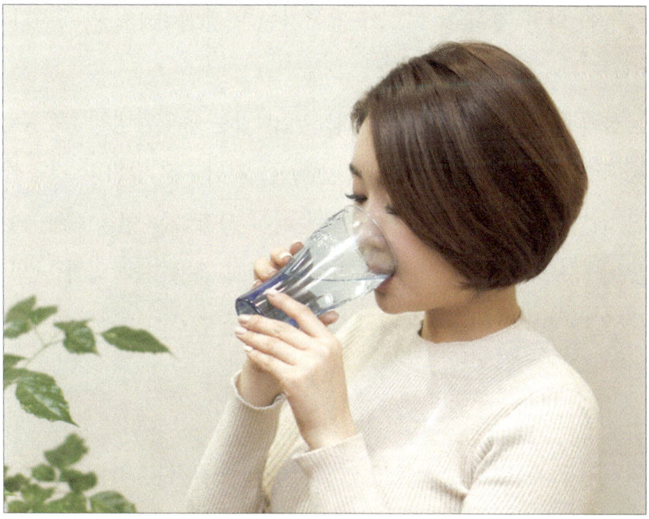

동시에 청탁을 분별하여 찌꺼기는 대장으로 수액은 방광으로 보내는 일을 한다. 설사와 번비도 소장에서 소설되는데 혈뇨가 나오는 것은 심장에 열에 넘쳐서이고, 혀가 단단해지거나 나 부어오르는 것도 심장과 소장의 실증이므로 물을 많이 마셔서 심장의 혈액이 묽어지도록 도와주어야 한다. 혈액 속에 혈장 99%가 물이므로 물을 많이 마셔주는 것은 피를 맑혀 심장의 부담을 줄일 수 있다. 또 설사를 많이 하면 피부가 건조해지고 까칠해지듯이 소장은 정수기와 하수도 같은 역할을 한다.

소장을 도와줄 수 있는 혈들은 위장의 하구이면서 소장의 상구(上口)인 유문혈, 소장의 하부가 되는 수분혈, 소장의 막이 되면서 모혈인 관원, 선추 1번의 횡선에 상료와 소장수를 따뜻하게 해 주면 도움이 된다.

미시부터는 낮의 열기로 인해 피부가 건조해지기 시작하므로, 오전에 물을 많이 마셔두어야 한다. 특히 다이어트 한다고 아침 식사 거르고, 점심도 대충 먹으면 미시가 넘어가면서 식탐이 일기 한다.

건강한 다이어트는 아침을 든든히 먹고, 점심도 잘 먹고, 소화가 다 된 오후 3시부터 다음날 아침 7시까지 하루 17시간을 단식하면, 비만 세포와는 영원히 이혼을 하게 된다. 비만으로 인한 여러 가지 문제와도 영원

히 이별하여, 어머니로부터 유전되는 비만을 자식에게 대물림 하지 않게 된다.

소장의 에너지를 강화시키는 소리진동은 느~~ 이므로 배꼽 아래 단전에 손바닥을 대고 느~~~ 9번

| 오후 신시(申時3시 ~ 5시)까지 신명나게 일해야 방광이 활성화된다. |

신시에는 뇌와 눈을 밝히는 방광이 왕성하게 활동하는 시간이다. 방광의 다른 이름은 오줌통이고 오줌을 모으는 통이라서 '진액의 부'로 부른다. 또한 신장이 오장에서 모인 피를 걸러낸 물을 저장하는 주머니라고 해서 오줌보다. 방광이 단순하게 오줌을 저장해서 몸 밖으로 내보내는 미시적인 활동을 한다면 '진액의 부'라 명명하지 않았을 것이다.

방광은 뇌와 심장에 산소를 전달하는 거시적인 작용이 더 크다. 눈을 간이 주관한다고 하지만 목(간)의 부모인 수 기운이 약하면 그 나무는 튼실할 수가 없다. 따라서 간의 기능 표현이 눈으로 나타나지만 수생목(水生木)의 원리로 눈이 밝혀지는 것이다. 또 목에서 나타나는 갑상선이나 편도가 방광의 영향을 받고 있다고 보는 것이 동양학의 연결고리 이론이다. 그 증거는 편도와 방광의 관계이다. 편도가 잘 붓는 사람은 방광이 약한 것이고, 편도가 없어지면 방광염이 더 잘 걸린다. 편도를 집에다 비유하면 현관문에 해당한다.

14경락 중 가장 많은 경혈을 거느리고 있는 족태양방광경은 눈 안쪽(정명)에서 시작하여 머리를 넘어 등에서 두 줄기로 나누어지고, 다리 뒷면을 지나 새끼발가락 지음까지, 좌우 134개의 경혈을 거느리고 있다. 눈은 뇌가 호흡하는 문인데, 눈 안쪽에서 시작하는 방광(膀胱)의 빛 '光' 자 만 봐도 뇌와 눈을 밝혀준다는 뜻이 내포되어 있다. 정명(睛明)이란 글도 눈동자가 해와 달의 에너지를 받아 뇌로 전달한다는 것임을 알 수 있다. 따라서 머리를 덮고 있는 모상근막으로 방광경이 넘어가면서 뇌와 소통하는 경혈이 배열되어 있다.

워터진동 두 번째 순서를 정명에서부터 시작하는 것은 뇌와 방광경으로 수분과 산소를 채워 주기 위함이다.

남성들의 전립선을 포함한 방광과 관련된 불편함은 하복부에서 삼초의 모혈인 기해(氣海 배꼽 아래)와 방광의 모혈인 중극을 따뜻한 손으로 45번 회전시켜주고, 45번 흔들어주며, 다시 45번 회전시켜 주고, 흔들어주기를 세 번 반복하면 방광근에 협착된 피부 호흡이 좋아진다.

방광의 에너지를 강화시켜주는 소리진동은 미~~이므로 하복부에 손바닥을 얹고 미~~~ 9번

| 오후 유시(酉時 5시 ~ 7)에는 신장을 통해 뇌척수액이 교환되는 세 번째 시간 |

유시는 방광과 표리 관계인 신장이 왕성하게 활동하는 시간대이다. 신장을 콩팥이라고 부르는 이유는 척추 좌우에 붙어 있는 콩팥의 역할이 각각 다르다는 의미이다. 우측 콩팥은 혈을 주관하면서 우측 뇌와 소통하고, 좌측 콩팥은 기를 주관하면서 좌측 뇌와 소통한다. 콩과 팥이 협력해서 전신의 피를 걸러주는 시간은 1분 50초 정도 걸리는데, 내가 한 잔의 물을 마시고, 10분 후에 화장실을 가면 전신의 피를 6번 걸러준 노폐물이 나가는 것이므로 물만 마시면 화장실 가는 건 당연한 일이다. 오줌을 내보내고자 하는 신호를 참고 무시하면, 오줌이 수뇨관을 역류해서 피를 타고 전신을 돌 때, 조직액이 비정상적으로 증가하여 부종을 만든다.

해부학으로 두개골에서 천골의 선천성 호흡을 담당하는 뇌척수막이 안으로는 뇌를 싸고, 밖으로는 머리뼈를 중앙에 두며, 겉으로부터 다섯 층이 존재한다. 다섯 층 중에 가장 심층인 거미막과 연질막 사이에서 뇌척수액이 흐르는데 뇌척수액은 하루 4번 교환된다. 시간은 아침 묘시와 오시, 저녁 유시와 자시인데 신장이 왕성하게 활동하는 유시 중에서 6시는 뇌척수액이 교환되는 세 번째 시간이다. 하루 중 세 번째 뇌척수액이 교환되는 이 시간은 콩팥이 전신의 피를 걸러 주는 시간이다. 신장의 기운이 왕성한 이 시간에 뇌척수액 교환 작용이 이곳에서 이루어진다. 콩팥은 몸속의 혈액을 걸러서 간으로 올려 보낼 때 혈액이 산성이나 알칼리성으로 치우치지 않도록 조절하며, 콩팥의 왕성한 활동이 코를 통해 끌어들이는 산소량을 늘려서 뇌척수애이 선천성 호흡을 잘 할 수 있는 에너지를 채워 준다. 뇌에는 림프가 없기 때문에 뇌척수액이 림프 역할도 대신한다. 뇌척수액이 림프 호흡을 하는 시간이 신장이 피를 걸러주는 시간과 동일한 것은 뇌세포는 85% 물로 이루어졌기에 수 기운이 왕성한 이 시간에 뇌가 필요한 물을 뇌척수가 끌어 올려 주는 것이다.

신장은 뇌척수액에 산소를 공급하여 뇌와 뼈를 기를 때, 귀가 신장의 에너지를 끌어올리는 두레박 역할을 하고, 어금니가 두레박의 줄 역할을 하며, 갑상선과 뇌척수액은 두레박에 담긴 물에 비유할 수 있다.

새끼발가락에서 방광의 지음에서 기운을 얻어 발바닥의 용천에서 시작하여 앞가슴의 쇄골 아래 유부까지 좌우 45혈을 거느리고 있는 족소음 신경은 혈보다 기가 많은 다기소혈이다. 이 시간에는 묘시에 몸속에서 오장을 에워싸고 영위(營爲)하던 위기(衛氣)가 몸속으로 퇴근하는 시간이므로, 외부에서의 밤 운동은 사기로부터 침범당하기가 쉽다. 신장의 기운을 강화시키려면 요추 2번에서 신장의 호흡을 여닫는 명문, 명문과 수평선상에 있는 신수와 지실, 옆구리 신장 모혈인 경문, 신장의 기운을 북돋우는 상곡의 피부 호흡을 도와주면, 허리에 힘이 생긴다.

신장의 에너지를 강화시켜주는 소리진동은 비~~이므로 허리 높은 곳에 양손을 받히고 비~~ 9번, 백회에 손을 대고 비~~ 9번을 해주면 머리의 4천문이 호흡을 하게 된다.

| 저녁 술시(戌時 7시 ~ 9시) 술시에 먹는 과식은 복부 비만의 원인이 된다. |

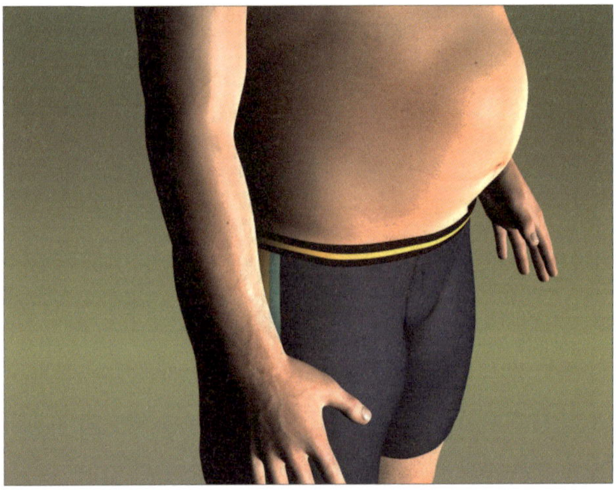

술시는 몸에서 기를 주관하는 삼초와 표리 관계인 심포의 기운이 왕성한 시간이다. 심포는 심장을 에워싸고 있는 막이므로 심장을 임금에 비유한다면 심포는 임금을 보좌하는 영의정에, 삼초는 우의정에 비유할 수 있다. 또 심포가 임금이 사는 궁궐을 둘러싸는 성곽이라면 삼초는 그 성곽을 지키는 장수에 비유할 수 있다. 지구는 오전에 숨을 내쉬고, 인간의 몸은 오전에 대기의 에너지를 받아들인다. 지구가 오후에 숨을 들이쉬면, 인간의 몸은 오후에 몸의 독소를 배출하는데 술시에 심포가 그 역할을 맡는다. 심포는 내분비계의 호르몬과 림프 순환을 담당하기 때문이다.

코로 들이쉬는 숨이 기능면으로는 폐로 가지만 생리적으로는 근막을 타고 콩팥으로 들어가는데, 이때 몸속을 순환하고 나오는 림프의 독소는 심포의 힘으로 몸 밖을 나오게 된다. 술시부터는 몸의 온도가 점점 내려가는 시간대이므로 따뜻한 물을 마셔서 몸에 온도를 높여 주어야 피부를 윤택하게 해 주는 진액(호르몬)이 전신에 고루 분포할 수 있다. 때문에 체온이 점점 내려가는 술시에 술을 마시면 속은 냉해지고, 속에서 밀려 나온 열에 의해 몸 바깥에는 열이 난다. 몸속이 냉해지므로 이 시간에 술 마시기를 즐기는 사람은 심장과, 간이 부담을 받아 혈압에 문제가 올 수 있고, 배가 나오는 상체 비만이 되기 쉽다. 술시에 과식하면 복부 비만이 되므로 심장은 심통이 나고, 심포는 심보가 고약해진다.
옆 가슴의 천지에서 시작하여 팔 안쪽 정중앙을 따라서 수 기운을 관장하는 중지(中指)의 중충까지 좌우 18개의 경혈을 거느리고 있는 수궐음심포은 기보다는 혈이 풍부한 소기다혈(少氣多血)이다.

심포의 기운을 돋구어 주는 손바닥의 노궁, 음유맥과 삼초의 외관과 소통하는 내관, 호르몬을 활성화시켜 주는 곡택, 팔뚝살을 빼주는 천천, 유선의 막힘을 소통시켜 주는 천지의 피부호흡을 도와주면, 얼굴 안색이 밝아진다.

| 밤 해시(亥時 9시~ 11)에 마시는 따뜻한 물은 지방을 분해시키는 약이 된다. |

해시는 심포와 표리 관계를 이루는 삼초의 기운이 왕성한 시간이다. 삼초도 심포와 마찬가지로 해부학 형상이 없는 에너지체이다. 삼초의 기운을 개인에 비유하면, 세상에 태어나서 성장하고 자립하기까지 사회 · 경제적으로 큰 힘이 되어 주는 것은 부모님이다. 부모님의 경제는 개인이 사회에서 일인 다역을 소화해낼 수 있는 힘이 되고, 부모님이 닦아 놓은 명예나 권력은 사회활동을 시작할 때 하늘에서 내려온 동아줄 같은 배경 내지는 음덕이 된다. 이처럼 몸에서 형상으로 나타나는 오장육부의 부모 같은 역할이 삼초와 독맥이다.

해시의 해(亥)자를 설문으로 풀어 보면 두 남녀가 서로 바주 붙어 해해거리는 상형문자가 된다. 옛 어른들께서 돼지날 돼지시에 수태하면 아이의 머리가 우둔해진다는 속설이 있다. 이를 믿지 않는다 해도 해시는 도랑에 물이 넘쳐 둑이 터지듯이 정기(精氣)가 몸에 채워지는 시간이다. 따라서 해시에 술에 취해 가슴에 쌓인 감정이 밖으로 터지는 것은 삼초의 기운이 간을 자극해서 간의 성질인 분노가 폭발하는 것이다. 중요한 것은 술에 취해 수태한 정자는 술 취한 수정란이 된다.

심포는 심장을 돕는 기운이지만 호르몬을 조정하는 에너지체이고, 삼초는 정신과 사상을 조절하는 중도지관이다. 삼초를 이해할 때 몸통 전체가 눈 목(目) 자처럼 삼등분으로 나눌 수 있다고 연상하고, 맨 아래 칸은 신장이 하초를 담당하는 영역에, 중간은 간이 중초를 담당하는 영역에, 맨 위 칸은 폐가 상초를 담당하는 영역으로 나눌 수 있다.

황제내경에서는 삼초의 형상을 표현할 때 상초는 안개와 같다(上焦如霧)고 하고, 중초는 물거품과 같다(中焦如漚)고 하며, 하초는 도랑과 같다(下焦如瀆)고 해서 잘 흘러야 함을 강조했다. 상초는 안개가 증발하듯 가벼운 에너지가 피부와 근육 사이에 따뜻한 기운을 채워 주고, 중초는 수곡의 영양과 산소를 피로 변화시켜 전신을 운행하게 하는 것이 마치 물거품이 부글거리는 것 같으며, 하초는 몸을 순환하고 몸 밖으로 배출되어야 하는 물질들을 내보낼 때 잘 흐르는 도랑과 같아야 한다는 것이다.

삼초경의 부(腑)는 하복부 방광의 모혈인 중극 좌우 위경의 '기충' 에 있다. 기충은 음양의 통로이며, 위경의 기운이 일어나는 곳이다. 기충은 수곡의 영양을 실어 나르고, 12경락을 통하게 하여 기혈을 운행하게 하는 이유로 '의학 입문' 에서는 이곳을 삼초가 행기(行氣)하는 부라 한다. 해부학에서 기충은 허리 통증을 유발하는 단내전근의 호흡을 도와주는 문이다. 따라서 해시에는 따뜻한 물을 많이 마시고 잠자리에 드는 게 좋다. 물을 마시고 자면 화장실을 자주 갈 수도 있지만, 자는 동안 두 번 정도 화장실을 가는 것은 지극히 정상적인 순환이다.

| 밤 자시(子時 11시 ~ 새벽1시)에 잠이 들어야 가벼운 아침을 맞이한다. |

자시는 담(膽)과 표리 관계를 이루는 간이 왕성하게 활동하는 시간이다.

자시는 땅과 하늘이 소통하는 시간이라고 하듯이, 몸에서는 뇌척수액이 교환되는 시간이기도 하므로 하늘인 머리와 땅에 속하는 미골이 뇌척수액으로 소통하는 시간이다. 몸에서 간은 병리적 현상으로 담은 정신적 변화로 나타난다. 담의 기능은 몸에서 겨드랑(액와)이를 주관하니 겨드랑이와 쇄골 위에서 위경의 결분이 담의 통로이다. 의학 입문에 좌우 일월의 두 혈은 담의 막이 된다.

담은 오장육부를 바르게 조정하는 중정지관으로서 결단과 판단력을 주관함으로써 사유 활동 영역에 중요한 역할을 담당한다. 오장육부에서 위장, 소장, 대장, 방광은 음식물의 소화흡수와 배설을 위해 끊임없이 채우고 비우는 것을 반복하지만 육부에 속하는 담은 홀로 청장(靑腸)지부로서 몸의 소화 흡수를 조정하여 후천적인 에너지 균형을 돕는다. 또한 담의 맑은 기운은 눈과 정신력(지혜)을 밝혀 준다. 다른 육부에 비해 쓸개만이 표리관계인 간에 붙어 있는 것은 간의 역할이 중요하므로 간을 도와 몸과 마음이 어느 한편으로 치우치지 않고(中道, 中庸), 생각과 말이 행동으로 일치할 수 있도록 판단력을 조정하기 위함이다.

담의 에너지를 강화시켜 주는 소리진동은 쿠~~ 이므로 오른쪽 가슴아래에 손바닥을 얹고 쿠~~ 9번

| 새벽 축시(丑時1시 ~ 3시) 간이 장군지관의 임무를 수행하는 시간 |

축시는 담과 표리 관계인 간이 왕성하게 활동하는 시간이다. 간은 반 이상이 병들어도 통증이 없어 입이 무거워야 하는 장군에 비유하여 장군지관(將軍之官)이라 하고, 오장 중에서 수고로움이 지극하므로 쉴 '파' 와 지극할 '극' 자를 써서 파극지본(罷極之本)이라도 하며, 혼백(魂魄) 중에 혼을 주관하므로 '혼지관' 이라 한다. 무언가 골똘히 생각하거나 멍하니 먼 곳을 바라보는 사람을 가리켜 '넋 나간 사람' 이라고 하고, 갑자기 크게 놀라거나 충격을 받을 때 정신이 혼미해지는 현상을 혼비백산(魂飛魄散)이라 하며, 마음을 졸이며 긴장하는 것을 '애간장을 녹인다.' 고 한다. 이 모두가 간을 염려하는 말이다. 축시에 간의 작용이 전신에 축축하게 적셔지면 인시에 가벼운 몸과 마음으로 일어날 수가 있게 된다.

간은 신장으로부터 올려 받은 혈액 저장작용, 조절 작용, 조달 작용, 소화 흡수 작용, 면역 조절 작용, 방어 작용, 소통 작용, 해독 작용, 분해 작용 등, 간의 역할은 500여 가지가 넘는다.

저장 작용 : 간이 혈액을 저장함에 있어 적절하면 어진 사람이 되고, 넘치면 기고만장해지고, 비판하기 좋아하고, 화를 잘 내고, 언어나 행동이 거칠어진다. 반대로 부족하면 소심해지고, 겁이 많으며, 꿈을 많이 꾼다.

조달 작용 1 : 간의 조달 작용이 잘 이루어지지 않으면 억압받는 것도 싫고 구속받는 것도 싫어해서 스스로 고달픈 삶을 만들어 간다.

조절 작용 2 : 조절 작용에 있어 기억력, 소리, 피부, 방광, 항문, 대장의 근육을 조절한다. 저장이나 조절 작용이 잘 안 되면 간이 붓기도 하고, 줄어들기도 한다. 조절 능력이 약해지면 생리가 불규칙해지고 불면증, 정서불안, 갑상선, 편도선이 붓는다. 소화 흡수에서는 간에 열이 차면 속이 메스껍거나 구토가 일어날 수 있는데 이때는 매실차나 신맛이 나면서 성질이 찬 아스피린이 빠른 효과를 보여 준다. 면역 조절 작용 : 면역 조절에 있어서는 전신의 피부에 나타나는 문제와 염증들이 다 포함되지만 얼굴에서 볼에 올라오는 여드름이나 기미, 검버섯, 잡티들은 모두 간의 면역 조절의 문제이다.

소통 작용이 잘 안 되면 속으로는 어혈이 생기고 밖에서는 피부에 멍이 잘 든다. 간을 돕는 음식으로는 제첩국과 다슬기, 육류로는 닭고기, 봄에 나오는 첫 나물, 부추 등 푸른 색 음식들이 간에 도움이 된다.

간의 에너지를 강화시켜 주는 소리진동은 그~~이므로 오른쪽 가슴 아래 손바닥을 얹고 그~~ 9번 반복

| 하고 싶지 않는 과식의 이유 |

인간의 뇌는 자기 체중의 1/50을 차지하고, 9조 개나 되는 신경 세포(컴퓨터 칩)가 존재한다. 뇌 세포는 85%가 물로 이루어져 있으며, 혈액의 20%가 흘러들어간다. 뇌가 필요한 물질을 혈액에서 취사선택하여 공

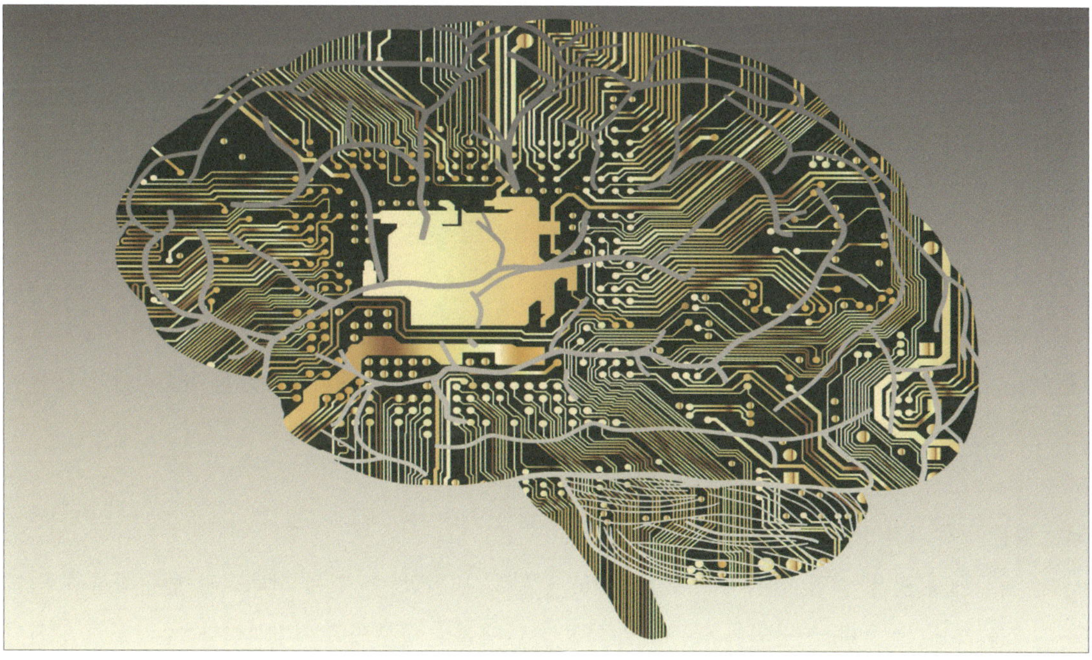

급받는다는 뜻이다. 깊은 잠을 자고 있는 무의식중에도 뇌는 특별한 활동을 한다. 수면 중에도 뇌는 전신에서 보내오는 모든 정보를 포함하여 낮에 보고 느낀 신체, 사회, 환경, 음식 등 습득한 정보를 처리하느라 엄청난 양의 에너지를 소모한다.

정보 처리와 동시에 뇌 세포에서는 필수 물질을 생산하고, 이 물질을 정보를 받아들인 신경 말단으로 보낸다. 전달 과정에도 엄청난 에너지가 사용된다.

뇌 세포가 사용하는 에너지는 대부분 ATP(ATP 와 GTP(핵심적 세포의 밧데리 즉 생체 내 에너지로 화학반응을 하는 활성이 있는 단백질의 총칭). 이렇게 두 가지 형대로 저장한다. ATP 와 GTP는 동물체의 신체에서 건전지와 같은 역할을 하는 물질로 세포 속에 저장된다.
또한 뇌 세포의 특정 활동에 쓰이는 에너지는 뇌세포의 여러 부분 - 주로 세포막- 에 위치해 있는 ATP에서 공급받는다. 세포막은 정보가 들어가고, 세포 활동이 시작되는 곳이다. 각 세포에서는 에너지 배급 시스템이 가동 중에 있는데, 이것을 자극한다고 해서 항상 ATP가 에너지로 변환되는 건 아니다.

에너지를 분류시키는 '자극' 을 선별하는 데는 기준이 있다. 뇌는 중요한 자극이 어떤 것이고, 에너지를 사용할 필요가 없는 자극이 어떤 것인지 철저히 계산해서 선별한다. ATP 저장량이 적을 때는 자극이 많더라도 대부분 에너지가 유리되지 못한다. 그러므로 활동이 과다한 뇌 세포에 ATP 저장량이 적으면, 해당 뇌세포가 관할하는 신체 기능이 제대로 수행되지 못하여 피로 증상이 나타난다. GTP도 ATP와 똑같은 과정을 거쳐 처리된다. ATP가 부족해서 주요 신체 기능에 문제가 생길 수 있는 응급 상황에서 GTP는 ATP를 대체할 수 있다.

뇌의 에너지 저장고에 저장되는 에너지는 당분에서 만들어진다. 뇌는 지속적으로 혈액의 당을 ATP와 GTP로 변환시킨다. 물이 뇌 세포로 자연스럽게 흘러들어가면서 특수한 발전 펌프를 돌리면 수력 전기가 생산된다는 사실이 최근에 밝혀졌다. 댐에 물이 공급되면 낙차에 의해 수력을 얻는 것과 같은 원리이다. 그러므로 뇌는 다음의 두 가지 방법으로 에너지를 생산한다.
첫째, 음식을 소화시켜 당분을 만들어서 에너지를 생산한다. 둘째, 물을 공급받아 수력 전기로 변환시킨다.
뇌는 '수력 전기' 에 에너지의 상당량을 의존하고 있는 것으로 보인다. 특히 신체 곳곳의 신경 말단으로 에너지를 전달하는 시스템에 '수력전기' 를 특히 많이 이용한다. 뇌의 에너지 수요를 만족시키기 위해 인체는 혈당을 정상 범위로 유지하는 아주 정밀한 시스템을 자체적으로 운영한다.

뇌는 다음의 두 가지 방법으로 혈당을 조절한다.
첫째, 식사에서 당을 직접 섭취하는 것 외에도, 당분을 변환할 수 있는 단백질과 탄수화물을 먹도록 신호를 보낸다. 둘째, 저장되어 있는 탄수화물과 단백질을 당분으로 변환시킨다. 후자를 '당신생

(gluconeogenisis)'이라고 한다. 이는 다른 물질에서 당을 다시 만들어내는 것을 뜻한다. 뇌에서 사용될 당을 이런 방법으로 새로이 만드는 작업은 간에서 이루어진다.

뇌 활동을 위한 에너지가 대부분을 당분에 의존하기 때문에 인체는 단 음식을 좋아하고, 단맛에 즐거움을 느낀다. 뇌는 당분을 필요로 하기 때문에 단맛이 혀를 자극하면 다른 장기들의 기능을 활성화하는 어떤 암호 체계가 생기게 되어 있다. 단맛에 특히 활성화되는 장기는 간이다. 예를 들어 혈중에 당 수치가 떨어지면 간은 당을 생산하여 혈류로 흘려보냄으로써 혈당을 일정하게 유지한다. 처음에는 간이 저장된 탄수화물을 이용해서 당으로 변환시키지만, 그 후에는 단백질과 소량의 지방을 사용한다. 지방을 당으로 변환시키는 과정은 시간이 아주 오래 걸린다.
지방은 인체가 오랫동안 음식 없이 비딘 후에야 대사되기 시작한다. 이에 반해 단백질은 지방보다 당으로 비교적 쉽게, 빨리 변환된다. 저장된 지방은 '지방산' 이라는 단위로 구성되어 있다. 지방산이 에너지를 낼 수 있는 물질로 분해되는 것이다. 지방 1g은 9칼로리의 에너지를 낸다. 단백질과 당은 1g당 4칼로리의 에너지밖에 내지 못한다. 바로 이 때문에 지방을 먹으면 배고픔을 덜 느끼는 것이다.

어린이의 경우, 저장된 지방은 갈색을 띠고 많은 양이 혈액을 따라 순환한다. 갈색 지방은 직접 대사되어 에너지를 생산한다. 성인이 되면 혈액에 포함된 지방이 적어지고, 저장된 지방도 간과 근육에서 지방산으로 전환하는 효소를 접할 기회가 적어진다. 근육은 활동하지 않으면 근육의 단백질이 효소의 공격에 쉽게 노출되어 당분으로 변환된다. 그러나 근육이 활동할 때는 저장된 지방을 우선적으로 대사해서 에너지로 사용하고 근육 량을 유시한다. 지방을 분해하기 위해 근육은 지방 분해 효소, 일명 '호르몬 감수 리파제(hormone-sensitive lipase)' 를 활성화시킨다. 스웨덴에서 반복 시행된 혈액 실험에서, 이 효소는 한 시간 정도 걸으면 활성화되고, 지방 분해 효과는 12시간 동안 지속된다는 결과가 나왔다. 일단 근육이 지방을 사용하기 시작하면 뇌가 사용할 당분은 지방에서 충분히 공급된다.

– 출처 뱃맨겔리지 자연이 주는 최상의 약 물 –

| 살이 찌는 이유는 간단하다. 뇌가 물을 달라고 하는데 음식을 주기 때문이다. |

매일 1시간씩 꾸준히 걸어주면 몸의 온도를 높여 지방 분해 효소의 기능이 더욱 활성화된다. 체중을 감량할 때는 근육 운동도 함께 해야 지방을 분해하는 생리 반응이 지속된다. 하루 1시간을 걸으면 높아진 체온으로 인해 지방 분해가 이루어지는 시간은 24시간 지속된다. 따라서 근육 운동으로 체온이 높아지면 지방 분해 효소는 혈관 벽의 지방 플라크와 지방 축적물도 청소한다. 인체란 발을 움직여 걷고, 필때 머리에 정체된 열이 자연스럽게 내려온다. 근육 운동은 몸 안에 지방을 저장하지 않으면서 적정한 식사량과 시기에 대한 신호를 보내온다. 인체는 그렇게 만들어져 있으며 그렇게 할 수 있다.

그러나 뇌 활동량이 늘었는데도 (특히 스트레스 상황에서), 신체가 충분히 운동을 하지 않아 뇌에 필요한 당을 충분히 공급하지 못하면, 배고픔을 참지 못하는 사람은 더 자주, 더 많이 먹게 된다. 만약 에너지 생산용 물을 보충하기 위해 인체가 보내는 갈증 신호를 배고픔으로 오해하여 물 대신 음식을 섭취하면 상황은 더욱 심각해진다. 살이 찌는 이유는 간단하다. 뇌의 끊임없는 활동에 필요한 에너지를 공급하기 위해 물이 아닌 음식을 먹기 때문이다. 그러나 음식을 먹으면 음식의 20%만 뇌에 도달한다. 나머지 80%는 근육이 사용하거나 지방으로 저장된다. 물을 에너지 공급원으로 사용하면 지방으로 저장될 일이 없다. 과잉 공급된 물은 소변으로 배출되기 때문이다.

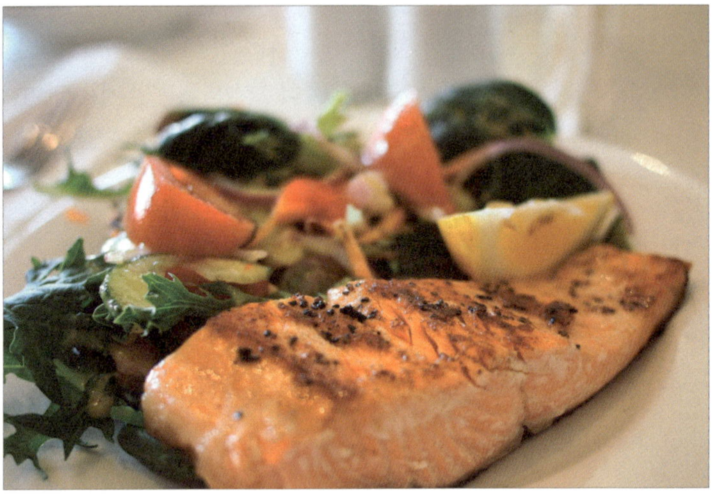

| 대물려 주지 않는 다이어트 작전과 실천 |

저자는 비만 고객을 관리할 때 저녁 한 끼 굶기를 적극 추천한다. 왜 저녁을 안 먹어야 하는지를 경락 유주시간으로 설명한다. 다이어트는 몸속의 체온을 높여 주는 방법을 일러주고 도와주어야 한다.
이 방법은 결혼을 앞 둔 예비 신부, 뼈와 관절이 약하면서 비만인 분, 갑상선 기능 저하증, 폭식으로 인한 비만, 산후조리를 하는 산모, 집중력을 높이고 싶은 학생, 골다공증이 있는 비만인, 그리고 건강한 아름다움을 원하는 분들께 적극 추천한다. 덧붙이자면 살 잘 빠지는 약이나 가공 식품을 권하지 않는 것을 원칙으로 한다. 바람직한 방법이 아니기 때문이다.

| 대물려 주지 않는 다이어트 24 작전과 실천하기 |

1. 아침 묘시(7시~9시)에 600리터의 물을 따뜻하게 데워서 마신다. 30분 후에 황제처럼 식사를 한다.
2. 낮 오시(11시~ 오후 2시) 점심 먹기 30분 전까지 600리터의 물을 마신 후 맛있는 점심을 먹는다.
3. 식 후 2시간 이후부터 따뜻한 물을 1시간 간격으로 한 컵씩 마신다.
4. 저녁 굶기 : 오후 3시 이후부터 물 이외는 아무것도 안 먹는다. 단 미역국은 실컷 먹어도 좋다.
5. 잠자리에서 두 손바닥을 마찰시켜 따뜻한 손바닥으로 배꼽을 중심으로 복부를 45번 돌려준다.

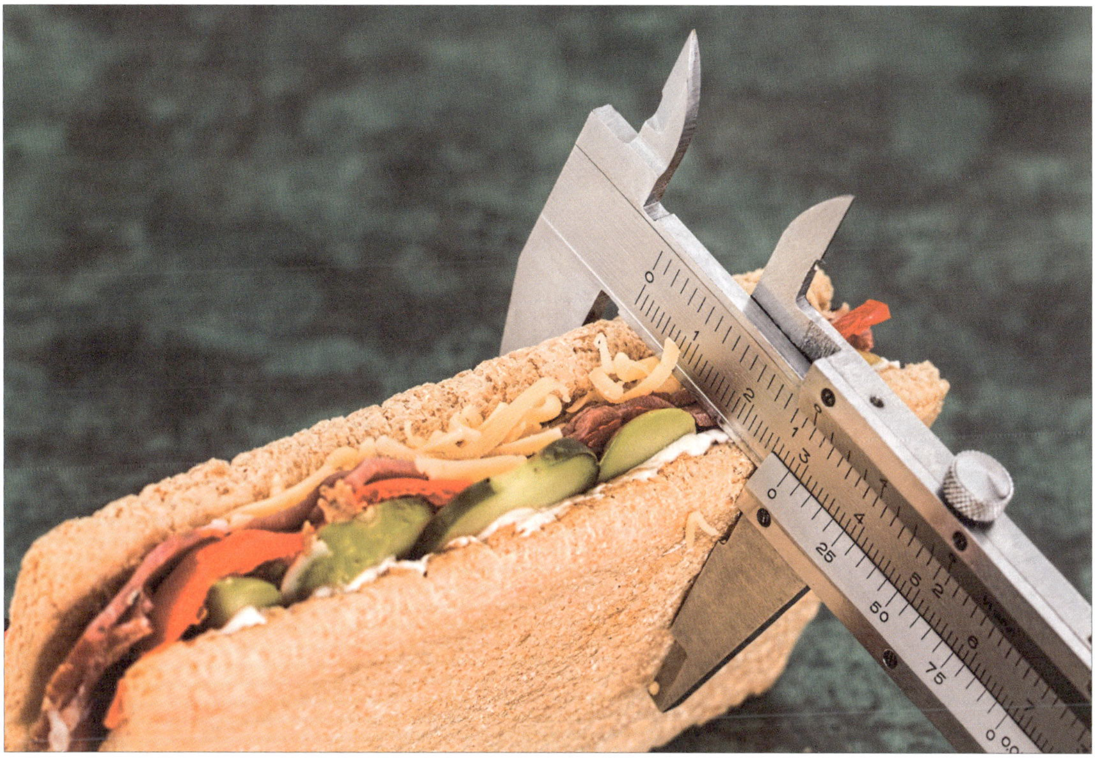

| 날씬해지고 싶은 사람이 미역을 많이 먹어야 하는 이유 |

동의보감에서는 미역을 해채라고 하는데 "해채는 성질이 차고 맛이 짜며 독이 없다. 효능은 열이 나면서 답답한 것을 없애고 기(氣)가 뭉친 것을 치료하며 오줌을 잘 나가게 한다."는 기록이 있다. 미역국에 소고기를 넣는 이유는 성질이 찬 미역에 온도가 높은 소고기(42도)가 궁합이 잘 어울리기 때문이다.

미역은 전복 · 소라의 주요 먹이로서 주로 우리나라, 일본, 중국 등지에서만 식용으로 이용된다. 식이섬유와 칼륨, 칼슘, 요오드 등이 풍부하여 신진대사를 활발하게 하고 산후조리, 변비 · 비만 예방, 철분 · 칼슘 보충에 탁월하여 일찍부터 애용되어 왔다.

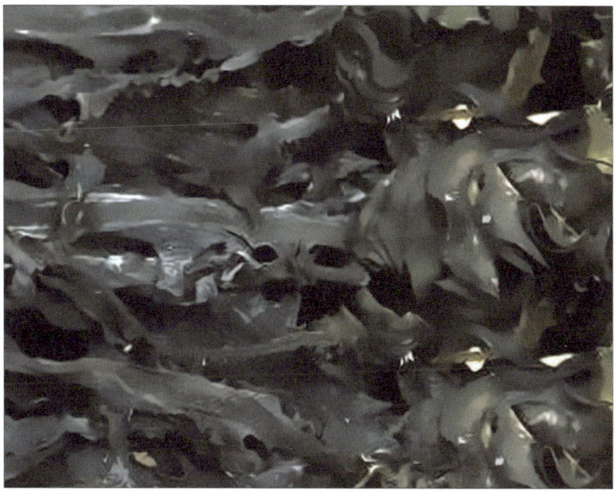

저열량, 저지방 식품으로 식이섬유가 풍부하여 포만감을 주며 장 운동을 활발하게 하여 변비를 예방해 주는 미역은 중금속과 오염 물질을 몸 밖으로 배출하는 점질성 다당류인 알긴산이 풍부하다. 또 인체의 골격과 치아를 형성하는 데 필수적인 칼슘과 정신을 안

정시키는 칼륨, 암 발생을 억제하는 셀레늄이 풍부하고, 방사능 해독 작용도 있다.

현재 부산광역시 기장군이 기장 미역 · 다시마 특구로 지정되어 이를 명품으로 육성하고 있다. 미역도 다시마와 같이 방사선에 민감한 갑상선 부위의 오염을 예방하고 해독하는 요오드 성분을 다량으로 함유하고 있어서 일본의 원자력 발전소 사고 이후 소비가 증가하고 있다고 한다.

미역의 영양 성분

영양 성분 : 100g기준

단백질 2.10g	지질 0.20g	수분 88.80g	칼슘 153.00mg	인 40.00mg	비타민A 233.00RE
베타카로틴 1,398.00㎍	비타민E 0.10㎍	비타민K 14.00㎍	엽산 20.50㎍	회분 3.90g	탄수화물 5.00g
식이섬유 4.75	철 1.00mg	아연 0.30mg	망간 0.05mg	비타민C 18.00mg	비타민B_1 0.06mg
비타민B_2 0.16mg	비타민B_6 0.03mg	니아신 1.00mg			

한글이 사라지면서 병을 키우는 디스크와 림프 문제를 고발합니다.

림프(lymph)와 임파(淋巴)

림프는 서양식 표현이고 임파는 동양식 표현이다. 임파의 '淋' 자의 상형을 보면 나무와 물이 어우러진 글이다. 혈관을 흐르는 액체를 혈액이라 하고, 임파관을 흐르는 액체를 임파액이라 하는데, 임파액은 혈장에서 기원(基源)하여 모세혈관을 따라 전신의 조직에서 스며나온 액체로서 혈액과는 다른 물과 같이 맑은 조직액이다. 임파액의 작용은 혈관과 조직액과의 사이에 있어서 조직에 영양물과 산소를 주고, 조직으로부터는 탄산가스와 노폐물을 운반하여 혈액 속으로 보내는 역할을 한다. 임파선은 임파구를 만들고, 면역체를 만들어 혈중으로 보내고, 세균의 감염이 있으면 세균을 처리하여 세균이 전신에 번지는 것을 방지하는 역할을 한다. 즉 임파선염을 일으키는 것이 세균이 전신으로 퍼지지 못하게 처리하는 과정이다. 물이 부족하면 나무가 자랄 수 없듯이, 몸속에 물이 부족하면 혈관과 림프액이 탁해진다.

몸에서 임파를 생산하는 가장 큰 기관은 비장이다. 비장은 임파구를 만들어 저장하고, 태생기에는 조혈작용을 하고, 생후에는 쓸모없는 적혈구를 파괴하는 작용을 한다. 파괴된 적혈구는 문맥을 통하여 간에서 담즙의 재료가 된다. 또 항체 즉 면역체를 생산하고, 세균이나 이물질 등의 병원체를 박멸하기도 한다. 혈액을 만들어 저장하기도 하고, 골수의 조혈기능도 조절하는 임파의 순환을 돕는 길은 물을 많이 마시고, 위장과 비장의 토(土)기운을 활성화시켜주면 피부 면역력이 높아질 수 있다. 흉막액과 심막액, 복막액과 뇌척수액 등도 일종의 임파 역할을 한다.

디스크와 추간판탈출증

디스크란 원래 음반 즉 레코드판의 이름이다. 척추의 모양이 둥근 음반을 닮았다하여 '척추 원반 탈출증'을 일상적으로 디스크로 부르게 되었다. 척추 원반(척추뼈의 추체(推體)와 추체 사이에 있는 편평한 판 모양의 물렁뼈)이 어느 한쪽으로 눌리면서 물렁뼈가 척추와 척추 사이로 빠져나오는 현상을 디스크로 부르니 일반인들은 디스크가 큰 병이라고 생각하는 경우가 많아 전문가의 글을 빌려보기로 한다.

먼저 답부터 말하자면 허리 디스크나 목 디스크는 고질병이 아니다. 허리 통증이나 목에 나타나는 통증은 흔하게 나타나는 증상이며 대부분 일반적으로 생각하는 척추 질환은 엄밀히 말하면 병으로 볼 수 없다.

허리디스크는 척추 뼈와 뼈 사이의 구조물인 디스크가 탈출된 증상을 말한다. 일반적으로 허리디스크라고 불리지만 디스크는 구조물의 이름일 뿐, 허리디스크에 해당하는 정확한 질환명은 '요추추간판탈출증'이다.

흔히 병명처럼 사용되어 온 '디스크'는 사실 병명이 아니라 척추 뼈와 척추 뼈 사이를 연결하는 구조물을 뜻한다. '디스크'의 정확한 의학 용어는 '추간판'이다. 우리 몸의 디스크는 모두 23개로 경추 제1번과 제2번을 제외한 모든 척추 뼈 사이에 있다. 디스크를 자세히 살펴보면 바깥쪽은 탄력성이 좋고 질긴 섬유질 성분으로 된 섬유륜으로 되어 있고, 안쪽은 젤리처럼 말랑말랑한 수핵으로 되어 있다. 수핵은 80%가 물이고 나머지가 콜라겐으로 구성되어 있어 젤리보다 훨씬 액체에 가까운 형태이다. 디스크가 탄력성을 계속 유지할 수 있는 것은 수분을 많이 포함하고 있어서 그렇다. 이러한 구조는 척추 뼈에 가해지는 외부로부터의 충격을 흡수하고 척추의 움직임에 따라 몸을 유연하게 움직일 수 있도록 해준다.[네이버 지식백과] 허리디스크 (자생한방병원 한방의학정보)

림프보다 임파(淋巴)로 이해하면 몸에서 가장 큰 임파기관인 비장의 기능을 강화시키는데 주력하여 면역력을 높여줄 수 있고, 디스크보다는 추간판탈출증이나 물렁뼈 눌림이라고 이해하면 눌린 쪽을 펴주는 운동이나 요가 또는 교정을 통해 본래의 추간판으로 회복할 수 있다. 이 외에도 영문표기로 인해 병이 아닌 소통제한을 병으로 오인하여 고생하는 분들을 너무 많다. 임파는 물과 음식조절로, 디스크는 교정이나 요가와 운동으로 추간판이 제 자리로 돌아 갈 수 있다고 본다. 실제로 교정을 배울 때 그런 경험을 했다.

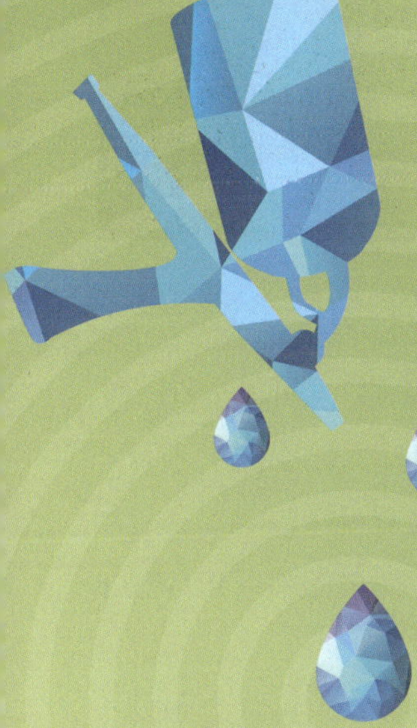

동양학으로 보는 피부이야기

- 대우주와 소우주
- 12피부는 호흡으로 오장의 독소를 발산한다
- 12피부는 색으로 말한다
- 12피부는 호흡으로 오장의 독소를 발산한다
- 12피부로 나타나는 뫼비우스띠
- 알아두면 좋아요!!

| 대우주와 소우주 |

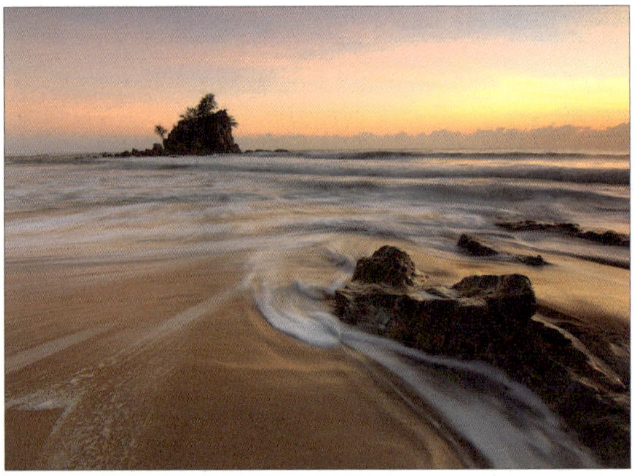

태양계가 1백50억 년에서 1백20억 년 전에 빅뱅으로 시작된 것이 우주의 일부라면 지구를 포함한 우주 전체가 공통적인 원소로 이뤄진 것은 당연한 일이다.
인체의 3분의 2가 물인데, 물 분자 하나에는 산소 원자가 한 개지만 수소 원자는 두 개가 들어 있는 것에서 알 수 있듯이 우주에 가장 많은 수소가 우리 몸에 제일 많은 원소이기도 하다.
우주와 인간 사이에는 놀라운 유사성이 존재한다. 우주의 구조를 살펴보면 태양과 같은 별이 대략 천 억(1011 ; 1에 0을 11개 붙인 수) 개가 모여서 은하계를 만들고 이런 은하계가 대략 천 억 개 모여서 전체 우주를 만든다. 신기하게도 우주의 은하계 수와 은하계 안에 있는 별의 수가 비슷하다. 그러니까 우주에는 약 1000억 x 1000억 개의 별이 있는 것이며, 지금도 계속 별은 생성과 소멸이 진행되고 있다. 우주가 별의 집단이라면 인간은 원자의 집단이다. 인체에는 원자가 몇 개나 들어 있을까? 원자는 너무 작고 가벼운 입자라서 소주잔 반 잔 정도인 10g의 물에는 1024개(다시 확인) 정도의 원자가 들어 있다.
은하계가 우주의 중간 단계 구조라면 인체의 중간 구조는 세포이다. 원자가 모여 분자를 만들고, 분자가 모여 세포를 만들며, 세포가 모여 기관과 몸을 만드는 것이다. 인체에는 세포가 몇 개나 있을까? 세포 하나하나에는 32억 개의 염기쌍을 지닌 DNA가 들어 있다. 인체에는 이런 세포가 60조 내지 1백조 가량 된다. 별, 은하계, 우주의 구조적 관계가 원자, 세포, 인간의 관계에도 그대로 적용된다.(프렉탈 법칙 참조)
우주의 주된 원소인 수소가 인체의 주된 원소이다 보니 원소 면에서나 구조적인 면에서 인간은 소우주이다. 자연은 어쩌다 자신의 일부로서 우주적인 원리를 내포한 인간을 생성시켜서는 자신의 비밀을 파헤치게 했는지 생각할수록 신기하기만 하다.

위의 내용은 우주의 원리를 인간이 알고, 자연의 진리를 스승으로 삼아 살아가라는 메시지 같아서 서울대 어느 교수가 신문에 올린 글을 옮겨보았다.

| 12피부는 호흡으로 오장의 독소를 발산한다 |

두 손바닥을 100번 정도 강하게 문지른 후 냄새를 맡아 보면 탄내가 난다. 손이 화 기운에 속하므로 두 손을 문지를 때 모공이 열려 머리를 포함한 상체의 화기가 빠져나오기 때문이다.
두 발바닥을 100번 정도 강하게 문질러 냄새를 맡아 보면 구린내가 나거나 썩은 내가 나기도 하고, 쉰내가 나기도 한다. 발에서 냄새가 다양하게 나는 건 발이 오장 육부의 노폐물 산실이라는 증거이다. 두 손바닥과 두 발바닥을 모두 합쳐도 전신의 9분의 1 정도 밖에 안 된다. 그러나 몸에서 땀이나 노폐물을 배출할 수 있는 능력은 70%이다. 이 중에서 40%가 발에서 작용해 주어야 한다. 따라서 몸에서 정맥의 순환이 잘 안 되면 발에서 냄새가 더 많이 난다. 발에서 나는 쉰내는 간과 담의 독소가 빠지는 냄새이고, 썩은 냄새는 신장과 방광의 독소가 빠지는 냄새이며, 구린내는 소화 흡수가 잘 안 되어 복부에 노폐물이 많이 누적되어 있다는 표현이다. 이렇게 손발 외에도 몸 전신의 8만 4천 모공이 호흡으로 몸속의 노폐물을 배설하고, 외부의 신선한 공기를 받아들이는 일을 동시에 하고 있다. 평소에 콧숨을 잘 쉬는 것도 중요하지만 피부 전체로 호흡을 하는 것도 독소 배출에 도움이 된다. 그러나 독소 배출이 가장 잘 되는 방법은 피부를 진동시켜 열을 내 주는 것이다. 피부에 열을 내 주면 그 다음은 몸이 알아서 자동 감지 조절 작용을 한다.

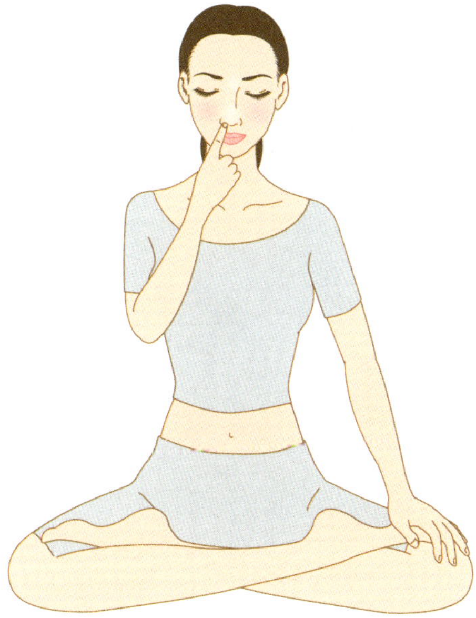

| 12피부는 색으로 말한다 |

피부는 피의 상태가 표현되는 곳이다. 자신의 아픔을 기색(氣色)이나 향으로 표현한다. 몸속에서 폐와 대장은 흰색에 속하고, 이들이 약해지면 눈물 콧물이 많아지며, 피부에 핏기가 없어지면서 비린내가 난다. 비장과 위장은 누런색이다. 이들이 약해지면 눈곱, 귓밥, 하품이 잦아지고 피부가 누렇게 되면서 몸에서 향기가 난다. 심장과 소장은 붉은색에 속한다. 이들이 약해지면 땀이 많아지고, 조바심이 많아지며, 잘 놀라고, 몸에서 탄내가 난다. 신장과 방광은 검은 색에 속한다. 이들이 약해지면 침이 줄어들고, 공포심이 생기는데 몸에서는 썩은 냄새가 난다. 간과 담은 푸른색에 속한다. 이들이 약해지면 눈물이 잘 흐르고, 화를 잘 내며, 몸에서는 누린내가 난다. 심포와 삼초는 붉은 색에 속하는데 이들이 약해지면 피부에 윤택이 없고, 거칠거나 잔주름이 쉽게 생긴다. 이런 경우 몸에서 땀이 잘 안 나고, 몸에서 고소한 냄새가 나지만 좋은 의미가 아니다. 땀이 안 난다는 것은 모공이 막혔거나 모근의 힘이 약해져 몸속의 노폐물이 나올 수 없음을 의미한다. 외적으로 냄새는 안 나지만 몸속에 독소가 많이 누적될 수 있다. 몸은 이렇게 12피부를 통해 또는 상생상극이 되는 피부를 통해 무설설(無說說, 말함이 없는 말)로 말하지만 주인은 이를 잘 알아차리지 못하거나 알아도 무시한다.

얼굴로 나타나는 색으로 예를 들어 보자. 얼굴에 열이 넘치면 붉은 색이다. 열이 폭발하면 여드름, 기미, 잡티, 모공 확장으로 이어지다가 나이가 들어 피부 밖으로 표현을 못하면 그 열이 속으로 들어간다. 몸에서 증상으로 나타날 때는 시력저하, 두통, 경직되거나 마비증, 뇌출혈, 심장마비 등으로 이어진다. 얼굴에

푸른색이 많은 것은 간의 냉증으로 볼 수 있고, 흰색이 많은 것은 폐의 냉증으로 본다. 피부나 장내에 가스가 넘치면 피부가 누런색이 되며 잘 붓거나 지나치게 야위어지는데 이는 비장과 위장을 포함한 소화기 계통의 순환 저하이다. 얼굴이나 귀에 검은 색이 지나치면 피가 탁해졌다는 표현이며, 신장의 문제로 볼 수 있다. 입술에 점이 생기거나 색이 변하면 장에 독소가 많이 축적된 것으로 본다.

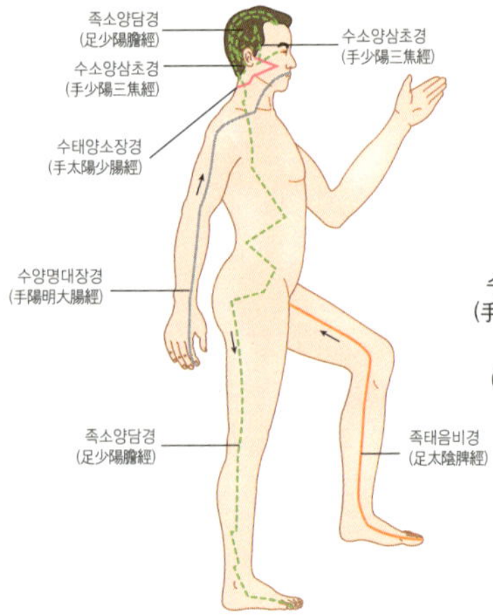

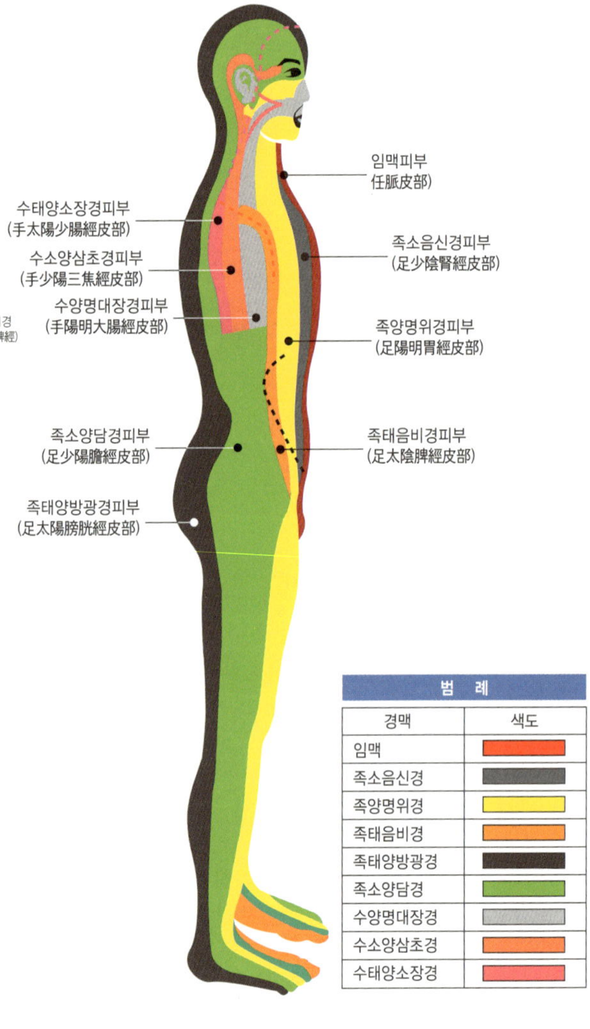

| 12피부 이름 풀이 |

위장과 대장은 해비라 한다.

황제내경 '12피부' 편에 이르기를 양명경맥의 해비는 해칠 '해,害' 에다 곤충 '비,蜚' 로 이루어진 이름이다. 곤충이 날갯짓을 할 때 상하로만 움직이는 것 같지만 상하로 움직일 때 좌우를 포함한 회전 공법으로 움직인다. 날개는 가벼울수록 높이 날 수 있다. 즉, 육부에서 양명에 속하는 위장과 대장은 채워진 것을 규칙적으로 잘 비워 주어야 몸이 가볍게 된다. 몸이 가벼워지면 양명경맥 부분의 피부가 해침을 당하지 않고 안정된다는 뜻이다.

담과 삼초는 추지라 한다.

소양경맥의 추지는 문지도리 '추,樞' 에다 가질 '지,持' 이다. 문지도리는 유연해야 하고 부드러워야 하며, 강하고 단단해야 한다. 소양의 기운인 담과 삼초의 강하면서도 청정한 기운이 유지되면 몸의 365관절들을 에워싸고 있는 피부들도 탄력과 혈색이 좋으면서 유연해진다.

방광과 소장은 관추라 한다.

태양경맥의 관추는 빗장 '관,關' 에 근본 '추,樞' 이다. 관청이나 집 대문에 빗장이 풀려 있으면 문지도리가 제 기능을 하기 어렵다. 방광과 소장은 생명의 근본인 태양의 기운이 출입하는 장기이다. 소장은 영양 흡수를 통해서 피부를 빛나게 하고, 방광은 물을 통해서 구규(안, 이, 비, 설, 신, 의, 공, 질, 색)를 빛나게 하기 때문이다.

심장과 신장은 추유라 한다.

소음경맥의 추유는 근본 '추,樞' 에다 선비 '유,儒' 자로 이루어졌다. 선비가 근본을 잊으면 그를 따르는 사람들은 장님을 따라가는 꼴이 되듯이 소음의 섬세한 기운인 심장과 신장은 늘 힘차게 활동해서 사지의 말단까지 혈액이 잘 전달되어야 바른 사고를 유지할 수 있다. 심장과 신장은 정신적 작용을 조절하기 때문이다.

간경과 심포는 해견이라 한다.

궐음경맥의 해견은 훼방할 '해,害' 자와 어깨 '견,肩' 자로 이루어졌다. 심포의 호르몬 작용과 간의 면역 기능, 조절 기능, 저장 기능, 운동 기능이 약해지면 궐음경맥의 피부가 가장 심하게 훼방을 받는다는 뜻이다. 기미나 잡티, 굳은살, 경직 등의 피부 문제를 뜻한다.

폐와 비장은 관칩이라 한다.

태음경맥의 관칩은 빗장 '관,關' 과 칩거할 '칩,蟄' 으로 이루어졌다. 몸에서 폐와 비장은 나라의 가장 중요한 기관에 비유할 수 있다. 몸에서 폐는 선천의 자연 에너지를, 비장은 후천의 곡기를 만드는 곳이다. 따라서 태음경맥 표면에 떠오르는 피부의 이상은 폐와 비장이 외부로부터 받아들인 에너지를 칩거할 수 있도록 하는 빗장이 풀어지거나 문 자체가 고장이 나서 채워지지 못한 원인으로 볼 수 있다.

| 12피부로 나타나는 뫼비우스 띠 |

황제내경에서 설명하고 있는 12피부의 이름들을 풀어 본다.

12피부는 12경맥과 낙맥이 주행하는 부위를 기준으로 하여 각각 색으로 표기했다. 12피부(부락, 혈락, 손락)를 통해 12경락과 오장육부의 넘침과 모자람을 시각과 촉각으로 진단하여, 막힌 곳은 뚫어 주고, 굳은 곳은 녹여주고, 뭉친 곳은 풀어주어 어긋난 곳이 제 자리로 돌아가게 한다.

피부에서 양명경맥의 표면을 해비(害蜚)라 하고, 소양경맥의 표면은 추지(樞持)라 하며, 태양경맥의 표면을 관추(關樞)라 하고, 소음경맥의 표면은 추유(樞儒)라 하며, 궐음경맥의 표면을 해견(害肩)이라 하고, 태음경맥의 표면을 관칩(關蟄)이라 한다. 이러한 이름들이 각각의 경락에 붙여진 것은 해당 장부의 성질과 기질을 표현하기 위함이다. 각 장부의 이상이 피부에서 색으로 나타날 때 양명경에서 예를 들면, 양명에 속하는 위장과 대장의 피부에 떠 있는 색조(色調) 진단 방법은 다음과 같다. 푸른빛이 많은 것은 아픈 증이며, 검은 빛이 많은 것은 저린 증이고, 황색이나 적색을 띠는 것은 열 증이며, 흰빛을 많이 띠는 것은 냉증이고, 갖가지 색깔이 혼합으로 나타날 때는 열과 냉이 얽혀 있는 증이다. 색조 진단은 모든 경맥에 적용된다. 그러나 피부에 나타나는 모든 증상들이 양적 요인인지 음적 요인 인지를 분별할 줄 알아야 한다. 그 증상들을 요약해서 살펴보면 소음경맥에 사기가 외부에서 침입하면 표면에서 낙맥으로 잠입해 들어가지만 정신적인 내인은 오장에서 나와 뼈로 흘러드는 것이 소음경맥의 특징이다. 이외에 경맥들의 피부 표면에 떠 있는 혈락의 변화가 외부의 요인으로 인한 사기는 낙맥으로 침입하여 그 기운이 성해지면 경맥으로 잠입한다. 이때 사기가 그대로 방치되면 대체로 위장으로 그 사기가 모여 전신에 영향을 미치지만 그대로 오장으로 진입하기도 한다. 반대로 정신적인 요인으로 인해 생긴 사기는 오장에서 경맥과 낙맥을 통해 피부 표면으로 떠오른다. 따라서 12피부는 오장육부의 표현이 나타나는 곳이므로 12피부의 이름을 풀어 보면 연계된 장부의 기운을 읽을 수가 있다.

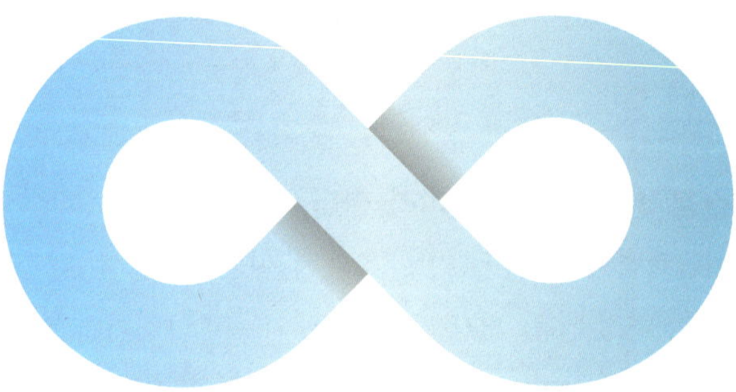

알아두면 좋아요!!

피로가 누적되어 병이 된다.

『황제내경』 '소문' 편에 보면 적피성로(積疲成勞), 적노성병(積怒成病)이라 표현하고 있다. 피로가 쌓이면 짜증이나 화가 잘 나고, 화가 쌓이면 병이 된다는 것이다.

병은 세 가지 종류로 나눌 수가 있다. 몸 바깥의 것은 외상병이므로 질(疾)이라 하고, 몸 안의 오장에서 생기는 것을 병(病)이라 한다. 그 중 하나가 오래되면 몸 안과 몸 밖에서 동시에 증상들이 나타나므로 질병이라 한다.

질병보다 더 무서운 병이 있다. 마음으로 오는 병이다. 이것을 환(患)이라고 하는데, 스트레스로 인해 생긴다. 병명이 뚜렷하지 않아서 환자를 환장하게 하므로 환장병이라도 한다. 환(患)자를 설문해자(說問解字) 식으로 풀이하면 입과 몸통을 꿰뚫는 한 일 자가 심장까지 연결되어 있다. 이것은 마음에 쌓인 응어리의 뿌리가 깊음을 알 수 있다. 그래서 병명이 없음에도 괴로운 것이다. 여진경락에서는 이 응어리를 쉽게 풀어 준다.

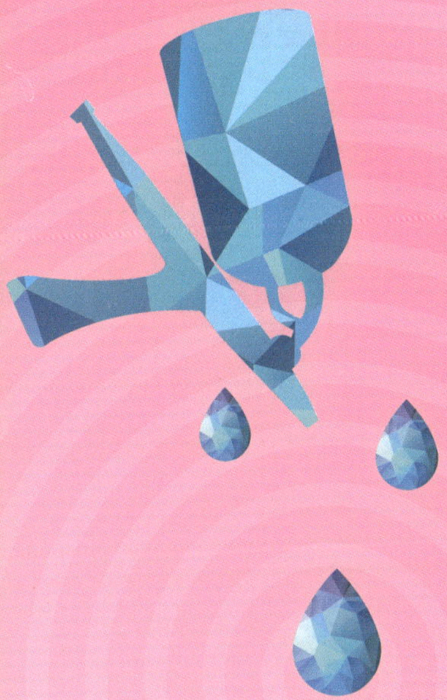

부록

- 육각형피부를 만들어 주는 육각수 이야기
- 수리학으로 풀어보는 몸의 육기(六氣)이야기
- 9라는 숫자의 비밀을 아시나요.?
- 육기를 통해 몸을 진단하고 케어하기
- 몸에서 육기를 평균화시키는 물
- 근육 량을 늘려서 육기를 평균화시켜 주기
- 스쿼트 요가로 하체 근육 발달시켜 주기
- 엉덩근을 보조하는 대퇴사두근의 작용
- 전거근(호흡근)과 상완근 늘려 주기
- 가슴근을 늘려서 굽은 어깨 펴 주기
- 물처럼 맑아지는 피부를 위한 물 다이어트
- 편집후기
- 감사의 글

| 육각형피부를 만들어 주는 육각수 이야기 |

수지침 이론으로 유명해진 오운육기란 몸을 순환하는 물의 기운을 설명하는 것이다.
오운(五運)이란 지구가 태양을 중심으로 공전하는 과정에서 생기는 계절을 다섯 등분으로 나눈 것이다. 계절에서 육기(六氣)란 1년을 6등분해서 대한(한겨울), 춘분(봄), 소만(초여름), 대서(늦여름), 추분(가을), 입동(초겨울)의 기운을 말한다. 봄에는 몸에서 간의 풍기(風氣)가 피부를 건조하게 하고, 초여름은 몸에서 심장의 온기(溫氣)로 피부에 모공이 열리기 시작한다. 늦여름은 몸에서 비장의 습기(濕氣)를 빼내려고 땀이 쏟아지게 하고, 가을은 몸에서 폐의 조기(燥氣)를 더 건조하게 하므로 가을 피부의 건조함은 주름살로 연결된다. 입동과 대한은 몸속으로 한기(寒氣)가 들어오지 못하게 피부를 수축시켜 근육이 움츠려들게 한다. 그리고 심포와 삼초는 무더운 한여름의 더위인 서기(暑氣)를 조절하여 몸에서 땀이 너무 많이 나가지 못하도록 조절한다.

몸에서 육기를 살펴보면 풍기(간), 온기(심장), 습기(비장), 조기(폐), 한기(신장), 서기(삼초와 심포)가 있다. 양기의 집합체인 뼈세포의 생명주기는 60여일이고 뼈는 신장이 주관한다. 음기의 산실인 피부 순환주기가 28일이고 피부는 폐가 주관한다. 열기는 삼초와 심포가 땀을 조절하고, 온기는 심장의 피를 순환시킨다. 습기는 비장의 조혈작용을 담당하면서 호르몬을 생산한다. 조기는 폐의 습을 말려주고, 냉기는 신장이 뼈와 뇌를 기르는 에너지에 사용된다. 뇌의 정보 전달을 하는 신경세포의 생명주기는 72일로 뼈세포나 피부세포주기 36일보다 길다. 그 이유는 신장의 냉기가 뼈와 뇌와 신경세포의 에너지가 되고, 신장은 오행으로 수(水)기운이다. 물은 몸에서 부족한 육기가 평균을 이루게 하는 기준(基準)이 되고, 표준(標準)이 된다. 몸에서 육기가 평균을 이루게 되면 몸속의 피는 육각수가 되어 육각형피부를 만들 수 있다.

| 수리학으로 풀어보는 몸의 육기(六氣)이야기 |

6이라는 숫자는 생수(1~5)에서 성장한 에너지가 성수(6~10)로 넘어가면서 무한대의 변화를 만드는 수이다. 생수와 성수는 역학이나 풍수에서 많이 사용하지만 저자는 오장육부를 이해할 때 사용한다.

몸에서 1은 신장 6은 방광의 숫자이고, 2는 심장 7은 소장의 숫자이며, 3은 간 8은 담의 숫자이다. 4는 폐 9는 대장의 숫자이고, 5는 비장 10은 위장의 숫자이다. 여기에서 주목할 숫자는 방광의 숫자인 6을 중심으로 이야기보따리를 풀어보고자 한다. 6이라는 숫자는 무한대의 변화를 의미한다고 했듯이 몸에서 방광경은 좌우 134혈이고, 심포와 심장은 좌우 18혈이다. 왜 방광경에 경혈이 이렇게 많은지 궁금하지 않을 수 없다. 이 책에서 결론은 방광은 '가지 많은 나무에 바람 잘 날 없다' 라는 사자성어로 요약을 해두기로 한다.

| 9라는 숫자의 비밀을 아시나요.? |

인간(人間)은 모체에서 6주가 되면 골격이 만들어지고, 6달이면 육체가 완성되어 외부소리를 기억한다.
신생아가 태어나면 두개골은 6조각의 갈라진 금이 나타나지만, 점점 굳어져서 하나의 뼈처럼 변한다.
아기 때에는 305개의 뼈이지만 점점 자라면서 206개의 뼈로 줄어들면 몸의 육기를 스스로 만든다.
아기가 태어나서 6개월이 되면 뒤집기를 시작하면서 눈물샘이 발달한다.
하루 24시간 중에 뇌척수액이 6시간마다 한 번씩 교환되고, 6일이 다섯 번 바뀌면 자연에서는 기후 변화가 일어나고, 여성의 몸에서는 생리적인 주기 변화가 일어난다.

피부에 트러블이 심한 고객이나 문제성이 심한 고객은 6개월이 지나면 정상적인 피부로 돌아오지만, 암이나 중증문제는 정상으로 돌아오는 시간이 18개월에서 6년 정도 공을 들여야 한다. 그리고 아기가 태어나고 자라서 학문이 끝나고 사회로 나오는 시기를 방광의 숫자인 육기에 비유할 수 있다.

이 책에서 강조하고 싶은 것은 6×6=36, 6×9=54, 6×12=72의 숫자를 수기진동에 활용하고 있다는 것이다. 6을 곱한 수를 다시 더하면 3+6=9, 5+4+9, 7+2=9가 된다. 9라는 숫자에 맞춰 피부진동을 시켜 주면 그 파동이 공명진동을 일으켜 체온이 높은 부위는 열을 내려 주고, 체온이 낮은 부위는 체온을 올려 굳은 부위가 부드러워져 막힌 곳이 소통된다.

육지의 생명수는 육각형, 몸의 세포구조도 육각형, 벌집 모양도 육각형, 6개의 꽃잎은 기(氣)가 강하다.
인간에게는 이목구비(耳目口鼻)와 피부와 예감을 포함한 육감(六感)으로 감지력과 예시력이 발달되어 지혜가 만들어진다.

| 육기를 통해 몸을 진단하고 케어하기 |

풍기(風氣) : 풍기에 속하는 간의 소통 제한이 있으면 바람을 싫어한다. 눈이 바람을 직접 맞으면 눈이 시리거나 눈물이 난다. 얼굴에서 눈둘레근 주변의 색소침착이나 기미는 간의 열기가 정체된 것이다. 따라서 간의 문제가 진행되는 과정은 평소에 남을 비하하는 발언을 잘하고 짜증이 많아진다.

열기(熱氣) : 열기에 속하는 심장에 소통 제한은 머리와 얼굴로 열기가 올라 갱년기 증상처럼 얼굴이 화끈거리고, 식은땀이 잘 난다. 특별한 일도 없는데 가슴이 두근거리는 건 횡격막이 막혀서이고, 정맥이나 모세혈관 돌출이 생기고, 눈이 가려운 것도 심장의 열기가 빠져나가기 위한 것이다. 얼굴에서는 볼 홍조나 볼 주변에 트러블이 지속적으로 올라오고, 언어가 불분명해진다. 또 열기가 부족한 사람은 화날 때 술을 마시면서 화를 풀지만, 암에 걸릴 확률이 높고, 열기가 넘치는 사람이 다혈질이면 낮에 오른 화기가 식지 않아서 불면증이 생기기 쉽다.

습기(濕氣) : 육기 중에 비장에 습기가 너무 많은 사람과 습기가 너무 부족한 사람은 물을 싫어한다. 습기가 부족한 사람은 화날 때 담배를 피워 입에서 침이 돌게 하여 화를 내리지만 풍을 조심해야 하고, 습기가 정체되면 몸이 비대해지고, 식사 중이거나 잠잘 때 땀을 많이 흘린다. 반대로 습기가 부족하면 피부 건조증과 가려움이 생기고, 침이 부족하거나 저절로 흐르기도 한다. 습기가 많은 피부는 화농성 트러블이 턱 주변에 자주 돋아난다.

조기(燥氣) : 마를 '조(燥)' 자 '조기' 기에 속하는 폐의 소통제한은 코 속의 건조함이나 목에서 주로 나타난다. 마른기침이나 천식, 어깨결림, 목이 잘 붓기도 한다. 슬픔과 외로움을 잘 느끼는 것도 폐의 약함이다. 몸과 얼굴에서는 피부건조증이 대표적인 증상으로 나타나고, 호흡이 얕고 짧아 불규칙적인 숨을 쉬고, 쇄골뼈 아래 가슴을 만져보면 통증이 느껴지기도 한다. 조기가 심한 사람은 클린워터를 숨을 들이쉬면서 자주 뿌려 주면 코 속과 윗입술 건조함이 도움이 된다. 또 냉기가 응집된 곳이나 갑자기 체온이 내려갈 때 갑자기 오싹하게 소름이 돋는 것도 폐가 주관하는 피모가 피부 속으로 냉기가 들어가지 못하게 방어하기 위함이다.

한기(寒氣) : 저자가 워터테라피를 개발하게 된 이유가 되는 냉기에 관한 이야기를 풀어 본다. 차가운 물속에 몸을 담그고 30분이 지나면 수기가 뼈 속까지 스며든다. 그 과정은 오행에서 예를 들어보기로 한다. 오행으로 수(水)기운인 신장과 방광은 자신들이 냉기(여자)이므로 열기(남자)를 그리워한다. 그 열기는 물속에서 만들어진다. 신장은 코를 통해 들어오는 산소를 뇌와 다른 오장으로 분배해 주는 일을 하지만, 피부가 찬물에 담궈지면 신장이 피부를 통해 물을 끌어들여 골수로 보내주는 일을 한다. 우리가 마시는 물도 신장에서 골수로 보내 주고, 뇌로도 보내 준다. 즉 신장의 냉기는 뇌의 열기를 식혀 주고, 골수의 조혈작용을 순조롭게 한다. 신장의 냉기가 소통제한이 되는 것을 자연에 비유해보면 바닷물의 온도가 높아지면 녹조현상이 일어나고, 겨울에 날씨가 따뜻하면 미세먼지와 스모그현상으로 시야가 흐려진다. 또 겨울의 수기(水氣)가 저장되어 봄에 나무를 기르듯이 모든 생명의 근원인 물속에서 냉기를 열기인 에너지로 만들어 내는 신장의 역할은 다음과 같다.

냉기에 속하는 신장의 소통 제한은 귀와 뼈 그리고 뇌에서 주로 나타난다. 중이염이나 이명, 어지럼증, 귀속 가려움, 뼈가 아픈증상, 기억력을 주관한다. 심장은 열기로 피를 전신으로 돌리지만, 신장은 냉기로 골수(骨髓)를 기른다. 신장은 오행으로 북쪽의 수(水)기운에 속한다.

골수는 적혈구, 백혈구, 혈소판과 같은 혈액세포를 만드는 조직이다. 골수 정맥동 밖에서 조혈이 일어나고, 성장하여 성숙된 혈구는 정맥동 안으로 들어가서 말초혈액으로 흘러나가게 된다. 골수에서는 하루를 기준으로 적혈구 20억 개/kg, 혈소판 70억 개/kg, 과립구 8.5억 개/kg를 생산한다. 이러한 골수가 만들어지는 원초적 에너지는 신장의 수(水)기운 즉 물이 뼈를 만든다.

| 몸에서 육기를 평균화시키는 물 |

앞에 설명한 육기를 평균화 하여 표준이 되게 하는 것은 물이다. 지구상에서 가장 평균(平均)을 이루는 것 즉 표준(標準)은 물이다. 찬물 속에서 몸을 단련하면 육기의 평균을 이룰 수 있고, 물을 많이 마셔 주면 건강한 골수가 만들어지고, 6시간마다 한 번씩 교체되는 뇌척수액에도 건강한 에너지를 채워준다. 피부에 나타나는 육기를 평균화시키는 방법은 피부에 워터진동을 시켜 주는 것이다. 워터진동은 수압에 의한 파동이 공명을 일으켜, 조직과 조직 사이에서 물질 정보전달을 하는 정보 조직망들이 활성화된다. 그리고 클린워터가 분사 될 때 공간에 안개처럼 퍼지는 음이온 속에는 산소와 수소가 풍부해서, 실내 공간의 공기도 정화시켜준다. 특히 관리사는 뇌와 연결되는 손가락들이 이온수에 젖어서 머리와 어깨에 정체된 열기도 내려준다.

| 근육 량을 늘려서 육기를 평균화시켜 주기 |

피부와 신경은 외배엽에서 만들어지고, 근육은 중배엽의 줄기세포에서 근세포들이 모여서 된 집단 조직이다. 근육은 가로무늬의 골격근, 민무늬근의 내장근, 가로무늬 같으면서 민무늬처럼 하나의 핵을 가지고 있는 심장근으로 구분된다. 심장근육과 내장근육은 수축을 조절할 수 없는 불수의근으로, 심장이 수축하여 혈액을 순환하게 하고 소화기관이 연동운동을 통해 음식물을 이동하도록 하는 등의 생명활동에 중심이 되는 근육이다. 골격근은 마음대로 움직일 수 있기 때문에 수의근(隨意筋)이라 부른다. 안구를 움직이고, 얼굴에서는 다양한 표정을 연출하는 표정근을 만들고, 팔과 복부, 허벅지의 작은 근육까지도 발달시킬 수 있는 젊음의 상징이자 매력 덩어리이다.

근육학 이론은 근육의 시작점과 정지점, 근육의 작용 그리고 그 근육을 지배하는 신경 표기가 되어있다. 따라서 하나의 운동단위로 존재하는 근육과 신경을 동시에 이해를 해야 다음에 소개하는 운동법으로 효과를 높일 수 있다. 1개의 신경섬유가 여러 개의 근섬유를 지배하면서 전기 신호의 전달을 통해 근육이 수축할 수 있도록 한다. 또 1개의 신경섬유가 지배하고 있는 근섬유의 수에 따라 수축할 때 나타나는 힘의 정도도 각 각 다르다. 얼굴에서 중요한 움직임을 하는 안구와 혀의 근육에서는 1개의 신경섬유가 10개 정도의 근섬유를 지배하고, 체중을 싣고 큰 힘을 만들어야 하는 허벅지나 복부에서는 1개의 신경섬유가 150개의 근섬유를 지배하기도 한다. 근섬유를 지배하는 신경섬유가 손상되면 근섬유가 점점 위축되고, 신경섬유가 정상이라도 근섬유가 손상되면 근육은 힘을 쓸 수가 없다.

체중의 40% 이상을 차지하는 골격근은 전체 60%가 허벅지 즉 대퇴 부위에 모여서 엉덩근에 힘을 모아 골반을 보호하고 있다. 따라서 근육 량을 늘리려면 골수에서 조혈작용이 활발해지게 도와주어야 한다. 골수의 조혈작용이 유아기에서는 대부분의 골수에서 일어나지만, 소아기부터는 팔다리의 긴뼈의 조혈 부위가 점점 지방으로 채워지고, 성인은 대퇴골(넙적다리뼈)와 상완골(위팔뼈)의 전단부(몸쪽에서 가까운 부분)에만 조혈골수가 있다. 조혈골수가 있는 대퇴골과 상완골 운동을 통해 골반과 어깨의 균형을 바로 잡아 주는 요가동작을 근육의 작용 설명과 함께 소개하기로 한다.

산소가 부족한 환경에서 무리한 운동을 하면 몸속에 산소량도 줄어들고, 젖산(생리적 중간 대사 산물)의 생산이 많아져 근육의 피로가 쉽게 유발된다. 산소는 혈액 속의 적혈구를 통해 전달되므로 운동 중 산소 공급을 충분히 하기 위해서는, 호흡 운동을 병행하여 혈액 중의 산소농도를 높여서 근육으로 가는 혈액에도 산소량을 높여주어야 한다. 따라서 적절한 운동을 통해 근육 량이 늘어나면 앞에서 설명한 육기가 어느 한쪽으로 치우치지 않고 평균화된다. 따라서 근육을 지배하는 신경섬유와 근섬유 에너지가 되는 산소량이 늘어 날 수 있도록 운동을 하기 전에 두 컵의 물을 마신 후 운동을 시작하는 것이 좋다.

| 스쿼트 요가로 하체 근육 발달시켜 주기 |

방법 1. 다리를 어깨넓이만큼 벌리고 서서 편안한 호흡으로 숨 고르기를 한 후 숨을 깊게 들이쉰다.
방법2. 숨을 내쉬면서 천천히 앉는다. 이때 무릎에 무리가 가지 않을 정도로만 내려간다.
방법3. 모델의 자세처럼 팔을 앞으로 뻗는 것은 처음 이 동작을 하는 사람이 몸에 균형을 잡아 주기 위해서이고, 팔을 내린 상태로 하는 것이 오히려 목과 어깨의 긴장을 풀어 줄 수 있어서 좋다.

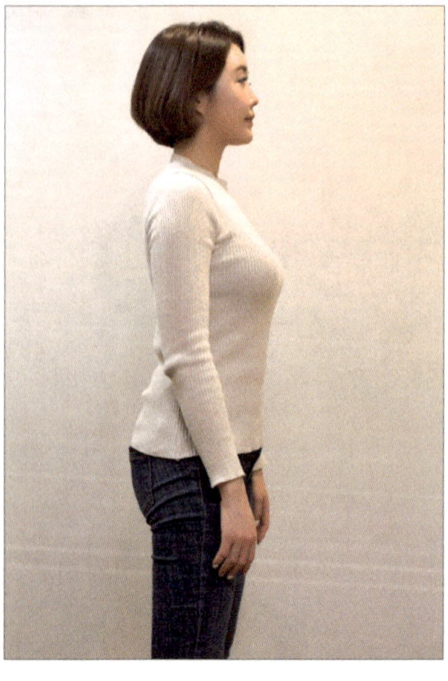

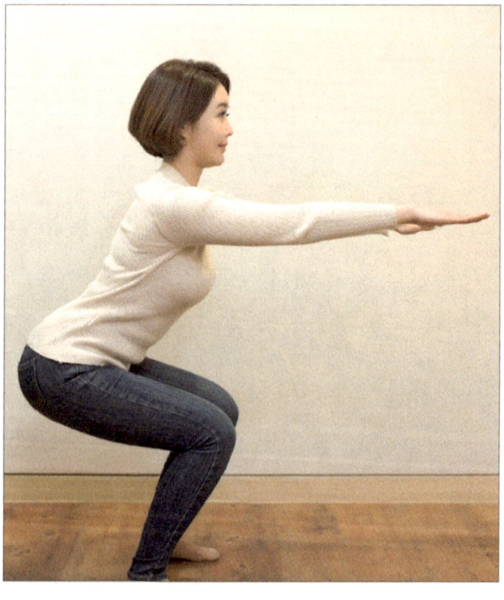

스쿼트 요가의 기대 효과

- 이 요가의 실질적인 효과는 다리 근육을 발달시키기 위한 운동이지만, 실제로는 골반의 좌우 균형이 바로 잡히면서 엉덩근(대둔근, 중둔근, 소둔근)을 늘려 주게 된다. 엉덩근이 안정되면 엉덩근의 협동근인 대퇴사두근과 햄스트링 이라 부르는 대퇴 이두근과 반막양근, 반건막양근, 장딴지의 비복근과 가자미근의 긴장과 수축을 안정화 시켜 줄 수 있다.

- 대둔근의 작용은 고관절을 늘려서 신전 시켜 주고, 밖으로 외회전을 시켜 준다. 꼬리뼈가 아플 때, 의자에 앉을 때 뼈를 누르는 듯한 통증과 엉덩살이 아플 때, 디스크로 인한 통증은 요추 2번 콩팥이 호흡하는 명문혈 좌우 신유혈에서 대둔근의 호흡을 도와주어야 한다. 직립보행을 바르게 도와주는 대둔근이 약해지거나 아래로 처지면 허리가 자주 아플 수 있다. 대둔근 소통이 잘 되면 허리와 다리가 가벼워지므로 대둔근을 보조하는 협력근들의 작용을 살펴보기로 한다.

- 중둔근의 작용은 고관절이 밖으로 돌릴 수 있는 외회전을 담당한다. 중둔근의 소통 제한은 장골능을 따라 한쪽 엉덩이 후면이나 외측면으로 통증이 오므로 요통으로 착각하기 쉽다. 임신 말기에 고관절이 시큰거리는 통증은 중둔근이 수축되어 신경이 압박을 받아서 이다. 요추 3번 좌우 방광 1선에 기해혈이 중둔근과 요추신경총이 호흡을 담당한다.

- 소둔근의 작용은 중둔근과 함께 고관절 외회전을 담당한다. 대둔근과 중둔근 아래에서 고관절과 연결되므로 다리 외측 무릎과 무릎 아래 비골 부분과 장딴지 후면에서도 통증이 올 수 있다. 요추4번 대장수혈이 소둔근과 장골신경이 호흡하는 문이다.

| 엉덩근을 보조하는 대퇴사두근의 작용 |

대퇴사두근은 하체에 중심이 되어 하체를 중점적으로 발달시키는 근육으로 대퇴직근, 외측광근, 중간 광근, 내측 광근이 협력하여, 유연성을 중요하게 생각하는 엉덩근을 보조하는 협력한다.

대퇴직근의 작용은 고관절 굴곡과 무릎 슬관절을 펴주는 신전을 담당한다. 무릎 주변이나 슬관절 속에서 통증이 느껴지고 계단을 내려갈 때 불편하다. 무릎 위에 양구가 대퇴직근이 호흡하는 문이다.

외측광근의 작용은 무릎 슬관절을 늘려주는 신전을 담당한다. 옆 골반에서부터 대퇴 외측을 따라 무릎 외측까지 통증이 내려간다. 외측광근이 호흡하는 대맥혈과 슬개골의 잠김을 진동으로 열어 준다.

중간 광근의 작용은 슬관절 신전을 담당한다. 중간 광근은 대퇴직근 아래 눌려있어 대퇴 전면 중간에서 통중이 오고 계단을 올라갈 때 불편하다. 담경의 유도혈이 중간 광근의 호흡을 담당한다.

내측 광근의 작용은 중간 광근과 함께 슬관절 신전을 담당한다. 무릎의 전내측과 대퇴의 전내측을 따라 통증이 오고, 갑자기 무릎에 힘이 빠지거나 시큰거리면서 무릎이 꺾이는 현상이 나타날 때 대맥혈의 호흡을 도와주고, 무릎 안쪽에 정체된 군살을 빼 주어야 한다.

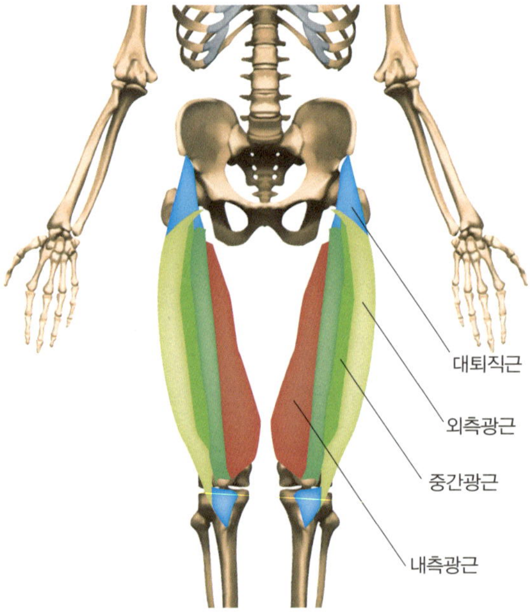

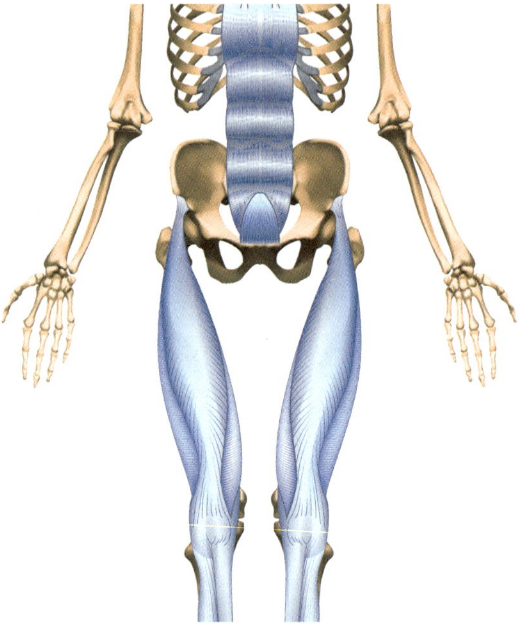

| 전거근(호흡근)과 상완근 늘려 주기 |

방법 1. 양손을 뒤로 하여 손깍지를 끼고, 숨을 고른 후 숨을 길게 들이쉰다.

방법 2. 천천히 숨을 내쉬면서 팔을 뒤로 올리고 엉덩이를 뒤로 빼 주면 몸이 자연스럽게 기역자로 꺾인다.

방법 3. 일어날 때는 숨을 들이쉬면서, 천천히 머리를 들어 목을 뒤로 젖히면 몸이 자연스럽게 바로 세워진다. 이 동작을 9번 반복한다.

전거근(호흡근)과 상완골 늘려 주기의 기대 효과

이 요가의 실질적인 기대 효과는 폐와 간과 심장의 호흡을 담당하는 전거근과 흉추에서 상완골로 연결되는 승모근, 그리고 조혈골수가 있는 상완골을 늘려 주는 것이지만, 실제로는 엉덩근과 장딴지의 비복근과 가자미근을 늘려 주는 효과가 더 크다. 더불어 가슴근을 늘려서 굽은 어깨와 쇄골이 펴지는 효과와 호흡이 짧거나 숨이 가쁜 증상도 개선될 수 있다.

전거근의 작용은 견갑골을 앞쪽으로 끌고 오는 전인 작용과 흉벽에 견갑골을 고정시켜주는 작용을 한다. 전거근의 소통제한은 견갑골 하각과 흉부 중간에서 전외측인 옆구리쪽에서 통증이 나타난다. 전거근 수축이 흉곽 확장을 제한하면 호흡이 짧아지고, 유방 주변에 예민한 통증이 생긴다. 여성들의 브래지어에 의해 눌려서 압박을 받으면 액와군살과 팔뚝군살, 이중턱의 원인이 되기도 하므로, 팔 올림이 가벼워지려면 브래지어를 한 사이즈 늘릴 것을 권한다.

상완이두근의 작용은 주관절의 굽힘과 팔을 밖으로 회전시키고, 견관절 굽힘을 보조한다. 상완이두근의 소통제한은 주관절과 견관절, 어깨통증을 일으킨다. 간혹 견갑상부로 통증이 올 때는 승모근과 함께 풀어 주면 도움이 된다. 상완이두근이 호흡하는 문은 삼초경의 천정혈이다.

상완근의 작용은 주관절이 굽어지게 하는 굴곡을 담당하므로 엄지손가락 기저부와 주관절 안쪽에서 통증이 나타난다. 엄지사용을 많이 하거나 아이를 오랫동안 안고 있거나, 핸드백을 팔에 걸칠 때, 강 수축을 한다. 대장경의 하염혈이 상완근이 호흡하는 문이다.

상완삼두근 중에 장두의 작용은 견관절을 늘려주는 신전을 담당하고, 외측두근과 내측두근은 주관절을 펴주는 신전을 담당한다. 장두의 소통 제한은 상완의 후면에서 어깨후면까지 통증으로 나타나고, 외측두는 상완의 후면과 앞팔뚝으로 나타나고, 내측두는 팔꿈치 아래위에서 통증이 나타난다. 장두가 호흡하는 문은 폐경의 청영혈이고, 외측두가 호흡하는 문은 심경의 청영혈이며, 내측두가 호흡하는 문은 심경의 소해이다.

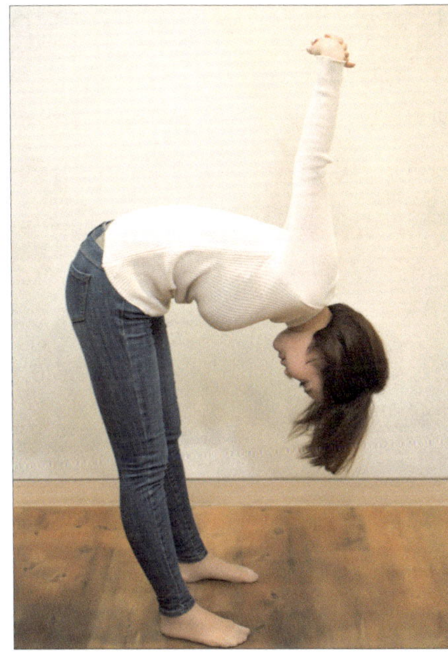

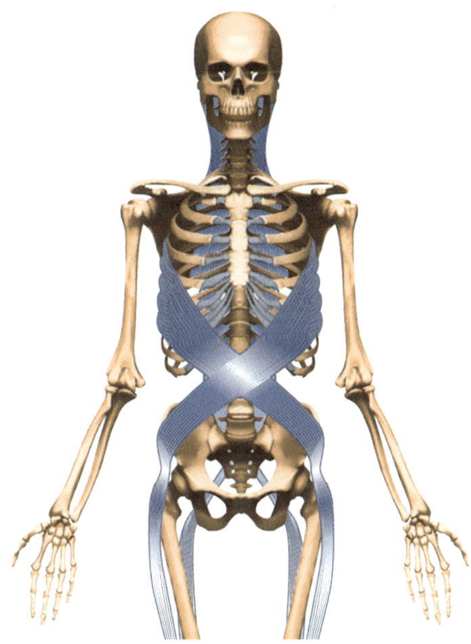

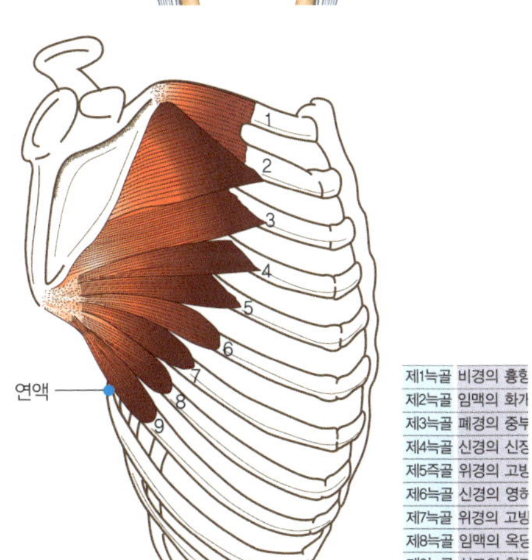

| 가슴근을 늘려서 굽은 어깨 펴주기 |

방법1. 팔을 뒤로 돌려서 손등이 서로 마주 붙게 해 준 후 어깨에 힘을 빼 준다.

방법2. 숨을 천천히 들이쉬면서 어깨를 펴 주고, 숨을 내쉬면서 어깨에 힘을 뺀다. 9번 반복

방법3. 숨을 들이쉬면서, 머리와 목을 뒤로 넘기면서 어깨를 펴 준다. 9번 반복

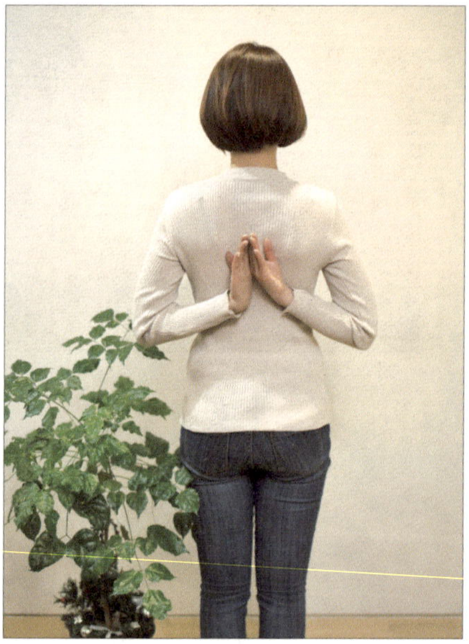

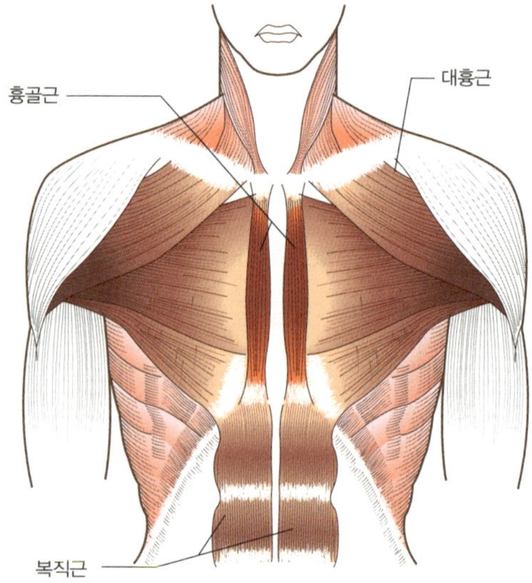

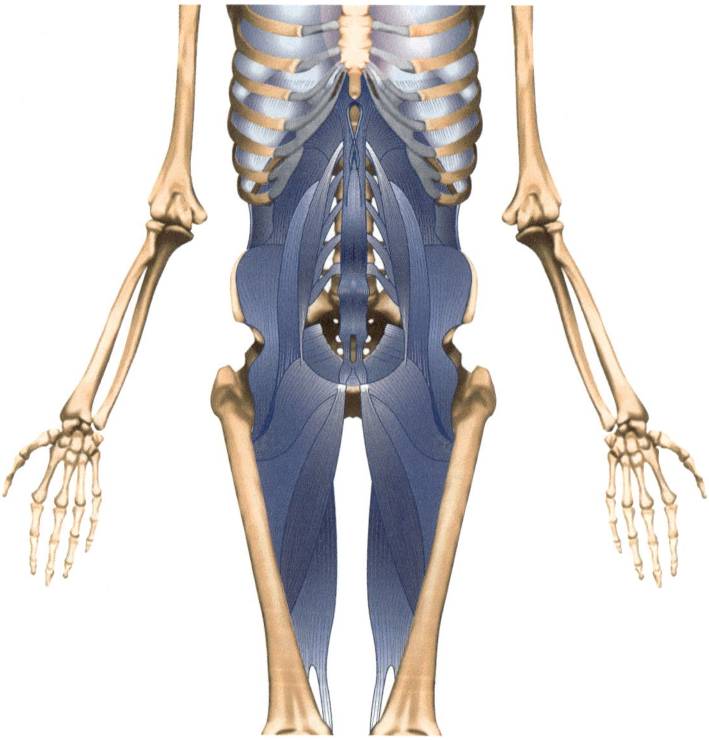

가슴근을 늘려서 굽은 어깨 펴 주기의 기대 효과

이 요가의 실질적인 기대 효과는 가슴근을 늘려서 굽은 어깨를 펴 주기 위함이지만, 실제로는 폐활량을 늘려주고, 심장의 압박과 횡격막의 운동이 좋아진다. 더불어 등의 광배근과 승모근, 앞가슴근과 흉골의 호흡이 좋아지면서 어깨가 가벼워진다.

흉골근이 호흡하는 문은 신경의 영허이다. 또 대흉근 쇄골지가 호흡하는 문은 위경의 기호이며, 대흉근 흉골지가 호흡하는 문은 흉선을 조절하는 임맥의 자궁혈이며, 늑골지가 호흡하는 문은 심장의 복모혈인 거궐혈이다.

| 물처럼 맑아지는 피부를 위한 물 다이어트 |

물 다이어트는 특별하지 않습니다.
물만 마셔 주면 되는 아주 쉬운 방법입니다.
중요한 건 돈이 들지 않아 경제적 부담이 없습니다.
아침에 눈을 뜨면 소금물로 혀와 잇몸을 양치질 해 줍니다.
그리고 큰 주전자나 커피포트에 물을 끓여줍니다. 끓인 물에 찬물을 섞어
미지근하게 만들어, 큰 컵으로 세 컵 정도를 마십니다.
물을 마신 후 30분이 지나면 아침 식사를 하고 출근을 합니다.
출근해서 점심 30분 전 까지 1리터의 물을 마셔줍 니다.
점심은 먹고 싶은 걸 골라 많이 먹어 둡니다.
점심 이후부터는 물 이외에 음식은 금물입니다.
배가 고프면 물을 마시고, 또 배가 고파도 물을 마십니다.
그래도 배가 고프면 미역국만 배부르게 먹습니다.
이렇게 9일만 해보세요.
그리고 시작 전과 체중과 피부상태를 비교해보세요.
전혀 좋아지지 않았다면 제게 연락주세요.^^
더 확실한 방법을 추천해 드릴게요.^^
그게 뭐냐구요? 9일 이후에 알려 드릴게요.^^
당신의 비만을 대물림하지 않길 바라면서 이 글을 마칩니다.

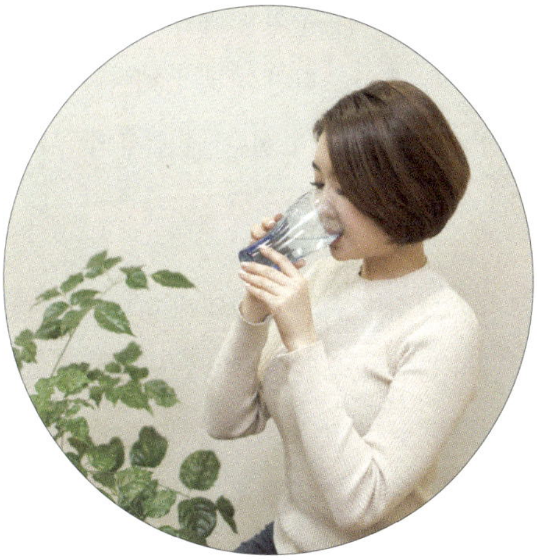

편집후기

'물의 파동이 줄기에 근간을 이룬다'

편집후기라는 단어를 쓰기가 너무 송구스럽고 죄송할 따름입니다.
김여진 원장님을 알고 지내온 시간이 벌써 17년이 흘렀는데, 다행히도 이번 책을 집필하면서 저를 다시 불러 주셔서 책을 만들고 '피부호흡을 위한 워터테라피' 의 역사를 만드는 것 같아 무한한 감사를 드립니다.

이 글을 쓰는 저는 본디 경락을 알지도 못했고 그 당시의 어지러웠던 상황에서 경락을 접하고 배워가는 과정이었기에 과연 "내가 무엇을 표현할 것인가?" 이 전제에 큰 의문점을 가졌는데 이제는 원장님과 큰 뜻을 같이 하게 되었습니다.

사람의 몸은 줄기가 이어져 줄기가 막을 이루고, 막이 근육이 되고, 근육이 튼튼한 인체의 몸을 이루어감을 알았습니다. 줄기를 지탱하며 이끌어가는 것이 가장 순한 물이라는 것을 알았고 가장 작은 단위가 수소이온과 산소의 이온수임을 깨달았습니다. 즉, 물은 전자의 움직임으로 진동과 파동이 일어나 이 전자들이 우리의 피부를 두드리면 피부가 깨어나고 생기가 있음을 알았습니다. 이러한 일련의 사항을 김여진 원장님은 그냥 간과하지 않고 십수 년 전부터 부지런히 연구하고 일일이 뛰어 다니시며 얻어낸 결과라고 생각합니다.

그림을 그리며 손의 움직임에 하나의 숨결을 집어 넣다가도 모르는 부분이 너무 많았습니다. 그 때마다 원장님의 경험이 풍부한 고마운 말씀은 본 도서를 출판하는데 근간이 되었고 기둥이 되었음을 확신합니다.
작지만 작은 것에 만족하지 않고 끊임없이 연구하고 개발하는 것이 모든 사람이 '피부호흡을 위한 워터테라피' 를 알아가는 가장 기초적인 단계이며 워터테라피가 굳건히 자리잡을 수 있는 계기기가 되리라 생각합니다. 저도 이 책을 편집하는 동안에 클린워터를 화장솜에 적셔서 이마와 눈에 붙이고 작업을 했는데, 평소에는 붉게 충혈되어 있던 열이 내려가고, 밤을 새워가면서 작업을 해도 눈이 피로하지 않았습니다.

건강한 피부환경을 만들고 싶은 분들과 미용업계에 종사하시는 분들의 사랑과 응원에 감사를 드립니다.

편집인 이 승 재

책을 마치면서

'사람의 몸은 자연이며 자연의 세계는 너무나 신비합니다'

물과 그것으로 이루어진 몸은 참으로 신비한 세계입니다.

종일 동분서주하고는 늦은 밤, 지친 몸을 잠자리에 누이면서 '아 ! 숨이 멎을 듯이 힘들다. 내일 아침엔 일어날 수 있을까?' 라면서 절벽과도 같은 잠에 떨어집니다. 그런데 다음 날 아침 해 뜨는 시각이면 저절로 눈이 열립니다. 자명종을 맞추지 않아도 어김이 없습니다. 기적 같은 일이 아닐 수 없습니다. 매일 가벼워진 육신과 새로운 하루를 선물 받을 때면 '고맙습니다.', '감사합니다.' 라는 소리가 자신도 모르게 나오지요. 잠을 자고 있는 동안, 무의식중에서도 몸은 분주하게 일하고 있었습니다. 모든 것을 정상으로 돌려놓기 위해 야근을 하고 있었던 겁니다. 정말 고맙고 기특한 일입니다. 부지런한 몸에게 해줄 수 있는 건 하루 세 끼의 식사와 좋은 물을 많이 마셔주는 것이지요. 또한 아낌없는 격려와 칭찬입니다. 특히 물을 제공하는 일에는 각별한 정성을 기울입니다. 부실했던 몸을 건강체로 만들어 주고, 직업까지 탄탄하게 받쳐주는 것이 물이기 때문입니다. 물은 이제 나보다 더 고객 관리를 잘해주는 성실한 직원이자 고마운 친구입니다.

내 친구 '물' 이 속삭입니다. '난 모든 피부 고민을 해결할 수 있는 만능 솔루션이야' 라고... 그리고 말합니다. '만일 너의 고객이 피부에 문제가 있다면 그것은 내가 부족하다는 증거야. 몸에서 느끼는 대부분의 통증도 내가 스며들어가는 길을 막았기 때문이지' 라고. 전 제 친구 '물' 의 다정한 속삭임과 따끔한 충고를 믿습니다.

물과 친해지기 시작한 곳은 한겨울밤 용문산의 얼음물 속입니다. 그 뒤, 전국의 물 좋다는 데는 안 가본 곳이 거의 없을 정도로 다녔습니다. 물에 몸을 담글 때마다 느끼는 것이 두 가지가 있습니다. 하나는 물속에서 나를 잊는다는 사실입니다. 내가 물이 되고, 물이 내가 되는 것입니다. 거기에는 오직 흐름이 있을 뿐입니다. 세상과 내가 물로써 하나로 통합이 된 것이지요. 다른 하나는 무한히 샘솟는 행복감입니다. 몸을 칭칭 동여매고 있던 맺힘이 풀어지고, 막힘이 열리면서 번뇌가 사라지는 거였습니다. 나의 지식으로 물을 설명하는 것은 빙산의 일각이겠지만, 물에 대한 믿음만큼은 확고합니다. 그 바탕에서 물 화장품인 클린워터(clean water)를 만들었습니다. 지금은 피부 미용의 기본은 '물' 즉 '수분' 과 '산소' 라는 사실에 공감하는 분들과 더불어 건강한 피부 환경을 만들어 가고 있습니다.

단순한 '물' 을 불안정한 이온수로 만들어 '피부 호흡을 위한 워터테라피(water therapy)' 로 체계화시키기까지 10년이란 세월이 흘렀습니다. 마침내 작년 봄에는 '워터테라피' 가 '국제 미용 기능 경기대회' 시범 종목으로 선정되어 25명의 원장님들과 멋진 축제의 장을 만들었지요. 얼마나 기쁜지 모릅니다. 올해는 정식 종목으로 인정되어 출전할 선수들이 기술을 숙련 중입니다.

건강하지 못한 집안 내력 덕분에 건강과 미용의 세계에 발 딛게 되었으니 이를 불행 중 다행이라고 하나요? 스스로 고통을 맛보지 않고서는 타인의 고통을 이해할 수 없다고 했습니다. 이젠 건강과 미용 문제로 고민하는 분들을 위해 일하고 있으니 오히려 축복이 된 셈이지요. 침술에 대한 접근은 자연스러웠습니다. 위급할 때 손발 끝을 따주는 사혈, 혀에서 심장의 열을 빼 주는 설혈, 코 속의 열을 빼주는 비혈, 머리의 두혈이 그것입니다. 쑥뜸방, 숫 요법, 효소 요법도 배웠지요. 몸에 좋다는 산삼까지 먹어보는 등 건강관리의 여정은 치열했습니다. 피부 관리에 사용했던 화장품 종류도 수 없이 많았지만 악건성이였던 내 피부를 만족시킨 건 오직 '물' 과 '클린워터' 뿐이었습니다.

근육을 공부할 때는 기시점과 정지점, 작용점과 신경지배점, 통증이 나타나는 방사점들을 풀어 주는 경혈이 있을 것만 같았습니다. 불교의 승려로부터 창시된 태국의 타이마사지 자격증 공부를 하면서 경락과 비슷하다는 느낌을 받았지요. 결국 타이의 센은 또 다른 순환선임을 확인했습니다. 도수 치료의 이론서인 '경선근막 해부학' 은 '경락' 및 '센' 과는 다른 또 다른 순환선이었으며, 교정과 두개천골요법을 통해 감각적 경험이 발달하면서 전신에 분포한 경혈들은 몸의 조직과 기관들이 호흡하는 자동문이라는 걸 알았습니다. 또한 고장 난 자동문과 관련 있는 경혈을 찾아서 문을 열어주는 방법을 배웠고, 드디어 이 책을 통해 공개하게 되었습니다.

황제내경의 황제와 기백처럼 제게도 황제와 기백 같은 스승님이 계셨기에 남다른 경험을 할 수 있었습니다. 물로 하는 피부 진동을 학문적 이론으로 정립할 수 있도록 박사논문을 만들어 주신 박경수 박사님, 그리고 저와 인연이 되어 부족한 부분을 채워 주면서 스승 역할을 마다하지 않으셨던 여러분들이 참 고맙습니다. 언 땅이 녹아 만물이 소생하는 2017년 3월에 저와 인연이 되었던 분들과 앞으로 인연이 될 분들께 감사의 글을 쓸 수 있어 행복합니다. 지구라는 한 몸 안에서 함께 호흡하고 있는 당신과 또 다른 생명체에도 감사를 드립니다. 모든 유정(有情), 무정(無情)을 사랑합니다. 고맙습니다.

지은이 김 여 진

참고서적

황제내경 "소문과 영추" / 고문사

인체해부 생리학 / 이병국 저

경혈도 상 · 하권 / 이병국 저

원력 / 도서출판 원력

석박사 학위논문(음양오행설에 관한 논문) 원광대학교 동양철학 소재학

하타요가 도서출판 여래 / 이태영 저

요가철학 / 이태영 저

천문류초 / 대유학당

관상 수상으로 보는 건강진단법 / 홍익재

신기통 / 여강출판사 / 최한기 지음

신피부관리

원색 인체해부학/일중사 / 최인장역

경혈 칼라해부도 / 도서출판 현대침구원/이병국저

한의학 사전 / 성보사

변증근육학 / 도서출판 청비송

S.P 얼굴성형 해부학 / 도서출판 한솔의학

얼굴성형 디자인을 위한 수기 및 피부 워터진동법에 관한 연구 박사논문 (박경수)

근막경선 해부학 / 엘스비어코리아

자연이주는 최상의 물 / 동도원

그림으로 보는 근육학 / 박시현 저

생명의 물, 기적의 물 / 도서출판 서영